Neurofisiologia e Exame Físico Neurológico

Casos Clínicos Integrados

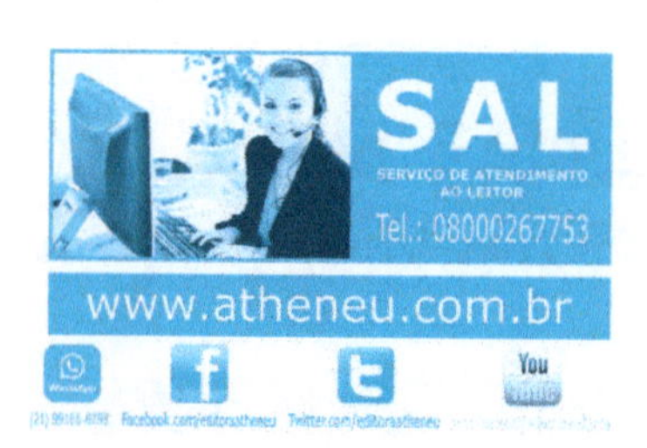

Neurofisiologia e Exame Físico Neurológico

Casos Clínicos Integrados

Organizadores

Livia Almeida Dutra
Felipe Chaves Duarte Barros
Júlia Loripe Guimarães
Pedro Victor de Castro Silva

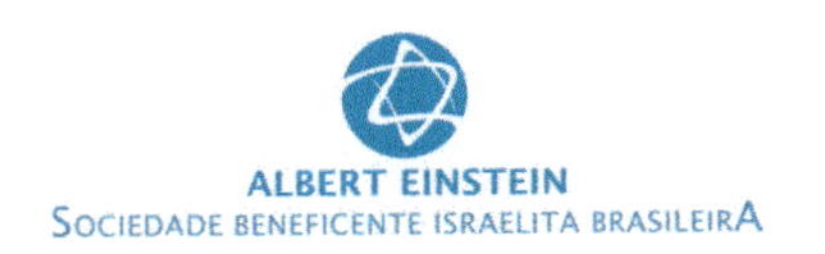

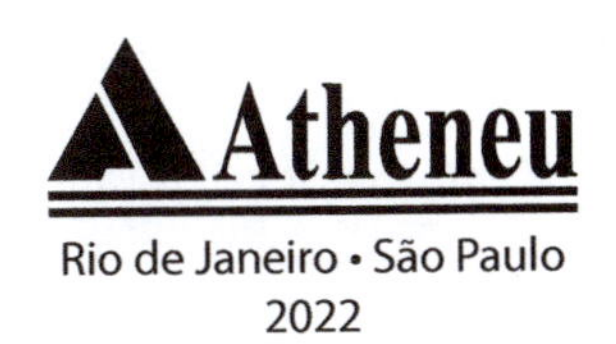

Rio de Janeiro • São Paulo
2022

EDITORA ATHENEU

São Paulo	—	*Rua Maria Paula, 123 – 18º andar* *Tel.: (11) 2858-8750* *E-mail: atheneu@atheneu.com.br*
Rio de Janeiro	—	*Rua Bambina, 74* *Tel.: (21) 3094-1295* *E-mail: atheneu@atheneu.com.br*

CAPA: Equipe Atheneu
PRODUÇÃO EDITORIAL: Arte & Ideia

CIP-BRASIL. CATALOGAÇÃO NA PUBLICAÇÃO
SINDICATO NACIONAL DOS EDITORES DE LIVROS, RJ

N414

Neurofisiologia e exame físico neurológico : casos clínicos integrados / organização Livia Almeida Dutra ... [et al.]. - 1. ed. - Rio de Janeiro : Atheneu, 2022.
; 24 cm.

Inclui bibliografia
ISBN 978-65-5586-590-5

1. Neurofisiologia. 2. Exame neurológico. 3. Sistema nervoso - Doenças - Diagnóstico. I. Dutra, Livia Almeida.

22-78811 CDD: 616.80475
CDU: 616.8-071

Meri Gleice Rodrigues de Souza - Bibliotecária - CRB-7/6439

07/07/2022 12/07/2022

Dutra, LA; Barros, FCD; Guimarães, JL; Silva, PVC

Organizadores

Livia Almeida Dutra

Professora da Faculdade Israelita de Ciências da Saúde Albert Einstein. Supervisora do Programa de Residência em Neurologia do Hospital Israelita Albert Einstein (HIAE). Alumni do Harvard-Macy Program for Health Professional Educators. Coordenadora do Estudo BrAIN (Brazilian Autoimmune Encephalitis Network). Membro Titular da Academia Brasileira de Neurologia (ABN). *Fellow* do American College of Physicians (ACP). Neurologista, Doutora em Neurociências pela Universidade Federal de São Paulo (UNIFESP).

Felipe Chaves Duarte Barros

Preceptor da Residência de Neurologia do Hospital Israelita Albert Einstein (HIAE). Preceptor Voluntário do Serviço de Neurologia Vascular da Universidade Federal de São Paulo (UNIFESP). Membro Titular da Academia Brasileira de Neurologia (ABN). Médico Neurologista pela UNIFESP.

Júlia Loripe Guimarães

Acadêmica do Curso de Graduação em Medicina da Faculdade Israelita de Ciências da Saúde Albert Einstein (FICSAE) (2019-2024).

Pedro Victor de Castro Silva

Acadêmico do Curso de Graduação em Medicina da Faculdade Israelita de Ciências da Saúde Albert Einstein (FICSAE) (2019-2024).

Colaboradores

Autores

Adriano de Medeiros Barbosa Rodrigues ▪ Caso Clínico 12

Acadêmico do Curso de Graduação em Medicina da Faculdade Israelita de Ciências da Saúde Albert Einstein (FICSAE) (2019-2025)

André Felício ▪ Caso Clínico 7

Médico Neurologista do Corpo Clínico do Hospital Israelita Albert Einstein (HIAE). Pesquisador do HIAE. Membro da Academia Brasileira de Neurologia (ABN).

Bárbara Caprioli Pagan Yepes Pereira ▪ Caso Clínico 12

Acadêmica do Curso de Graduação em Medicina da Faculdade Israelita de Ciências da Saúde Albert Einstein (FICSAE) (2017-2023).

Bárbara Gomes Barbeiro ▪ Caso Clínico 13

Médica Neurologista do Corpo Clínico do Hospital Israelita Albert Einstein (HIAE).

Bruna de Freitas Dias ▪ Caso Clínico 16

Acadêmica do Curso de Graduação em Medicina da Faculdade Israelita de Ciências da Saúde Albert Einstein (FICSAE) (2016-2021).

Bruna Graziele de Angelo Camargo ▪ Caso Clínico 7

Acadêmica do Curso de Graduação em Medicina da Faculdade Israelita de Ciências da Saúde Albert Einstein (FICSAE) (2017-2022).

Bruna Gutierres Gambirasio ▪ Caso Clínico 12

Médica Residente de Neurologia pela Escola Paulista de Medicina da Universidade Federal de São Paulo (EPM/UNIFESP).

Carlos Eduardo Baccin ▪ Caso Clínico 9

Médico do Setor de Neurorradiologia Intervencionista do Hospital Israelita Albert Einstein (HIAE). Membro da Sociedade Brasileira de Radiologia Intervencionista (SOBRICE).

Carolina Ko Chen ▪ Caso Clínico 2

Acadêmica do Curso de Graduação em Medicina da Faculdade Israelita de Ciências da Saúde Albert Einstein (FICSAE) (2016-2022).

Caroline Vidalli Denser ■ Caso Clínico 3

Acadêmica do Curso de Graduação em Medicina da Faculdade Israelita de Ciências da Saúde Albert Einstein (FICSAE) (2018-2024).

Catarina Monteiro Palumbo ■ Caso Clínico 9

Acadêmica do Curso de Graduação em Medicina da Faculdade Israelita de Ciências da Saúde Albert Einstein (FICSAE) (2019-2024).

Cristiane Andres de Castro ■ Caso Clínico 16

Acadêmica do Curso de Graduação em Medicina da Faculdade Israelita de Ciências da Saúde Albert Einstein (FICSAE) (2019-2025).

Denison Alves Pedrosa ■ Caso Clínico 19

Médico Residente de Neurologia do Hospital Israelita Albert Einstein (HIAE).

Diego Belandrino Swerts ■ Caso Clínico 13

Acadêmico do Curso de Graduação em Medicina da Faculdade Israelita de Ciências da Saúde Albert Einstein (FICSAE) (2017-2022).

Elberth José dos Santos ■ Caso Clínico 18

Médico Residente de Neurologia da Faculdade de Medicina do ABC (FMABC).

Enzzo de Almeida Gallafassi ■ Caso Clínico 13

Acadêmico do Curso de Graduação em Medicina da Faculdade Israelita de Ciências da Saúde Albert Einstein (FICSAE) (2019-2024).

Felipe Chaves Duarte Barros ■ Casos Clínicos 1, 3, 5 e 9

Preceptor da Residência de Neurologia do Hospital Israelita Albert Einstein (HIAE). Preceptor Voluntário do Serviço de Neurologia Vascular da Universidade Federal de São Paulo (UNIFESP). Membro Titular da Academia Brasileira de Neurologia (ABN). Médico Neurologista pela UNIFESP.

Felipe Lima ■ Caso Clínico 8

Acadêmico do Curso de Graduação em Medicina da Faculdade Israelita de Ciências da Saúde Albert Einstein (FICSAE) (2018-2023).

Flávio Augusto de Carvalho ■ Caso Clínico 12

Médico Neurologista do Corpo Clínico do Hospital Israelita Albert Einstein (HIAE). Membro da Academia Brasileira de Neurologia (ABN).

Gabriel Junqueira Seara de Morais ▪ Caso Clínico 18

Acadêmico do Curso de Graduação em Medicina da Faculdade Israelita de Ciências da Saúde Albert Einstein (FICSAE) (2020-2025).

Gisele Sampaio Silva ▪ Caso Clínico 11

Professora Livre-Docente da Disciplina de Neurologia Clínica pela Universidade Federal de São Paulo (UNIFESP). Clinical Trialist Academic Research Organization no Hospital Israelita Albert Einstein (HIAE). Membro da Academia Brasileira de Neurologia (ABN).

Guilherme Cristianini Baldivia ▪ Caso Clínico 4

Médico Residente de Neurologia do Hospital Israelita Albert Einstein (HIAE).

Igor Melo de Almeida ▪ Caso Clínico 11

Médico Residente de Neurologia pela Escola Paulista de Medicina da Universidade Federal de São Paulo (EPM/UNIFESP).

Isabella Mesquita Venâncio ▪ Caso Clínico 3

Médica Residente de Neurologia do Hospital Israelita Albert Einstein (HIAE).

Isadora Santos Ferreira ▪ Caso Clínico 16

Médica Residente de Neurologia no Hospital Israelita Albert Einstein (HIAE).

Ivan Hideyo Okamoto ▪ Caso Clínico 10

Médico Neurologista do Corpo Clínico do Hospital Israelita Albert Einstein (HIAE). Membro da Academia Brasileira de Neurologia (ABN).

João Paulo Macedo Borges ▪ Caso Clínico 7

Acadêmico do Curso de Graduação em Medicina da Faculdade Israelita de Ciências da Saúde Albert Einstein (FICSAE) (2019-2025).

Júlia Loripe Guimarães ▪ Caso Clínico 1

Acadêmica do Curso de Graduação em Medicina da Faculdade Israelita de Ciências da Saúde Albert Einstein (FICSAE) (2019-2024).

Karina Silveira Massruha ▪ Caso Clínico 7

Médica Residente de Neurologia do Hospital Israelita Albert Einstein (HIAE).

Larissa dos Santos Izabel ▪ Caso Clínico 18

Acadêmica do Curso de Graduação em Medicina da Faculdade Israelita de Ciências da Saúde Albert Einstein (FICSAE) (2018-2024).

Leonardo Souilljee Alberton ▪ **Caso Clínico 5**

Acadêmico do Curso de Graduação em Medicina da Faculdade Israelita de Ciências da Saúde Albert Einstein (FICSAE) (2016-2021).

Livia Almeida Dutra ▪ **Caso Clínico 16**

Professora Assistente da Faculdade Israelita de Ciências da Saúde Albert Einstein (FICSAE). Membro da Academia Brasileira de Neurologia (ABN). Neurologista e Doutora em Neurologia pela Universidade Federal de São Paulo (UNIFESP).

Liz Barros Rebouças ▪ **Caso Clínico 6**

Médica Residente de Neurologia do Hospital Israelita Albert Einstein (HIAE).

Lucas D'Andréa Pereira Sousa ▪ **Caso Clínico 17**

Médico Residente de Neurologia do Hospital Israelita Albert Einstein (HIAE).

Lucas Kallás Silva ▪ **Caso Clínico 19**

Acadêmico do Curso de Graduação em Medicina da Faculdade Israelita de Ciências da Saúde Albert Einstein (FICSAE) (2019-2024).

Luís Otávio Sales Ferreira Caboclo ▪ **Caso Clínico 14**

Médico Neurologista do Corpo Clínico do Hospital Israelita Albert Einstein (HIAE). Professor Assistente de Neurologia da Faculdade Israelita de Ciências da Saúde Albert Einstein (FICSAE). Membro da Academia Brasileira de Neurologia (ABN).

Marcel Ken Uehara ▪ **Caso Clínico 11**

Equipe Institucional de Neurologia do Hospital Israelita Albert Einstein (HIAE) – Protocolo AVC/Telemedicina. Especialista em Doenças Cerebrovasculares pela Universidade Federal de São Paulo (UNIFESP). Membro da Academia Brasileira de Neurologia (ABN).

Marcos Vinicius Tadao Fujino ▪ **Caso Clínico 18**

Médico Neurologista do Corpo Clínico do Departamento de Pacientes Graves do Hospital Israelita Albert Einstein (HIAE). Membro da Academia Brasileira de Neurologia (ABN).

Maria Fernanda Dias Azevedo ▪ **Caso Clínico 2**

Acadêmica do Curso de Graduação em Medicina da Faculdade Israelita de Ciências da Saúde Albert Einstein (FICSAE) (2019-2024).

Maria Luisa Ussami Prudente do Espirito Santo ▪ **Caso Clínico 6**

Acadêmica do Curso de Graduação em Medicina da Faculdade Israelita de Ciências da Saúde Albert Einstein (FICSAE) (2019-2024).

Mario Fernando Prieto Peres ▪ Caso Clínico 8

Médico Neurologista do Corpo Clínico do Hospital Israelita Albert Einstein (HIAE). Membro da Academia Brasileira de Neurologia (ABN).

Marcelo Annes ▪ Caso Clínico 2

Médico Neurologista do Corpo Clínico do Hospital Israelita Albert Einstein (HIAE). Membro da Academia Brasileira de Neurologia (ABN).

Matheus Machado Marques Silva ▪ Caso Clínico 4

Acadêmico do Curso de Graduação em Medicina da Faculdade Israelita de Ciências da Saúde Albert Einstein (FICSAE) (2018-2024).

Natália Merten Athayde ▪ Caso Clínico 2

Fellowship em Doenças Neuromusculares em andamento pelo Centro Universitário FMABC. Neurologista pelo Hospital Israelita Albert Einstein. Membro da Academia Brasileira de Neurologia (ABN).

Nathália Galbes Breda de Lima ▪ Caso Clínico 10

Médica Residente de Neurologia no Hospital Israelita Albert Einstein (HIAE).

Pedro Luiz Abreu Santin ▪ Caso Clínico 11

Acadêmico do Curso de Graduação em Medicina da Faculdade Israelita de Ciências da Saúde Albert Einstein (FICSAE) (2018-2023).

Pedro Victor de Castro Silva ▪ Caso Clínico 1

Acadêmico do Curso de Graduação em Medicina da Faculdade Israelita de Ciências da Saúde Albert Einstein (FICSAE) (2019-2024).

Polyana Vulcano de Toledo Piza ▪ Caso Clínico 4

Médica Neurologista do Corpo Clínico do Hospital Israelita Albert Einstein (HIAE). *Fellow* no Laboratório de Neuromodulação da Harvard Medical School. Doutorado pela Faculdade Israelita de Ciências da Saúde Albert Einstein (FICSAE). Membro da Academia Brasileira de Neurologia (ABN).

Rachel Marin de Carvalho ▪ Caso Clínico 18

Médica Neurologista do Corpo Clínico do Hospital Israelita Albert Einstein (HIAE). *Fellow* em Eletroencefalografia no Instituto de Psiquiatria da Universidade de São Paulo (IPq/USP). Mestrado em Psiquiatria pela USP. Membro da Academia Brasileira de Neurologia (ABN).

Rafael Bernhart Carra ■ Caso Clínico 17

Médico Assistente do Pronto-Socorro de Neurologia do Hospital das Clínicas da Faculdade de Medicina da Universidade de São Paulo (HCFMUSP). Membro da Academia Brasileira de Neurologia (ABN).

Rafael Trindade Tatit ■ Caso Clínico 14

Acadêmico do Curso de Graduação em Medicina da Faculdade Israelita de Ciências da Saúde Albert Einstein (FICSAE) (2018-2024).

Reinilza Nunes da Gama ■ Caso Clínico 13

Fellow em Distúrbio do Movimento e Aplicação de Toxina Botulínica para Doenças pela Universidade Estadual de Campinas (UNICAMP). Residência Médica em Neurologia pelo Hospital Israelita Albert Einstein (HIAE). Membro da Academia Brasileira de Neurologia (ABN).

Rene de Araújo Gleizer ■ Caso Clínico 17

Médico Neurologista do Corpo Clínico do Hospital Israelita Albert Einstein (HIAE). Membro da Academia Brasileira de Neurologia (ABN).

Rodrigo Barbosa Thomaz ■ Caso Clínico 19

Médico Neurologista do Corpo Clínico do Centro de Esclerose Múltipla do Hospital Israelita Albert Einstein (HIAE). Membro da Academia Brasileira de Neurologia (ABN).

Rodrigo Meirelles Massaud ■ Caso Clínico 6

Médico Neurologista do Corpo Clínico do Hospital Israelita Albert Einstein (HIAE). Membro da Academia Brasileira de Neurologia (ABN).

Sofia Mônaco Gama ■ Caso Clínico 9

Acadêmica do Curso de Graduação em Medicina da Faculdade Israelita de Ciências da Saúde Albert Einstein (FICSAE) (2016-2022).

Thaíza Lima ■ Caso Clínico 8

Médica Neurologista do Corpo Clínico do Hospital Israelita Albert Einstein (HIAE). *Fellowship* em Cefaleia pelo HIAE. Membro da Academia Brasileira de Neurologia (ABN).

Thiago Gebrin Garcia ■ Caso Clínico 15

Acadêmico do Curso de Graduação em Medicina da Faculdade Israelita de Ciências da Saúde Albert Einstein (FICSAE) (2018-2023).

Victor Rebelo Procaci ▪ Caso Clínico 15

Médico Plantonista e do Corpo Clínico do Hospital Israelita Albert Einstein (HIAE). Plantonista Chefe do Pronto-Socorro de Clínica Médica da Universidade Federal de São Paulo (UNIFESP). Membro da Academia Brasileira de Neurologia (ABN).

Wanessa Rolando Roselli ▪ Caso Clínico 10

Acadêmica do Curso de Graduação em Medicina da Faculdade Israelita de Ciências da Saúde Albert Einstein (FICSAE) (2018-2023).

Equipe de Neurorradiologia

Bruno Santana Peres

Médico Residente de Neurorradiologia do Hospital Israelita Albert Einstein (HIAE).

Renata Bertanha

Médica Neurorradiologista do Hospital Israelita Albert Einstein (HIAE). Especialista em Neurorradiologia pela Universidade de São Paulo (USP). Médica e Radiologista pela Universidade Estadual de Campinas (UNICAMP).

Rogério Iquizli

Médica Neurorradiologista do Hospital Israelita Albert Einstein (HIAE). Especialista em Neurorradiologia pela Universidade de São Paulo (USP). Médico e Radiologista pela Universidade Federal de São Paulo (UNIFESP).

Ilustradores

Clara Sanches Bueno ▪ Casos Clínicos 2, 3, 4 e 5

Acadêmica do Curso de Graduação em Medicina da Faculdade Israelita de Ciências da Saúde Albert Einstein (FICSAE) (2019-2024).

Gabriela de Carvalho Ferreira ▪ Casos Clínicos 6, 7, 8 e 9

Acadêmica do Curso de Graduação em Medicina da Faculdade Israelita de Ciências da Saúde Albert Einstein (FICSAE) (2019-2024).

Gabriela Suzuki Cianflone ▪ Casos Clínicos 10, 11 e 12

Acadêmica do Curso de Graduação em Medicina da Faculdade Israelita de Ciências da Saúde Albert Einstein (FICSAE) (2018-2023).

Marina Driemeier Cardoso ▪ Casos Clínicos 1, 13, 14 e 15

Acadêmica do Curso de Graduação em Medicina da Faculdade Israelita de Ciências da Saúde Albert Einstein (FICSAE) (2018-2023).

Raphaela Coelho Veloso Gomes ▪ Casos Clínicos 16, 17, 18 e 19

Acadêmica do Curso de Graduação em Medicina da Faculdade Israelita de Ciências da Saúde Albert Einstein (FICSAE) (2018-2023).

Agradecimentos

Parte da "inovação" deste livro é a própria proposição e envolvimento de alunos da graduação em Medicina da Faculdade Israelita de Ciências da Saúde Albert Einstein (FICSAE). Mesmo assim, isso não faz com que nós nos sintamos mais "crédulos" da própria execução deste projeto. Quando, em 2020, ingressamos como monitores voluntários da disciplina de Neurofisiologia e tivemos a ideia incipiente, em conjunto com a Dra. Livia, de construir algum repertório de casos clínicos que ajudem o aluno a pensar – experiência que tivemos anormalmente por causa da pandemia. Quase dois anos depois, com uma equipe incrível, estar com este livro organizado, escrito, ilustrado e pronto não parece real...

Nosso grande agradecimento aos nossos dois mestres neste trabalho, Dra. Livia Almeida Dutra e Dr. Felipe Chaves Duarte Barros.

À Dra. Livia, gostaríamos de agradecer pela confiança na nossa ideia, não só por ter aceitado ser nossa orientadora no processo, mas também por estar aberta a ouvir o nosso ponto de vista sobre a Educação em Saúde, em especial em Neurologia. É uma honra poder ter desenvolvido um projeto acadêmico tão importante para a formação de alunos em conjunto com uma das maiores referências da atualidade em Neurologia e em Educação em Saúde.

Ao Dr. Felipe Chaves Duarte Barros, nossos profundos agradecimentos por ter aceitado o convite e pela dedicação ao projeto, contribuindo com sua experiência em Educação em Saúde e com a revisão minuciosa de todos os detalhes e conceitos. Este livro não seria o mesmo sem o seu auxílio e participação.

Agradecemos a todos os alunos da FICSAE, aos residentes em Neurologia e em Radiologia do Hospital Israelita Albert Einstein (HIAE) e aos médicos do corpo clínico de Neurologia do HIAE que aceitaram participar e agregar os seus conhecimentos a este livro.

Júlia Loripe Guimarães e Pedro Victor de Castro Silva

Individualmente, não posso deixar de agradecer às grandes pessoas que não só me deram inspiração como combustível, mas também me deram a chama para colocar o meu motor em movimento. Agradeço sumariamente à minha família, em especial aos meus pais e avós, não só por me fazer estar aqui, mas por, desde criança, me deixar sonhar com o que eu quisesse. Chegar a este ponto é uma conquista nossa e tenho certeza de que é só o começo. Especialmente aos meus pais, obrigado por me mostrar e me fazer ser encantado pelo mundo da Ciência! Agradeço muito às grandes mentoras que eu tenho na graduação – Dra. Livia Almeida Dutra, Dra. Gisele Sampaio Silva e Dra. Karina Tozatto – pela inspiração e pelo constante pensamento de "eu quero um dia ser como você". Mando um obrigado muito carinhoso para meus amigos que, não só me aguentaram falando da construção deste livro por muito tempo, mas também me apoiaram e estiveram presentes em todos os momentos. Estendo este tópico, por sinal, à Júlia, que além de ser uma amiga e colega de turma incrível, é uma inspiração incrível para se ter do lado durante a faculdade e a vida. Por último, a maior gratidão do mundo para todos os meus guias espirituais desse processo por cada momento no qual me senti amparado e repleto de força vinda daquilo em que acredito.

Pedro Victor de Castro Silva

Agradeço, antes de tudo, aos meus pais, que me deram todas as oportunidades para que eu chegasse onde estou hoje.

Ao meu pai, por todas as orientações profissionais e conselhos motivacionais.

À minha mãe, por toda a sensibilidade no cuidado e por me ensinar a importância da comunicação.

À minha irmã, por ser minha maior parceira na vida.

A todos os meus professores do colégio, que me fizeram ver o ensino como transformador, não só do coletivo, mas do individual e me inspiraram a querer trabalhar com educação.

Aos professores de Neurologia da faculdade – Dr. Alcino Alves Barbosa Jr., Dra. Livia Almeida Dutra e Dr. Luís Otávio Sales Ferreira Caboclo – que abriram os meus olhos para o maravilhoso mundo da Neurologia. Para mim, a Neurologia é apaixonante por ser desafiadora em seu estudo e em seus diagnósticos e este livro foi como uma tentativa de mostrar para alunos de Medicina a minha visão dessa especialidade tão intrigante.

Júlia Loripe Guimarães

Agradeço aos alunos do presente no momento que este livro é escrito, especialmente Pedro e Júlia; o livro foi pensado por eles e para eles.

Agradeço também aos alunos futuros, que vão usar este livro para tornar a Neurologia menos fóbica.

Agradeço à Dra Livia Almeida Dutra, pela obstinação, liderança e vontade de ensinar.

E agradeço à minha família, por tudo.

Felipe Chaves Duarte Barros

Esta obra não seria possível sem o inabalável esforço dos alunos e autores deste livro, e também do Instituto de Ensino e Pesquisa do Hospital Israelita Albert Einstein. Foram os valores e a missão dessa instituição, a visão de que a educação em saúde pode e deve ser potencializada, que nos permitiu desenvolver este livro. Em especial, agradecemos ao Prof. Luís Vicente Rizzo e ao Prof. Júlio César Monte por todo apoio.

Eu não poderia deixar de agradecer ao Pedro e à Júlia, jovens estudantes, e ao mesmo tempo tão grandiosos, tão cheios de força e coragem.

Ao Felipe, um grande amigo e parceiro de sonhos na educação médica.

Aos meus amigos e familiares, uma fonte de amor e suporte.

E aos meus pacientes, que me ensinam todos os dias, e me motivam a continuar contribuindo para a formação de futuros neurologistas.

Livia Almeida Dutra

Gratos!

Prefácio

Desde a sua concepção, a Faculdade Israelita de Ciências da Saúde Albert Einstein criou as bases para um sistema integrado de ensino médico, focado no aprendizado em grupos de alunos, com supervisão de professores altamente qualificados.

Quando, nos primeiros anos do curso de graduação, notaram o que chamaram de "neurofobia", tiveram a ideia de criar um livro sobre Neurologia. Neste título, os conceitos de anatomia e fisiologia estão integrados à semiologia, às síndromes mais comuns e às suas manifestações clínicas, ao seu desdobramento em doenças específicas e à diferenciação entre elas.

A fim de superar as dificuldades de compreensão e aprendizado das doenças neurológicas mais frequentes e vencer a "neurofobia", alunos e professores elaboraram esta obra-prima de integração de conhecimentos teóricos com exercícios práticos, com a apresentação de casos clínicos e formulação de desafios a serem respondidos a cada passo do raciocínio.

Os 19 capítulos estão organizados de modo a levar da anamnese ao diagnóstico e, ao final, à melhor conduta médica. O seu objetivo é criar mapas mentais a partir de caminhos clássicos do raciocínio neurológico, com suporte de ilustrações e esquemas feitos pelos próprios alunos.

Ao apresentar um tema, cada capítulo compara uma doença principal com outra secundária, definindo as semelhanças e as diferenças entre elas e abrindo caminho para o raciocínio dos diagnósticos diferenciais. O objetivo é permitir ao aluno formular a heurística própria a cada caso ou, em outras palavras, as regras mentais que levam a uma conclusão.

Essas regras são fundamentais quando se passa das salas de aula para as situações reais de atendimento aos pacientes. Nestas, são necessárias heurísticas rápidas, atalhos que reúnem os dados positivos da anamnese e do exame do paciente para a formulação de hipóteses diagnósticas e estabelecimento de condutas. São uma arma mental poderosa, que permitem reconhecer rapidamente uma situação e a tomada de decisões razoáveis, mesmo na falta de todas as informações necessárias. É o que ocorre na prática, quando predomina a incerteza, ao mesmo tempo que há necessidade de se fazer um diagnóstico e estabelecer uma conduta que leve ao desfecho desejado.

Durante o aprendizado em sala de aula, há condições e tempo necessários para um processamento mental serial, analítico, em que a conscientização se acompanha da reflexão e de analogias, com formulação de conceitos abstratos, o que exige esforço mental.

Em contrapartida, na prática diária, o processamento mental é paralelo e não serial; em outras palavras, nesta o funcionamento cerebral tem de ser rápido, baseado em heurísticas, com baixo controle consciente, alto componente automático, influências emocionais e ambientais, muitas vezes associado à intuição e com pouco esforço mental. Nessas circunstâncias, é comum o rigor científico ser mais baixo e a tendência ao erro aumentar.

Errar é humano e médicos erram humanamente. Ao confiar na intuição, criam-se as condições para os vieses cognitivos, também chamadas disposições cognitivas de resposta, as quais influem negativamente nos processos decisórios, levam a erros de diagnóstico e, consequentemente, de condutas, aumentando a morbidade e, por vezes, com resultados desastrosos. Atualmente, são conhecidas algumas dezenas destes. O mais comum é haver conclusão prematura, com natureza de agregação, ancoragem, determinação, comissão, confirmação, entre outros.

A leitura cuidadosa deste livro permitirá aos alunos dar os primeiros passos na formulação dos desejados e necessários mapas mentais para vencerem a "neurofobia" e se maravilharem com o complexo universo da Neurologia.

O passo seguinte será o da prática diária, do encontro com as particularidades de cada paciente, suas idiossincrasias, emoções, expectativas, angústias e a confiança no profissional à sua frente, a quem caberá acertar tanto quanto possível.

Reynaldo André Brandt
Médico Neurocirurgião no Hospital Israelita Albert Einstein
Membro Titular da Sociedade Brasileira de Neurocirurgia
Membro da American Association of Neurological Surgeons
e do Congress of Neurological Surgeons
Presidente da Sociedade Beneficente Israelita Brasileira Albert Einstein
(1995-2001)
Presidente do Conselho Deliberativo da Sociedade Beneficente Israelita
Brasileira Albert Einstein e Presidente da Mesa Diretora (2001-2016).
Membro da equipe fundadora da Associação Nacional de Hospitais Privados (ANAHP)
e primeiro presidente da instituição.

Introdução

A mente humana sempre foi objeto de extenso interesse e curiosidade, ao longo da história humana. Desde o tempo de Homero, existia a dicotomia entre o coração e o cérebro como o órgão mais importante, debate que durou séculos até que Pitágoras consolidou-se como o provável primeiro pensador a definir o cérebro como órgão central das atividades superiores.[1] Nesse período (por volta do ano 350 aEC), pela primeira vez o vocábulo "neurônio" foi utilizado para referir-se às estruturas que conectavam a medula aos órgãos.[2] Dando um salto histórico, Jean Ryan, em 1610, vale-se do termo "neurologia" para referir-se à divisão de anatomia relativa aos nervos e à medula.[3] A área, como um todo, passa por extenso crescimento nos séculos seguintes, com contribuições importantes das "Escolas Neurológicas", a citar a Escola Francesa e La Salpêtrière, Escola Alemã e o Hospital Charité, Escola Inglesa, Escola Italiana e "La Sapienza", entre outros.[4] De todo modo, não há evolução de uma grande especialidade sem que haja foco no ensino.

Por mais que a formação de novos profissionais tenha ocorrido de maneira eficiente por anos, novos desafios apresentaram-se à Neurologia no novo paradigma educacional. Foi nesse sentido que, em 1994, cunhou-se o termo "neurofobia" – que se define pelo medo, por parte dos estudantes, em relação ao aprendizado e à aplicação da neurociência e da neurologia clínica.[5] A simples criação desse vocábulo, por sua vez, iniciou toda uma nova discussão acerca do ensino médico em Neurologia, gerando diversas evidências sobre o assunto – de modo a abordar cientificamente as suas causas, os seus "fatores de risco" e até as melhores práticas para perpassar esta barreira.

Nesse sentido, indaga-se sobre o que os próprios estudantes pensam sobre a Neurologia. Em 2002, pesquisadores ingleses aplicaram questionários investigativos acerca desse tema em mais de 300 estudantes e médicos residentes, questionando quais suas principais dificuldades com relação à área, bem como o nível de confiança em aplicá-la à prática clínica. Como resultados, os alunos identificaram que a Neurologia era a área com menor domínio técnico e confiança na aplicação, bem como apontaram a necessidade de conhecimento sólido de neurociência básica como o fator mais importante para a referida dificuldade para o aprendizado.[6] Mais recentemente, esse estudo foi replicado no Brasil, com resultados similares: a Neurologia foi apontada como a disciplina mais difícil, com menor confiança na prática clínica e a necessidade de saber neuroanatomia e neurofisiologia como principal ponto de dificuldade.[7]

Partindo especificamente das discussões sobre o aprendizado médico e a construção de raciocínio clínico – objetivo final deste livro, em última instância – ressaltam-se duas teorias importantes. A primeira, o modelo hipotético-dedutivo, proposto por Elstein em 1978,[8] assume que o profissional, após coletar informações do paciente, comece a criar hipóteses e inicie um processo contínuo de testagem e raciocínio dessas possibilidades. A simplicidade desse modelo faz com que ele torne-se base fundamental do processo de raciocínio clínico, mas esbarra em dificuldades para aqueles em anos iniciais, cuja criação de hipóteses é dificultada pelo pequeno repertório de doenças.[9] A segunda categoria de criação de estrutura de conhecimento, por outro lado, defende o raciocínio clínico como comparação daquilo que se vê na clínica, ao lado do paciente, com constructos previamente aprendidos. Dentro dessa linha, uma das variantes existentes é o modelo da teoria de roteiros de doenças (*illness script theory*), no qual o aluno, em especial no início da carreira/vida acadêmica, raciocina a partir das "condições de habilitação" (como a idade do paciente e os seus antecedentes), "culpa" (que se refere às condições de mau funcionamento e fisiopatologia) e as "consequências" (que incluem os sinais e sintomas encontrados).[9] Assim, criam-se memórias de longo prazo, incluindo esses esquemas,[10] porém sob a crítica de que é necessário afastar-se do comodismo de que a vida clínica resume-se apenas a esses esquemas mentais.[9]

É nesse meio que este livro se encaixa na trajetória de aprendizado do aluno de Medicina e de áreas correlatas. Ele está organizado de modo a apresentar ao aluno os principais *scripts* da clínica neurológica, explicando-os e correlacionando os seus principais componentes à área básica (neuroanatomia e neurofisiologia), mas também instigando o seu leitor a desenvolver o pensamento crítico e ensino ativo, o que ocorre por meio de exercícios interativos dispersos ao longo do texto. A montagem desta obra objetiva atender os alunos dos anos iniciais da graduação, de modo a auxiliá-los a construir repertório e bases mentais, mas se mantém aberta para servir de apoio a alunos mais experientes que necessitem revisitar os conceitos básicos por trás da Neurologia clínica.

Como aproveitar ao máximo este livro

Cada capítulo deste livro possui uma organização básica a ser seguida, que são as próprias teorias de conhecimento no qual ele está embasado. Assim, a estrutura básica está resumida em:

- **Caso clínico.** Aqui, você será exposto à anamnese e ao exame físico (geral e neurológico).
- **Diagnóstico sindrômico.** Nesta parte, o autor partirá de uma sumarização do caso clínico, revisando os conceitos da neurociência intrincados na condição clínica apresentada por aquele paciente.
- **Diagnóstico topográfico.** Aqui, o autor arguirá sobre as possíveis topografias acerca daquele caso clínico, defendendo e afastando as principais hipóteses.
- **Diagnóstico etiológico.** Revisão breve de patologia, retomando os principais pontos das discussões anteriores
- **Comentários e condutas.** Aqui será exposta a conduta geral para o caso (sem detalhamento específico), abordando o conceito de cada plano terapêutico e associando os mecanismos fisiopatológicos.
- **Analise esse paciente.** Neste momento, você será exposto a um novo caso clínico, no qual o preenchimento do livro e a progressão do caso serão majoritariamente papéis do leitor.
- **Pontos-chave.** Chegando ao fim do capítulo, você verá, enumerados em tópicos, os pontos principais que você deve dominar ao fim da leitura.
- **Objetivos de aprendizagem.** Exercícios finais que você deve, ao final do capítulo, ser capaz de responder com facilidade e rapidez.

Além de entender a organização deste livro, é necessário que você também entenda o seu objetivo e a sua proposta. Como exposto, o foco desta obra é a apresentação de vinhetas clínicas clássicas e os motivos por trás daqueles achados clínicos e semiológicos. Não faz parte da proposta fundamental desta produção detalhar questões acerca de etiologias específicas e suas respectivas condutas – que ficam a critério, muitas vezes, do próprio neurologista.

A idealização e criação deste livro foi realizada por alunos e professores da Faculdade Israelita de Ciências da Saúde Albert Einstein. Nessa instituição, a forma de aprendizagem tem como base o método ativo, no qual o aluno se torna responsável pelo seu próprio estudo. Assim, além do conteúdo, durante os capítulos foram inseridos exercícios, com o intuito de criar o raciocínio em conjunto com o leitor e, assim, transformar o aprendizado de passivo para ativo.

Este livro foi escrito com linguagem simples, com o objetivo de aproximar o leitor do escritor e facilitar o aprendizado. É importante ressaltar que, por mais que seja uma linguagem simples, não significa que não contenha os termos médicos corretos – cujo aprendizado é de vital importância para a formação do acadêmico de Medicina. Além disso, foram utilizadas outras formas de comunicação para melhorar a interação com o leitor, como desenhos, fluxogramas e esquemas. Elas servem de resumo rápido e prático da teoria e/ou da clínica.

Com isso, espera-se que você, leitor, tenha a melhor experiência possível com esta obra e que ela, contando com todos os seus diferenciais, seja elemento agregador ao seu crescimento. A equipe editorial, por fim, deposita a sua esperança de que a promoção deste conteúdo seja parte de uma nova forma de abordagem contra a neurofobia.

Referências bibliográficas

1. Rose FC. European neurology from its beginnings until the 15th century: an overview. J Hist Neurosci. 1993 Jan;2(1):21-44. PubMed PMID: 11618442. eng.
2. Mehta AR, Mehta PR, Anderson SP, MacKinnon BLH, Compston A. Etymology and the neuron(e). Brain. 2020;143(1):374-9.
3. Janssen DF. The etymology of 'neurology', redux: early use of the term by Jean Riolan the Younger (1610). Brain. 2021 May 7;144(4):e38. PubMed PMID: 33837748. eng.
4. Gomes MdM. História da neurologia mundial e seus protagonistas. Rio de Janeiro: Letra Capital; 2021.
5. Jozefowicz RF. Neurophobia: the fear of neurology among medical students. Arch Neurol. 1994 Apr;51(4):328-9. PubMed PMID: 8155008. eng.
6. Schon F, Hart P, Fernandez C. Is clinical neurology really so difficult? J Neurol Neurosurg Psychiatry. 2002 May;72(5):557-9. PubMed PMID: 11971033. PMCID: PMC1737866. eng.
7. Lopes Santos-Lobato B, Magalhães Á, Moreira D, Farias F, Porto L, Pereira R, et al. Neurophobia in Brazil: detecting and preventing a global issue. Revista Brasileira de Educação Médica. 2017;42:121-8.
8. Elstein AS, Shulman LS, Sprafka SA. Medical problem solving: a ten-year retrospective. Evaluation & the Health Professions. 1990;13:5-36.
9. Yazdani S, Hoseini Abardeh M. Five decades of research and theorization on clinical reasoning: a critical review. Adv Med Educ Pract. 2019;10:703-16. PubMed PMID: 31695548. PMCID: PMC6717718. Epub 20190827. eng.
10. Mandin H, Jones A, Woloschuk W, Harasym P. Helping students learn to think like experts when solving clinical problems. Acad Med. 1997 Mar;72(3):173-9. PubMed PMID: 9075420. eng.

Sumário

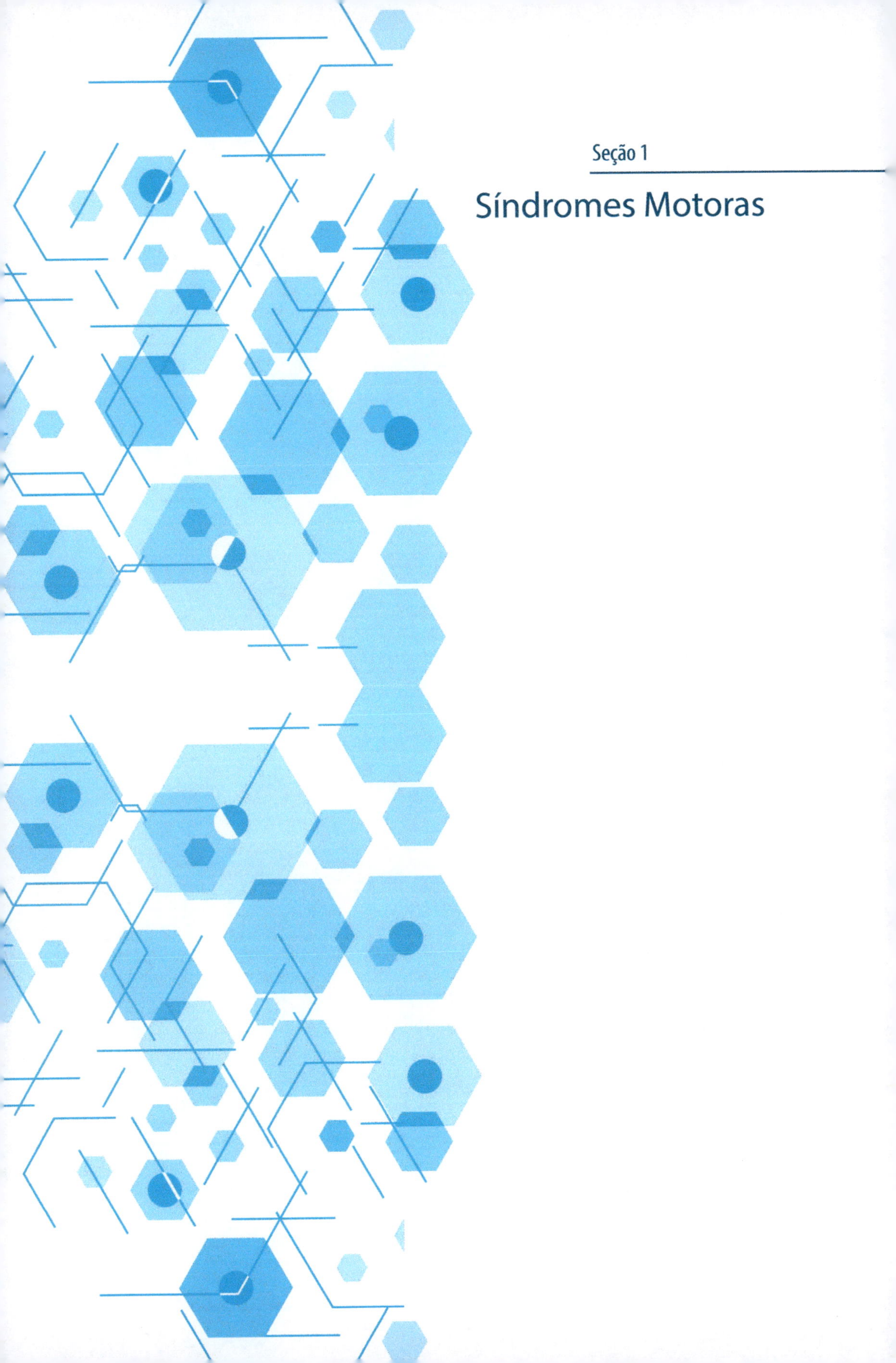

Seção 1

Síndromes Motoras

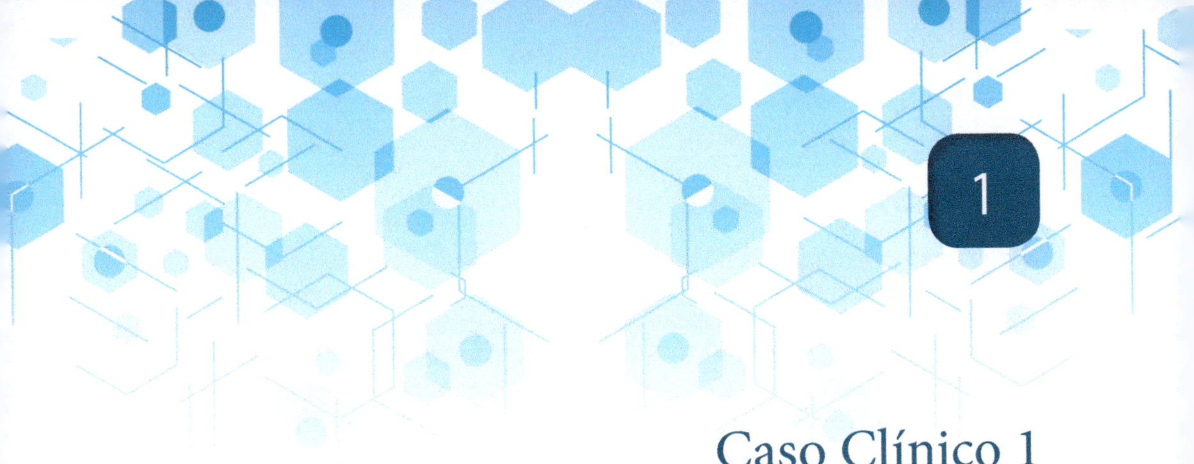

Caso Clínico 1

Felipe Chaves Duarte Barros
Júlia Loripe Guimarães
Pedro Victor de Castro Silva

Anamnese

- Paciente do sexo feminino, 32 anos, dá entrada no pronto-socorro. Refere ter perdido a força do lado direito do corpo há cerca de 40 minutos.
- O acompanhante relata que ambos estavam tomando café da manhã quando, de repente, a paciente largou o copo que estava em sua mão direita. Também há dificuldade de fala e desvio de rima.
- Nega febre, dor torácica, dispneia, palpitações. Nega alterações em hábitos urinário e intestinal.
- Antecedente de transtorno de ansiedade generalizada, em uso de sertralina 50 mg/dia. Anticoncepcional oral combinado de longa data.
- AF: mãe viva, com histórico de trombose. Pai hipertenso e diabético.

Exame físico geral

- Pressão arterial 110 × 80 mmHg/Frequência cardíaca 78 bpm/Frequência respiratória 14 ipm/SatO_2 90%/Temperatura 36,7 °C/Glicemia capilar 87 mg/dL.
- Bom estado geral, corada, hidratada, acianótica, anictérica.
- Bulhas regulares, normofonéticas, em 2 tempos, sem sopros (BRNF, em 2T, S/S). Tempo de enchimento capilar de 2 s.
- Murmúrios vesiculares presentes bilateralmente, sem ruídos adventícios (MV+ e sim, s/RA).
- Abdome plano, ruídos hidroaéreos presentes, timpânico, flácido, indolor, sem massas ou visceromegalias.
- Extremidades: sem sinais de edema ou rigidez de panturrilha.

Exame físico neurológico

- Consciente, orientada no tempo e espaço. Disartria leve, linguagem preservada. Pupilas isocóricas e fotorreagentes, musculatura ocular extrínseca preservada. Desvio de rima para a esquerda. Língua e palato centrados. Força muscular grau II à direita e grau V à esquerda. Reflexos profundos 3+ à direita e 2+ à esquerda. Reflexo cutâneo-plantar em extensão à direita e flexão à esquerda. Sensibilidade preservada. Coordenação de difícil avaliação à esquerda e preservada à direita. Sem rigidez de nuca ou sinais meníngeos.

Perguntas

1. Qual o sintoma-guia?
2. Liste os resultados alterados no exame físico neurológico.
3. Onde provavelmente está a lesão?
4. Aponte um possível diagnóstico etiológico.

Diagnóstico sindrômico

Sumarização

Este é um caso de **Síndrome Motora**.

O primeiro passo para identificar um caso de Síndrome Motora é descrever a alteração neurológica do paciente – sintoma-guia. No caso dessa paciente, o sintoma-guia é a **fraqueza**. O Quadro 1.1 mostra como a fraqueza pode ser classificada com base na anamnese.

Quadro 1.1 Classificação de fraqueza

Paresia: fraqueza	Plegia: imobilidade
Paraparesia: fraqueza nos membros inferiores	Paraplegia: imobilidade nos membros inferiores
Tetraparesia: fraqueza nos quatro membros	Tetraplegia: imobilidade nos quatro membros
Hemiparesia: fraqueza em um lado do corpo	Hemiplegia: imobilidade em um lado do corpo
Monoparesia: fraqueza em somente um membro	

Pergunta

5. De acordo com o Quadro 1.1, a paciente do caso apresenta uma fraqueza classificada como ________________.

Em seguida, é necessário identificar, no exame físico, as alterações de motricidade. As manobras de motricidade são força muscular, tônus muscular, trofismo, reflexos profundos e reflexos superficiais, como o reflexo cutâneo-plantar. O Quadro 1.2 mostra os possíveis resultados, normais e alterados, do exame físico de motricidade.

Quadro 1.2 Possíveis resultados do exame físico neurológico de motricidade

Força muscular	
Grau V:	**Força normal**
Grau IV:	Vence parcialmente a resistência
Grau III:	Vence a gravidade, sem vencer resistência
Grau II:	Movimentação apenas horizontal, sem contração antigravitacional
Grau I:	Contração muscular sem resultar em movimentação
Grau 0:	Ausência de força e de movimento
Tônus muscular	
Eutonia:	**Condição basal do músculo normal**
Hipertonia:	Contração aumentada dos músculos; músculos enrijecidos
Atonia:	Contração basal diminuída; músculos flácidos
Trofismo	
Eutrofia:	**Massa muscular preservada**
Atrofia:	Redução intensa de massa muscular
Hipertrofia:	Aumento de massa muscular
Pseudo-hipertrofia:	Aumento aparente da massa muscular, que na verdade se refere a substituição de gordura
Reflexos profundos/osteotendíneos	
0/4+	Arreflexia – ausência de reflexos
1/4+	Hiporreflexia – reflexos diminuídos
2/4+	**Normorreflexia – fisiológico**
3/4+	**Normorreflexia – aumentado, não necessariamente patológico**
4/4+	Hiperreflexia – reflexos aumentados
Reflexo cutâneo-plantar	
Fisiológico:	**primeiro quirodáctilo com resposta em flexão**
Patológico:	primeiro quirodáctilo com resposta em extensão (Sinal de Babisnki)

Pergunta

6. Como nossa paciente apresenta uma força grau II à direita, no exame físico foi visto uma ______________________.

Com base no exame físico da paciente, ela apresenta força grau II à direita, hipertonia, hiperreflexia e Sinal de Babinski presente. Pensando em um paciente com uma síndrome motora, esses achados permitem topografar a lesão em uma parte específica do sistema nervoso.

Em um paciente com uma síndrome motora, dois diagnósticos diferenciais importantes são a Síndrome Piramidal (Síndrome do Neurônio Motor Superior) ou Síndrome do Neurônio Motor Inferior. O Quadro 1.3 apresenta os sintomas de cada uma dessas síndromes.

Quadro 1.3 Sinais e sintomas de Síndrome Piramidal e Síndrome do Neurônio Motor Inferior

Síndrome do neurônio motor superior	Síndrome do neurônio motor inferior
Paresia	Paresia
Hiperreflexia	Hiporreflexia ou arreflexia
Cutâneo-plantar em extensão (Sinal de Babinski)	Cutâneo-plantar em flexão
Clônus e espasticidade muscular	Ausência de clônus e espasticidade muscular
Hipertonia	Hipotonia
Fasciculações ausentes	Fasciculações presentes
Eutrofia	Atrofia

Fraqueza

Os **neurônios motores** podem ser separados em dois tipos: o **superior (NMS)** e o **inferior (NMI)**.

O neurônio motor superior tem seu corpo celular presente no **córtex pré-central** (área motora primária). Ele tem esse nome porque se localiza imediatamente anterior ao sulco central. O córtex pré-central está organizado de forma somatotópica. Isto significa que cada parte do corpo (*somato*) está localizada em uma topografia específica no córtex pré-central (tópico). As regiões caudais do corpo, como pés e pernas, ficam na região medial do córtex. E as regiões craniais, como braços e face, ficam progressivamente mais laterais. Isso dá forma ao homúnculo motor de Penfield (Figura 1.1).

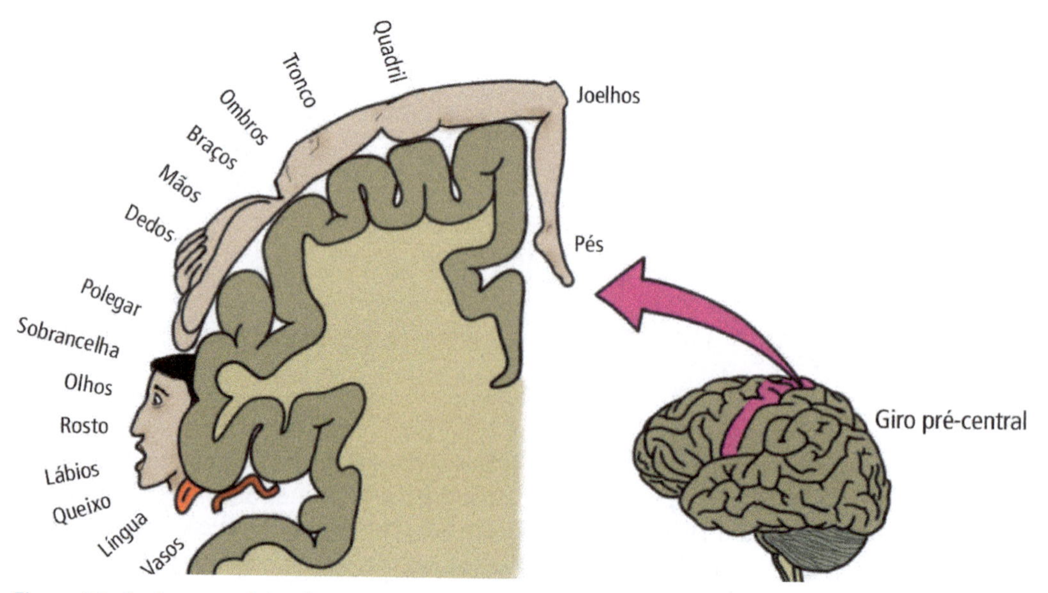

Figura 1.1 Corte coronal do córtex pré-central mostrando o homúnculo motor de Penfield. Note que o tamanho de cada região é proporcional à sua importância na motricidade.

Pergunta

7. Pensando na topografia do homúnculo motor de Penfield, uma paresia desproporcional da perna ocorreria em uma lesão da região ________ (medial/lateral) do córtex pré-central.

Partindo do córtex pré-central, o neurônio motor superior entra em uma parte da substância cinzenta chamada de coroa radiada e se concentram na cápsula interna. A cápsula interna se localiza entre o tálamo e o núcleo caudado (mediais) e o globo pálido e o putâmen (laterais) (Figura 1.2), e é onde os axônios do neurônio motor superior estão mais concentrados.

Pergunta

8. Uma lesão que cause uma paresia completa e proporcionada da face, braço e perna está localizada mais provavelmente ________________ (no córtex pré-frontal/na cápsula interna).

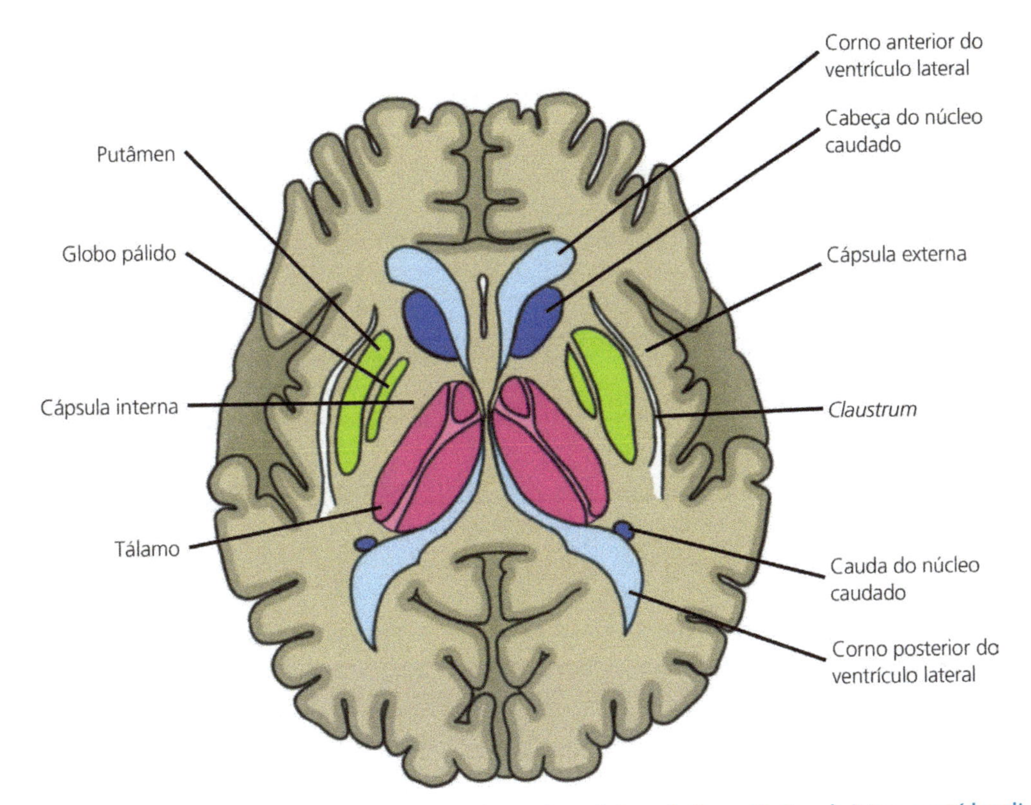

Figura 1.2 **Neuroanatomia em corte axial na altura dos núcleos da base.** A cápsula interna está localizada entre o putâmen e o globo pálido (conjunto chamado de núcleo lentiforme) e o núcleo caudado e o tálamo. É onde os axônios do neurônio motor superior estão mais agrupados.

Partindo da cápsula interna, o neurônio motor superior continua para os **pedúnculos cerebrais**, localizados no mesencéfefalo. A substância branca dos pedúnculos cerebrais, chamada de base do pedúnculo cerebral, contém as fibras motoras. Seguem seu caminho para a ponte ventral e para o bulbo ventral, onde se agrupam em **pirâmides bulbares.** Por isso o neurônio motor superior também é chamado de trato piramidal. Até a porção cranial do bulbo, o neurônio motor superior está do mesmo lado em que se originou no córtex pré-central. Entretanto, na **transição cervicobulbar** existe o cruzamento do neurônio motor superior para o lado contralateral, chamado de **decussação das pirâmides**, para entrar na **coluna lateral da medula espinal**. Logo, um neurônio motor superior que se origina no córtex pré-central esquerdo, a partir da decussação das pirâmides, vai seguir pela coluna lateral direita.

Pergunta

9. Um paciente com fraqueza na perna e no braço esquerdos pode ter uma lesão acima da decussação das pirâmides do lado 1. ___________ (esquerdo/direito) ou abaixo da decussação das pirâmides do lado 2. ___________ (esquerdo/direito).

Por se originar no córtex e ir até a medula espinal, o neurônio motor superior também é chamado de trato corticoespinal. Sabendo o caminho da via motora até a medula, podemos entender o motivo: **Neurônio motor superior = Trato piramidal = Trato corticoespinal.**

Na medula espinal, o neurônio motor superior caminha pela coluna lateral. A medula espinal apresenta uma **substância branca**, que é composta pelas **colunas lateral, posterior** e **anterior**; e pela **substância cinzenta**, dividida em **corno anterior, corno posterior** e **zona intermédia.** O corno posterior é envolvido com processamento sensorial; a zona intermédia contém interneurônios e núcleos especializados; e o **corno anterior** contém os núcleos dos **neurônios motores inferiores.**

O neurônio motor superior, descendo pela coluna lateral (substância branca), entra na substância cinzenta. A maior parte faz sinapse com um interneurônio. Ele, por sua vez, faz sinapse com o neurônio motor inferior, cujo axônio formará o **nervo motor**, isto é, **a raiz motora do nervo periférico.**

Além do neurônio motor superior, que desce pela coluna lateral contralateral, cerca de 15% das fibras não decussam nas pirâmides e descem pela coluna anteromedial. É o chamado **trato corticoespinal anterior**. Como não decussa, ele desce ipsilateralmente ao córtex motor que o originou. É responsável principalmente pelos músculos axiais (do eixo central do corpo) e está relacionado com o tônus postural. Termina em interneurônios na medula que projetam para ambos os cornos anteriores. Logo, uma lesão unilateral desse trato não produzirá déficits óbvios, já que os músculos axiais apresentam uma inervação redundante.

Na coluna anteromedial, além do trato corticoespinal anterior, caminham pela coluna anteromedial o **trato vestibuloespinal**, responsável pela posição da cabeça e balanço corporal, e os **tratos reticuloespinal e tectoespinal.** Estes são responsáveis por comportamentos automáticos, postura e marcha.

A fraqueza muscular é um sintoma causado tanto pela síndrome de NMS, quanto pela síndrome de NMI, uma vez que a lesão em qualquer um dos neurônios motores causa perda do movimento voluntário dos músculos. A força muscular pode ser graduada de 0 a 5, de acordo com o ilustrado no Quadro 1.2, sendo 0 a plegia e 5 a movimentação normal.

Pergunta

10. O trato corticoespinal anterior direito é responsável pela inervação da musculatura 1. ___________________ (apendicular/axial) 2. ___________________ (do hemicorpo esquerdo/do hemicorpo direito/de ambos os hemicorpos).

Tônus

O tônus é o estado basal de contração dos músculos. É o tônus que nos permite manter a postura contra a gravidade. Essa contração basal é controlada pelos neurônios motores inferiores gama, que são estimulados via neurônio motor superior, através do trato bulborreticular.

Perguntas

11. Quando há lesão no NMS, há _______________ (aumento/redução) do tônus devido à redução do estímulo dos NMI gama.
12. Quando há lesão no NMI, há _______________ (aumento/redução) do tônus devido à menor estimulação direta das fibras intrafusais dos músculos.

Atrofia e fasciculações

A atrofia é um sintoma precoce de lesão no neurônio motor inferior, pois o neurônio lesionado deixa de estimular os músculos. Quando não há movimento nos músculos por um longo período de tempo, devido à falta de fatores tróficos, há redução do número de fibras musculares, o que caracteriza a atrofia.

As fasciculações são movimentos rápidos e vermiformes no músculo, que ocorrem como resultado da contração espontânea, sem estímulo nervoso, das fibras musculares. Esse sintoma é um sinal de denervação, por isso, é característico de lesão no NMI, que deixa de inervar os músculos.

Reflexos

É possível testar o funcionamento dos neurônios motores superiores e inferiores a partir de reflexos. Reflexos são respostas involuntárias a um estímulo sensitivo. Impulsos que vêm de um órgão sensitivo (aferentes) produzem a resposta em um órgão efetor (eferente). No caso dos reflexos osteotendíneos, o estiramento dos fusos musculares age como via sensitiva aferente e a contração das fibras musculares como órgão efetor aferente.

Pergunta

13. Se os resultados dos testes mostrarem reflexos exaltados, significa que há lesão no 1. ______________ (NMS/NMI). Já se os resultados mostrarem reflexos reduzidos ou abolidos, significa que há lesão no 2. __________________ (NMS/NMI). Esse neurônio participa diretamente do reflexo, então, quando lesionado, deixa de estimular os músculos.

De modo fisiopatológico, o neurônio motor superior lesionado deixa de estimular a ação inibitória do trato reticuloespinhal bulbar. Sem inibição, os neurônios motores inferiores estão livres para ter uma ação exaltada de reflexos, fenômeno denominado liberação piramidal. Assim, os NMI ficam mais excitados e, quando estimulados pelo reflexo, geram respostas exacerbadas nos músculos. Por outro lado, com relação a lesão no NMI diretamente, esse neurônio participa diretamente do reflexo, então, quando lesionado, deixa de estimular os músculos

Pode-se citar, também, o sinal de Babinski, que é o reflexo cutâneo-plantar em extensão e indica liberação piramidal e, portanto, lesão no NMS.

O sintoma de espasticidade e de clônus segue o mesmo raciocínio. Como o NMS lesionado deixa de estimular a ação inibitória do trato reticuloespinal bulbar sobre o trato reticuloespinal pontino, esse passa a superestimular os músculos esqueléticos. Isso causa espasmos musculares (espasticidade) e oscilação dos abalos musculares (clônus).

A Figura 1.3 resume todas as vias que foram descritas, sendo que as linhas pretas representam ativação e as linhas rosas representam inibição. A Figura 1.4 resume os sintomas de cada uma das síndromes que foram discutidas.

Pergunta

14. Feita a revisão teórica de Neurofisiologia aplicada aos aspectos clínicos, é possível fazer o diagnóstico sindrômico da paciente, lembrando que se deve sempre analisar o conjunto dos sintomas, e não os sintomas separados. A paciente apresenta hemiparesia direita, hipertonia à direita, eutrofia, hiperreflexia à direita e Sinal de Babinski presente à direita, então, pode-se concluir que o diagnóstico sindrômico é de __________ ____.

Diagnóstico topográfico

O próximo passo é determinar o diagnóstico topográfico. Primeiramente, pode-se afirmar com certeza que a lesão está no caminho entre o córtex pré-frontal e a área intermediária da substância cinzenta medular, dado que essa é a extensão do neurônio motor superior. Para identificar a topografia exata de uma Síndrome Piramidal, é necessário analisar o padrão de fraqueza apresentado pela paciente e outros sinais e sintomas alterados associados à alteração motora.

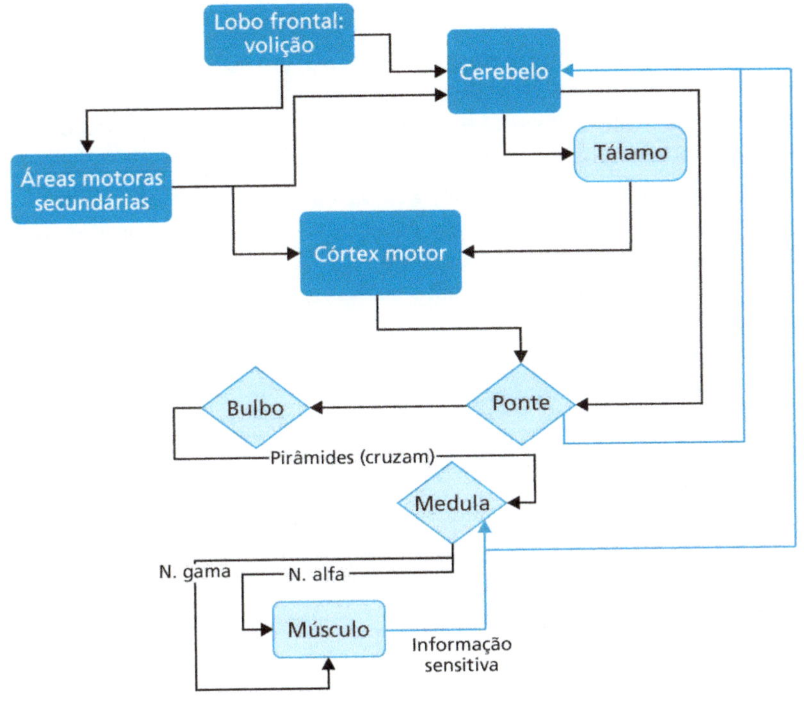

Figura 1.3 Vias da motricidade.

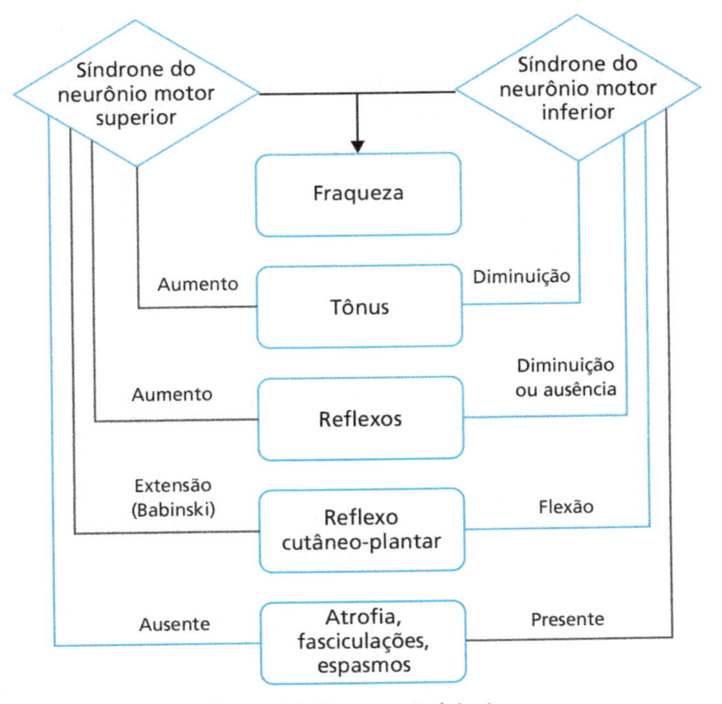

Figura 1.4 Resumo sindrômico.

Padrão de fraqueza

A paciente apresenta hemiparesia, fraqueza muscular em dois membros do mesmo lado, de maneira proporcionada (ou seja, a fraqueza é presente em mesmo grau no membro superior e inferior). Isso é um indicativo de que a lesão atingiu o trato piramidal (corticoespinal) de maneira a lesionar as fibras motoras de todo um hemicorpo, inclusive as da motricidade da face.

Pense na hipótese de lesão no giro pré-frontal. Para que a paciente apresentasse hemiparesia, seria necessária uma lesão extensa, que abrangesse todo o homúnculo de Penfield. Essa é, de fato, uma possibilidade, mas sua probabilidade acaba reduzida pela necessidade de acometimento de uma grande área cortical sem outros sintomas corticais associados, como déficit sensitivo e de linguagem.

Pergunta

15. Lesões corticais normalmente apresentam fraqueza ____________ (proporcionada/desproporcionada), uma vez que atingem áreas focais no córtex. Dessa forma, para a nossa paciente que apresenta uma fraqueza proporcionada, é preciso pensar em uma topografia, na qual as fibras estão todas aninhadas em um pequeno espaço após o córtex.

Sinais e sintomas alterados associados

Pensando, então, na cápsula interna como um possível diagnóstico topográfico, é necessário rever os sinais e sintomas apresentados, relacionando-os com a possibilidade deste diagnóstico.

Inicialmente, retoma-se o diagnóstico sindrômico de síndrome piramidal e o trajeto da via corticoespinal, que surge no córtex pré-frontal – seguindo o homúnculo de Penfield –, se aglomera na cápsula interna, desce ao tronco cerebral e decussa ao nível bulbar, encaminhando-se à medula espinal. A lesão provavelmente não tem topografia cortical, uma vez que seria necessário um grande acometimento cortical, com possíveis sintomas extramotores associados – o que não se verifica.

Para a diferenciação de uma lesão em níveis superiores, como na cápsula interna, de uma lesão no tronco, é necessária a avaliação dos nervos cranianos, como mostra o Quadro 1.4.

A paciente, com isso, só apresenta alteração no caráter motor no NC VII (nervo facial) e de maneira restrita ao andar inferior da face, o que abre discussão importante sobre a função e organização desse nervo.

O nervo facial é misto, com função sensitiva – associada ao paladar, que não será abordada aqui – e motora. A inervação motora compreende os músculos da mímica facial, que são os responsáveis pelas expressões faciais ("caras e bocas"). Suas fibras originam-se do córtex pré-central, seguindo o homúnculo de Penfield, e seguem até a ponte, localização na qual faz sinapse com o núcleo do nervo facial, que então segue ao seu território-alvo. É importante ressaltar que, ao nível do tronco, há cruzamento dessas fibras.

No núcleo do nervo, há integração entre as fibras provenientes de ambos os lados do córtex motor. O andar inferior da face tem comando único e exclusivo do território cortical contralateral, ou seja, quem controla a rima labial à direita são exclusivamente as fibras pré-frontais esquerdas e vice-versa. Por outro lado, no andar superior, há uma integração entre os lados, sendo a mímica da testa, por exemplo, dependente de estímulos direitos e esquerdos. A Figura 1.5 representa essa comunicação entre as fibras contralaterais.

Quadro 1.4 Resultados do exame físico neurológico de nervos cranianos normais e da paciente do caso

Nervo	Normal	Paciente
Óptico (II)	Pupilas isocóricas e fotorreagentes. Reflexo consensual presente	Pupilas isocóricas e fotorreagentes. Reflexo consensual presente
Oculomotor (III)	Movimentação ocular extrínseca preservada	Movimentação ocular extrínseca preservada
Troclear (IV)	Movimentação ocular extrínseca preservada	Movimentação ocular extrínseca preservada
Trigêmeo (V)	Reflexo corneopalpebral normal	Reflexo corneopalpebral normal
Abducente (VI)	Movimentação ocular extrínseca preservada	Movimentação ocular extrínseca preservada
Facial (VII)	Reflexo corneopalpebral normal e mímica da face preservada	Reflexo corneopalpebral normal. Movimentos de testa e sobrancelhas preservados globalmente. Desvio de rima labial à direita.
Vestibular (VIII)	Sem alterações auditivas	Sem alterações auditivas
Glossofaríngeo (IX)	Palato e úvula centrados	Palato e úvula centrados
Vago (X)	Reflexo nauseoso normal bilateralmente	Reflexo nauseoso normal bilateralmente
Acessório (XI)	FMG 5 de músculos trapézio e esternocleidomastóideo bilateralmente	FMG 5 de músculos trapézio e esternocleidomastóideo bilateralmente
Hipoglosso (XII)	Língua centrada	Língua centrada

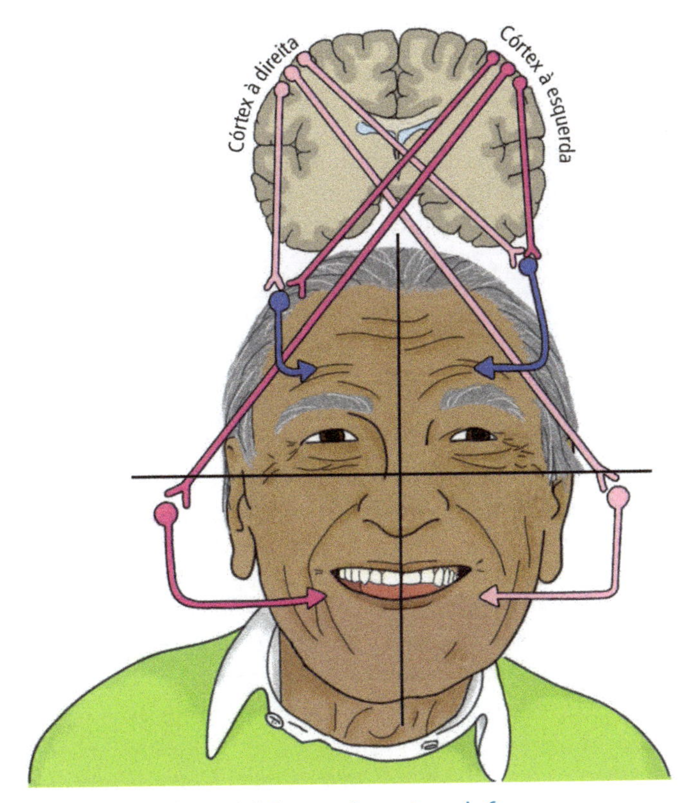

Figura 1.5 Inervação motora da face.

Pergunta

16. Paralisia completa é indicativa de lesão 1. __________ (central/periférica) e paralisia inferior, de lesão 2. __________ (central/periférica) – como ocorre no caso apresentado.

Dessa forma, é importante atentar-se aos achados semiológicos e fazer a correlação anatomofisiológica para a identificação topográfica. Em casos de paralisia exclusivamente do andar inferior, as lesões se encontram em território central, uma vez que o andar inferior é diretamente inervado pelas fibras contralaterais corticais, sem interações ou comunicações. Em casos de paralisia total (superior e inferior), há acometimento de fibras de ambos os lados (demonstradas na imagem pela cor escura). Para que isso aconteça, é necessário o comprometimento do *periférico do nervo facial* que é composto, em cada lado, pelas fibras de andar superior e inferior. Paralisia completa é indicativa de lesão periférica e paralisia inferior, de lesão central – como ocorre no caso apresentado.

De volta ao caso em estudo, então, não há indícios de acometimento de tronco, uma vez que não foram achadas anormalidades em nervos cranianos (movimentos de testa e sobrancelhas estão preservados), bem como uma paralisia acometendo apenas o andar inferior da face, indicando lesão central.

Pergunta

17. Com isso, a topografia mais provável é o/a ______________, local que agrupa fibras motoras de face, tronco e membros.

Com os diagnósticos sindrômico e topográfico definidos, é necessário solicitar exames complementares para confirmar os diagnósticos, estimar a gravidade da lesão, investigar o diagnóstico etiológico e determinar o prognóstico.

Diagnóstico etiológico

O primeiro quesito a ser avaliado para definir a etiologia de um quadro neurológico é se o quadro é **agudo** ou **crônico**. Isso pode ser definido com base no tempo de desenvolvimento dos sintomas: um quadro que surgiu há 40 minutos, provavelmente, é agudo, e um quadro que está se desenvolvendo progressivamente há 4 meses é crônico.

A paciente deste caso apresentou evolução de 40 minutos do quadro, com instalação súbita, o que muito provavelmente indica uma etiologia aguda. Dentre as possibilidades de quadros agudos, há Acidente Vascular Cerebral (AVC) Isquêmico ou Hemorrágico e infecções. Nesse sentido, para realizar o diagnóstico, o principal exame complementar é um exame de imagem – tomografia computadorizada (TC) ou ressonância magnética (RM) – de crânio. A TC da paciente do caso clínico deste capítulo está na Figura 1.6.

Dessa forma, como visto nas imagens, verifica-se sinal compatível a um Acidente Vascular Cerebral, de natureza isquêmica em território de artéria cerebral média, atingindo a cápsula interna e justificando o quadro clínico apresentado. Note que a lesão está localizada à esquerda e os sintomas são à direita, justamente pela decussação das fibras motoras.

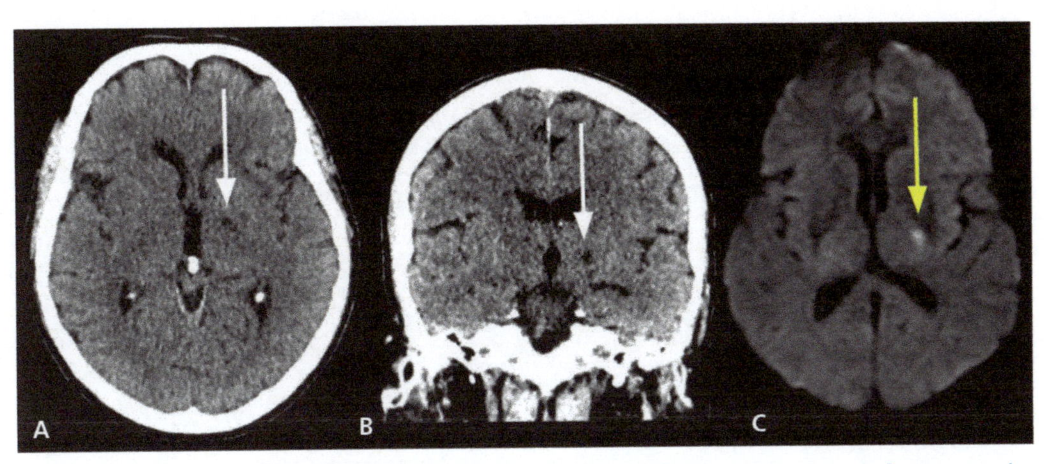

Figura 1.6 **Tomografia computadorizada e ressonância magnética de crânio.** Tomografia computadorizada (axial A, coronal B) foco hipodenso no ramo posterior da cápsula interna à esquerda (*setas brancas*). Ressonância magnética (axial C) foco de restrição à difusão no ramo posterior da cápsula interna esquerda (*seta amarela*). Achados compatíveis com insulto isquêmico recente no ramo posterior da capsula interna à esquerda. Fonte: cortesia do Hospital Israelita Albert Einstein.

Comentários e conduta

O AVC é uma doença relacionada com fatores de risco cardiovasculares, como hipertensão arterial sistêmica (HAS), *diabetes mellitus* (DM), dislipidemia, tabagismo, obesidade, fibrilação atrial e ateromatose de vasos cervicais (como a carótida), além de fatores congênitos (como forame oval patente) e genéticos (trombofilias).

É necessário classificar o AVC quanto ao mecanismo e quanto à região acometida. Visto que o AVC foi resultado de oclusão de artéria, pode-se classificá-lo como AVC isquêmico. Como a lesão no parênquima encefálico teve um tamanho menor que 15 mm, ele é classificado como AVC lacunar.

AVC lacunar significa infarto subcortical devido à oclusão de um ramo perfurante da artéria cerebral média. Sua causa mais comum é lipo-hialinose por fatores de risco cardiovasculares, mas também pode ocorrer como resultado de aterosclerose ou oclusão embólica.

Os objetivos da conduta emergencial de AVC isquêmico são reduzir ao máximo a lesão do tecido cerebral, diminuindo as chances de sequela neurológica. Para tanto, é necessária uma estabilização hemodinâmica e de patência de via aérea inicial, seguido de uma anamnese direcionada e exame neurológico sumário. Para o exame físico, em geral, é utilizada a Escala de AVC do National Institutes of Health (NIHSS), apresentada no Quadro 1.5, que avalia a gravidade dos sintomas e cujo escore varia de 0 (normal) a 42 pontos. Em pacientes com tempo hábil e tecido cerebral salvável, a conduta aguda tenta dissolver ou remover o coágulo que ocluiu o vaso responsável pelo AVC. Isso pode ser feito por meio de uma medicação fibrinolítica endovenosa, como a alteplase. Em casos de oclusões de grandes vasos cerebrais, como a porção proximal da artéria cerebral médica ou porção intracraniana da artéria carótida interna, é possível retirar o trombo por meio de um procedimento angiográfico por cateterismo, conhecido como trombectomia mecânica (Figura 1.7). O conceito mais importante no manejo de AVC é *"time is brain" (tempo é cérebro)*, o que significa que, quanto mais rápido o tratamento, mais tecido cerebral é prevenido.

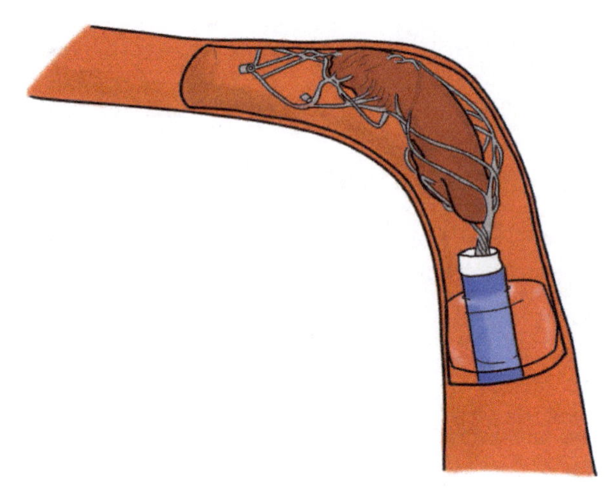

Figura 1.7 Modelo de *stent retriever* para trombectomia mecânica.

Através de um acesso por angiografia cerebral, um *stent* é introduzido no trombo que está ocluindo o vaso cerebral. Ao puxar o *stent*, o trombo é removido e deixa o vaso recanalizado.

Uma vez passada a fase aguda, é importante realizar uma investigação etiológica do AVC isquêmico. Ela pode ser de pequenos vasos, pequenas ramificações que são ocluídas por lipo-hialinose, como no caso da nossa paciente. Ou aterotrombótica, de grandes vasos, em que estenoses de vasos maiores ocluem ou desprendem trombos que ocluem vasos distais, como é o caso de uma estenose carotídea por placa ateromatosa. Ou cardioembólica, em que arritmias cardíacas como fibrilação atrial ou alterações cardíacas estruturais, como acinesia cardíaca com insuficiência, favorecem a formação de trombos intracavitários cardíacos que são lançados para a circulação cerebral. Ou ainda outras causas, como trombofilias e dissecções de vasos. A depender da etiologia, um tratamento preventivo secundário é instituído, variando desde antiagregantes plaquetários, como aspirina, anticoagulantes como varfarina e cirurgias como endarterectomia de carótida.

Quadro 1.5 Escala de AVC do *National Institutes of Health* (NIHSS)

Definição da escala			Pontos
1A Nível de consciência	O investigador deve escolher uma resposta, mesmo se uma avaliação completa for prejudicada por obstáculos como um tubo orotraqueal, barreiras de linguagem, trauma ou curativo orotraqueal. Um 3 é dado apenas se o paciente não faz nenhum movimento (além de postura reflexa) em resposta à estimulação dolorosa.	Alerta; reponde com entusiasmo.	0
		Não alerta, mas ao ser acordado por mínima estimulação obedece, responde ou reage.	+1
		Não alerta, requer repetida estimulação ou estimulação dolorosa para realizar movimentos (não estereotipados).	+2
		Responde somente com reflexo motor ou reações autonômicas, ou totalmente irresponsivo, flácido e arreflexo.	+3

continua

Quadro 1.5 Escala de AVC do *National Institutes of Health* (NIHSS) (*Continuação*)

Definição da escala			Pontos
1B Nível de consciência	O paciente é questionado sobre o mês e sua idade. A resposta deve ser correta – não há nota parcial por chegar perto. Pacientes incapacitados de falar devido a intubação orotraqueal, trauma orotraqueal, disartria grave de qualquer causa, barreiras de linguagem, ou qualquer outro problema não secundário a afasia, receberão 1. É importante que somente a resposta inicial seja considerada e que o examinador não "ajude" o paciente com dicas verbais ou não verbais.	Responde ambas as questões corretamente.	0
		Responde uma questão corretamente.	+1
		Não responde nenhuma questão corretamente.	+2
1C Nível de consciência	O paciente é solicitado a abrir e fechar os olhos e, então, a abrir e fechar a mão não parética. Substitua por outro comando de um único passo se as mãos não podem ser utilizadas. É dado crédito se uma tentativa inequívoca é feita, mas não completada devido à fraqueza. Se o paciente não responde ao comando, a tarefa deve ser demonstrada a ele (pantomima) e o resultado registrado (i.e., segue um, nenhum ou ambos os comandos). Somente a primeira tentativa é registrada.	Realiza ambas as tarefas corretamente.	0
		Realiza uma tarefa corretamente.	+1
		Não realiza nenhuma tarefa corretamente.	+2
2 Melhor olhar conjugado	Somente os movimentos oculares horizontais são testados. Movimentos oculares voluntários ou reflexos (oculocefálico) recebem nota, mas a prova calórica não é usada. Se o paciente tem um desvio conjugado do olhar, que pode ser sobreposto por atividade voluntária ou reflexa, o escore será 1. Se o paciente tem uma paresia de nervo periférica isolada (NC III, IV ou VI), marque 1. O olhar é testado em todos os pacientes afásicos. Os pacientes com trauma ocular, curativos, cegueira preexistente ou outro distúrbio de acuidade ou campo visual devem ser testados com movimentos reflexos e a escolha feita pelo investigador. Estabelecer contato visual e, então, mover-se perto do paciente de um lado para outro, pode esclarecer a presença de paralisia do olhar.	Normal.	0
		Paralisia parcial do olhar. Este escore é dado quando o olhar é anormal em um ou ambos os olhos, mas não há desvio forçado ou paresia total do olhar.	+1
		Desvio forçado ou paralisia total do olhar que não podem ser vencidos pela manobra oculocefálica.	+2
3 Visual	Os campos visuais (quadrantes) são testados por confrontação, utilizando contagem de dedos ou ameaça visual, conforme apropriado. O paciente deve ser encorajado, mas se olha para o lado do movimento dos dedos, deve ser considerado como normal. Se houver cegueira unilateral ou enucleação, os campos visuais no olho restante são avaliados. Marque 1 somente se uma clara assimetria, incluindo quadrantanopsia, for encontrada. Se o paciente é cego por qualquer causa, marque 3. Estimulação dupla simultânea é realizada neste momento. Se houver uma extinção, o paciente recebe 1 e os resultados são usados para responder a questão 11.	Sem perda visual.	0
		Hemianopsia parcial.	+1
		Hemianopsia completa.	+2
		Hemianopsia bilateral (cego, incluindo cegueira cortical).	+3

continua

Quadro 1.5 Escala de AVC do *National Institutes of Health* (NIHSS) (*Continuação*)

Definição da escala			Pontos
4 Paralisia facial	Pergunte ou use pantomima para encorajar o paciente a mostrar os dentes ou sorrir e fechar os olhos. Considere a simetria de contração facial em resposta a estímulo doloroso em paciente pouco responsivo ou incapaz de compreender. Na presença de trauma/curativo facial, tubo orotraqueal, esparadrapo ou outra barreira física que obscureça a face, estes devem ser removidos, tanto quanto possível.	Movimentos normais simétricos.	0
		Paralisia facial leve (apagamento de prega nasolabial, assimetria no sorriso).	+1
		Paralisia facial central evidente (paralisia facial total ou quase total da região inferior da face).	+2
		Paralisia facial completa (ausência de movimentos faciais das regiões superior e inferior da face).	+3
5A Motor (Braço esquerdo)	O braço é colocado na posição apropriada: extensão dos braços (palmas para baixo) a 90° (se sentado) ou a 45° (se deitado). É valorizada a queda do braço se esta ocorre antes de 10 segundos. O paciente afásico é encorajado por meio de firmeza na voz e de pantomima, mas não com estimulação dolorosa. Cada membro é testado isoladamente, iniciando pelo braço não parético. Somente em caso de amputação ou de fusão de articulação no ombro, o item deve ser considerado não testável (NT), e uma explicação deve ser escrita para esta escolha.	Sem queda; mantém o braço 90° (ou 45°) por 10 segundos completos.	0
		Queda: mantém o braço a 90° (ou 45°), porém este apresenta queda antes dos 10 segundos completos; não toca a cama ou outro suporte.	+1
		Algum esforço contra a gravidade; o braço não atinge ou não mantém 90° (ou 45°), cai na cama, mas tem alguma força contra a gravidade.	+2
		Nenhum esforço contra a gravidade; braço despenca.	+3
		Nenhum movimento.	+4
		Amputação ou fusão articular.	NT
5A Motor (Braço direito)	O braço é colocado na posição apropriada: extensão dos braços (palmas para baixo) a 90° (se sentado) ou a 45° (se deitado). É valorizada a queda do braço se esta ocorre antes de 10 segundos. O paciente afásico é encorajado por meio de firmeza na voz e de pantomima, mas não com estimulação dolorosa. Cada membro é testado isoladamente, iniciando pelo braço não parético. Somente em caso de amputação ou de fusão de articulação no ombro, o item deve ser considerado não testável (NT), e uma explicação deve ser escrita para esta escolha.	Sem queda; mantém o braço 90° (ou 45°) por 10 segundos completos.	0
		Queda: mantém o braço a 90° (ou 45°), porém este apresenta queda antes dos 10 segundos completos; não toca a cama ou outro suporte.	+1
		Algum esforço contra a gravidade; o braço não atinge ou não mantém 90° (ou 45°), cai na cama, mas tem alguma força contra a gravidade.	+2
		Nenhum esforço contra a gravidade; braço despenca.	+3
		Nenhum movimento.	+4
		Amputação ou fusão articular.	NT

continua

Quadro 1.5 Escala de AVC do *National Institutes of Health* (NIHSS) (*Continuação*)

Definição da escala			Pontos
6A Motor (Perna esquerda)	A perna é colocada na posição apropriada: extensão a 30° (sempre na posição supina). É valorizada a queda do braço se esta ocorre antes de 5 segundos. O paciente afásico é encorajado por meio de firmeza na voz e de pantomima, mas não com estimulação dolorosa. Cada membro é testado isoladamente, iniciando pela perna não parética. Somente em caso de amputação ou de fusão de articulação no quadril, o item deve ser considerado não testável (NT), e uma explicação deve ser escrita para esta escolha.	Sem queda; mantém a perna a 30° por 5 segundos completos.	0
		Queda: mantém a perna a 30°, porém esta apresenta queda antes dos 5 segundos completos; não toca a cama ou outro suporte.	+1
		Algum esforço contra a gravidade; a perna não atinge ou não mantém 30°, cai na cama, mas tem alguma força contra a gravidade.	+2
		Nenhum esforço contra a gravidade; perna despenca.	+3
		Nenhum movimento.	+4
		Amputação ou fusão articular.	NT
6B Motor (Perna direita)	A perna é colocada na posição apropriada: extensão a 30° (sempre na posição supina). É valorizada a queda do braço se esta ocorre antes de 5 segundos. O paciente afásico é encorajado por meio de firmeza na voz e de pantomima, mas não com estimulação dolorosa. Cada membro é testado isoladamente, iniciando pela perna não parética. Somente em caso de amputação ou de fusão de articulação no quadril, o item deve ser considerado não testável (NT), e uma explicação deve ser escrita para esta escolha.	Sem queda; mantém a perna a 30° por 5 segundos completos.	0
		Queda: mantém a perna a 30°, porém esta apresenta queda antes dos 5 segundos completos; não toca a cama ou outro suporte.	+1
		Algum esforço contra a gravidade; a perna não atinge ou não mantém 30°, cai na cama, mas tem alguma força contra a gravidade.	+2
		Nenhum esforço contra a gravidade; perna despenca.	+3
		Nenhum movimento.	+4
		Amputação ou fusão articular.	NT
7 Ataxia de membros	Este item avalia se existe evidência de uma lesão cerebelar unilateral. Teste com os olhos abertos. Em caso de defeito visual, assegure-se de que o teste é feito no campo visual intacto. Os testes índex-nariz e calcanhar-joelho são realizados em ambos os lados e a ataxia é valorizada, somente, se for desproporcional à fraqueza. A ataxia é considerada ausente no paciente que não pode entender ou está hemiplégico. Somente em caso de amputação ou de fusão de articulações, o item deve ser considerado não testável (NT), e uma explicação deve ser escrita para esta escolha. Em caso de cegueira, teste tocando o nariz, a partir de uma posição com os braços estendidos.	Ausente.	0
		Presente em 1 membro.	+1
		Presente em dois membros.	+2
		Amputação ou fusão articular	NT

continua

Quadro 1.5 Escala de AVC do *National Institutes of Health* (NIHSS) (*Continuação*)

Definição da escala			Pontos
8 Sensibilidade	Avalie a sensibilidade ou mímica facial ao beliscar, ou a retirada do estímulo doloroso em paciente torporoso ou afásico. Somente a perda de sensibilidade atribuída ao AVC é registrada como anormal e o examinador deve testar tantas áreas do corpo (braços [exceto mãos], pernas, tronco e face) quantas forem necessárias para checar acuradamente uma perda hemissensitiva. Um escore de 2, "grave ou total" deve ser dado somente quando uma perda grave ou total da sensibilidade pode ser claramente demonstrada. Portanto, pacientes em estupor e afásicos receberão provavelmente 1 ou 0. O paciente com AVC de tronco que tem perda de sensibilidade bilateral recebe 2. Se o paciente não responde e está quadriplégico, marque 2. Pacientes em coma (item 1A=3) recebem arbitrariamente 2 neste item.	Normal; nenhuma perda.	0
		Perda sensitiva de leve a moderada; a sensibilidade ao beliscar é menos aguda ou diminuída do lado afetado, ou há uma perda da dor superficial ao beliscar, mas o paciente está ciente de que está sendo tocado.	+1
		Perda da sensibilidade grave ou total; o paciente não sente que está sendo tocado.	+2
9 Melhor linguagem	Uma grande quantidade de informações acerca da compreensão pode ser obtida durante a aplicação dos itens precedentes do exame. O paciente é solicitado a descrever o que está acontecendo no quadro em anexo, a nomear os itens na lista de identificação anexa e a ler da lista de sentença anexa. A compreensão é julgada a partir destas respostas, assim como das de todos os comandos no exame neurológico geral precedente. Se a perda visual interfere nos testes, peça ao paciente que identifique objetos colocados em sua mão, repita e produza falas. O paciente intubado deve ser incentivado a escrever. O paciente em coma (Item 1A=3) receberá automaticamente 3 neste item. O examinador deve escolher um escore para pacientes em estupor ou pouco cooperativos, mas a pontuação 3 deve ser reservada ao paciente que está mudo e que não segue nenhum comando simples	Sem afasia: normal.	0
		Afasia de leve a moderada: alguma perda óbvia da fluência ou dificuldade de compreensão, sem limitação significativa das ideias, da expressão ou da forma de expressão. A redução do discurso e/ou compreensão, entretanto, dificultam ou impossibilitam a conversação sobre o material fornecido. Por exemplo, na conversa sobre o material fornecido, o examinador pode identificar figuras ou itens da lista de nomeação a partir da resposta do paciente.	+1
		Afasia grave; toda a comunicação é feita por meio de expressões fragmentadas; grande necessidade de interferência, questionamento e adivinhação por parte do ouvinte. A quantidade de informação que pode ser trocada é limitada; o ouvinte carrega o fardo da comunicação. O examinador não consegue identificar itens do material fornecido a partir da resposta do paciente.	+2
		Mudo, afasia global; nenhuma fala útil ou compreensão auditiva.	+3

continua

Quadro 1.5 Escala de AVC do *National Institutes of Health* (NIHSS) (*Continuação*)

Definição da escala			Pontos
10 Disartria	Considerando que o paciente é normal, uma avaliação mais adequada é obtida, pedindo ao paciente que leia ou repita palavras da lista anexa. Se o paciente tem afasia grave, a clareza da articulação da fala espontânea pode ser graduada. Somente se o paciente estiver intubado ou tiver outras barreiras físicas na produção da fala, este item deverá ser considerado não testável (NT). Não diga ao paciente por que ele está sendo testado.	Normal.	0
		Disartria de leve a moderada; paciente arrasta pelo menos algumas palavras, e, na pior das hipóteses, pode ser entendido, com alguma dificuldade.	+1
		Disartria grave; a fala do paciente é tão empastada que chega a ser ininteligível, na ausência de disfasia ou com disfasia desproporcional, ou é mudo/anártrico.	+2
		Intubado ou outra barreira física.	NT
11 Extinção ou desatenção (Negligência antiga)	Informação suficiente para a identificação de negligência pode ter sido obtida durante os testes anteriores. Se o paciente tem perda visual grave, que impede o teste da estimulação visual dupla simultânea, e os estímulos cutâneos são normais, o escore é normal. Se o paciente tem afasia, mas parece atentar para ambos os lados, o escore é normal. A presença de negligência espacial visual ou anosognosia pode também ser considerada como evidência de negligência. Como a anormalidade só é pontuada se presente, o item nunca é considerado não testável.	Nenhuma anormalidade.	0
		Desatenção visual, tátil, auditiva, espacial ou pessoal, ou extinção à estimulação simultânea em uma das modalidades sensoriais.	+1
		Profunda hemidesatenção ou hemidesatenção para mais de uma modalidade; não reconhece a própria mão e se orienta somente para um lado do espaço.	+2

Fonte: https://neurologiahu.paginas.ufsc.br/files/2012/09/NIH-Stroke-Scale.pdf

Analise esse paciente

Anamnese

- Paciente de 56 anos, HAS, DM tipo 2, com fibrilação atrial sem uso de anticoagulante, dá entrada no pronto-socorro com queixa de fraqueza na perna esquerda há 3 dias.

Exame físico geral

- Pressão arterial (PA) de 156 × 97 mmHg/FC 89 bpm/FR 18 ipm/$SatO_2$ 90% em ar ambiente/ glicemia capilar de 124 mg/dL.
- BRNF em 2T, BNF, S/S.
- MV+ e sim, s/RA.
- Abdome plano, ruídos hidroaéreos presentes, timpânico, flácido, indolor, sem massas ou visceromegalias.
- Extremidades: sem sinais de edema ou rigidez de panturrilha.

Exame físico neurológico

- Paciente consciente, orientado, fala e linguagem preservadas, PIFR, MOE e campimetria preservadas. Face, língua e palato simétricos. FM G3 em MIE, G5 demais. Hipertonia espástica em MIE, demais preservado. Trofismo preservado. ROT 4+ em patelar e aquileu à esquerda, 2+ demais. Hipoestesia tátil em MIE, preservado demais. Coordenação preservada. Marcha parética (ceifante). Sem rigidez de nuca.

Perguntas

18. a) Qual o sintoma-guia?
    b) A fraqueza é proporcionada ou desproporcionada?
    c) O tônus do paciente está aumentado ou diminuído? O trofismo está alterado ou preservado?
    d) Os reflexos do MIE estão aumentados ou diminuídos?
    e) Existe um achado associado à fraqueza, que é a ________________________.
    f) A topografia dessa lesão é ____________________ (córtex cerebral, giros pré e pós-central à direita/cápsula interna à direita/tronco encefálico à direita/corno anterior da medula à direita).
19. A cápsula interna não explica os sintomas, porque o padrão de fraqueza de uma lesão na cápsula interna é ____________ (proporcionado/desproporcionado) e não ocorrem sintomas associados).
20. O tronco não explica os sintomas porque não há lesão de nenhum _______________.
21. O corno anterior da medula não explica os sintomas porque nele está localizado o núcleo do _________ (NMS/NMI), que quando lesado causa uma síndrome com tônus ____________ (aumentado/reduzido), trofismo ___________ (aumentado/reduzido), reflexos __________ (exaltados/abolidos) e presença de pequenas ondas observadas nos músculos, que chamamos de __________________.

Uma lesão desproporcionada deve pegar apenas uma parte do homúnculo motor de Penfield. Como existe hipoestesia na mesma região, associamos um acometimento do homúnculo sensitivo de Penfield. Eles estão um em frente ao outro, respectivamente nos giros pré-central e pós-central, localizados no córtex cerebral. A região da perna do homúnculo de Penfield está localizada do córtex mesial (volte à Figura 1.1 para relembrar). Essa região é irrigada pela artéria cerebral anterior. O nosso paciente tem alguma lesão acometendo essa região (como, por exemplo, um tumor cerebral) ou sofreu um AVC isquêmico da artéria cerebral anterior direita. Lembre-se que o neurônio motor superior cruza na decussação das pirâmides e por isso uma lesão no córtex cerebral à direita implica em um déficit à esquerda.

Com isso, por mais que este também seja um caso de síndrome do neurônio motor superior, a topografia da lesão é diferente, compreendendo um padrão cortical e cursando com demais sintomas associados.

Finalização

Pontos-chave

- Os neurônios motores podem ser separados em dois tipos: o superior (NMS) e o inferior (NMI).
- Neurônio motor superior = Trato piramidal = Trato corticoespinal.
- O neurônio motor superior cruza na decussação das pirâmides no bulbo.
- Tanto a síndrome de NMS quanto a síndrome de NMI causam fraqueza.
- A síndrome de NMS causa hipertonia e a síndrome de NMI causa hipotonia.

- Atrofia precoce e fasciculações ocorrem na síndrome de NMI.
- Reflexos exaltados ocorrem na síndrome do NMS e reflexos hipoativos na do NMI.
- A paralisia facial central acomete apenas o andar inferior da face e a paralisia facial periférica acomete o andar superior e inferior.

Objetivos de aprendizagem

1. Explique como se classifica a força.
2. Defina e classifique tônus e trofismo.
3. Dê a classificação de reflexos osteodentíneos.
4. Explique como as partes do corpo se organizam no Homúnculo Motor de Penfield em relação às partes medial e lateral do córtex motor.
5. Demonstre o caminho do neurônio motor superior do córtex motor até sua sinapse com o neurônio motor inferior.
6. Dê os principais marcos da síndrome do neurônio motor superior.
7. Dê os principais marcos da síndrome do neurônio motor inferior.
8. Explique os sintomas que diferenciam uma síndrome do neurônio motor superior que ocorre no córtex motor, na cápsula interna e no tronco encefálico.

Respostas

1. Fraqueza.
2. Disartria leve. Desvio de rima para a esquerda. Força muscular grau II à direita. Reflexos profundos 3+ à direita. Reflexo cutâneo-plantar em extensão à direita.
3. Cápsula interna esquerda.
4. Acidente vascular cerebral isquêmico.
5. hemiparesia
6. movimentação apenas horizontal, sem contração antigravitacional
7. medial
8. na cápsula interna
9. 1. direito; 2. esquerdo
10. 1. axial; 2. de ambos os hemicorpos
11. aumento
12. redução
13. 1. NMS; 2 NMI
14. Síndrome Piramidal ou Síndrome do Neurônio Motor Superior à direita.
15 desproporcionada
16. 1. periférica; 2. central
17. cápsula interna

18. a) O sintoma-guia deste paciente é **fraqueza em perna esquerda.**
    b) Neste caso, a fraqueza acomete apenas o MIE, fazendo com que ela seja classificada como **desproporcionada.** Além disso, devido a este sintoma, existe uma alteração de marcha, que é denominada como marcha parética ou ceifante.
    c) O tônus deste paciente está **aumentado** e o trofismo **preservado.**
    d) Reflexos estão **aumentados.**
    e) Há outro achado associado à fraqueza, que é a **hipoestesia** em MIE. Dessa forma, esta síndrome é classificada como uma síndrome de neurônio motor superior.
    f) No entanto, como a fraqueza é desproporcionada, restrita ao MIE, e existe um sintoma associado de hipoestesia (sensibilidade), nós podemos topografar essa lesão no **córtex cerebral,** (giros pré e pós-central à direita).
19. proporcionado
20. nervo craniano
21. 1. NMI; 2. reduzido; 3. reduzido; 4. abolidos; 5. fasciculações

Bibliografia

Gagliardi R, Takayanagui OM. Tratado de Neurologia da Academia Brasileira de Neurologia [livro eletrônico]. 2ª ed. Disponível em: https://www.evolution.com.br/product/9788535289398.

Guyton AC, Hall JE. Tratado de fisiologia médica. Tradução da 13ª ed. Rio de Janeiro, GEN, 2017.

Netter FH. Atlas de Anatomia Humana. Tradução da 7ª ed. Rio de Janeiro, GEN, 2019.

Toy EC, Simpson E, Tintner R. Casos clínicos em Neurologia [livro eletrônico]. Tradução da 2ª edição. Disponível em: https://bookshelf.vitalsource.com/#/books/9788580552911/cfi/0!/4/4@0.00:54.2

2

Caso Clínico 2

Marcelo Annes
Natália Merten Athayde
Carolina Ko Chen
Maria Fernanda Dias Azevedo

Anamnese

- Paciente do sexo feminino, 56 anos, natural de São Paulo, comerciante, procura atendimento no ambulatório de neurologia por apresentar fraqueza nos membros inferiores.
- Refere que os sintomas começaram há dois anos no membro inferior direito, pior distal, porém, após um ano, evoluiu com fraqueza do pé esquerdo e atualmente necessita de apoio unilateral para deambular. Associado ao quadro, apresenta queixa de câimbras nas pernas e fasciculações.
- Nega disfagia (dificuldade para engolir), disfonia (alteração na voz), disartria (dificuldade para articular as palavras), sintomas sensitivos ou queixas cognitivas.
- Antecedente de hipertensão arterial controlada, em uso de losartana 50 mg/dia.
- AF: filha única de pais não consanguíneos. Nega história familiar semelhante.

Exame físico geral

- Pressão arterial 110 × 70 mmHg/Frequência cardíaca 70 bpm/Frequência respiratória 16 ipm/$SatO_2$ 98%/Temperatura 36,6 ºC.
- Bom estado geral, corada, hidratada, acianótica e anictérica.
- Bulhas regulares, normofonéticas, em 2 tempos, sem sopro, tempo de enchimento capilar de 2 s.
- Murmúrios vesiculares presentes bilateralmente, sem ruídos adventícios.
- Abdome plano, ruídos hidroaéreos presentes, timpânico, flácido, indolor, sem massas ou visceromegalias.
- Extremidades sem edema ou rigidez de panturrilha.

Exame físico neurológico

- Paciente vigil, orientada no tempo e espaço. Linguagem e fala preservados. Pupilas isocóricas e fotorreagentes, fundo de olho sem alterações, motilidade ocular extrínseca preservada. Mímica facial sem assimetrias. Língua com fasciculação, centrada. Palato centrado. Sensibilidade preservada. Coordenação preservada. Sem sinais de irritação meníngea.
- Hipotrofia da panturrilha direita.
- Membros superiores (MMSS): Força muscular (FM) grau V nos membros superiores.
- Membros inferiores (MMII): FM grau III para flexão do quadril à direita e grau IV à esquerda; grau IV extensão do quadril bilateral; FM grau III para extensão do joelho à direita e grau IV à esquerda; FM grau III para flexão do joelho à direita, e grau IV à esquerda; FM grau I dorsiflexão à direita, e grau II à esquerda; FM grau I flexão plantar à direita, e grau II à esquerda.
- Reflexos profundos 2+/4+ nos MMSS bilateral e +/4+ nos MMII. Reflexo cutâneo-plantar em flexão bilateral.
- Marcha escarvante bilateral, com necessidade de apoio.

Perguntas

1. Qual o sintoma-guia desse paciente?
2. Quais achados alterados do exame físico permitem topografar a lesão?
3. Onde é a topografia da lesão?
4. Quais seriam os próximos passos para investigar esse paciente?

Diagnóstico sindrômico

Sumarização

Este é um caso de **Síndrome do Neurônio Motor Inferior**.

Com base nos conceitos descritos no Capítulo 1, podemos dizer que o sintoma-guia do caso é fraqueza em membros inferiores, **sem comprometimento sensitivo**, o que permite classificar este caso como uma síndrome motora. De acordo com a classificação do Quadro 1.1 do Capítulo 1, podemos dizer que a paciente apresenta uma fraqueza classificada como paraparesia.

O próximo passo diante de uma Síndrome Motora é diferenciar entre uma Síndrome Piramidal (Síndrome do Neurônio Motor Superior) e uma Síndrome do Neurônio Motor Inferior (Quadro 1.3). No caso, a paciente apresenta paraparesia, reflexos profundos nos MMII +/4+ (hiporreflexia), reflexo cutâneo-plantar em flexão (ou seja, fisiológico), hipotrofia de panturrilha direita, fasciculação da língua e membros inferiores e marcha escarvante. Além disso, a paciente não apresenta sinais de acometimento do trato piramidal (como espasticidade, clônus ou Sinal de Babinski). Pode-se concluir, portanto, que o diagnóstico sindrômico é de **Síndrome do Neurônio Motor Inferior**, cujos aspectos de Neuroanatomia e Neurofisiologia serão mais bem detalhados a seguir.

Neurônio motor inferior e unidade motora

O neurônio motor alfa (neurônio motor inferior), seu axônio e as respectivas fibras musculares por ele inervadas constituem o que chamamos de unidade motora, que é a via final comum da atividade motora voluntária e involuntária.

O sistema motor (vias nervosas eferentes) tem como função controlar a contração muscular, o relaxamento muscular, o tônus e os reflexos profundos.

No Capítulo 1 (Fraqueza), há uma descrição detalhada do trajeto do sistema motor. Neste capítulo 2, retomaremos alguns dos principais conceitos e entraremos em detalhes sobre a anatomia do neurônio motor inferior (NMI).

A Figura 2.1 representa todo o trajeto de um impulso nervoso gerado após um estímulo sensitivo na pele, até a geração de um movimento do músculo esquelético. Informações mais detalhadas sobre a via sensitiva serão abordadas no Capítulo 3.

Após um estímulo doloroso na pele (1), os receptores sensitivos geram um impulso através da via aferente de um nervo espinal até o corno posterior da medula espinal (2). Em seguida, ocorre uma sinapse com o trato espinotalâmico lateral (3), via sensorial responsável por transmitir informações para o tálamo sobre dor e temperatura. Essa via cruza o plano mediano da medula espinal (4) e ascende pela substância branca da medula (5). Depois da sinapse no tálamo (6), o impulso é transmitido para o giro pós-central (córtex somatossensorial primário).

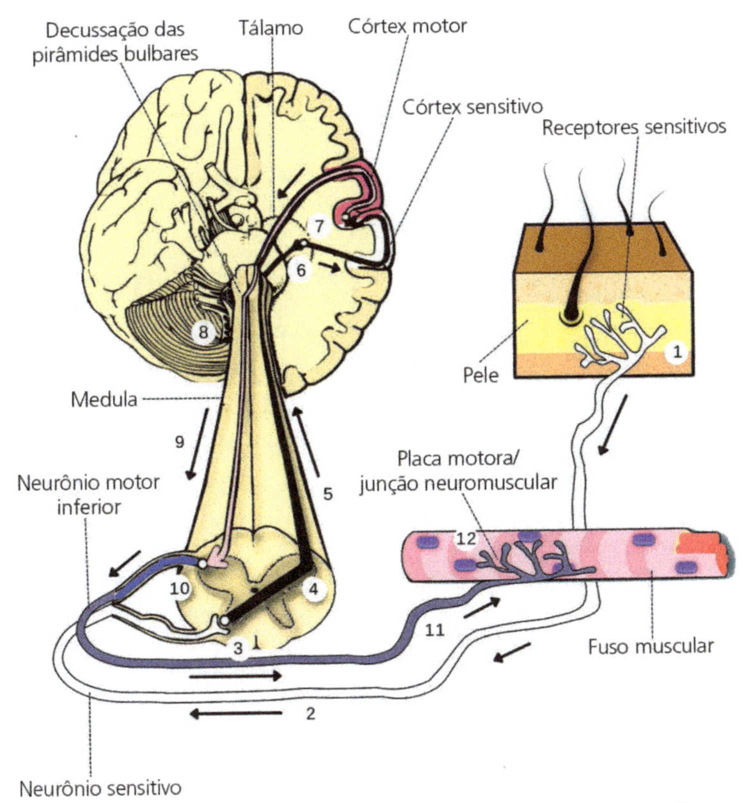

Figura 2.1 Representação da via do neurônio motor superior e inferior.

Para ocorrer o movimento, ocorre uma sinapse no giro pré-central (área motora primária) (7), onde está localizado o corpo celular do neurônio motor superior. As fibras do neurônio motor superior formam o trato corticoespinal lateral (também chamado de trato piramidal), que transmitirá o impulso do giro pré-central para a coroa radiada e cápsula interna. No bulbo, ocorre a decussação das pirâmides, ou seja, o trato corticoespinal cruza para o lado contralateral da região do córtex motor que iniciou o estímulo (8). Depois, o impulso segue pela coluna lateral da medula espinal (9), fazendo sinapse no corno anterior da medula espinal (10). Nessa região, encontra-se o corpo celular do neurônio motor inferior. Através desse neurônio motor (11), emerge a raiz ventral da medula espinal e percorre um nervo motor puro. O impulso segue até a junção neuromuscular (12), que corresponde à região de sinapse entre a parte terminal de um axônio motor e as fibras musculares por ele inervadas, ocorrendo, assim, a contração do músculo.

Existem dois principais tipos de neurônio motor inferior: alfa e gama (Figura. 2.2). O NMI alfa inerva as fibras musculares extrafusais e exerce papel fundamental na contração muscular, tanto por controle voluntário, pela ação do neurônio motor superior, quanto pela via eferente no arco reflexo. Já o neurônio motor inferior gama inerva os fusos musculares e é essencial para manter o tônus muscular.

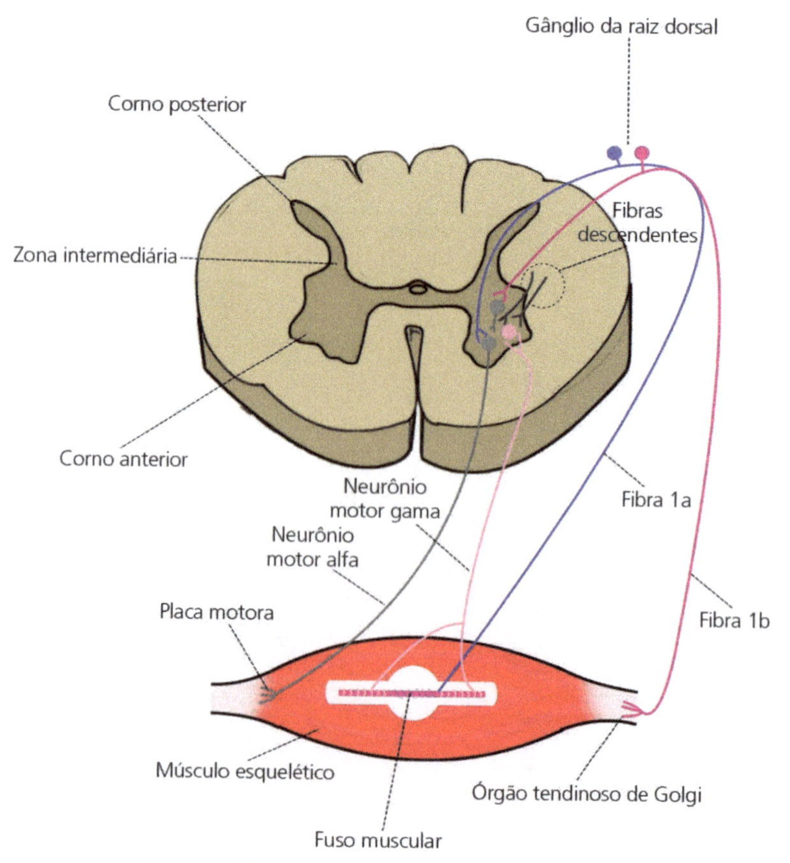

Figura 2.2 Inervação muscular fusal e extrafusal.

Perguntas

5. A unidade motora é a via final da comunicação voluntária e involuntária. Ela é composta pelo 1. ________________ e pelas 2. ________________________.
6. A manutenção do tônus muscular é tarefa do ________________________.

Medula, raízes e nervos espinhais

A medula espinal é uma massa cilindroide e alongada de tecido nervoso, situada dentro do canal vertebral e que faz parte do Sistema Nervoso Central. Cranialmente, ela inicia aproximadamente ao nível do forame magno e seu limite caudal, em adultos, situa-se aproximadamente entre as vértebras L1 e L2.

A coluna vertebral é dividida em 4 regiões: cervical (C1-C7), torácica (T1-T12), lombar (L1-L5) e sacrococcígea (S1-S5). Durante o desenvolvimento do nosso organismo, a medula espinal cresce até os 4 anos de idade, enquanto a coluna vertebral continua crescendo até os 18 anos. Por causa desse crescimento desproporcional, a medula espinal acaba antes do final da coluna vertebral.

Cada segmento da medula espinal emite um par de nervos espinhais através do forame intervertebral. No total, há 31 pares de nervos espinhais: 8 cervicais, 12 torácicos, 5 lombares, 5 sacrais e 1 coccígeo (Figura 2.3). O primeiro nervo cervical sai acima da vértebra C1 e o

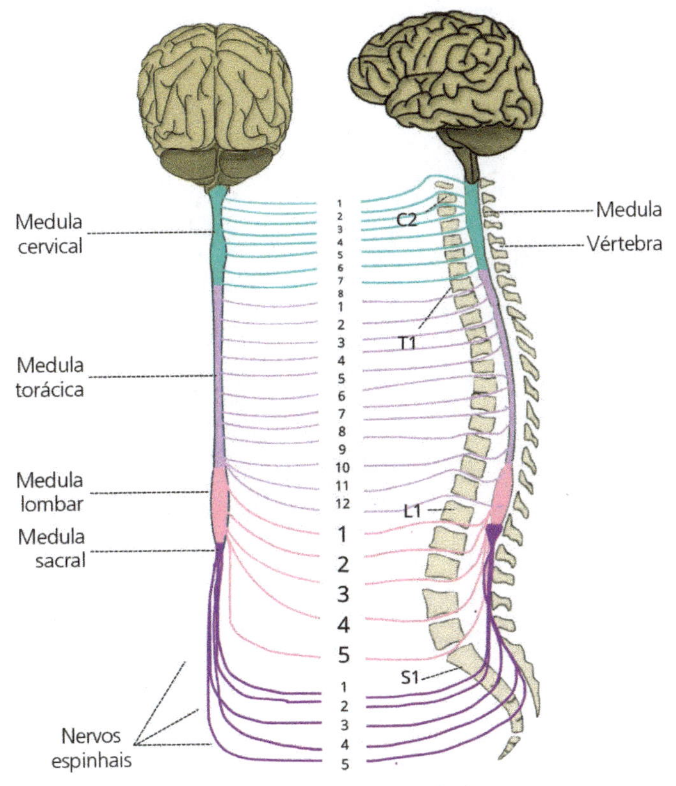

Figura 2.3 Nervos espinhais.

oitavo nervo cervical sai abaixo da vértebra C7. Portanto, os nervos C1 a C7 saem acima da sua vértebra correspondente e, daí em diante, os nervos espinhais saem abaixo da sua vértebra correspondente. Essa peculiaridade na região cervical faz com que existam 8 nervos cervicais, embora existam somente 7 vértebras.

Cada nervo espinhal apresenta uma raiz anterior e uma raiz posterior. As raízes anteriores são responsáveis pela parte motora e têm origem nos cornos anteriores da substância cinzenta da medula espinal. Já as raízes posteriores são responsáveis pela parte sensitiva e têm origem nos cornos posteriores da substância cinzenta. Antes de saírem pelo forame intervertebral, as raízes anteriores e posteriores se fundem, formando o nervo espinhal (Figura 2.4).

Dermátomo

São regiões de área cutânea inervados por determinada raiz nervosa. Este tema será discutido separadamente no Capítulo 4.

Miótomo

O miótomo corresponde a um grupo de músculos inervado por um único nervo espinhal, originado de uma determinada raiz espinhal (Quadro 2.1).

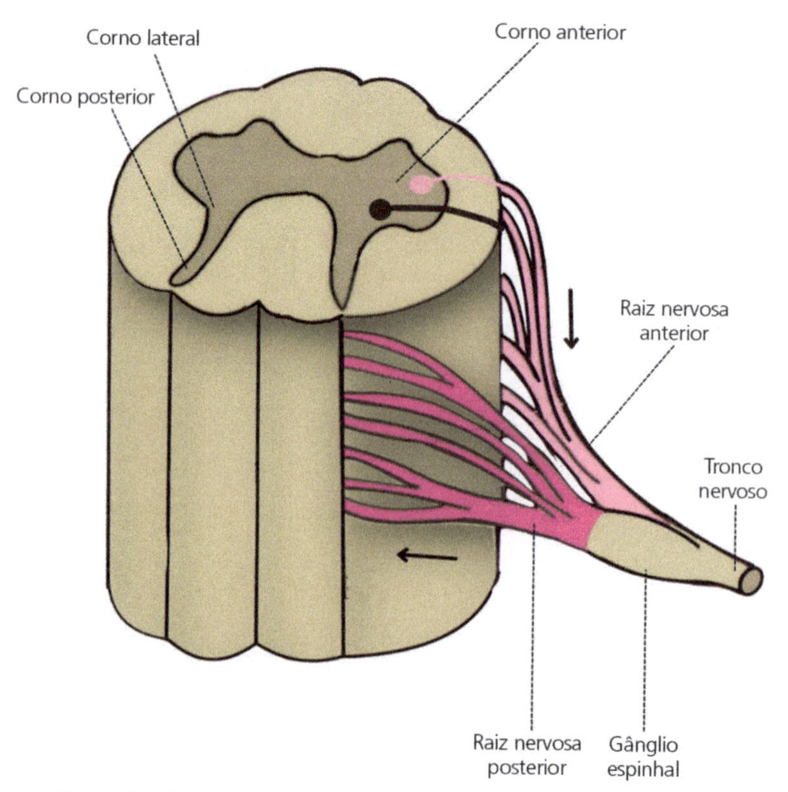

Figura 2.4 Representação das raízes nervosas da medula espinhal.

Quadro 2.1 Principais miótomos e os seus respectivos movimentos

Miótomo	Movimento
C5	Abdução dos ombros
C6	Extensão dos punhos
C7	Extensão do cotovelo
C8	Extensão do polegar da mão e flexão dos demais dedos da mão
T1	Abdução dos dedos
L2	Flexão do quadril
L3	Extensão do joelho
L4	Dorsiflexão do pé
L5	Extensão do hálux
S1	Flexão plantar do pé

Nervos cranianos

Os nervos cranianos são um conjunto de 12 pares de nervos que se originam de núcleos localizados no cérebro e no tronco encefálico. Eles inervam estruturas da cabeça, pescoço, tórax e abdome.

De maneira simplificada, podemos classificar esses nervos com função puramente sensitiva, puramente motora ou mista (sensitiva e motora). Neste capítulo, focaremos na sua função motora (Quadro 2.2).

Realizada a revisão da Neuroanatomia e Neurofisiologia relacionadas ao caso, juntamente com a análise da história, dos sinais e dos sintomas do paciente, pode-se determinar o diagnóstico topográfico.

Quadro 2.2 Nervos cranianos, sua classificação e funções

Nervo craniano (NC)	Classificação	Função motora
NC I – Olfatório	Puramente sensitiva	–
NC II – Óptico	Puramente sensitiva	–
NC III – Oculomotor	Puramente motor	Inerva os músculos extrínsecos do olho (exceto reto lateral e oblíquo superior), ciliar e esfíncter da pupila
NC IV – Troclear	Puramente motor	Inerva o músculo oblíquo superior
NC V – Trigêmeo	Motor e sensitivo	Inerva os músculos da mastigação
NC VI – Abducente	Puramente motor	Inerva o músculo reto lateral
NC VII – Facial	Motor e sensitivo	Inerva os músculos da mímica facial
NC VIII – Vestibulococlear	Puramente sensitivo	–
NC IX – Glossofaríngeo	Motor e sensitivo	Inerva os músculos da faringe
NC X – Vago	Motor e sensitivo	Inerva as vísceras torácicas e abdominais, músculos laríngeos e faríngeos
NC XI – Acessório	Puramente motor	Inerva os músculos esternocleidomastóideo e trapézio
NC XII – Hipoglosso	Puramente motor	Inerva os músculos intrínsecos e extrínsecos da língua (exceto palatoglosso)

Perguntas

7. As raízes 1. ________________ são responsáveis pela função motora, enquanto as raízes 2. ________________ são responsáveis pela função sensitiva. Elas se fundem formando o 3. ________________.
8. Um paciente tem uma fraqueza nos músculos inervados pela raiz C7. O conjunto de músculos inervados por essa raiz é chamado de 1. ______________ de C7. Já a região cutânea inervada por essa raiz é chamada de 2. ______________.

Diagnóstico topográfico

Como foi mencionado no Capítulo 1, o exame neurológico do sistema motor consiste na avaliação do trofismo, do tônus muscular, na determinação da força, na presença de movimentos anormais e reflexos. Os demais passos do exame neurológico, como a avaliação da sensibilidade, a coordenação e a marcha são essenciais para a determinação do diagnóstico topográfico.

A Síndrome do NMI é clinicamente caracterizada por atrofia ou hipotrofia muscular, fasciculações, fraqueza, arreflexia ou hiporreflexia **sem envolvimento sensorial.** O diagnóstico diferencial de síndrome do neurônio motor inclui as condições que afetam desde a célula do corno anterior da medula, nervo periférico, junção neuromuscular e até os distúrbios musculares (Quadro 2.3).

Para determinar o diagnóstico topográfico, alguns aspectos da anamnese e do exame neurológico são essenciais, como determinar quais os segmentos musculares acometidos (bulbares, cervicais, troncular e membros) e seus padrão de fraqueza (distal e/ou proximal), assim como a simetria (simétrica ou assimétrica).

As doenças que envolvem lesão do **neurônio motor inferior**, como na Esclerose Lateral Amiotrófica (ELA), podem acometer diferentes segmentos musculares e cursam habitualmente com distribuição heterogênea da fraqueza, geralmente com início assimétrico, com presença de atrofia precoce. Os reflexos profundos encontram-se diminuídos ou ausentes.

Quadro 2.3 Diagnósticos diferenciais da Síndrome do Neurônio Motor Inferior

Topografia	Patologias
Medula e/ou raiz espinhal	Radiculomielopatia cervical, Amiotrofia monomélica (Doença de Hirayama)
Corno anterior da medula espinhal	Poliomielite
Neurônio motor inferior	Esclerose lateral amiotrófica, Atrofia muscular espinhal (AME)
Nervo periférico	Neuropatia motora multifocal
Junção neuromuscular	Miastenia *gravis*, Síndrome miastênica de Lambert-Eaton
Músculo	Miopatias inflamatórias (p. ex.: Miosite por corpos de inclusão, Dermatomiosite). Miopatias hereditárias.
Outros	Hipertireoidismo

As **neuropatias periféricas** são distúrbios que cursam com comprometimento dos axônios dos nervos periféricos, suas bainhas de mielina ou de ambos. É comum o acometimento sensitivo concomitante, porém existem algumas condições, como a neuropatia motora multifocal, que cursam com o envolvimento motor seletivo. Nesta condição, é comum observar fraqueza progressiva, assimétrica, com envolvimento distal.

Nas doenças que acometem a **junção neuromuscular**, como as síndromes miastênicas, a presença de fatigabilidade é um sintoma frequente, além disso não observamos rotineiramente alteração dos reflexos profundos (normorreflexia) e do trofismo (eutrófico).

As **miopatias** são distúrbios em que há disfunção do músculo esquelético. Na maioria dos casos, observa-se um padrão de envolvimento simétrico e com predomínio proximal, mas algumas formas de miopatias podem ter predomínio distal, e na maioria das vezes são decorrentes de causas hereditárias.

Além da anamnese e da avaliação neurológica, alguns exames complementares podem auxiliar no diagnóstico topográfico. A dosagem de creatinofosfoquinase (CPK) geralmente é elevada nas miopatias, porém valores discretamente aumentados estão presentes quando a topografia da lesão é no neurônio motor inferior. A eletroneuromiografia é uma ferramenta diagnóstica bastante útil na prática clínica, pois permite determinar o estudo da velocidade de condução como no estudo funcional das unidades motoras.

Perguntas

9. A síndrome do neurônio motor inferior é caracterizada por 1. ____________ (hiper/hiporreflexia), 2. ______________(hiper/hipotrofia), 3. __________________(presença de fasciculações/ausência de fasciculações).
10. Uma síndrome de neurônio motor inferior pode surgir pelo acometimento do 1. ____________________, do 2. ____________________, da 3. ____________________ ou dos 4. ________________________.

Diagnóstico etiológico

Como explicado no Capítulo 1, o primeiro passo para definir a etiologia de um caso neurológico é determinar se a evolução é aguda ou crônica. No caso, a paciente refere que os sintomas iniciaram há 2 anos, ou seja, o quadro é crônico. Além da evolução crônica, observamos que a paciente apresenta um quadro assimétrico, progressivo e com presença de atrofia e fasciculações. Com estes achados devemos lembrar da Esclerose Lateral Amiotrófica (ELA), uma doença neurodegenerativa caracterizada por acometimento do **neurônio motor superior e/ou inferior**, geralmente com início de fraqueza assimétrica (quadro iniciou com fraqueza em membro inferior direito) e que progride para outras regiões do corpo em um período de meses a anos (progrediu para o membro inferior esquerdo em 1 ano). É importante ressaltar que a ELA pode acometer tanto o neurônio motor superior quanto o neurônio motor inferior, de forma isolada ou concomitante. Por exemplo, o mesmo paciente pode apresentar sinais de síndrome do neurônio motor inferior, como atrofia e fasciculações, e sinais de síndrome do neurônio motor superior, como hiperreflexia, espasticidade e Sinal de Babinski. No caso da nossa paciente, a doença acometeu apenas o neurônio motor inferior.

Comentários e conduta

A ELA, também conhecida como Doença do Neurônio motor (DNM) ou Doença de Lou Gehrig (jogador de *baseball* americano que faleceu devido a essa doença em 1941), é uma doença neurodegenerativa progressiva, que pode afetar tanto os neurônios motores superiores quanto os neurônios motores inferiores.

A incidência anual da ELA é de 1 a 3 casos a cada 100 mil pessoas. Em 90% dos casos, a ELA é esporádica, enquanto em 10% dos casos é de família. Os fatores de risco conhecidos para a ELA são idade e história familiar. A incidência aumenta a cada década de vida, especialmente após os 40 anos de idade, com um pico entre a sétima e oitava décadas de vida.

Com relação à manifestação clínica inicial, a ELA pode se manifestar com sinais e sintomas da síndrome do neurônio motor superior e/ou da síndrome do neurônio motor inferior. Em quase 80% dos casos, a apresentação clínica inicial é de uma fraqueza assimétrica de um membro. Em 20% dos casos, os primeiros sintomas serão devidos ao acometimento do segmento bulbar (p. ex.: disartria, disfagia, fasciculação da língua). Em 3%-5% dos pacientes ocorre inicialmente o envolvimento do sistema respiratório.

No membro superior, a presença do sinal do *split-hand* (fraqueza ou atrofia desproporcional dos músculos tenares em comparação aos músculos hipotenares) sugere um possível diagnóstico de ELA (Figura 2.5).

Quando a doença se inicia nos membros inferiores, a manifestação mais comum é uma fraqueza na dorsiflexão do pé, resultando em um "pé caído" e na marcha escarvante (Figura 2.6). Essa marcha ocorre, porque, como o paciente não tem força para fazer a dorsiflexão do pé, ele caminha tocando a ponta do pé no solo. Para evitar tropeçar, ele levanta o membro inferior de forma acentuada.

Os sintomas da síndrome do NMS resultam da lesão do trato corticoespinal, causando fraqueza progressiva, hiperreflexia e espasticidade. Já os sintomas da síndrome do NMI são consequência da degeneração de neurônios motores inferiores do tronco encefálico e da medula espinal, provocando fraqueza progressiva, atrofia e fasciculações.

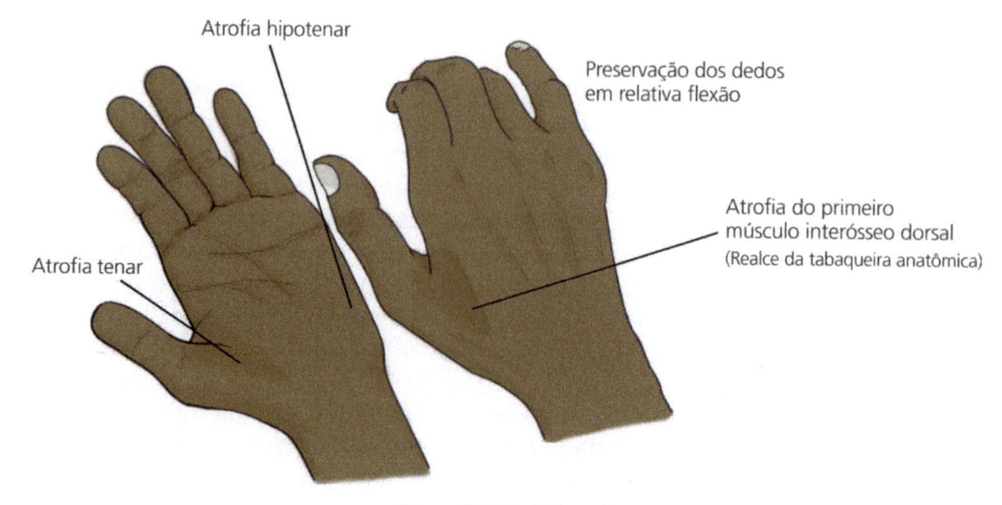

Figura 2.5 *Split-hand.*

MARCHA ESCARVANTE

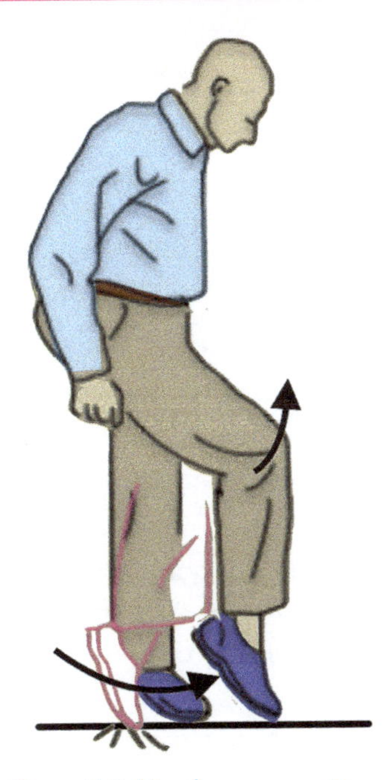

Figura 2.6 Marcha escarvante.

O diagnóstico da ELA consiste no conjunto de achados clínicos e eletroneuromiográficos, além da exclusão de outras doenças.

Atualmente, não existe cura para a ELA, porém alguns medicamentos demonstraram um discreto retardo na progressão da doença como, p. ex., o riluzol. O manejo consiste em um cuidado multidisciplinar, com terapia medicamentosa e não medicamentosa dos sintomas da doença.

Analise esse paciente

Anamnese

- Paciente do sexo masculino, 45 anos, natural de São Paulo, professor de matemática, procura atendimento no pronto-socorro com queixa de que, há uma semana, iniciou quadro de dormência e fraqueza nos membros inferiores, inicialmente distal, evoluindo com piora progressiva e ascendente. Nega dispneia, disfagia, disartria e alteração esfincteriana.
- Relata que, há aproximadamente duas semanas antes do início dos sintomas, apresentou um quadro de gastroenterite.
- Nega comorbidades.
- Nega antecedentes familiares.

Exame físico geral

- Pressão arterial 100 × 80 mmHg/Frequência Cardíaca 80 bpm/Frequência respiratória 18 ipm/Saturação 97%/Temperatura 36,8 °C.
- Bom estado geral, corado, hidratado, acianótico e anictérico.
- Bulhas regulares, normofonéticas, em 2 tempos, sem sopro, tempo de enchimento capilar de 2 s.
- Murmúrios vesiculares presentes bilateralmente, sem ruídos adventícios.
- Abdome plano, ruídos hidroaéreos presentes, timpânico, flácido, indolor, sem massas ou visceromegalias.
- Extremidades sem edema ou rigidez de panturrilha.

Exame físico neurológico

- Vígil, orientado no tempo e espaço.
- Linguagem e fala preservados.
- Pupilas isocóricas e fotorreagentes, fundo de olho sem alterações, motilidade ocular extrínseca preservada, mímica facial sem assimetrias, língua e palato centrado.
- Motricidade: MMSS grau IV, MMII FM grau II. Reflexos profundos abolidos. Reflexo cutâneo-plantar em flexão bilateral.
- Sensibilidade tátil, térmica e vibratória reduzida nos MMII.
- Coordenação preservada nos MMSS, avaliação prejudicada nos MMII.
- Sem sinais de irritação meníngea.
- Marcha não avaliada pela impossibilidade de deambulação.

Perguntas

11. Quais os sintomas-guias do paciente?
12. Esse sintoma-guia começou distal ou proximal?
13. Quais as síndromes encontradas?
14. Que sinais e sintomas do exame físico permitem chegar a essa síndrome?

Resumo do caso

Os sintomas-guias deste paciente são alteração de sensibilidade e fraqueza de membros inferiores.

Ao exame físico, o paciente apresenta arreflexia, reflexo cutâneo-plantar em flexão e tetraparesia desproporcional, com FM grau IV em MMSS e FM grau II em MMII. Essas são características da Síndrome do Neurônio Motor Inferior. Porém, um achado importante que diferencia esse caso daquele do início deste capítulo é o **acometimento da sensibilidade**.

A evolução do caso (paresia progressiva, inicialmente distal e depois ascendente), associado a arreflexia, sugere o diagnóstico topográfico de polirradiculoneuropatia (ou seja, acometimento de raízes e nervos). Outra informação importante citada no caso em questão é com relação ao período de instalação dos sintomas (uma semana) e o passado recente de uma gastroenterite. O conjunto desses achados favorece a hipótese etiológica da síndrome de Guillain-Barré.

A síndrome de Guillain-Barré é uma polirradiculoneuropatia aguda imunomediada e é a causa mais comum de paralisia flácida aguda. A incidência anual é de 1-2 casos a cada 100 mil pessoas.

Dois terços dos casos são precedidos por uma infecção de via aérea superior ou por uma gastroenterite. O agente infeccioso mais frequentemente associado é o *Campylobacter jejuni*.

Existem diversas formas de apresentação clínica da síndrome de Guillain-Barré. A forma mais comum é a polirradiculoneuropatia desmielinizante inflamatória aguda (AIDP), cujo quadro clínico típico inclui uma fraqueza progressiva e simétrica aguda, associada a hiporreflexia ou arreflexia. Normalmente, a fraqueza inicia-se nos membros inferiores e os sintomas progridem durante um período de 2 semanas.

Outras formas comuns de apresentação da síndrome de Guillain-Barré incluem a Neuropatia Axonal Motora Aguda (AMAN), a Neuropatia Axonal Sensório-Motora Aguda (AMSAN) e a Síndrome de Miller-Fisher.

Uma ferramenta essencial para o diagnóstico de pacientes com suspeita de síndrome de Guillain-Barré é a análise do líquido cefalorraquidiano (LCR). O achado clássico do LCR nessa doença é a dissociação proteinocitológica: há aumento do número de proteínas com uma contagem normal de células.

A eletroneuromiografia pode auxiliar no diagnóstico da síndrome de Guillain-Barré, além de oferecer dados prognósticos sobre a gravidade da disfunção nervosa.

Algumas complicações dessa doença incluem insuficiência respiratória e disfunção autonômica. Além do suporte clínico, o tratamento da síndrome de Guillain-Barré consiste em imunoglobulina endovenosa ou plasmaférese.

Fazem parte do diagnóstico diferencial da Síndrome de Guillain-Barré doenças que acometem o cérebro, medula espinal, plexo, raiz espinhal, nervo periférico, junção neuromuscular e músculo (Quadro 2.4).

Quadro 2.4 Diagnósticos diferenciais da Síndrome de Guillain-Barré

Topografia	Patologias
Cérebro	AVC de tronco cerebral, Encefalite
Medula espinal	Neoplasia, Mielite transversa
Corno anterior da medula espinal	Poliomielite
Plexo	Amiotrofia neurálgica (síndrome de Parsonage-Turner)
Raízes e/ou nervos espinhais	Polineuropatia Inflamatória Desmielinizante Crônica (CIDP), Porfiria, Doença de Lyme, Deficiência de Tiamina (vitamina B1)
Junção neuromuscular	Miastenia *gravis*, Síndrome miastênica de Lambert-Eaton, Botulismo
Músculo	Miopatias inflamatórias, Miopatias metabólicas, Paralisia Periódica Hipocalêmica

Finalização

Pontos-chave

- **Síndrome do neurônio motor inferior** é o conjunto de sinais de sintomas que são caracterizados por paresia, hipotonia, arreflexia ou hiporreflexia, fasciculação, atrofia e reflexo cutâneo-plantar em flexão.
- **Doença do neurônio motor inferior** é uma doença neurodegenerativa que cursa com o acometimento dos neurônios motores superiores e/ou inferiores.
- O **neurônio motor superior** transmite o impulso até o **neurônio inferior**, estes possuem seu corpo celular situado no corno anterior da medula espinal e seus axônios transmitem impulsos através dos nervos espinhais para os nervos periféricos, terminando na junção neuromuscular, provocando contração muscular.
- No total, há 31 pares de nervos espinhais: 8 cervicais, 12 torácicos, 5 lombares, 5 sacrais e 1 coccígeo.
- Cada nervo espinhal apresenta uma raiz anterior e uma raiz posterior. As raízes anteriores são responsáveis pela parte motora e as raízes posteriores são responsáveis pela parte sensitiva. As raízes se fundem, formando o nervo espinhal.
- O miótomo corresponde a um grupo de músculos inervado por um único nervo espinhal.

Objetivos de aprendizagem

1. Demonstre o caminho do neurônio motor superior e do neurônio motor inferior.
2. Quais os principais achados da Síndrome do Neurônio Motor Inferior?
3. Quais são os componentes da unidade motora?
4. Cite 3 diagnósticos diferenciais de doenças que cursam com SNM.
5. Quais sintomas clínicos levam a suspeita de Síndrome de Guillain-Barré?

Respostas

1. Fraqueza.
2. Língua com fasciculação, hipotrofia da panturrilha direita, paresia (fraqueza) e hiporreflexia em MMII, marcha escavante bilateral.
3. neurônio motor inferior.
4. Realizar uma eletroneuromiografia.
5. 1. neurônio motor inferior; 2. fibras nervosas por ele inervadas
6. neurônio motor inferior gama
7. 1. anteriores; 2. posteriores; 3. nervo espinhal
8. 1. miótomo; 2. dermátomo
9. 1. hiporreflexia; 2. hipotrofia; 3. presença de fasciculações
10. 1. motoneurônio (neurônio motor inferior); 2. nervo periférico (neuropatia periférica); 3. junção neuromuscular; 4. músculos (miopatia)

11. Fraqueza e dormência.
12. Distal.
13. Síndrome do neurônio motor inferior e síndrome sensitiva.
14. MMSS grau IV, MMII FM grau II. Reflexos profundos abolidos. Reflexo cutâneo-plantar em flexão bilateral. Sensibilidade tátil, térmica e vibratória reduzida nos MMII.

Bibliografia

Amrit AN, Anderson MS. Serum creatine phosphokinase in amyotrophic lateral sclerosis. Correlation with sex, duration, and skeletal muscle biopsy. Neurology. 1974;24(9):834-7.

Benny R, Shetty K. The split hand sign. Ann Indian Acad Neurol. 2012;15(3):175-6

Brown RH, Al-Chalabi A. Amyotrophic Lateral Sclerosis. N Engl J Med. 2017;377(2):162-72.

Buainain, RP, Moura, LS, Oliveira, ASB. Fasciculação. Rev. neurociênc. 2000;8(1):31-4.

Campbell WW, Barohn RJ DeJong's The Neurologic Examination. 7th edition. Philadelphia, Lippincott Williams & Wilkins; 2019.

Fokke C, van den Berg B, Drenthen J, Walgaard C, van Doorn PA, Jacobs BC. Diagnosis of Guillain-Barré syndrome and validation of Brighton criteria. Brain. 2014;137(Pt 1):33-43.

Garg N, Park SB, Vucic S et al. Differentiating lower motor neuron syndromes. J. Neurol. Neurosurg. Psychiatry. 2017;88:474-83.

Guyton AC, Hall JE. Tratado de fisiologia médica. Tradução da 13ª ed. Rio de Janeiro, GEN, 2017.

Hardiman O, Al-Chalabi A, Chio A et al. Amyotrophic lateral sclerosis. Nat Rev Dis Primers. 2017;3:17085.

Masrori P, Van Damme P. Amyotrophic lateral sclerosis: a clinical review. Eur J Neurol. 2020;27(10):1918-29.

Netter FH. Atlas de Anatomia Humana. Tradução da 7ª ed. Rio de Janeiro, GEN, 2019.

Purves D, Augustine GJ, Fitzpatrick D et al. Neuroscience. 2nd edition. Sunderland (MA): Sinauer Associates; 2001.

Rajabally YA, Uncini A. Outcome and its predictors in Guillain-Barre syndrome. J Neurol Neurosurg Psychiatry. 2012;83(7):711-8.

Ringholz GM, Appel SH, Bradshaw M, Cooke NA, Mosnik DM, Schulz PE. Prevalence and patterns of cognitive impairment in sporadic ALS. Neurology. 2005;65(4):586-90.

Rodríguez Cruz PM, Cossins J, Beeson D, Vincent A. The Neuromuscular Junction in Health and Disease: Molecular Mechanisms Governing Synaptic Formation and Homeostasis. Front Mol Neurosci. 2020;13:610964.

Rubin DI. Acute and chronic polyradiculopathies. Continuum (Minneap Minn). 2011;17(4):831-54.

Shahrizaila N, Lehmann H, Kuwabara S. Guillain-Barré syndrome. The Lancet. 2021;397(10280):1214-28.

Sonne J, Lopez-Ojeda W. Neuroanatomy, Cranial Nerve. In: StatPearls. Treasure Island (FL), StatPearls Publishing; 2020.

Swinnen B, Robberecht W. The phenotypic variability of amyotrophic lateral sclerosis. Nature Reviews Neurology. 2014;10(11):661-70.

Yuki, Nobuhiro; Hartung, Hans-Peter. Guillain–Barré Syndrome. N Engl J Med. 2012;366(24):2294-304.

Zayia LC, Tadi P. Neuroanatomy, Motor Neuron. Treasure Island (FL), StatPearls Publishing; 2021.

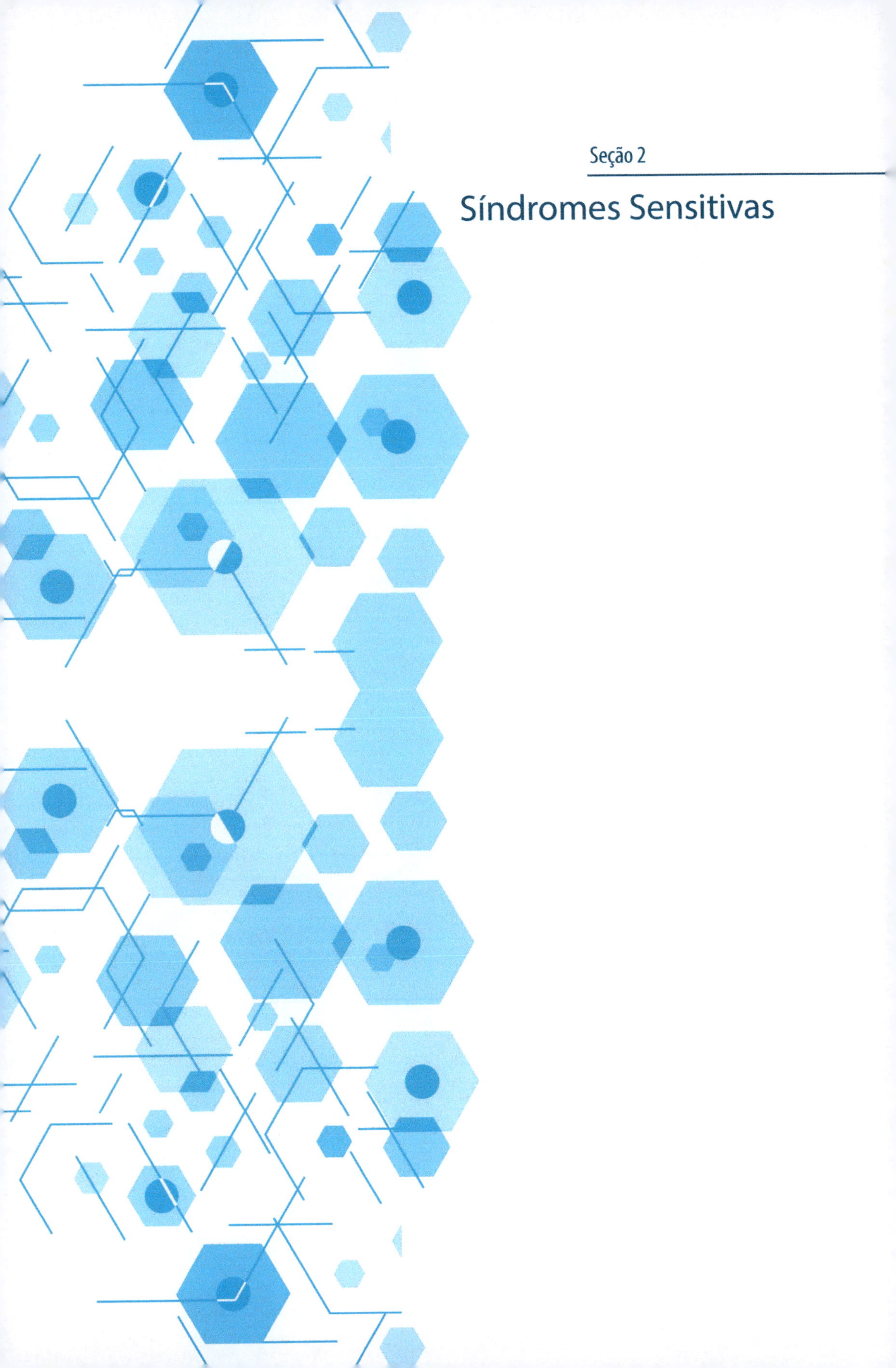

Seção 2

Síndromes Sensitivas

3

Caso Clínico 3

Felipe Chaves Duarte Barros
Isabella Mesquita Venâncio
Caroline Vidalli Denser

Anamnese

- Paciente do sexo feminino, 58 anos, dá entrada na UPA acompanhada da filha. Relata ter percebido hoje, durante o banho, uma ferida no pé direito, porém não lembra de ter se machucado. Além disso, refere dormência e formigamento em membros inferiores, principalmente nos pés, de longa data.
- Nega dor, queimação ou prurido na região da lesão. Nega febre, dor torácica, palpitações ou dispneia. Relata poliúria e noctúria há 6 meses. Nega alteração nos hábitos intestinais.
- AP: DM há 14 anos, em uso de metformina e glibenclamida. HAS há 8 anos, em uso de hidroclorotiazida e captopril. Dislipidemia há 2 anos, em uso de sinvastatina.
- A filha relata que a paciente é sedentária e não realiza o tratamento de forma adequada. Costuma esquecer de tomar as medicações e quando está sozinha às vezes confunde os comprimidos devido à deterioração de sua visão.
- AF: mãe e irmã portadoras de diabetes tipo II; pai portador de hipertensão e obesidade.

Exame físico geral

- Temperatura 36,5 °C/ PA 145 × 90 mmHg/Frequência cardíaca 70 bpm/Frequência respiratória 15 ipm/Saturação 98%/Glicemia capilar 289 mg/dL (valor de referência até 126 mg/dL).
- Bom estado geral, corada, hidratada, acianótica, anictérica, afebril e eupneica (BEGCHAAAE).
- Bulhas rítmicas, normofonéticas, em 2 tempos, sem sopros (BRNF, em 2T, s/S). Murmúrios vesiculares presentes bilateralmente, sem ruídos adventícios (MV+ e sim, s/RA). Abdome globoso, ruídos hidroaéreos presentes, timpânico, flácido, indolor, sem massas ou visceromegalias e sem dor à palpação.
- Membros inferiores com diminuição dos fâneros (anexos cutâneos, p. ex., glândulas sebáceas e folículos pilosos) até a altura dos joelhos, sem edema ou rigidez da panturrilha. Presença de lesão ulcerada na região do primeiro metatarso direito, de aproximadamente 3 cm, com conteúdo purulento e hiperemia ao redor.

Exame físico neurológico

- Paciente consciente, orientada no tempo e espaço. Linguagem preservada. Pupilas isocóricas e fotorreagentes, musculatura ocular extrínseca preservada, mímica facial preservada, palato e língua centrados. Força muscular grau V global, ausência de reflexo aquileu bilateralmente. Diminuição da sensibilidade tátil, dolorosa, térmica e vibratória em membros inferiores, pior nos dedos dos pés (com gradiente de sensibilidade). Ao teste do monofilamento, falha na detecção de 3/4 pontos (hálux, primeiro e terceiro metatarsos) no pé direito e 1/4 ponto (primeiro metatarso) no pé esquerdo. Coordenação preservada. Sem rigidez de nuca ou sinais meníngeos.

Resultados de exames recentes

Glicemia de jejum 210 mg/dL e HbA1c 8% (valor de referência de até 126 mg/dL e 6,5% respectivamente).

Perguntas

1. Qual o sintoma-guia?
2. Que estrutura está acometida para ocasionar esse sintoma?
3. Qual a causa mais provável para esse sintoma?

Diagnóstico sindrômico

Sumarização

Este é um caso de **Síndrome Sensitiva.**

Nossa paciente apresenta como principal queixa diminuição de sensibilidade tátil nos membros inferiores, ou seja, hipoestesia, sintoma-guia capaz de definir nosso caso como uma Síndrome Sensitiva. Além disso, percebemos na anamnese e no exame físico a presença de outras alterações da modalidade sensitiva.

O Quadro 3.1 mostra as alterações que podem ser identificadas no exame físico das diversas modalidades sensitivas.

Conforme o Quadro 3.1, a paciente do caso apresenta hipoestesia tátil (redução de sensibilidade tátil), hipoalgesia (dolorosa), hipoestesia térmica e apalanestesia (vibratória), além de parestesia (formigamento) em membros inferiores. Tais déficits apresentam, ainda, a característica adicional de estarem associados a um gradiente sensitivo, ou seja, quanto mais distal, maior a intensidade do déficit.

Perguntas

4. Um paciente que refere uma perda de sensibilidade tátil tem uma ____________________.
5. No exame de um paciente que não consegue sentir vibração pelo diapasão, encontramos uma ____________________.
6. Quando o paciente tem formigamentos espontâneos, denominamos ____________________.

Quadro 3.1 Alterações de sensibilidade

Hipoestesia	Diminuição de uma modalidade sensorial. Quando ela está completamente ausente, chamamos de anestesia.
Parestesia	Sensação desagradável que ocorre espontaneamente, sem ocorrência de estímulos externos específicos (descrita como formigamento, dormência)
Hipoalgesia	Redução da sensação dolorosa aos estímulos nociceptivos. Quando está ausente, chamamos de analgesia.
Disestesia	Sensação desagradável que ocorre após um estímulo suave. Por exemplo, sentir dor ao ser tocado suavemente.
Alodinia	Dor causada por estímulos que, em condições normais, não a causariam. Diferencia-se de disestesia porque se refere especificamente à dor.
Hipopalestesia	Redução da sensibilidade vibratória. Quando está ausente, chamamos de apalestesia.
Anartrestesia	Perda da sensação de posição e movimento (propriocepção).
Astereognosia	Perda da sensação tridimensional de forma.

Revisão de conceitos anatômicos e fisiológicos

Devemos ter em mente que as modalidades sensitivas são classificadas em dois grupos: sensibilidade superficial, que engloba as sensações de dor, temperatura e tato protopático (grosseiro); e sensibilidade profunda ou discriminativa, que corresponde a propriocepção, vibração e tato epicrítico (fino).

As modalidades de sensibilidade profunda são processadas através da via da coluna dorsal. O primeiro-neurônio desta via recebe o estímulo na periferia e seu axônio carrega a informação pelo nervo periférico sensitivo. Ele é espesso e mielinizado, sendo chamado de fibra grossa, e chega até o corpo celular do neurônio, localizado no gânglio da raiz dorsal. Do corpo celular do neurônio sai outro axônio que entra pela raiz dorsal na medula espinal, numa região denominada de funículo posterior. Durante todo o caminho do funículo posterior, o neurônio está ipsilateral em que captou o estímulo. Ou seja, a propriocepção, a vibração e o tato epicrítico do lado esquerdo são transmitidos pelo funículo posterior esquerdo da medula espinal.

O funículo posterior consiste em dois fascículos: grácil (mais medial, que transporta as informações dos membros inferiores) e cuneiforme (mais lateral, que transporta as informações dos membros superiores). Pense no funículo posterior nascendo a partir da região caudal. As fibras vão se agregando primeiro medialmente, no funículo grácil, por isso ele carrega as informações dos membros inferiores. Em seguida, como a região medial já está ocupada, o funículo cuneiforme se agrega lateralmente e carreia as informações dos membros superiores.

Suas fibras terminam nos núcleos da região inferior do bulbo (núcleos grácil e cuneiforme), onde fazem sinapse com os segundos neurônios. Após a sinapse, no bulbo, vai ocorrer a decussação da via da coluna dorsal. Os neurônios cruzam para o outro lado do bulbo e mudam de nome, passando a se chamar de lemnisco medial.

O lemnisco medial se projeta até o núcleo ventral posterolateral do tálamo. Já no tálamo, as fibras do segundo-neurônio fazem sinapse com os terceiros neurônios, que chegam ao córtex sensorial primário por meio do trato talamocortical. O córtex sensorial primário é o destino final da sensibilidade posterior. Ele está localizado no giro pós-central do lobo parietal. Note que uma informação sentida no lado direito do corpo, ao passar pela via da coluna posterior, será processada no córtex sensorial primário esquerdo. A mudança de lado (decussação) se dá no bulbo, após a sinapse para o segundo-neurônio sensitivo.

Assim como o córtex motor primário do giro pré-central, o córtex sensorial primário do giro pós-central está organizado de forma somatotópica, de acordo com o homúnculo de Penfield (já demonstrado no Capítulo 1).

Perguntas

7. A sensibilidade superficial engloba as sensações de 1.____________________, 2.____________________ e 3.____________________. Enquanto a sensibilidade profunda engloba as sensações de 4.____________________, 5.____________________ e 6.____________________.
8. A sensibilidade profunda caminha pela medula através do 1. ____________________, que se localiza 2. ____________________ (ipsilateralmente/contralateralmente) aos neurônios sensitivos. Ela cruza no 3. ____________________ e tem como destino final o 4. ____________________.

Já as modalidades da sensibilidade superficial são transmitidas ao córtex sensorial através da via do trato espinotalâmico anterolateral. Nessa via, o primeiro neurônio tem fibras de pequeno diâmetro e não mielinizadas (fibras finas). O corpo celular também está localizado no gânglio da raiz dorsal e ela entra na medula pela raiz dorsal. Logo após entrar na medula, o primeiro neurônio sensitivo faz sinapse com o segundo neurônio sensitivo. Isso ocorre em uma região da medula chamada zona marginal, localizada no corno dorsal. Após a sinapse, eles cruzam a linha média na comissura medular anterior e ascendem pelos tratos espinotalâmicos anterior e lateral. Essa é a principal marca da via de sensibilidade superficial, ela cruza logo após entrar na medula espinal.

Os tratos espinotalâmicos anterolaterais chegam até o tálamo contralateral. Lá, realiza-se uma sinapse com o terceiro neurônio sensitivo no núcleo ventral posterior do tálamo. Daí, partem para o córtex sensitivo primário, a via final da sensibilidade superficial.

Podemos perceber que nestas duas vias, em determinado momento do seu trajeto, ocorre a decussação das fibras (cruzamento) para o lado oposto do sistema nervoso central. A diferença entre elas está no ponto em que ocorre este cruzamento: na via da coluna dorsal ele ocorre ao nível do bulbo, enquanto na via espinotalâmica ele ocorre de forma mais precoce, ao nível da medula espinal. Isso justifica as diferenças clínicas que podem ser encontradas a depender da topografia em casos de lesões centrais.

Perguntas

9. Quando temos uma lesão no cérebro, no córtex sensitivo primário esquerdo, localizado no giro 1. ____________________ esquerdo no lobo 2. ____________________, o paciente terá um déficit de todas as modalidades sensitivas no lado 3. ____________________.
10. Já quando temos uma lesão de metade da medula à direita (hemissecção da medula à direita), teremos um déficit de dor e temperatura à 1. ____________________ e um déficit de vibração, propriocepção e tato epicrítico à 2. ____________________.

Na região do funículo espinal lateral, ascendem também os tratos espinocerebelar anterior e posterior, responsáveis por transmitir informações de propriocepção inconsciente, além de diversos outros tratos, como o espinorreticular, espinolivar e espinovestibular, que colaboram com a transmissão de informações sensitivas para outras regiões do cérebro, como a que determina a resposta emocional da dor e a modulação da intensidade da dor, bem como para a avaliação de equilíbrio e coordenação, mais bem detalhados no Capítulo 5. Todas as vias citadas são resumidas na Figura 3.1.

Visto como se dá a transmissão das informações sensitivas no nível central, é importante entender também como essa informação se processa em nível periférico.

Tudo se inicia com a estimulação externa dos diversos receptores sensoriais periféricos, cada um mais propenso à captação de um tipo de estímulo sensorial: terminações nervosas livres (dor e temperatura), corpúsculos de Vater-Pacini (pressão e vibração), corpúsculo de Ruffini (calor), bulbo terminal de Krause (frio), entre outros. A informação segue pelas fibras aferentes dentro de um nervo periférico, que entra na medula espinal como nervo espinal (este possui uma raiz posterior, formada pelas fibras aferentes que ascenderão pela medula, e uma raiz anterior, formada pelas fibras eferentes, que descem pela medula em direção à periferia para transmitir um impulso motor, conforme discutido em capítulo anterior).

Na região cervical e lombossacral existem plexos neurais interpostos entre os nervos periféricos e as raízes dos nervos espinhais: plexo cervical, braquial e lombossacral. Nesses plexos, as fibras aferentes dos nervos periféricos são redistribuídas de modo que entrem na medula espinal em diversos níveis segmentares.

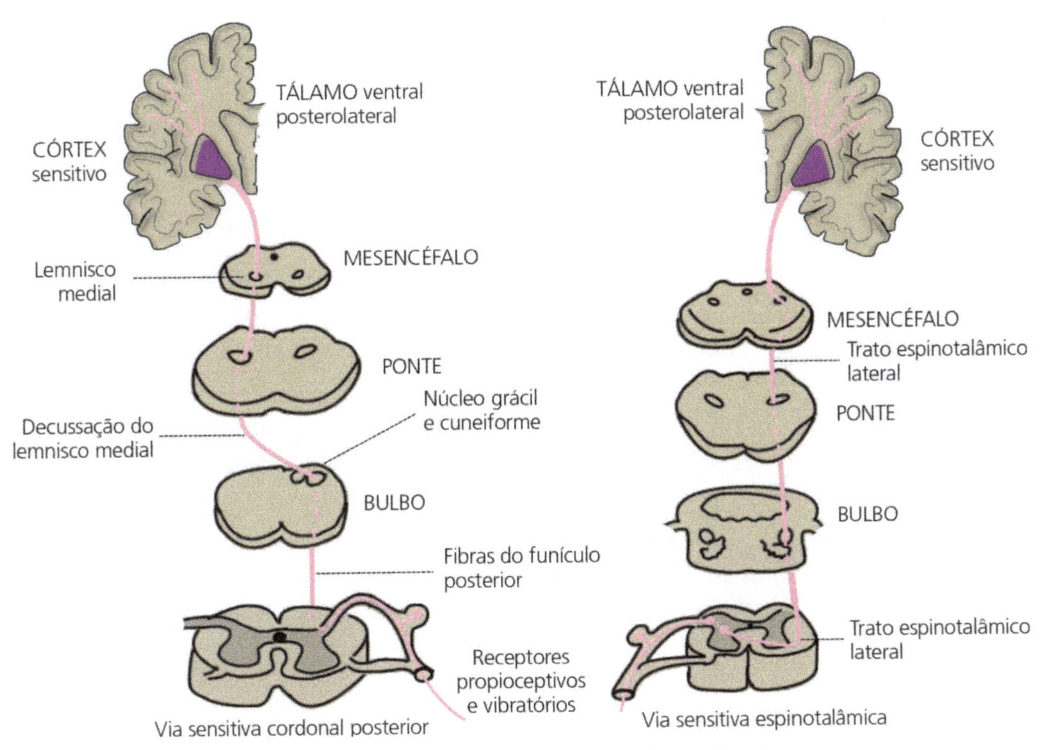

Figura 3.1 Resumo de todas as vias que foram descritas.

Essa organização periférica das fibras aferentes sensitivas em nervos, raízes e plexos resulta em diferentes manifestações clínicas a depender do local lesionado.

As fibras que saem de cada segmento medular (ou seja, as fibras de cada raiz espinhal posterior) inervam um dermátomo específico (conceito abordado no Capítulo 4). Os dermátomos de raízes adjacentes se sobrepõem, de modo que dificultam a caracterização do déficit em caso de lesões radiculares. Por outro lado, quando há lesão de um nervo periférico, o déficit é identificado com mais facilidade, pois não segue a distribuição cutânea dermatomial e sim o trajeto do nervo (Figura 3.2).

Após essa breve revisão sobre a neurofisiologia do sistema somatossensorial, somos capazes de definir com exatidão a síndrome apresentada pela paciente do caso. Ela possui déficits sensitivos tanto das modalidades profundas quanto superficiais nos membros inferiores (hipoestesia, hipoalgesia, palanestesia e hipotermoestesia), de forma simétrica e com gradiente sensitivo, ou seja, são mais evidentes quanto mais distal nos membros. O déficit é bilateral e localizado em um segmento corporal específico, sem nível sensitivo e sem outras alterações ao exame neurológico, o que nos permite concluir que o diagnóstico sindrômico é de uma **Síndrome Sensitiva Periférica**.

Diagnóstico topográfico

O próximo passo é determinar o diagnóstico topográfico. Podemos afirmar com certeza que esta é uma Síndrome Sensitiva Periférica, ou seja, a lesão se encontra antes da entrada das fibras aferentes na medula, pois, como foi mencionado, o déficit é bilateral, compromete todas as modalidades sensitivas e não há nível sensitivo. Para identificar a topografia exata devemos reconhecer os diferentes padrões de acometimento sensitivo periférico.

O Quadro 3.2 e a Figura 3.3 mostram como o déficit sensitivo se manifesta a depender da topografia da lesão, seja ela central ou periférica.

Dessa forma, podemos perceber que o acometimento do sistema sensorial periférico pode ocorrer de diversas formas, sendo importante ter em mente a diferença entre lesões de nervo periférico, plexo e raiz espinhal, como mostra a Figura 3.4.

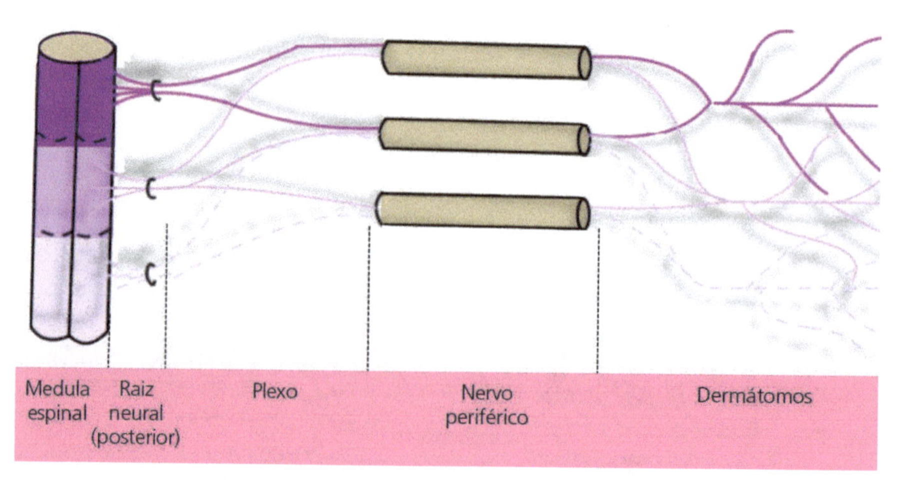

Figura 3.2 Ilustração da organização periférica das fibras aferentes sensitivas.

Quadro 3.2 Manifestação de déficit sensitivo segundo a topografia da lesão

Córtex	Perda de todas as modalidades sensitivas em todo o hemicorpo contralateral à lesão.
Medula	Secção Medular Completa: déficit de todas as modalidades sensitivas abaixo do local de lesão, com nível sensitivo, associado a déficit motor com liberação piramidal. Hemissecção Medular: déficit de dor e temperatura contralateral e vibração e propriocepção ipsilateral, também com nível sensitivo.
Raiz Espinhal	Perda de todas as modalidades sensitivas seguindo a distribuição dermatomérica correspondente.
Plexo	Perda de todas as modalidades sensitivas, comumente com déficit motor associado, no trajeto dos nervos periféricos participantes, seja dos MMSS (plexo braquial) ou MMII (plexo lombossacral).
Nervo Periférico	Polineuropatia: déficits sensitivos no trajeto de vários nervos bilateralmente, de forma simétrica, e obedecendo um ritmo predeterminado de acometimento. Mononeuropatia Múltipla: déficits sensitivos assimétricos no trajeto de vários nervos, acometidos de forma concomitante, sejam eles em MMSS ou MMII. Mononeuropatia: acometimento de um nervo isolado, com sintomas sensitivos e, em alguns casos, disautonomias.

MMSS: membros superiores; MMII: membros inferiores.

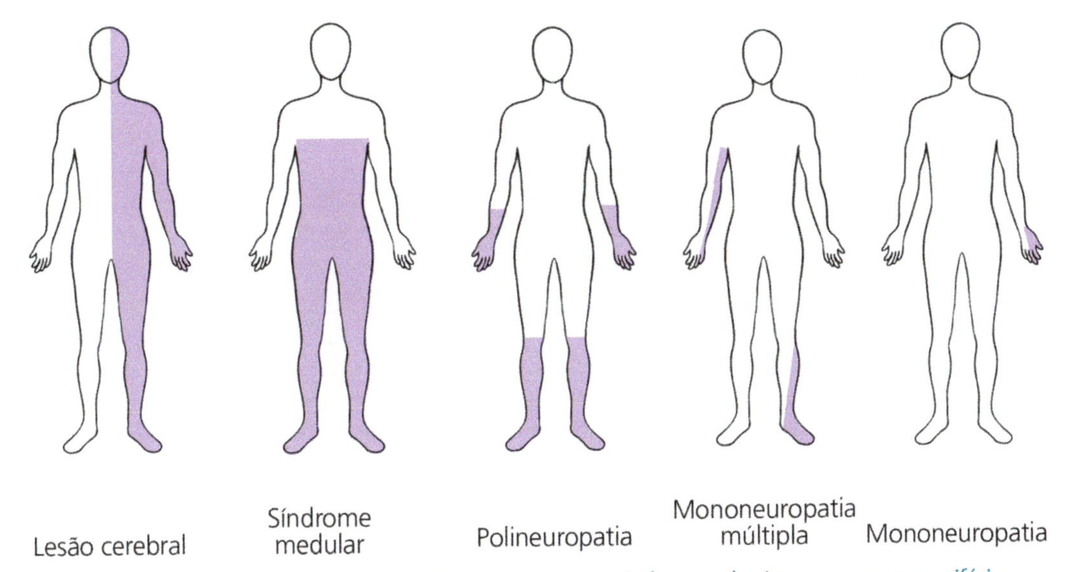

Figura 3.3 Padrões de alterações sensitiva e motora nas síndromes do sistema nervoso periférico.

Voltando ao caso, como já foi mencionado, trata-se de um déficit decorrente de uma lesão periférica. Pelas características descritas, podemos topografar como uma **lesão de vários nervos periféricos, chamado de polineuropatia**. Isso ocorre porque o déficit é bilateral e apresenta um gradiente sensitivo. Ou seja, acomete mais intensamente as porções mais distais do membro. Por esse motivo, é chamado de acometimento em botas e luvas.

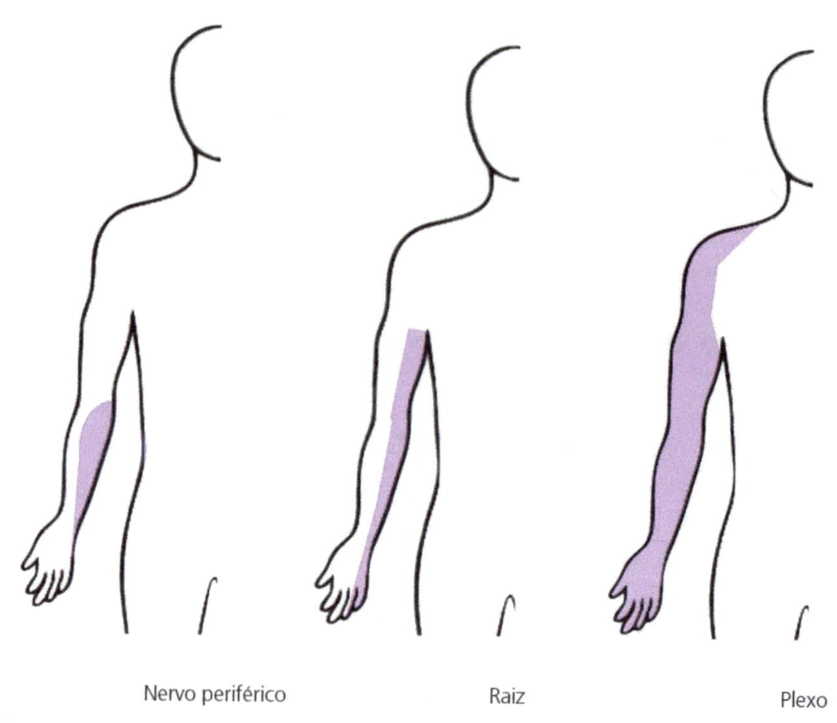

Figura 3.4 Acometimento sensitivo de diferentes partes do sistema nervoso periférico.

Uma lesão de córtex cerebral daria um déficit unilateral. Uma lesão de medula teria nível sensitivo (acometimento sensitivo abaixo de uma linha de dermátomo) e acometimento motor associado. Uma lesão de raiz espinhal, plexo ou nervo isolado é unilateral e obedece a distribuição sensitiva do componente acometido, não tem gradiente sensitivo.

Diagnóstico etiológico

Estamos, portanto, diante de um caso de polineuropatia. Este quadro pode ser originado de uma série de etiologias diferentes como: vasculites, diabetes, intoxicações (p. ex., chumbo, mercúrio), distúrbios metabólicos, amiloidose, alterações nutricionais (p. ex., deficiência de B12) etc. Mas como abordar essa paciente para determinar sua etiologia específica?

Na anamnese e exame físico, devemos determinar se estamos diante de um quadro agudo ou crônico, se a perda de função é focal ou difusa, simétrica ou assimétrica, e se o acometimento é motor, sensitivo, autonômico ou uma combinação destes.

Quando apenas os dados clínicos não são suficientes para a resolução do quadro, pode-se fazer uso de diversos exames complementares, de acordo com os principais diagnósticos diferenciais pensados. Como exemplo, podemos indicar para uma possível vasculite, fator antinuclear (FAN), proteína C reativa (PCR), velocidade de hemossedimentação (VHS), crioglobulina e até mesmo biópsia de nervo. Enquanto isso, para um quadro de diabetes, apenas uma glicemia de jejum e uma hemoglobina glicosilada podem ser suficientes.

Em alguns casos selecionados, em que existem muitos diagnósticos diferenciais possíveis, ou uma apresentação atípica do quadro, pode-se utilizar estudos neurofisiológicos complementares, como a eletroneuromiografia (ENMG). Este estudo consegue distinguir entre as diversas neuropatias (p. ex., polineuropatia e mononeuropatia múltipla), determina se há uma desnervação aguda ou uma lesão neurogênica crônica, e pode também diferenciar a forma como o nervo reage a determinado insulto, que seria a desmielinização ou a degeneração axonal.

No caso, a nossa paciente apresentava um quadro crônico, com acometimento sensitivo, focal e simétrico, além de antecedentes pessoais e familiares de diabetes. Além disso, ela trouxe resultados de exames recentes indicando hiperglicemia, que demonstram um pobre controle de suas comorbidades. Apenas com esses dados já poderíamos suspeitar de uma **polineuropatia secundária ao diagnóstico de *diabetes mellitus* (neuropatia diabética).**

Comentários e conduta

O *diabetes mellitus* (DM) é resultado do metabolismo anormal dos carboidratos devido à ausência de secreção de insulina (DM tipo I) ou à resistência à insulina (DM tipo II). O diagnóstico do DM envolve sintomas como poliúria, polifagia e polidipsia, além de resultados de exames anormais, com valores de referência conforme a American Diabetes Association (ADA), apresentados no Quadro 3.3.

As **neuropatias diabéticas** são o principal grupo de complicações decorrentes da DM, com aproximadamente 15% dos diabéticos apresentando sinais e sintomas e cerca de 50% com alguma alteração à eletroneuromiografia. Ocorrem devido a distúrbios da homeostase metabólica, autoimunidade e insuficiência microvascular. Essas alterações causam inflamação, estresse oxidativo e disfunção mitocondrial, resultando, em última instância, em dano neuronal, tanto sensorial periférico quanto autonômico. Esse acometimento pode ser predominantemente de fibras grossas (gerando perda de sensibilidade vibratória e ataxia, por exemplo) ou de fibras finas (podendo gerar dor local e disautonomias).

O Quadro 3.4 mostra as diversas formas de apresentação das neuropatias associadas ao DM.

Quadro 3.3 Exames diagnósticos de *diabetes mellitus*

Teste	Resultado
Glicemia capilar aleatória	≥ 200 mg/dL (se associada a sintomas típicos)
Glicemia em jejum	≥ 126 mg/dL
Teste de Tolerância Oral à Glicose (TTOG)	≥ 200 mg/dL
Hemoglobina Glicada (HbA1c)	≥ 6,5%

Quadro 3.4 Comprometimento neuropático no *diabetes mellitus*

Polineuropatia predominantemente sensitiva crônica distal
Neuropatia aguda de nervos cranianos (os mais comuns são os nervos III e VI)
Mononeuropatia aguda ou radiculoplexopatia (amiotrofia diabética)
Neuropatia predominantemente autonômica
Radiculopatia toracoabdominal dolorosa
Caquexia neuropática diabética

Fonte: Bezerra MLE, Neto DS, Baeta AM, Oliveira ASB, 2016, p. 888.

A **polineuropatia predominantemente sensitiva, crônica e distal** é a apresentação mais comum de neuropatia diabética. É caracterizada, na maior parte dos casos, por formigamento e sintomas sensoriais, como dor e parestesia, que se iniciam nas partes mais distais do corpo e vão progredindo para as regiões mais proximais ao longo do tempo, de onde surgiu o termo "distribuição em botas e luvas". Essa forma de progressão é denominada comprimento dependente. Em casos não controlados, o quadro pode progredir para uma neuropatia mais avançada e resultar em complicações como úlceras e outras lesões.

Seu diagnóstico é baseado em história, exame físico e estudos de condução nervosa (apenas em casos selecionados, com apresentação atípica). Deve-se avaliar força muscular, reflexos, sensação térmica, dor, vibração, propriocepção e toque fino. Além disso, é essencial se atentar aos membros bilateralmente, mesmo que o paciente relate alteração unilateral, pois o quadro normalmente progride para um acometimento bilateral simétrico com o tempo.

O tratamento sintomático inclui uso de agonistas gabaérgicos como gabapentina e pregabalina e antidepressivos da classe dos tricíclicos (amitriptilina e nortriptilina) e duais (duloxetina). Porém, o principal foco terapêutico deve ser limitar a progressão da doença por meio do controle glicêmico, controle de síndrome metabólica (hipertensão, dislipidemia e obesidade), além de cessação do tabagismo e utilização de calçado adequado. O exame diário dos pés em busca de lesões diminui o risco de ulceração e amputação, devido à sensibilidade prejudicada do paciente para ferimentos.

Analise esse paciente

Anamnese

- Paciente do sexo feminino, 55 anos, costureira, vem ao ambulatório de neurologia por queixa de dor e formigamento na mão direita, mais especificamente na região palmar, indo do polegar até aproximadamente a metade radial do 4° dedo. Refere que os sintomas se iniciaram há cerca de 1 mês e observa intensificação à noite e durante o trabalho.
- Antecedentes pessoais: obesidade. Nega uso de medicações contínuas. Desconhece antecedentes nosológicos familiares. Nega vícios.

Exame físico geral

- Sinais vitais: PA 122 × 80 mmHg/FC 72 bpm/FR 17 ipm/SatO_2 99% em ar ambiente/glicemia capilar 92 mg/dL.
- Bom estado geral, corada, hidratada, acianótica e anictérica.
- ACV: RCR, BNF em 2T, sem sopros.
- AR: MV + e simétricos, s/RA.
- Abdome: globoso, flácido, RHA presentes, timpânico, indolor, sem massas ou visceromegalias
- Extremidades: sem sinais de edema, panturrilhas livres.

Exame físico neurológico

- Consciente, orientada no tempo e espaço. Fala e linguagem preservadas. Pupilas isocóricas e fotorreagentes, campimetria e MOE preservadas, mímica facial preservada, palato e língua centrados. Força muscular grau V global, ROT 2+/4+ global. Hipoestesia na face palmar do polegar até a metade radial do 4° dedo da mão direita, com dor e parestesia às manobras provocativas de Tinel (percussão do nervo mediano no punho) e Phalen (dorsiflexão dos carpos mantida por 60 segundos). Coordenação preservada. Sem rigidez de nuca ou sinais meníngeos.

Perguntas

11. Qual o sintoma-guia dessa paciente?
12. Que alteração do exame físico é compatível com o sintoma-guia?
13. Em qual parte do sistema nervoso você localizaria a lesão dessa paciente? Por quê?

O sintoma-guia dessa paciente é **dor e parestesia na mão direita.**

Neste caso, temos sintomas sensitivos localizados em região bem definida da mão direita, o que nos permite classificá-lo também como um caso de Síndrome Sensitiva Periférica. Entretanto, pelo padrão de acometimento do membro, podemos topografar a lesão no território de um único nervo, ou seja, estamos diante de um caso de mononeuropatia.

A Figura 3.5 mostra como se dá a distribuição sensitiva dos nervos nas mãos.

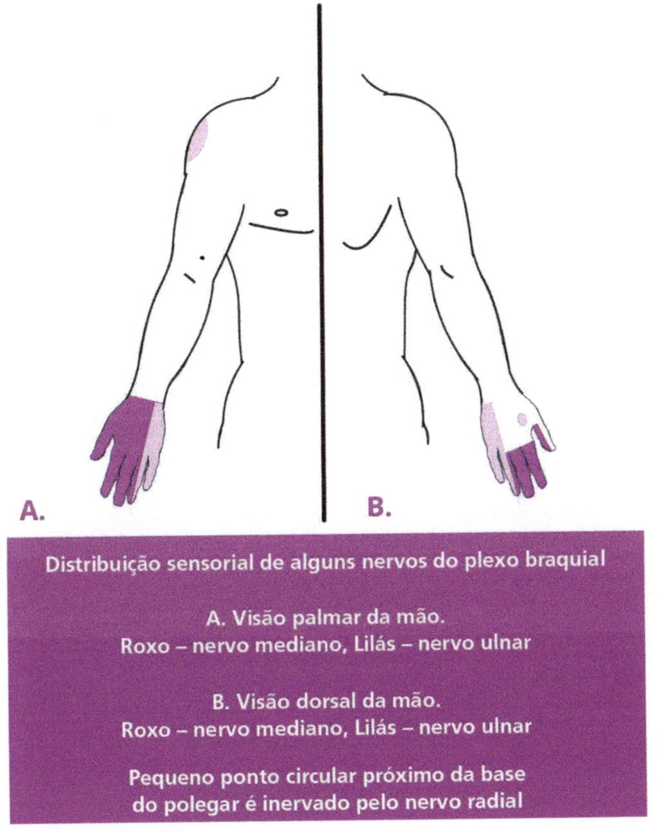

Figura 3.5 Distribuição sensitiva dos nervos das mãos.

Sendo assim, pelo padrão de distribuição dos sintomas sensitivos apresentados pela paciente, podemos definir que estamos diante de uma mononeuropatia do mediano. Achados que corroboram esse diagnóstico são a presença dos sinais de Tinel e Phalen, que falam a favor de uma etiologia compressiva para essa mononeuropatia. O nervo mediano passa no punho através do túnel do carpo e, em alguns casos como obesidade, gestação, DM e artrite reumatoide, há um aumento da pressão nessa topografia, resultando em isquemia do nervo. Isso leva aos sinais e sintomas descritos no nosso caso clínico e caracteriza a Síndrome do Túnel do Carpo (a neuropatia compressiva mais comum). A depender do grau de compressão neural podemos ter também um acometimento motor, com fraqueza dos músculos da mão inervados pelo nervo mediano, ou seja, músculos da região tenar da mão e segundo e terceiro dedos.

Finalização

Pontos-chave

- A sensibilidade superficial é composta por dor, temperatura e tato protopático.
- A sensibilidade profunda é composta por vibração, propriocepção e tato epicrítico.
- A decussação da via de sensibilidade superficial é na medula espinal.
- A decussação da via de sensibilidade profunda é no bulbo.
- A via final das sensibilidades é no córtex sensitivo primário, localizado no giro pós-central do lobo temporal.
- A principal característica de uma polineuropatia é seu acometimento bilateral com gradiente sensitivo.
- O *Diabetes mellitus* é a causa mais comum de polineuropatia.
- A síndrome do túnel do carpo é causada pela compressão do nervo mediano que causa um déficit sensitivo do primeiro quirodáctilo até a metade do quarto quirodáctilo.

Objetivos de aprendizagem

1. Diferenciar uma sensibilidade superficial de uma sensibilidade profunda.
2. Nomear o caminho de cada uma das vias, com ênfase nos pontos de decussação.
3. Classificar as principais alterações de sensibilidade (dolorosa, tátil, térmica, vibratória e sensitiva).
4. Topografar as síndromes sensitivas em córtex cerebral, medula, raiz, plexo e nervo periférico isolado em suas diferentes manifestações (mononeuropatia, mononeuropatia múltipla e polineuropatia).
5. Descrever o comprometimento neuropático por *diabetes mellitus* em suas diferentes possibilidades.
6. Reconhecer a mononeuropatia periférica mais comum, do nervo mediano, que ocasiona a síndrome do túnel do carpo.

Respostas

1. Sintoma sensitivo (diminuição de sensibilidade tátil).
2. Nervos periféricos.
3. *Diabetes mellitus*.
4. hipoestesia tátil
5. apalestesia
6. parestesia
7. 1. dor; 2. temperatura; 3. tato protopático; 4. vibração; 5. propriocepção; 6. tato epicrítico
8. 1. funículo posterior; 2. ipsilateralmente; 3. bulbo; 4. córtex sensitivo primário
9. 1. pós-central; 2. parietal; 3. direito
10. 1. esquerda; 2. direita
11. Sensitivo (dor e parestesia).
12. Hipoestesia na face palmar do polegar até a metade radial do 4º dedo da mão direita, com manobras de Tinel e Phalen positivas.
13. No nervo periférico isolado (mononeuropatia). Acometimento unilateral, sem gradiente sensitivo, obedecendo a área de inervação do nervo mediano.

Bibliografia

Bezerra MLE, Neto DS, Baeta, AM, Oliveira, ASB. Neuropatias Periféricas. *In*: Bertolucci PHF, Ferraz HB, Barsottini OGP, Pedroso JL. Diagnóstico e Tratamento. 2ª ed. São Paulo, Manole; 2016:863-904.

Biller J, Gruener G, Brazis PW. DeMyer's The neurologic examination: a programmed text. 7th ed. New York, Mcgraw-Hill Education, 2017.

Gibbons, CH. Diabetes and Metabolic Disorders and the Peripheral Nervous System. CONTINUUM: Lifelong Learning in Neurology. 2020;26(5):1161-83.

Martins CR, França MC, Martinez ARM, Faber I, Nucci A. Semiologia Neurológica. Rio de Janeiro, Revinter, 2017.

Mathias B, Frotscher M, Duus P. Duus' topical diagnosis in neurology: anatomy, physiology, signs, symptoms. 5th ed. Stuttgart/New York, Thieme, 2005.

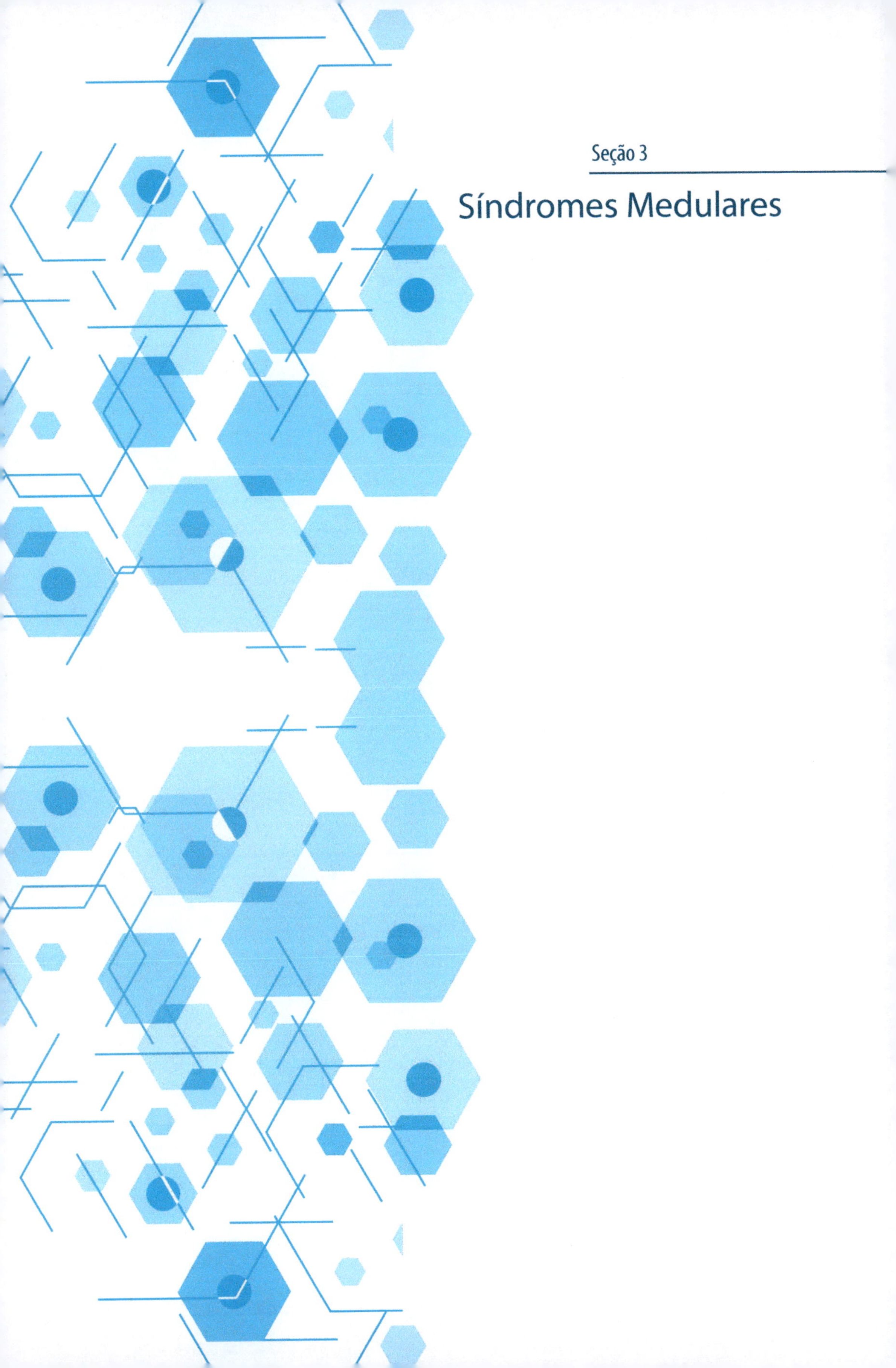

Seção 3

Síndromes Medulares

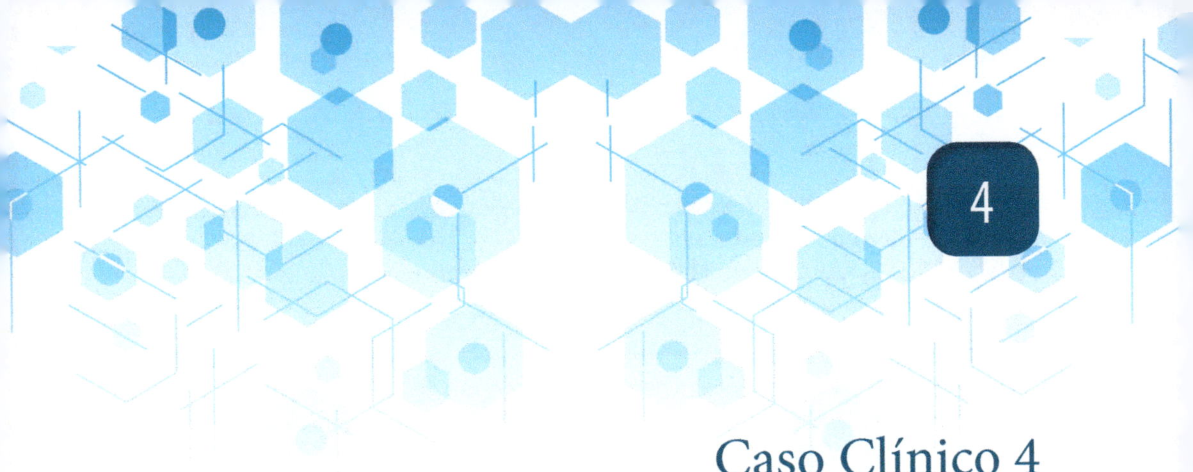

Caso Clínico 4

Polyana Vulcano de Toledo Piza
Guilherme Cristianini Baldivia
Matheus Machado Marques Silva

Anamnese

- Homem, 65 anos, hipertenso, diabético não insulinodependente, tabagista (carga estimada em 60 anos-maço) e etilista, internado para correção de aneurisma de aorta descendente. O procedimento foi realizado sem intercorrências. Após despertar, ainda na recuperação anestésica notou dificuldade para movimentar ambas as pernas e formigamento abaixo do umbigo.

Exame físico geral

- Sinais vitais: Pressão arterial 120 × 80 mmHg/Frequência cardíaca 78 bpm/Frequência respiratória 14 ipm/SatO_2 96%/Temperatura 36,7 °C/Glicemia capilar 87 mg/dL.
- Estado geral regular, corado, hidratado, acianótico, anictérico.
- Bulhas regulares, normofonéticas, em 2 tempos, sem sopros (BRNF, em 2T, S/S); tempo de enchimento capilar de 2 s.
- Murmúrios vesiculares presentes bilateralmente, sem ruídos adventícios (MV+ e sim, s/RA).
- Abdome globoso, ruídos hidroaéreos presentes, timpânico, presença de dor em região hipogástrica (bexigoma?) a palpação abdominal.
- Extremidades: sem sinais de edema ou rigidez de panturrilha.

Exame físico neurológico

- Vígil, orientado no tempo e espaço. Fala e linguagem preservada.
- Pupilas isocóricas e fotorreagentes, musculatura ocular extrínseca preservada. Face simétrica. Língua e palato centrados.

- FM grau II em membros inferiores (MMII), grau V demais. Arreflexia em aquileu e patelar bilateral – Demais reflexos normoativos (2/4+). Reflexo cutâneo-plantar em flexão bilateral. Tônus reduzido em MMII e normal em membros superiores (MMSS).
- Hipoestesia tátil e dolorosa da região da cicatriz umbilical para baixo. Sensibilidade vibratória e proprioceptiva preservadas.
- Coordenação preservada em membros superiores e não praticável em membros inferiores
- Sem rigidez de nuca ou sinais meníngeos

Perguntas

1. Qual o sintoma-guia?
2. Que alterações no exame físico são relacionadas com esse sintoma-guia?
3. Além do sintoma-guia, que outras alterações podem ser encontradas na história e no exame físico?
4. Onde está a lesão?

Diagnóstico sindrômico

Sumarização

O sintoma-guia desse caso é **fraqueza**. Nos capítulos 1 e 2 foi visto como investigar uma queixa de fraqueza. Volte aos capítulos anteriores caso esteja em dúvida. No caso do nosso paciente, foi observada uma fraqueza nos MMII associada a hiporreflexia na mesma região. Apesar da redução dos reflexos ser comumente associada com uma lesão de neurônio motor inferior, na fase aguda de uma lesão medular pode ocorrer hiporreflexia e redução do tônus. Como eles ocorrem bilateralmente e são associados a sintomas sensitivos de dor e temperatura com um nível medular, este é um caso de **Síndrome Medular Anterior**.

O primeiro passo é identificar os sintomas-guia de quadro medular: **fraqueza, alteração na sensibilidade** e/ou acometimento de **esfíncteres**. Inicialmente, o quadro de fraqueza pode ser paraparesia/plegia ou tetraparesia/plegia podendo ser assimétrica ou simétrica (Figura 4.1). Outro ponto no exame físico que contribui na identificação do quadro medular é a presença de nível sensitivo (podendo este não estar presente claramente no paciente) e disfunção de esfíncteres (retenção urinária/fecal).

O próximo passo é compreender a temporalidade dos achados no exame físico, como: durante o quadro agudo de choque medular ocorre redução do tônus muscular e abolição dos reflexos superficiais e profundos abaixo do nível da lesão, enquanto um quadro subagudo/crônico apresenta aumento de reflexos, reflexo cutâneo-plantar em extensão e hipertonia. Em nosso caso clínico, foi descrito quadro de choque medular, ou seja, fase aguda da lesão medular. Desse modo, a identificação de sinais da fase aguda, em comparação com a fase subaguda/crônica, é demonstrada não Quadro 4.1. Observamos também que a presença do reflexo bulbocavernoso inicia a fase subaguda desta condição. A obtenção desse reflexo é feita com tração da glande e avaliação com toque retal com a presença da contração do esfíncter anal. A Figura 4.2 demonstra a fase aguda da lesão medular.

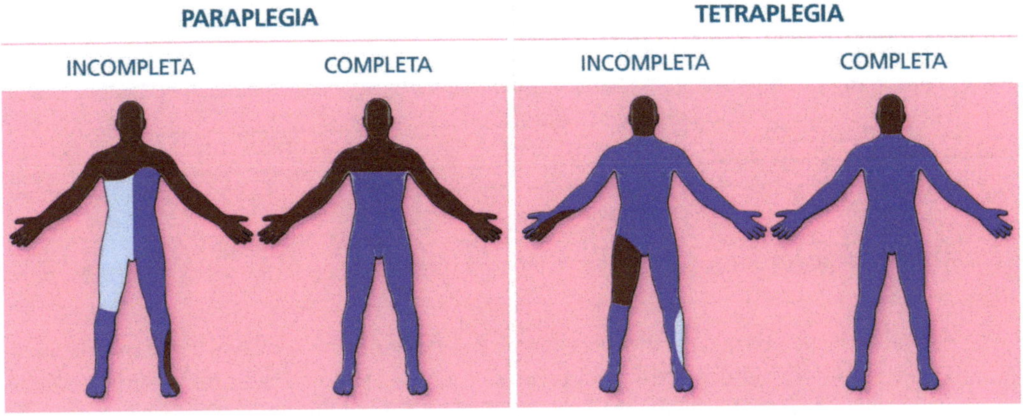

PARAPLEGIA — INCOMPLETA, COMPLETA

TETRAPLEGIA — INCOMPLETA, COMPLETA

Figura 4.1 **Nomenclatura de lesões medulares.** Em azul-claro, acometimento parcial da função. Em azul-escuro, prejuízo da função e, em preto, preservação da função.

Quadro 4.1 Sinais de fase aguda × subaguda/crônica

	Agudo	Subagudo/Crônica
Tônus	Flácido	Hipertônico
Reflexos superficial	Ausente (abaixo do nível da lesão)	Preservado
Reflexos profundos	Ausente	Aumentados
Reflexo cutâneo-plantar	Indiferente	Em extensão
Reflexo bulbocavernoso	Ausente	Presente
Nível sensitivo	Presente (no nível da lesão)	Variável

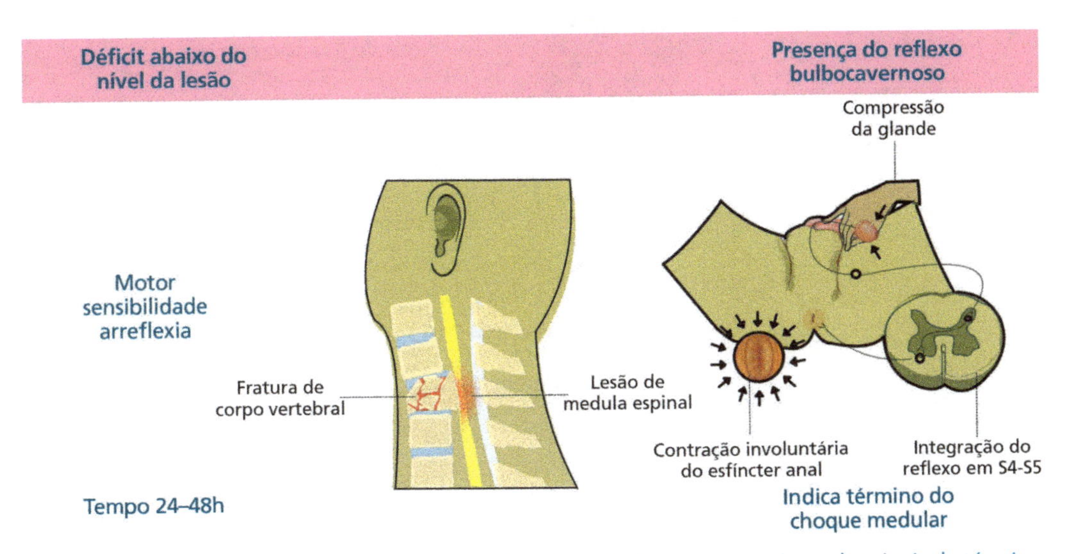

Figura 4.2 **Fase de choque medular.** O retorno do reflexo bulbocavernoso é um dos sinais de término da fase de choque medular de uma lesão na medula.

Perguntas

5. Na fase do choque medular, abaixo do nível da lesão, os reflexos superficiais estão 1. _______________, os reflexos profundos estão 2. ____________________ e o tônus está 3. ________________________.
6. Na fase crônica de lesão medular, abaixo do nível da lesão os reflexos superficiais estão 1. _______________, os reflexos profundos estão 2. ____________________ e o tônus está 3. ________________________.

O principal motivo para o quadro medular nesse paciente é a provável lesão da artéria de Adamkiewicz durante o procedimento cirúrgico. Veremos a seguir alguns pontos importantes sobre anatomia da vascularização medular. Na Figura 4.3 podemos observar a irrigação de dois terços anteriores da medula anterior feita pela artéria espinal anterior sendo o ramo da artéria de Adamkiewicz entre os níveis de T8-L1. Esta é a maior artéria radiculomedular anterior, sendo responsável por suprir importante parte da irrigação arterial medular. A formação da artéria espinal anterior, em nível cervical, é feita pelas artérias vertebrais e, no nível torácico alto, feita por ramos das artérias intercostais posteriores (Figura 4.3). A irrigação do terço posterior medular é feita por duas artérias espinais posteriores que são ramos das artérias radiculomedulares (Figuras 4.3 e 4.4).

Quanto à drenagem venosa medular, temos veia radicular magna em formato de "*coat-hook*", veia espinal posterior e a presença de veia espinal anterior (Figura 4.5).

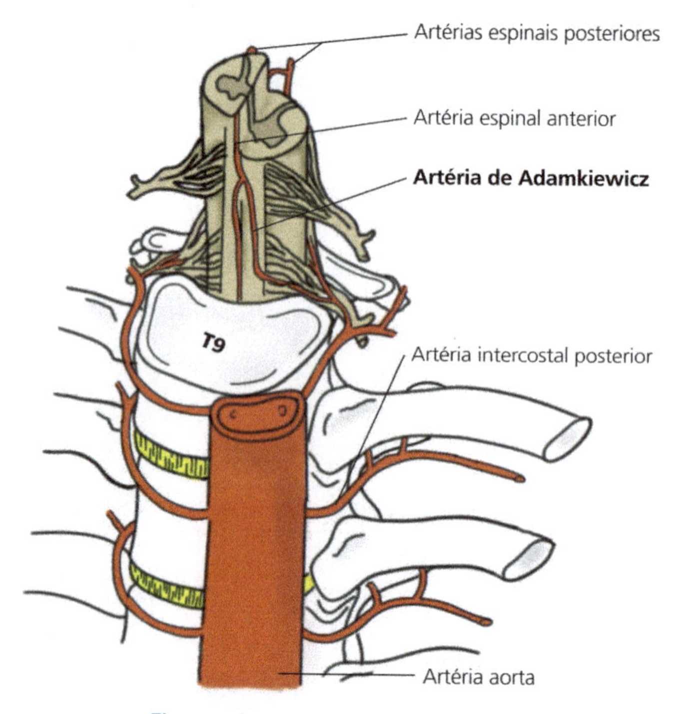

Figura 4.3 Irrigação arterial medular.

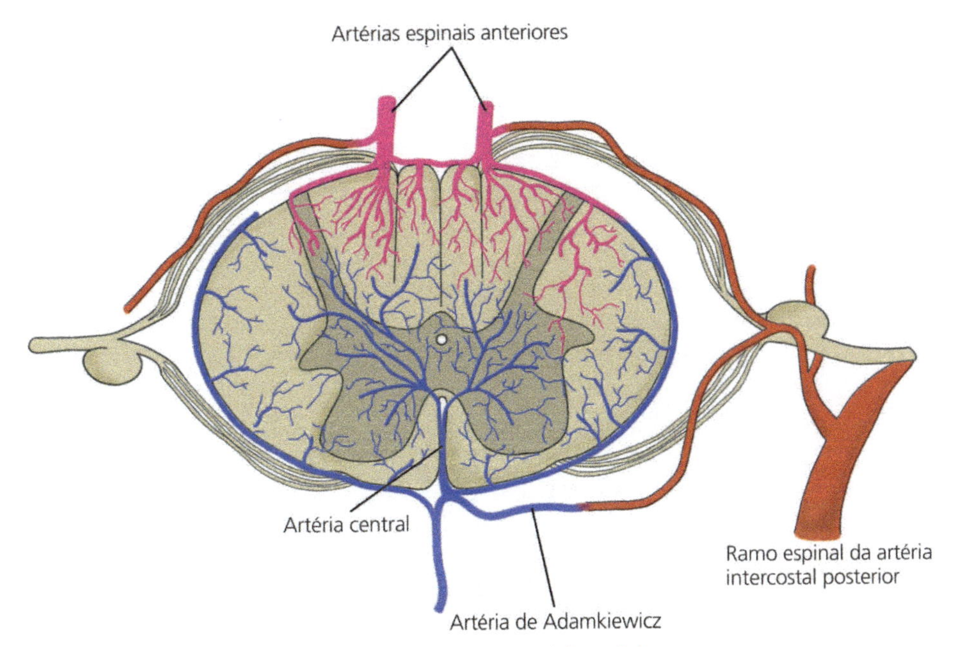

Figura 4.4 Irrigação arterial medular.

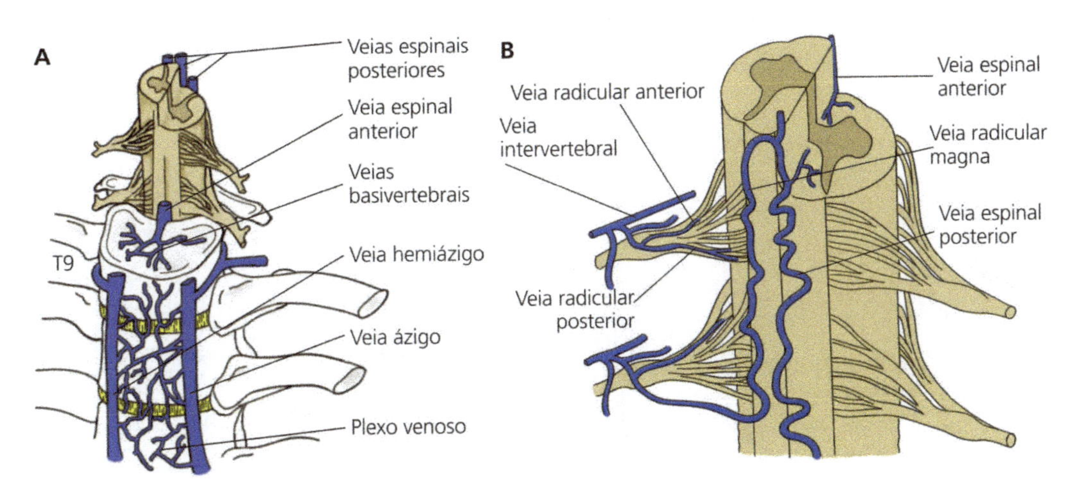

Figura 4.5 Drenagem venosa medular.

Pergunta

7. Os dois terços anteriores da medula são irrigados pela 1. ____________________ enquanto o terço posterior da medula é irrigado pela 2. ____________________.

Com lesão na artéria de Adamkiewicz, que irriga a porção anterior da medula, ocorre interrupção abrupta do suprimento sanguíneo para os dois terços anteriores da medula, promovendo a fase do choque medular. Esta fase acomete tratos ascendentes, descendentes e autonômicos da medula. Na Figura 4.6 são descritos os tratos descendentes (motores) e vários tratos ascendentes (sensitivos), que comunicam as extremidades com o córtex cerebral, o tálamo e o cerebelo. Na Figura 4.7 está discriminado cada trato medular.

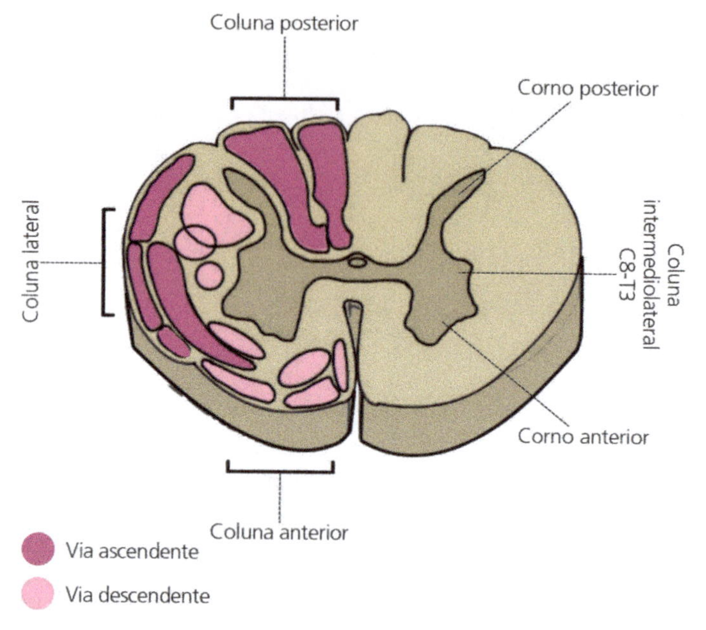

Figura 4.6 Vias ascendentes e descendentes.

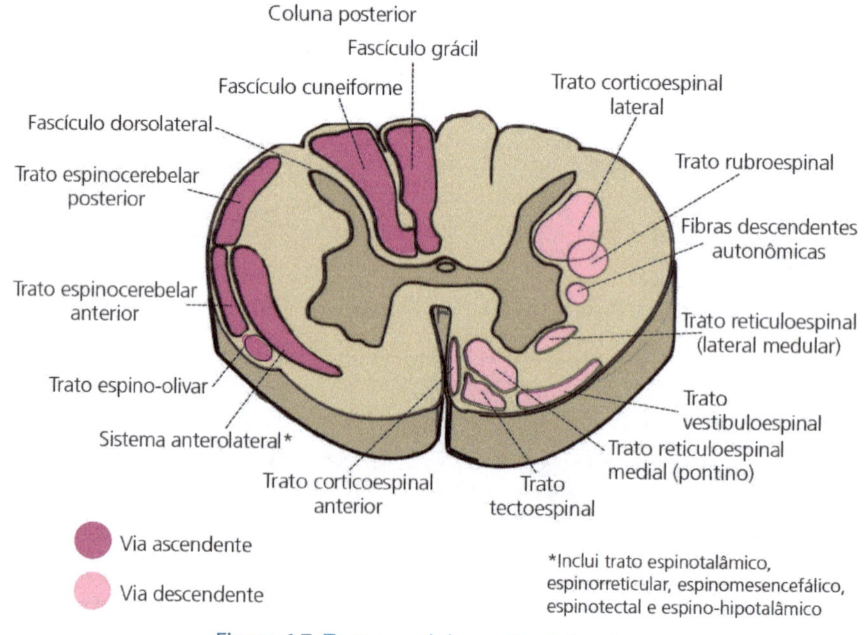

Figura 4.7 Tratos medulares discriminados.

É importante conhecer o caminho percorrido por esses tratos para depois poder compreender as síndromes clínicas medulares. Desse modo, podemos dividir as vias:

- Via motora: Giro pré-central – cruzamento das fibras no bulbo – trato corticoespinal.
- Via da sensibilidade superficial (tato e temperatura): Receptor periférico – cruzamento das fibras no mesmo nível da entrada na medula – tálamo – giro pós-central.
- Via da sensibilidade profunda (propriocepção e vibração): Receptor – cruzamento das fibras no nível de tronco cerebral – tálamo – giro pós-central.

Além de conhecer o trajeto das vias para compreender onde há a topografia da lesão, é importante associar e procurar, no exame físico, a presença de nível sensitivo. Para isso utilizamos a pesquisa de dermátomos (Quadro 4.2). Na Figura 4.8, ilustramos o caminho dos tratos no nível medular.

Quadro 4.2 Nível medular e correspondência na anatomia de superfície

Dermátomo	Correspondência Anatômica de Superfície
C3	Região anterior e posterior do pescoço
C4	Face superior do ombro
C6	Polegar
C8	Quinto dedo
T4	Região da papila mamária (mamilos)
T6	Apêndice xifoide
T10	Cicatriz umbilical
L1	Região inguinal
L4	Joelho
L5	Hálux
Raízes sacrais (S1-S4)	Face posterior da coxa e da perna
S5	Região perianal

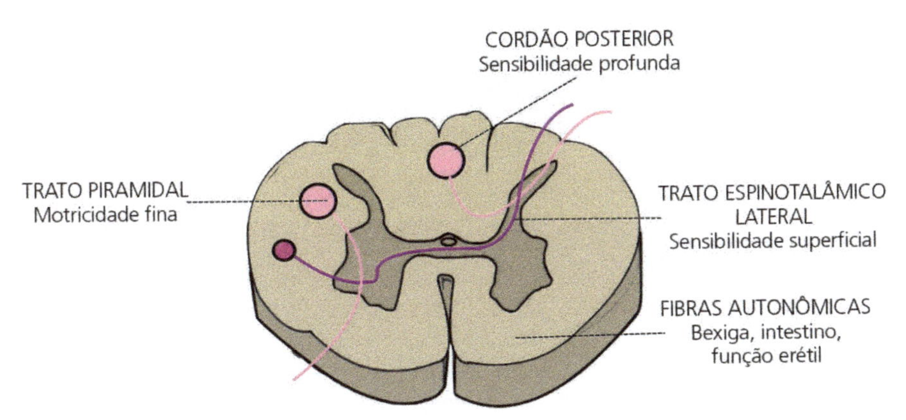

Figura 4.8 Desenho esquemático de cruzamento das fibras no nível medular.

Em nosso caso clínico, observamos somente a preservação da sensibilidade profunda medular, portanto, estão prejudicadas a via motora (trato corticoespinal) e a via sensitiva superficial (trato espinotalâmico). A Figura 4.9 ilustra a síndrome medular anterior, mostrando os déficits abaixo da lesão.

Perguntas

8. Uma lesão de medula com alteração de dor, temperatura e motricidade ocorre na região ________________.
9. Uma lesão de medula com alteração de vibração e propriocepção ocorre na região ____________________.

Diagnóstico topográfico

Os sinais que contribuem para uma lesão ser topografada na medula são: não ser dimidiado, como ocorre nas lesões corticais e intracranianas. Outro ponto importante é a ausência de hipotrofia na fase aguda. Na fase crônica, pode evoluir para hipotrofia/atrofia por desuso da musculatura. É importante também atentar-se para a disfunção de esfíncteres com retenção urinária e fecal, que pode ocorrer na lesão medular. A retenção urinária crônica pode acontecer em alguns casos de hidrocefalia de pressão normal, em que ocorre compressão ventricular sobre o córtex.

Diagnóstico etiológico

A principal hipótese para esse quadro medular é a etiologia vascular, devido à lesão da artéria de Adamkiewicz, uma possível complicação associada à cirurgia vascular em questão. O exame complementar ideal seria a ressonância nuclear magnética para registrar o infarto anterior.

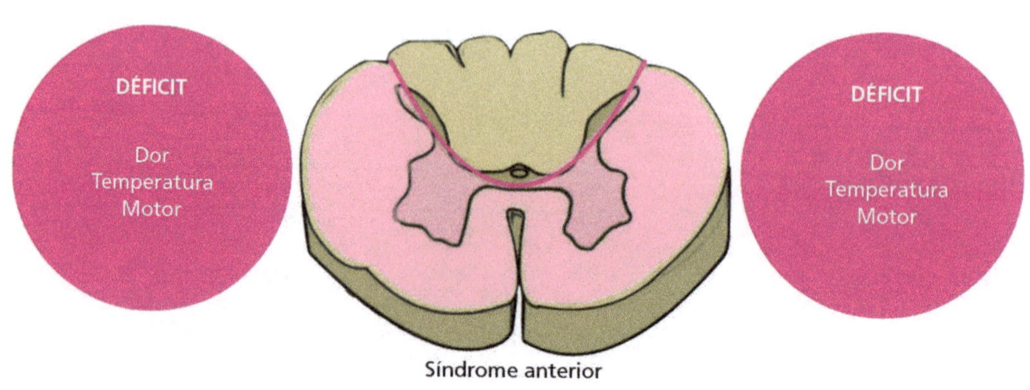

Figura 4.9 Lesão anterior da medula.

Comentários e conduta

Em todo quadro de AVC isquêmico deve ser investigada a causa do evento. Utilizamos a classificação TOAST para procurar a etiologia: grandes vasos (p. ex.: obstrução importante de carótida interna), cardioembolia (p. ex.: fibrilação atrial paroxística), pequenos vasos (lesão endotelial causada por tabagismo, hipertensão e diabetes não controlados), outras (p. ex.: dissecção arterial, vasculites ou duplo mecanismo) e de origem indeterminada (a investigação foi negativa sobre onde foi).

Como exames iniciais para investigação temos: Eletrocardiograma e Holter de 24 horas, estudo de vasos (angiotomografia ou angiorressonância), lipidograma (colesterol total e frações), triglicerídeos, hemoglobina glicada e ecocardiograma transtorácico.

Em nosso caso, a etiologia mais provável é a complicação de cirurgia torácica com lesão da artéria de Adamkiewicz, porém, apesar de ter relação-causa importante, deve-se prosseguir com a investigação completa da etiologia.

A terapia para quadro de AVC isquêmico seria a utilização de antitrombóticos: antiagregantes (AAS ou Clopidogrel) ou anticoagulação. Esta terapia deve ser associada a estatina de alta potência. No caso apresentado, a conduta indicada é de suporte clínico e posterior reabilitação.

Analise esse paciente

Anamnese

- Paciente do sexo masculino, 20 anos, tabagista aos finais de semana desde os 14 anos, dá entrada na sala de emergência, via SAMU, devido a acidente entre carro e moto. Paciente utilizava capacete e queixava-se de lombalgia intensa. Nega alergia e antecedente médico.

Exame físico geral

- Sinais vitais: Pressão arterial 160 × 100 mmHg/Frequência cardíaca 127 bpm/Frequência respiratória 18 ipm/SatO$_2$ 98%/Temperatura 36,7 °C/Glicemia capilar 87 mg/dL
- Regular, corado, hidratado, acianótico, anictérico.
- Bulhas regulares, normofonéticas, em 2 tempos, sem sopros (BRNF, em 2T, S/S). Tempo de enchimento capilar de 2 s.
- Murmúrios vesiculares presentes bilateralmente, sem ruídos adventícios (MV+ e sim, s/RA).
- Abdome globoso, ruídos hidroaéreos presentes, timpânico a palpação abdominal.
- Extremidades: sem sinais de edema ou rigidez de panturrilha.

Exame físico neurológico

- Vígil, orientado no tempo e espaço. Fala e linguagem preservadas.
- Pupilas isocóricas e fotorreagentes, musculatura ocular extrínseca preservada.
- Face simétrica. Língua e palato centrados.
- Monoparesia F grau II em MIE e arreflexo nesse membro – demais membros FG V e normorreflexo (2/4+).
- Reflexo cutâneo-plantar flexão à direita e indiferente à esquerda.

- Sensibilidade: alteração na sensibilidade profunda à esquerda, e superficial à direita no nível do dermátomo T8.
- Coordenação preservada em membros superiores.
- Sem rigidez de nuca ou sinais meníngeos.

Perguntas

10. Quais os sintomas-guia desse paciente?
11. Quais as alterações encontradas no exame físico?
12. Onde está a lesão?

Os sintomas-guias desse paciente são **fraqueza** e alteração de **sensibilidade**. A definição do diagnóstico topográfico pode ser realizada da mesma maneira que foi descrita no **Diagnóstico topográfico**.

Neste caso, há déficit de motricidade à esquerda, sensibilidade profunda à esquerda e alteração de dor e temperatura à direita. Como foi explicado anteriormente, as vias de sensibilidade profunda e superficial percorrem caminhos diferentes na medula, além de cruzarem na medula ou tronco cerebral. Sendo assim, espera-se que apresente lesão em hemimedula à esquerda (Figura 4.10).

A principal etiologia é a mielopatia compressiva secundária a trauma. A Figura 4.10 demonstra esquematicamente o déficit deste paciente.

Inicialmente, deve-se realizar tomografia de coluna para descartar lesões ósseas e, posteriormente, prosseguir com ressonância de coluna para avaliar a extensão da lesão. Após os exames, define-se se o tratamento deverá ser cirúrgico ou conservador. O Quadro 4.3 demonstra diferenças entre as duas síndromes medulares abordadas neste capítulo.

Quadro 4.3 Comparação entre síndromes medulares

Dicas	
Síndrome Medular Anterior	Síndrome de Brown-Séquard (Hemimedula)
Preservação da sensibilidade profunda	Prejuízo motor e sensibilidade profunda ipslateral e sensibilidade superficial contralateral a lesão

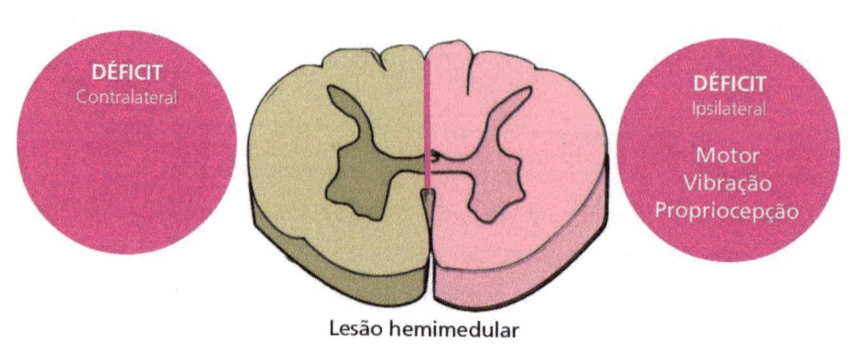

Figura 4.10 Lesão de hemimedula (Síndrome de Brown-Séquard).

Finalização

Pontos-chave

- Paraplegia é fraqueza das pernas e tetraplegia fraqueza dos quatro membros.
- Na fase de choque medular, os reflexos e o tônus muscular estão reduzidos.
- Na fase de lesão medular crônica, os reflexos profundos e o tônus muscular estão aumentados.
- A porção anterior da medula é irrigada pela artéria espinal anterior e é responsável pela sensibilidade dolorosa, térmica e tátil, bem como pela motricidade.
- A porção posterior da medula é irrigada pela artéria espinal posterior e é responsável pela sensibilidade proprioceptiva e vibratória.

Objetivos de aprendizagem

1. Saber diferenciar síndrome medular anterior de síndrome de hemissecção medular.
2. Definir e classificar as fases aguda e crônica da lesão medular.
3. Determinar o nível do dermátomo a partir da correspondência da anatomia da superfície.
4. Definir o local de cruzamento das vias sensitivas e motoras nos tratos ao longo da medula e tronco.

Respostas

1. Fraqueza.
2. FM grau II em MMII, grau V demais. Arreflexia em aquileu e patelar bilateral. Tônus reduzido em MMII.
3. Formigamento abaixo do umbigo. Hipoestesia tátil e dolorosa da região da cicatriz umbilical para baixo.
4. Na porção anterior da medula espinhal no nível de T10.
5. 1. ausentes; 2. ausentes; 3. reduzido
6. 1. presentes; 2. aumentados; 3. aumentado
7. 1. artéria espinal anterior; 2. artéria espinal posterior
8. anterior
9. posterior
10. Fraqueza e alteração de sensibilidade.
11. Monoparesia F grau II em MIE e arreflexo nesse membro. Reflexo cutâneo-plantar indiferente à esquerda. Alteração na sensibilidade profunda à esquerda e superficial à direita no nível do dermátomo T8.
12. Hemimedula esquerda no nível de T8 (síndrome de Brown-Séquard).

Bibliografia

Amato ACM, Stolf NAG. Anatomia da circulação medular. J Vasc Bras. 2015 Jul.-Set.; 14(3):248-52. Disponível em: https://www.scielo.br/j/jvb/a/LDXspxjJSb3nMdNfSj8F8Nj/abstract/?lang=pt.

Bickley LS, Szilagyi SG. Bates - Propedêutica Médica [livro eletrônico], 12ª ed. Rio de Janeiro, GEN, 2018. Disponível em: https://bookshelf.vitalsource.com/reader/books/9788527733090/epubcfi/6/64[%3Bvnd.vst.idref%3Dchapter17]!/4/930/4%4052:75.

Campbell WW. DeJong – O Exame Neurológico. 7ª ed. GEN, 2014.

Gagliard R, Takayanagui OM. Tratado de Neurologia da Academia Brasileira de Neurologia [livro eletrônico], 2ª ed. Disponível em: https://www.evolution.com.br/product/9788535289398.

Guyton AC, Hall JE. Tratado de fisiologia médica. Tradução da 13ª ed. Rio de Janeiro, GEN, 2017.

Hardy TA. Spinal Cord Anatomy and Localization. Continuum 2021 fev; 12- 29. Disponível em: https://pubmed.ncbi.nlm.nih.gov/33522735.

Jr Martins CR, Jr Fraça MC, Martinez ARM, Faber A, Nucci A. Semiologia Neurológica. 1ª ed. Rio de Janeiro, Revinter, 2017.

Netter FH. Atlas de Anatomia Humana. Tradução da 7ª ed. Rio de Janeiro, GEN, 2019.

Porto CC. Semiologia Médica [livro eletrônico]. 8ª ed. Rio de Janeiro, GEN, 2019. Disponível em: https://bookshelf.vitalsource.com/reader/books/9788527734998/epubcfi/6/424%5B%3Bvnd.vst.idref%3Dchapter171%5D!/4/360/5:69%5Bora%2Cl.%5D.

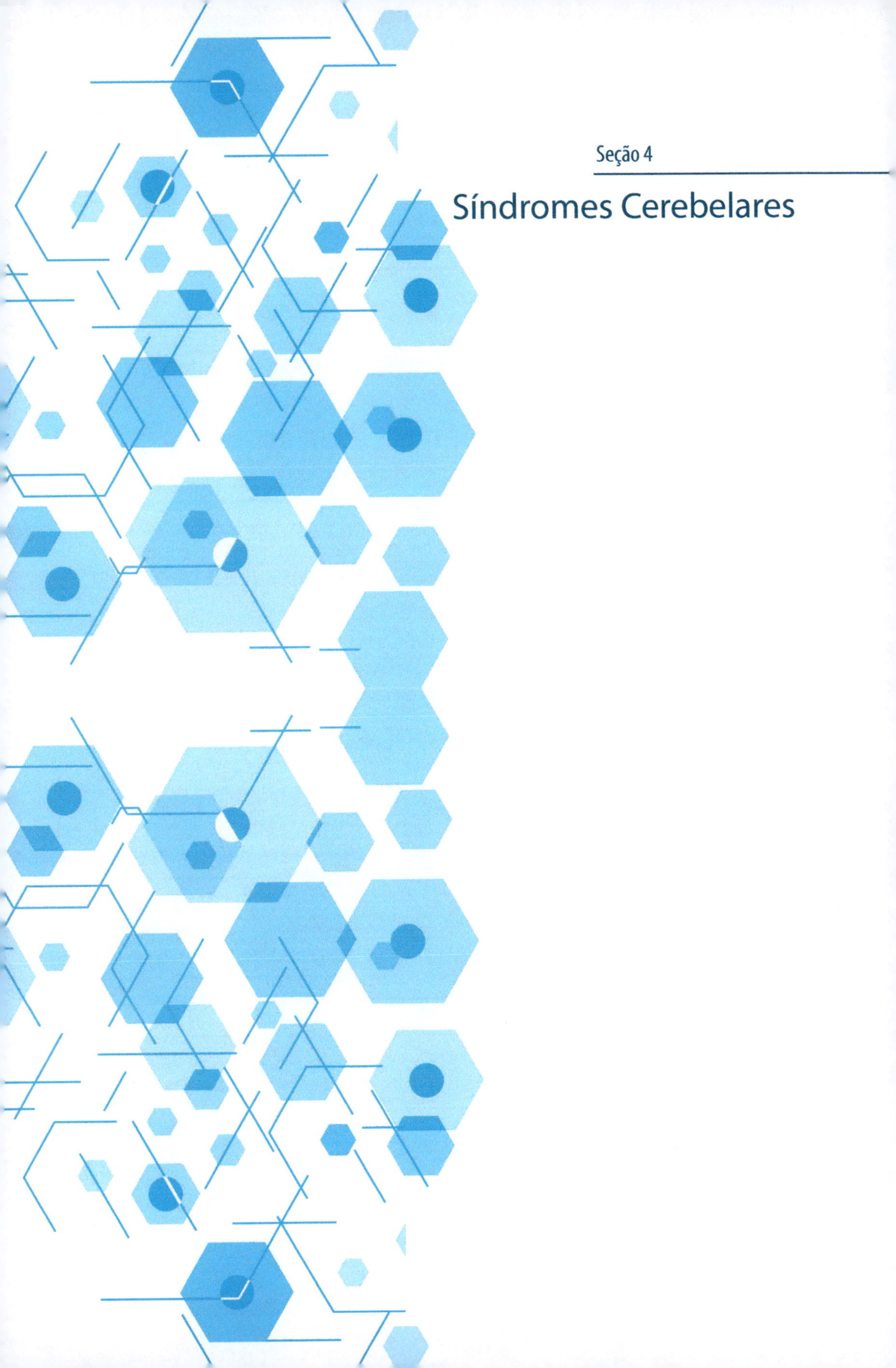

Seção 4

Síndromes Cerebelares

5

Caso Clínico 5

Felipe Chaves Duarte Barros
Leonardo Souilljee Alberton

Anamnese

- Paciente do sexo masculino, de 39 anos, vem a consulta com queixa de que está tendo quedas e dificuldade de coordenação há alguns anos. Relata que vem deixando cair objetos da mão, não consegue usar talheres, porque erra quando tenta levar para a boca. Está com dificuldade de mudar de direção quando anda e precisa se apoiar em paredes.
- Como sintomas associados, tem dificuldade de fala. Os familiares relatam que ele parece bêbado quando fala e costuma engasgar quando toma água muito rápido.
- Antecedentes pessoais sem alterações. Nega tabagismo, etilismo e uso de drogas.
- Antecedentes familiares com pai, avô paterno e dois irmãos com sintomas semelhantes que se iniciaram por volta dos 40 anos.

Exame físico geral

- Sinais vitais: Pressão arterial 120 × 85 mmHg/Frequência cardíaca 90 bpm/Frequência respiratória 19 ipm/SatO_2 90% em ar ambiente/Temperatura axilar 35,9 °C.
- Corado, hidratado, acianótico, anictérico.
- Murmúrios vesiculares presentes e simétricos, sem ruídos adventícios.
- Ritmo cardíaco regular em dois tempos, bulhas normofonéticas, sem sopros.
- Abdome plano, flácido, indolor, sem visceromegalias.
- Membros inferiores sem edema, panturrilhas livres.

Exame físico neurológico

- Consciente, orientado, fala escandida, linguagem preservada. Presença de retração palpebral. Pupilas isofotorreagentes. Musculatura ocular extrínseca com paresia da movimentação ocular para todas as miradas, ao tentar fixar o olho em um dedo, ultrapassa o alvo (sácades hipermétricas). Face e língua preservados. Elevação do palato reduzida.

- Força muscular grau V global. Reflexos osteotendíneos 2+/4+ global. Tônus preservado, hipotonia. Nos testes de coordenação, apresenta decomposição do movimento, com dismetria no teste índex-nariz e calcanhar-joelho, bem como disdiadococinesia na manobra de movimentos alternados das mãos. Tremor de ação nas mãos. Marcha com base alargada, necessitando de apoio.

Perguntas

1. Qual o sintoma-guia do paciente?
2. Que alterações do exame físico são compatíveis com esse sintoma-guia?
3. Que outros achados estão alterados no exame físico?
4. Qual a topografia mais provável da lesão?

Diagnóstico sindrômico

Sumarização

Este é um caso de **Ataxia**.

Como na maioria dos eventos com sintomas de caráter neurológico, inicialmente devemos depreender do caso clínico o sintoma que mais nos chama a atenção, isto é, o **sintoma-guia**. No caso em questão o sintoma-guia é a **descoordenação (ataxia)**, note que o próprio paciente relata que deixa cair objetos e tem dificuldade de marcha. O examinador corroborou os achados durante o exame físico, vendo sinais de dismetria nos testes índex-nariz e calcanhar-joelho, disdiadococinesia e marcha com base alargada, chamada de marcha atáxica. Diante de um caso de ataxia, devemos entender algumas alterações potencialmente observadas no exame neurológico do paciente. O Quadro 5.1 apresenta a denominação de cada alteração observável no exame neurológico.

Quadro 5.1 Sinais e sintomas de uma síndrome atáxica

Dismetria • Teste índex-nariz • Teste calcanhar-joelho	Perda da capacidade de controlar a velocidade, força e direção do movimento, de acordo com determinada distância para um alvo visual.
Disdiadococinesia • Teste de bater a palma e o dorso das mãos nas coxas de forma alternada	Incapacidade de realizar movimentos rápidos e alternados.
Tremor	Tremor de ação, que se torna evidente durante movimentos voluntários, como tocar um alvo com uma das mãos. Ele aumenta quando a mão se aproxima do alvo, caracterizando um tremor de intenção.
Hipotonia	Flacidez muscular, com uma amplitude anormal dos movimentos em muitas articulações.

continua

Quadro 5.1 Sinais e sintomas de uma síndrome atáxica (*Continuação*)

Disartria	Alteração de fala, chamada escandida. É uma fala pastosa, arrastada, pronunciado palavras com velocidade variável.
Distúrbios de movimentação ocular	A dismetria afeta também os movimentos oculares e aparece durante sacadas, movimentações voluntárias do olho em direção a um alvo. Quando tenta fixar o olho em um objeto, o paciente pode ultrapassar o alvo (sácade hipermétrica) ou não chegar até o alvo (sácade hipométrica). Também pode ocorrer um nistagmo que piora ao olhar para o lado da ataxia, chamado de nistagmo de Bruns.
Marcha atáxica	Marcha com base alargada, com passos largos, semelhante a uma pessoa que está bêbada.

Perguntas

5. O teste 1. ________________________ avalia a capacidade de controlar a força, a velocidade e a direção do movimento do dedo em relação ao nariz. Sua alteração é chamada de 2. ________________.
6. A marcha atáxica é caracterizada por uma base ________________.
7. O tremor da ataxia é um tremor de ________________.

Anatomia do cerebelo

O cerebelo está localizado na fossa posterior. Ele é conectado à porção dorsal da ponte e do bulbo por três pedúnculos de substância branca. O espaço entre o cerebelo e o tronco encefálico forma o quarto ventrículo, como podemos ver na Figura 5.1.

O cerebelo é dividido em um verme medial e dois hemisférios cerebelares. Anatomicamente, o cerebelo é dividido em três lobos – anterior, posterior e floculonodular. Cada lobo tem uma

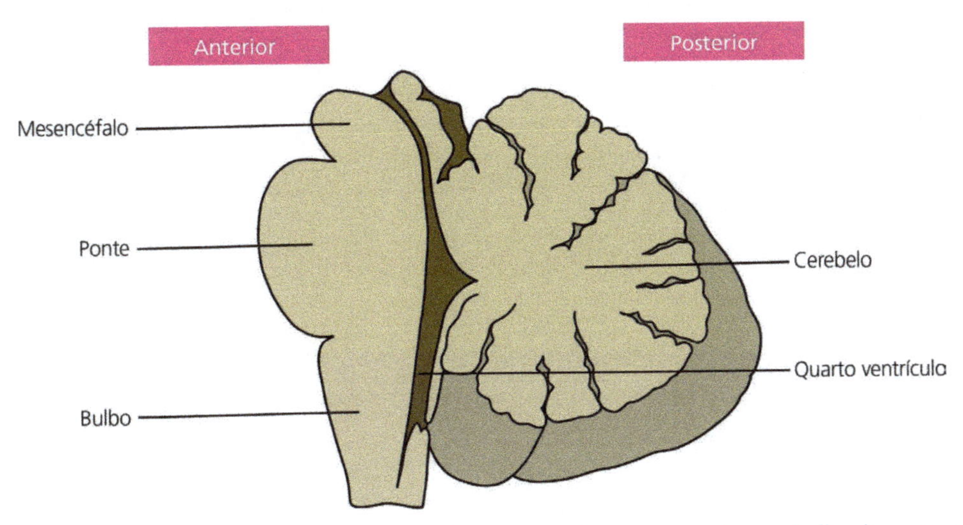

Figura 5.1 Corte sagital do cerebelo, mostrando sua conexão com a ponte e o bulbo, bem como a formação do quarto ventrículo entre eles.

porção de verme e uma porção de hemisfério cerebelar. A fissura primária separa o lobo anterior do lobo posterior. A fissura posterolateral separa o lobo posterior do lobo floculonodular.

Os hemisférios cerebelares são responsáveis pela coordenação apendicular (dos braços e pernas).

O verme é responsável pela marcha e coordenação axial (do tronco).

O lobo floculonodular é responsável pela coordenação dos movimentos oculares e pelo balanço do corpo.

Existe uma divisão filogenética do cerebelo, com nomes diferentes, de acordo com o momento da evolução em que surgiram. O mais antigo, arquicerebelo, é composto pelo lobo floculonodular. As principais funções do arquicerebelo são o controle do movimento ocular e a orientação grosseira do corpo no espaço, como para cima e para baixo. Seus principais aferentes são os núcleos vestibulares.

A próxima região a surgir foi o paleocerebelo (espinocerebelo), que consiste no verme cerebelar anterior e superior e das áreas de hemisfério cerebelar ao redor do verme. Ele corresponde aproximadamente ao lobo anterior. Suas principais funções são postura, tônus muscular, controle da musculatura axial (do tronco) e locomoção. Seus principais aferentes são os tratos espinocerebelares, que vêm da medula espinal.

Por fim, a parte filogenética mais recente é o neocerebelo, composto por partes laterais dos hemisférios cerebelares. Ele corresponde ao lobo posterior e coordena o movimento das extremidades (braços e pernas). Seus principais aferentes são os núcleos da ponte do tronco encefálico e o córtex cerebral. O Quadro 5.2 resume a divisão anatômico-funcional do cerebelo. A Figura 5.2 mostra como essa divisão se dá nas dimensões do cerebelo.

As conexões do cerebelo com o tronco cerebral ocorrem por três pedúnculos cerebrais. O inferior conecta com a medula espinal e o bulbo. O médio conecta o cerebelo com a ponte. O superior conecta o cerebelo com o mesencéfalo. Eles comportam os diversos tratos aferentes e eferentes do cerebelo.

O suprimento vascular é responsabilidade da artéria cerebelar inferior posterior, originada da artéria vertebral intracraniana; da artéria cerebelar inferior anterior e da artéria cerebelar superior, ambas originadas da artéria basilar.

Quadro 5.2 Divisão anatômico-funcional do cerebelo e suas manifestações clínicas

	Partes do cerebelo	Conexões	Função	Sintomas em caso de lesão
Arquicerebelo (vestibulocerebelo)	Lobo floculonodular	Núcleo vestibular, trato vestibuloespinal e formação reticular	Controle do movimento ocular e equilíbrio	Nistagmo e desequilíbrio
Paleocerebelo (espinocerebelo)	Verme cerebelar anterior e superior e das áreas de hemisfério cerebelar ao redor do verme	Trato espinocerebelar anterior, núcleos vestibulares, tronco e medula espinhal.	Postura, tônus muscular, controle da musculatura axial (do tronco) e locomoção	Marcha atáxica, hipotonia, ataxia axial
Neocerebelo (cerebrocerebelo)	Porções laterais dos hemisférios cerebelares	Ponte (via corticopontocerebelar), córtex cerebral através do tálamo.	Coordenação de extremidades (braços e pernas)	Dismetria de braços e pernas e disdiadococinesia

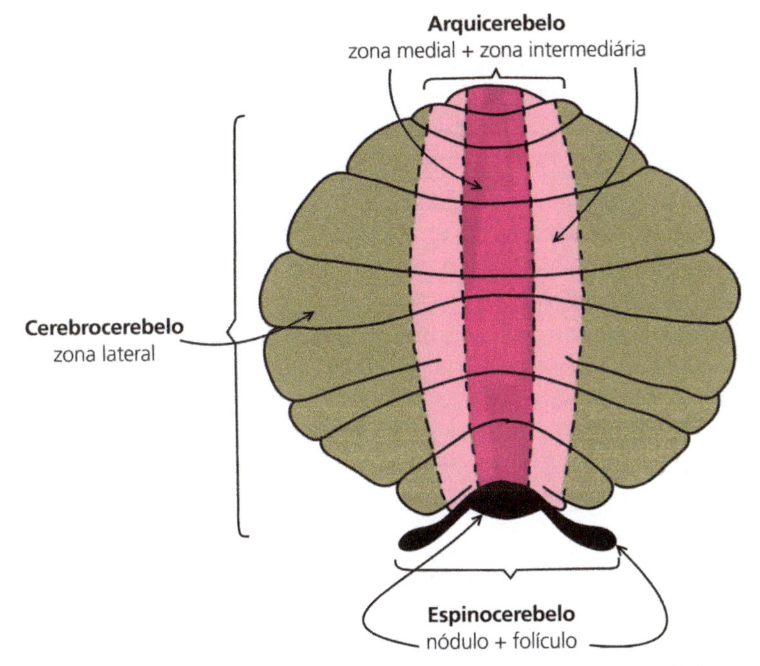

Figura 5.2 Corte axial evidenciando divisão anatômica do cerebelo.

Perguntas

8. O _________________ é responsável pela marcha e coordenação axial do tronco.
9. Os _____________________ são responsáveis pela coordenação apendicular dos braços e pernas.
10. A divisão filogenética do cerebelo é composta pelo 1. __________________, 2. _________________ e 3. __________________.

Diagnóstico topográfico

As lesões cerebelares tipicamente resultam em um tipo de movimento irregular e incoordenado, chamado de ataxia. Lesões cerebelares tipicamente podem ser localizadas na base de alguns princípios:

1. A ataxia é ipsilateral ao local da lesão no cerebelo.
2. As lesões mediais do verme cerebelar ou do lobo floculonodular causam marcha atáxica e anormalidades da movimentação ocular, em geral acompanhadas de náuseas, tontura e vômitos.
3. As lesões laterais ao verme cerebelar causam principalmente ataxia apendicular (dos braços e pernas).

Quando existe uma lesão cerebelar, o déficit de coordenação vai ocorrer nos membros ipsilaterais à lesão. Isso acontece porque o caminho do cerebelo para os sistemas motores tem um duplo cruzamento. O primeiro cruzamento ocorre quando as vias eferentes cerebelares saem no pedúnculo cerebelar superior em direção ao mesencéfalo. O segundo cruzamento ocorre quando os tratos corticoespinal e rubroespinal descem pela medula espinal (o primeiro na decussação das pirâmides e o segundo na decussação ventral tegmentar).

As vias eferentes para o cerebelo também seguem essa lógica. Então, cada hemisfério cerebelar recebe informações dos membros ipsilaterais.

As lesões confinadas ao verme cerebelar afetam primariamente os músculos do tronco. Assim, um paciente com essa lesão tem uma ataxia axial, caracterizada por uma marcha com base alargada, instável, semelhante a um paciente alcoolizado. Quando a ataxia axial é grave, o paciente também pode ter dificuldade para se levantar.

Já lesões de porções intermediárias e laterais do hemisfério cerebelar afetam os sistemas motores apendiculares (dos braços e das pernas). Dessa forma, o paciente apresenta ataxia de braços e das pernas, caracterizado por dismetria nos testes índex-nariz, índex-índex e calcanhar-joelho, bem como disdiadococinesia na manobra de alternância das mãos.

O paciente do nosso caso clínico manifesta tanto sintomas axiais (marcha atáxica, nistagmo) quanto sintomas apendiculares (dismetria e disdiadococinesia); dessa forma, tem uma lesão em todo o cerebelo.

A marcha é uma avaliação importante na topografia em neurologia. Os exemplos mais comuns de alteração de marcha estão descritos no Quadro 5.3.

Quadro 5.3 Tipos de alteração de marcha

Marcha	Características	Motivo da marcha
Hemiparética	Flexão de porção superior do corpo e extensão de porção inferior do corpo, predominantes em dimídio acometido. Compensatoriamente, é feito movimento em círculo com o membro acometido.	Lesões do Neurônio Motor Superior (NMS)
Talonante	Perda de sensibilidade proprioceptiva dos membros inferiores. Como o paciente não sente bem o pé no chão, há elevação das pernas no momento da pisada.	Coluna dorsal da medula espinal, gânglio da raiz sensitiva.
Miopática	Quando retira a perna do solo ao deambular, a tendência de um paciente com pelve fraca é cair para tal lado. Para evitar a queda, há um desvio compensatório da extremidade superior para o dimídio contralateral, com hiperlordose lombar associada.	Miopatias com acometimento da cintura pélvica
Parkinsoniana	Postura com tronco em flexão e joelhos em flexão. Rigidez (aumento do tônus) muscular, bradicinesia, passos de pequena amplitude. Ao girar, paciente o faz "em bloco", ou seja, realizando movimentos simultâneos bilateralmente, semelhante a um boneco. Associado ao início da marcha, tende a haver flexão de membros superiores, com piora do tremor preexistente.	Doença de Parkinson; Parkinsonismo secundário
Coreica (hipercinética)	Associados ao início da marcha, o paciente manifesta movimentos atípicos (paciente "se contorcendo") e parcialmente voluntários de membros superiores e inferiores, discinesia orofaciais (mímica facial involuntária).	Alterações dos gânglios da base
Atáxica	Alargamento da base (amplitude aumentada entre os membros inferiores ao deambular). Titubeação (instabilidade) do tronco. Há acentuação da ataxia quando se pede que o paciente deambule posicionando os pés um em frente ao outro (*"em tandem"*) em trajetória reta.	Lesões cerebelares, acometimento significativo de vias proprioceptivas (ataxia sensorial)

Fonte: https://neurologicexam.med.utah.edu/adult/html/gait_abnormal.html.

Perguntas

11. Quando um paciente tem uma lesão no hemisfério cerebelar esquerdo, ele terá uma ataxia 1.__________________ (axial/apedicular) do lado 2.__________________.
12. Uma ataxia __________________ (axial/apendicular) é caracterizada por uma marcha de base alargada.

Diagnóstico etiológico

O paciente apresenta um quadro de ataxia de início na idade adulta, de evolução progressiva ao longo de anos, com sinais associados, como retração palpebral, paresia da movimentação ocular para todas as miradas e elevação do palato reduzida. Tem uma história familiar positiva e sem associação com medicamentos ou ocupação profissional.

Esses achados apontam para uma ataxia hereditária. É um grupo heterogêneo e extenso de doenças, ocasionadas por mutações genéticas, que podem ter um padrão autossômico dominante, autossômico recessivo, ligado ao X ou por mutação de DNA mitocondrial.

O fato de ter pai, avô e irmão acometidos sugere uma herança autossômica dominante. Esse grupo pode ser dividido em ataxias episódicas e ataxias espinocerebelares (SCA). Esse último grupo provavelmente é o que explica o acometimento do nosso paciente.

SCA é um grupo de doenças autossômicas dominantes caracterizadas por degeneração do cerebelo e de suas conexões. Em geral o quadro se inicia entre os 30 e os 50 anos, com sintomas como quedas, tontura, dificuldade de fala e descoordenação para diversas atividades que exijam coordenação motora fina. Ele tem uma evolução progressiva, piorando ao longo dos anos.

Das diversas SCA que existem, os sintomas do paciente melhor se encaixam na SCA tipo 3, chamada de doença de Machado Joseph. Ela é a SCA mais comum no Brasil. Os pacientes apresentam, além de ataxia, queixas como oftalmoparesia (fraqueza da movimentação ocular), ptose palpebral (queda de pálpebra), atrofia de fase, disfagia (engasgos) e retração palpebral. Existe também associação com síndrome de pernas inquietas, parkinsonismo e distonia.

Comentários e conduta

O exame de ressonância magnética mostra atrofia cerebelar nas SCA. O diagnóstico definitivo é feito pela detecção da mutação, seja por um painel de ataxias mais abrangente ou pela pesquisa direta do gene afetado. A SCA 3, provável doença do nosso paciente, apresenta uma mutação do gene ATX3, com aumento de repetições CAG.

Não existe um tratamento específico para SCA até o momento. É feita reabilitação com equipe multidisciplinar, incluindo fisioterapia, fonoaudiologia e terapia ocupacional.

Analise esse paciente

Anamnese

- Paciente de 58 anos dá entrada no pronto-socorro com quadro de confusão mental, visão dupla e desequilíbrio há 2 dias. Familiar queixa que paciente está mais repetitivo, não sabe onde está, tem um discurso inapropriado, reclama que está vendo dobrado e tem apresentado quedas.

- De antecedentes pessoais, é etilista, consome 6 doses de destilado por dia há 2 anos. Tem HAS e DM2. Não faz uso de medicações de uso contínuo. Nega tabagismo e alergias medicamentosas.

Exame físico geral

- Estado geral regular, hipocorado 1+/4, desidratado 2+/4, anictérico, acianótico, afebril ao toque, eupneico em ar ambiente, com hálito etílico.
- Sinais vitais: PA = 163 × 97 mmHg/FC 118 bpm/FR 24 ipm/SatO_2 90% em ar ambiente/ Glicemia capilar de 124 mg/dL. Sem tiragem intercostal ou outros sinais de desconforto respiratório ao exame.
- Aparelho cardiovascular: bulhas rítmicas, taquicárdicas, em 2 tempos. Pulsos cheios e simétricos. Tempo de enchimento capilar de 2 s.
- Aparelho pulmonar: murmúrios vesiculares presentes, sem ruídos adventícios.
- Abdome: globoso, ruídos hidroaéreos aumentados, flácido, indolor às palpações, hepatomegalia 1+/4 em hipocôndrio direito, traube livre, sem massas palpáveis. Descompressão brusca negativa.
- Membros inferiores: sem sinais de edema ou rigidez da panturrilha.

Exame físico neurológico

- Consciente, desorientado no tempo e espaço, fala e linguagem preservadas. Pupilas isofotorreagentes, paresia ocular para miradas laterais bilateralmente, com nistagmo multidirecional. Face, língua e palato simétricos. Força muscular grau V global. Coordenação apendicular preservada, com dificuldade para se sentar e marcha com base alargada. Sem rigidez de nuca ou sinais meníngeos.

Perguntas

13. Que sintomas foram apresentados pelo paciente?
14. Que alterações são encontradas no exame físico?
15. Qual o diagnóstico mais provável?

O paciente apresenta a tríade clássica de confusão mental, disfunção oculomotora e ataxia de marcha. A causa mais comum dessa tríade é a síndrome de Wernicke, uma manifestação neurológica de deficiência de vitamina B1 (tiamina). Essa é uma vitamina importante em vários processos metabólicos cerebrais. Sua deficiência causa lesões simétricas em estruturas ao redor do terceiro ventrículo, aqueduto e quarto ventrículo. Os corpos mamilares estão envolvidos em quase todos os casos e o cerebelo, tálamo dorsomedial, núcleos motores oculares e núcleos vestibulares são comumente afetados.

Os pacientes apresentam profunda desorientação, indiferença e inatenção. Nistagmo, paralisia do reto lateral e paralisias do olhar conjugado refletem lesões dos núcleos oculomotor, abducente e vestibular. Ocorre uma ataxia que envolve principalmente a marcha, de modo que a lesão cerebelar é restrita ao verme superior e anterior.

O diagnóstico é feito pela suspeita da tríade clássica associada à presença de uma deficiência dietética. Seu principal fator de risco é o etilismo. Em pessoas com uso abusivo crônico de álcool, ocorre uma redução de ingesta de vitaminas associado a efeitos do álcool na absorção, metabolismo e armazenamento hepático da tiamina.

A ressonância magnética pode mostrar lesões dos núcleos talâmicos mediais, substância cinzenta periventricular, teto do mesencéfalo e corpos mamilares. Menos comumente podem ocorrer alterações no cerebelo.

O tratamento é feito com reposição de tiamina, inicialmente via endovenosa, e deve ser iniciado ao menor sinal de suspeição da doença. Deve-se repor a tiamina antes de repor a glicose.

Outros sistemas orgânicos acometidos pelo uso abusivo de álcool

Por fim, não se deve esquecer que o paciente etilista tende a ter outras manifestações orgânicas. Entre elas, podemos citar a tumefação de parótidas, a contratura de Dupuytren, ginecomastia, atrofia testicular, esplenomegalia, entre outras manifestações, conforme o Quadro 5.4.

Quadro 5.4 Acometimento sistêmico pelo uso abusivo de álcool

Sistema	Alterações
Neurológico	Encefalopatia de Wernicke Disfunção cognitiva Demência alcoólica Degeneração cerebelar Neuropatia periférica
Hematológico	Anemias Leucopenia Trombocitopenia
Gastrointestinal	Esofagite Varizes esofágicas Gastrite crônica Sangramentos do trato gastrointestinal Pancreatite Hepatite Cirrose Esplenomegalia
Cardiovascular	Hipertensão Cardiomiopatia Acidente vascular cerebral Arritmias
Nutricional/Eletrolítico	Hipovitaminoses (B1/B3/B9/B12/D) Deficiências (Zn/Mg/Ca/K) Hipoglicemia Hipertrigliceridemia Desnutrição
Musculoesquelético	Miopatia Osteoporose Atrofia testicular Amenorreia Infertilidade
Endócrino	Ginecomastia *Diabetes mellitus*

Finalização

Pontos-chave

- A ataxia é um prejuízo da coordenação motora.
- A principal estrutura que ocasiona ataxia quando lesada é o cerebelo.
- A lesão dos hemisférios cerebelares causa ataxia apendicular (dos membros) ipsilateral.
- A lesão do verme cerebelar e lobo floculonodular causa ataxia de marcha e alterações da motricidade ocular.
- Um paciente com ataxia apresenta dismetria, disdiadococinesia, alteração de motricidade ocular, disartria, hipotonia e marcha atáxica.
- As ataxias espinocerebelares são doenças genéticas autossômicas dominantes.
- A síndrome de Wernicke é causada pela deficiência de tiamina e tem a tríade de confusão mental, disfunção oculomotora e ataxia de marcha.

Objetivos de aprendizagem

1. Defina ataxia e as principais alterações de ataxia ao exame físico.
2. Explique as divisões do cerebelo e suas funções.
3. Separe o tipo de sintoma de uma lesão do verme cerebelar de uma lesão do hemisfério cerebelar.
4. Defina uma ataxia espinocerebelar.
5. Explique a tríade clássica e o tratamento da síndrome de Wernicke.

Respostas

1. Ataxia (descoordenação).
2. Fala escandida. Sácades hipermétiricas. Hipotonia. Decomposição do movimento com dismetria no teste índex-nariz e calcanhar-joelho, bem como disdiadococinesia na manobra de movimentos alternados das mãos. Tremor de ação nas mãos. Marcha com base alargada, necessitando de apoio.
3. Retração palpebral. Paresia da movimentação ocular para todas as miradas. Elevação do palato reduzida.
4. Cerebelo e vias cerebelares.
5. 1. índex-nariz; 2. dismetria
6. alargada
7. ação
8. verme cerebelar
9. hemisférios cerebelares
10. 1. arquicerebelo; 2. paleocerebelo; 3. neocerebelo
11. 1. apedicular; 2. esquerdo
12. axial
13. Confusão mental, visão dupla e desequilíbrio.
14. Desorientação temporoespacial, nistagmo, paresia de musculatura ocular extrínseca e ataxia de marcha.
15. Síndrome de Wernicke.

Bibliografia

Baehr M, Frotsche, M. Duus' Topical Diagnosis in Neurology: Anatomy, Physiology, Signs, Symptoms. 5ª ed. (Inglês). Thieme, 2012.
Griggs RC, Wing EJ, Fitz G. Andreoli and Carpenter's Cecil Essentials of Medicine. 9th ed. Elsevier-Saunders, 2016.
Kandel ER, Koester JD, Mack SH, Siegelbaum SA. Principles of Neuroscience. 6th ed. McGraw-Hill, 2021.
Machado ABM, Haertel LM. Neuroanatomia Funcional. 3ª ed. Rio de Janeiro, Atheneu, 2014.
Toy EC, Simpson E, Tintner R. Casos clínicos em Neurologia [livro eletrônico]. Tradução da 2ª edição. Disponível em: https://bookshelf.vitalsource.com.

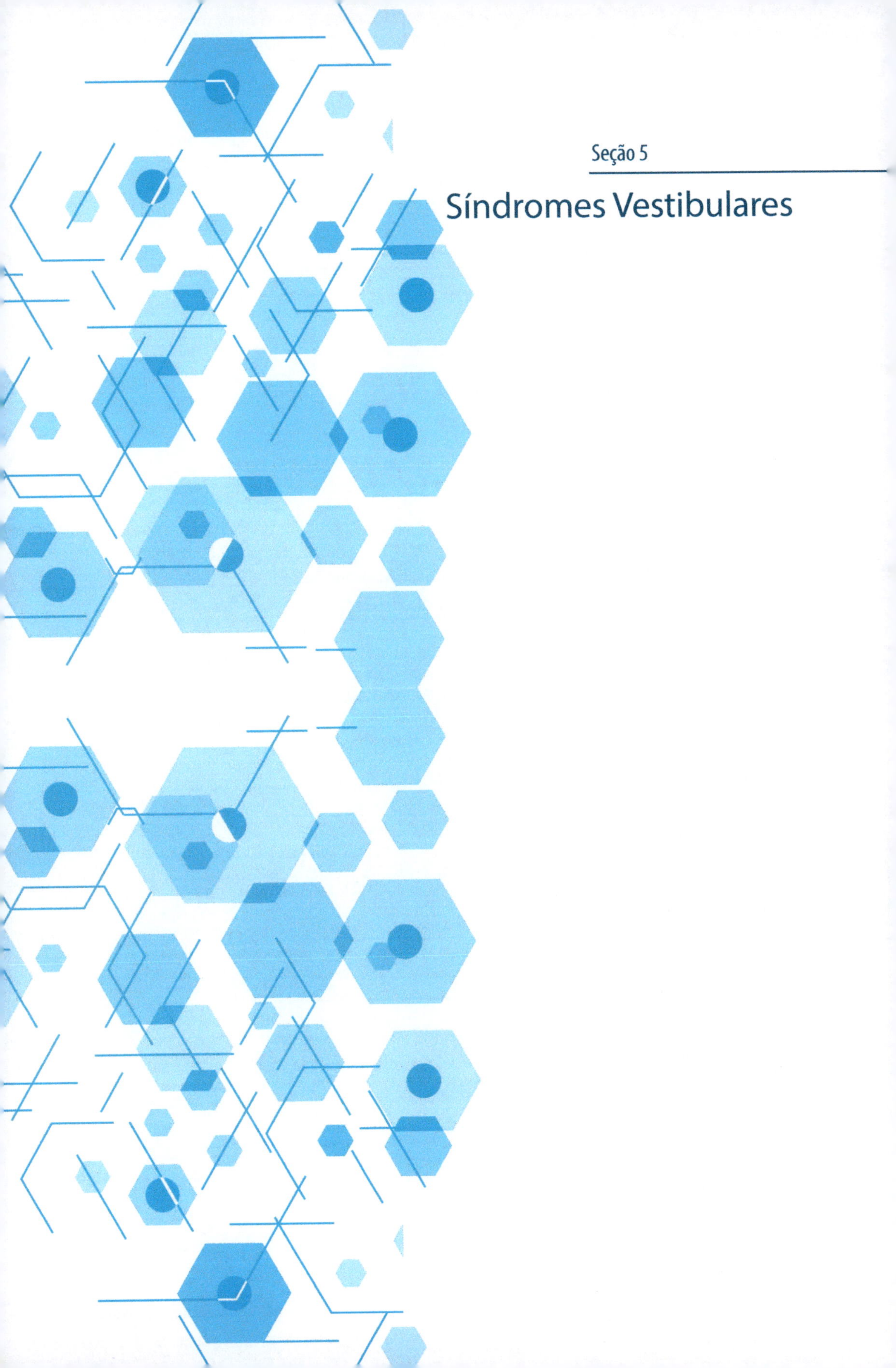

Seção 5

Síndromes Vestibulares

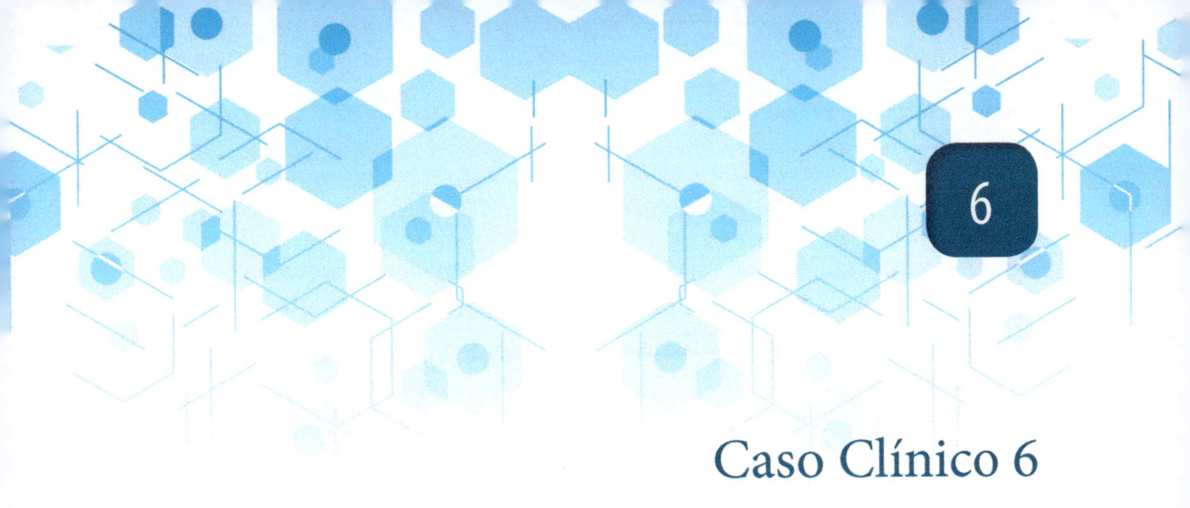

Caso Clínico 6

Rodrigo Meirelles Massaud
Liz Barros Rebouças
Maria Luisa Ussami Prudente do Espirito Santo

Anamnese

- Paciente do sexo feminino, 28 anos, procura atendimento hospitalar. Relata tontura iniciada há 3 semanas ao deitar-se na cama para dormir.
- Descreve a sensação de "ver tudo rodando", associado a náuseas e mal-estar. Esse evento dura poucos minutos, de forma intermitente. A paciente percebe piora da tontura ao mover a cabeça.
- Tem dormido sentada para melhorar os sintomas.
- Nega episódios prévios semelhantes antes dessas 3 semanas. Nega febre, fraqueza no corpo ou alteração de sensibilidade.
- Não possui antecedentes patológicos.
- AF: mãe hipertensa, faleceu de infarto aos 60 anos. Pai está em tratamento de câncer de próstata.

Exame físico geral

- Pressão arterial 125 × 70 mmHg (decúbito)/120 × 65 mmHg (ortostase)/Frequência cardíaca 80 bpm/Frequência respiratória 16 ipm/SpO_2 97%/Temperatura 36,5 °C/Glicemia capilar 92 mg/dL.
- Estado geral regular, corada, hidratada, acianótica, anictérica. Sudoreica.
- Bulhas regulares, normofonéticas, em 2 tempos, sem sopros.
- Murmúrios vesiculares presentes bilateralmente, sem ruídos adventícios.
- Abdome globoso, flácido, ruídos hidroaéreos presentes, indolor à palpação, sem massas palpáveis.
- Extremidades sem edema, boa perfusão periférica.

Exame físico neurológico

- Vígil, orientada no tempo e espaço. Fala fluente, linguagem preservada.
- Pupilas isocóricas e fotorreagentes, musculatura ocular extrínseca preservada.
- Durante a manobra de Dix-Hallpike para a esquerda (paciente, inicialmente sentada, é deitada rapidamente com o rosto virado para a esquerda), é visto um nistagmo horizontal e unidirecional à esquerda, torcional, com fase rápida para esquerda (em direção ao chão).
- Face simétrica. Mímica facial preservada. Língua e palato centrados.
- Força muscular grau V global, sem assimetrias.
- Reflexos normoativos globalmente, sem assimetrias. Reflexo cutâneo-plantar em flexão bilateral. Sensibilidade tátil dolorosa e vibratória preservada.
- Ausência de ataxia às manobras de índex-nariz e calcanhar-joelho.
- Sem rigidez de nuca ou sinais meníngeos.
- Marcha cautelosa.

Perguntas

1. Qual o sintoma-guia da paciente?
2. Pelas características apresentadas na história e no exame físico, onde mais provavelmente está a lesão que causou esse sintoma?
3. Por que, ao deitar rapidamente para o lado esquerdo, a paciente apresentou um nistagmo?

Diagnóstico sindrômico

Sumarização

Este é um caso de **Síndrome Vestibular**.

A primeira etapa para a definição da síndrome vestibular é a caracterização do sintoma-guia do paciente. A tontura referida pode apresentar diferentes significados clínicos quando questionadas na anamnese:

- Vertigem: sensação de rotação ou de movimento ilusório de si próprio ou do ambiente ao redor; o paciente se sente como se estivesse em um carrossel.
- Pré-síncope: sensação de desmaio iminente, podendo estar associado a alterações visuais ou auditivas com diferentes graus de alteração do nível de consciência.
- Desequilíbrio: sensação de instabilidade sobre os movimentos dos membros, acentuada durante a marcha.

No caso dessa paciente, o sintoma-guia é a **vertigem**. Em seguida, é necessário classificá-la atentando-se aos seguintes dados clínicos: início, duração, desencadeantes, sintomas associados e alterações de exame físico. O Quadro 6.1 detalha as características das síndromes vestibulares.

Seguindo os conceitos do Quadro 6.1, o caso relatado se encaixa em uma **Síndrome Vestibular Episódica desencadeada**.

Quadro 6.1 Síndromes vestibulares

Tipo	Descrição	Duração
Episódica	Episódios de tontura breves, em geral repetitivos. Pode ser espontânea (sem um fator causal) ou desencadeada. O desencadeante mais comum é a movimentação da cabeça.	Segundos a horas.
Aguda	Episódio de tontura constante (não passa em nenhum momento) e de início súbito.	De algumas horas até alguns dias.
Crônica	Episódio de tontura constante, com piora progressiva.	Meses a anos.

Pergunta

4. Um paciente que vem ao pronto-socorro com queixa de que o mundo está girando, que surgiu de uma hora para a outra e não passa há 1 dia tem uma síndrome 1. _____________ do tipo 2. ____________.

Exame físico das síndromes vestibulares

Após a identificação da síndrome, deve-se avaliar o exame físico direcionado, com atenção importante ao exame físico neurológico e geral. Uma parte importante da avaliação do exame neurológico é a busca por nistagmos, movimentos involuntários dos olhos. Eles podem ser espontâneos (estão presentes na inspeção do paciente) ou desencadeados por alguma manobra. A manobra mais importante que desencadeia nistagmos é chamada de **manobra de Dix-Hallpike.**

A manobra de Dix-Hallpike é usada para avaliar os casos de vertigem episódica desencadeada. Para realizar essa manobra, em primeiro lugar, o paciente precisa estar na posição sentada com as pernas estendidas, enquanto o examinador gira a cabeça do paciente 45° para o lado a ser avaliado. Em seguida, o paciente é deitado na maca rapidamente, colocando sua cabeça pendente cerca de 30° para fora da maca. A posição é mantida por cerca de 30 segundos a 40 segundos e durante esse tempo o examinador deve olhar atentamente em busca de movimentos oculares espontâneos. A Figura 6.1 ilustra melhor a realização da manobra.

Em caso de presença de nistagmo desencadeado pela movimentação, há indício de lesão no labirinto da orelha interna, ou seja, no sistema nervoso periférico. Vertigens desencadeadas por lesões da orelha interna ou do nervo vestibulococlear são chamadas de vertigem periférica, pois são lesões do sistema nervoso periférico. O outro local possível de vertigem é central, que pode se localizar no cérebro, no cerebelo ou no tronco encefálico.

Perguntas

5. Uma vertigem que se localiza na orelha interna ou no nervo vestibulococlear é chamada de vertigem ____________________.
6. Uma vertigem que se localiza no cérebro, cerebelo ou tronco encefálico é chamada de vertigem ____________________.

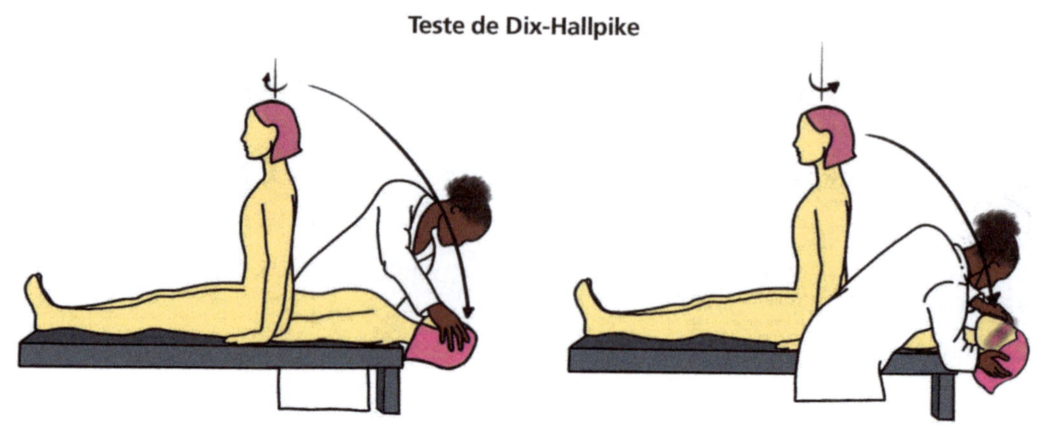

Figura 6.1 Manobra de Dix-Hallpike.

Tendo em mente outros diagnósticos diferenciais, é importante incluir no exame físico a avaliação da marcha, articulação da fala, equilíbrio e os sinais vitais do paciente com queixa de tontura. O Quadro 6.2 resume os dados de exame físico para direcionar o diagnóstico.

Vale a pena ressaltar que o exame físico é adicionado de uma nova manobra ao se tratar de uma síndrome vestibular aguda. Caso a queixa fosse súbita e contínua, o **teste HINTS** seria utilizado como ferramenta diagnóstica. Esse teste é composto por três passos fundamentais para avaliação dos movimentos oculares:

1. *Head impulse test* (HI): com a visão centrada, o examinador faz um movimento rápido da cabeça para os lados (10°–20°). Quando alterado, os olhos não acompanham o movimento da cabeça e perdem o ponto de fixação, fazendo uma sacada corretiva.

Quadro 6.2 Possíveis resultados do exame físico neurológico de tontura

Sinais vitais
Frequência cardíaca: pulsos arrítmicos podem indicar quadro de síncope cardiogênica. **Pressão arterial:** queda da pressão quando em ortostase favorece hipótese de hipotensão postural (redução de 20 mmHg da pressão arterial sistólica e 10 mmHg da pressão arterial diastólica quando em pé em oposição ao decúbito).
Marcha
Marcha atáxica: marcha de base alargada, passos irregulares, instabilidade postural podem indicar acometimento cerebelar ou distúrbio sensitivo.
Exame otológico
Acuidade auditiva: testar acuidade com fricção dos dedos a cerca de 15 cm do ouvido do paciente, favorecendo causas periféricas. **Otoscopia:** inspeção timpânica para pesquisa de cerúmen, perfuração e otite para excluir causas otológicas.
Exame neurológico
Avaliação de nervos cranianos: acometimento de outros nervos cranianos pode localizar a lesão em tronco encefálico. **Manobra de ataxia (descoordenação) do tipo índex-nariz e calcanhar-joelho:** se alterada pode indicar lesão cerebelar.

2. Nistagmo (N): avaliar a presença ou não de nistagmo no olhar primário (visão fixada no infinito). Caso presente, identificar sua lateralidade (uni ou bidirecional) e sua direção (horizontal ou vertical).
3. Teste de Skew (TS): pedindo para o paciente manter os dois olhos abertos e fixados em um ponto, o examinador cobre a visão central de um dos olhos enquanto deixa o outro descoberto; alternando qual olho está coberto. Encontra-se alterado se houver desvio do olhar vertical.

Esse teste é importante na diferenciação de uma síndrome vestibular aguda central ou periférica. O Quadro 6.3 ilustra tais diferenças para direcionar o diagnóstico.

Dessa forma, os achados do exame físico da nossa paciente permitem identificar uma **síndrome vestibular episódica desencadeada**, dada a característica da vertigem posicional e o exame físico compatível com nistagmo provocado pela manobra de Dix-Hallpike.

Pergunta

7. Um paciente, com tontura de início súbito há 1 dia, chega ao pronto-socorro. No exame físico, é feito o teste HINTS. Ele mostra um *head impulse test* normal, um nistagmo espontâneo vertical e um teste de Skew com desvio do olhar vertical. Ele apresenta uma síndrome vestibular do tipo 1. ____________ de localização 2. ____________.

Vertigem

Fisiologia

A fisiopatologia da vertigem encontra-se relacionada aos órgãos sensoriais do sistema vestibular, localizados em compartimentos ósseos dentro do osso temporal. Cada porção contém estruturas membranosas ou tubulares que mantêm conexão com o nervo vestibulococlear (VIII), que leva informações sensoriais ao córtex cerebral. Ele é composto pelo labirinto (estático e dinâmico), núcleos vestibulares no tronco encefálico, vias vestibulares que conectam essas estruturas, o cerebelo e o córtex cerebral.

A porção periférica do sistema vestibular está localizada na orelha interna (Figura 6.2), onde temos o labirinto (Figura 6.3) formado pelas seguintes estruturas: o utrículo, o sáculo e os canais semicirculares. Eles são banhados por endolinfa e contêm epitélio formado pelas células ciliadas, que são os receptores periféricos do sistema e controlam a sensação de movimento. Efeitos de gravidade e variação de posição cefálica geram alterações do fluxo de endolinfa, afetando impulsos neurais nesse epitélio sensorial.

Quadro 6.3 Diferenças entre as lesões centrais e periféricas em relação ao teste HINTS

Teste HINTS			
Tipo de lesão	*Head impulse test*	Nistagmo	Teste Skew
Periférica	Alterado	Horizontal e unidirecional	Normal
Central	Normal	Vertical, torcional e/ou bidirecional	Alterado

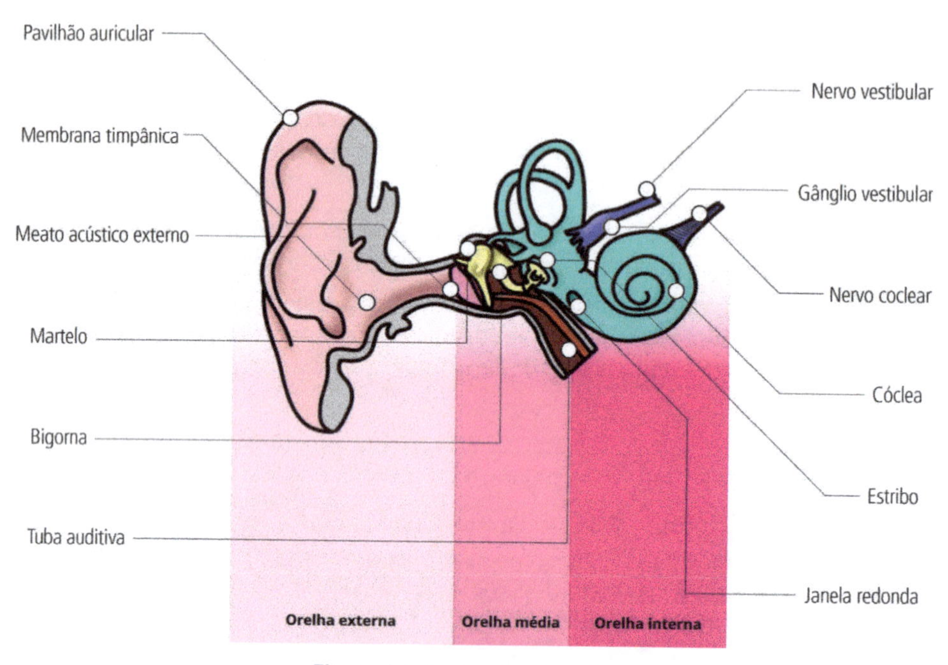

Figura 6.2 Anatomia da orelha.

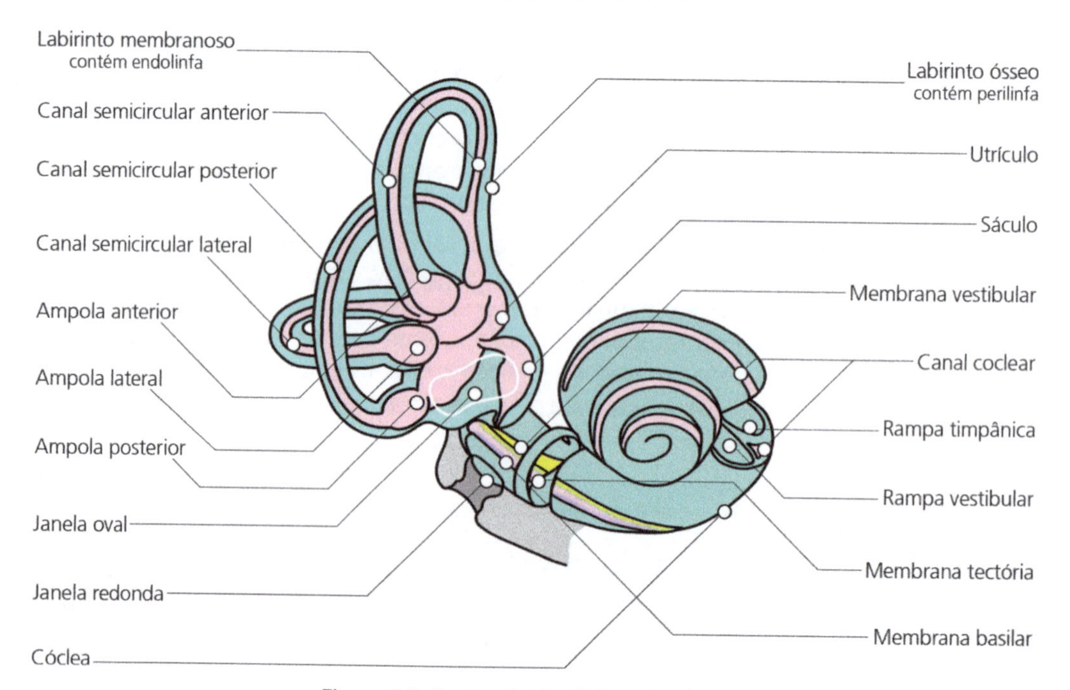

Figura 6.3 Anatomia da cóclea e labirinto.

O utrículo e o sáculo constituem o labirinto estático, encarregado de detectar a aceleração linear. Esses órgãos contêm uma estrutura denominada mácula (Figura 6.4), coberta por uma membrana – onde estão os cristais de carbonato de cálcio conhecidos como otólitos – e composta por células tanto de suporte como ciliadas. Quando a cabeça acelera em qualquer plano relativo ao chão, a massa desses cristais responde à aceleração linear e à gravidade, a qual desloca os cílios em determinada direção, despolarizando algumas células e hiperpolarizando outras.

Os canais semicirculares são o labirinto dinâmico, responsável por detectar aceleração angular. Nesse local, o epitélio sensorial reveste as ampolas dos canais (Figura 6.4), compostas também por células ciliadas envoltas por endolinfa. Na rotação da cabeça, há um atraso da endolinfa pela inércia, gerando um fluxo em direção oposta à direção da rotação, o que altera as descargas neurais nas células ciliadas.

São três canais em ambos os lados, cada um em ângulo reto em relação ao outro (assim como os três planos espaciais): lateral, anterior e o posterior. O primeiro se encontra no plano horizontal em um ângulo aproximado de 30° e detecta melhor o movimento da cabeça laterolateral ("não-não"). Já os últimos estão em plano vertical, sendo o anterior em 45° para a frente, detectando melhor o movimento no plano anteroposterior ("sim-sim"); enquanto o posterior em 45° para trás, com melhor reconhecimento da inclinação lateral da cabeça.

Normalmente, os canais dos dois lados estão em equilíbrio, respondendo com a mesma variação ao movimento da cabeça. Quando há lesão em um dos lados, o equilíbrio é rompido e ocorrem sinais e sintomas clínicos de vestibulopatia.

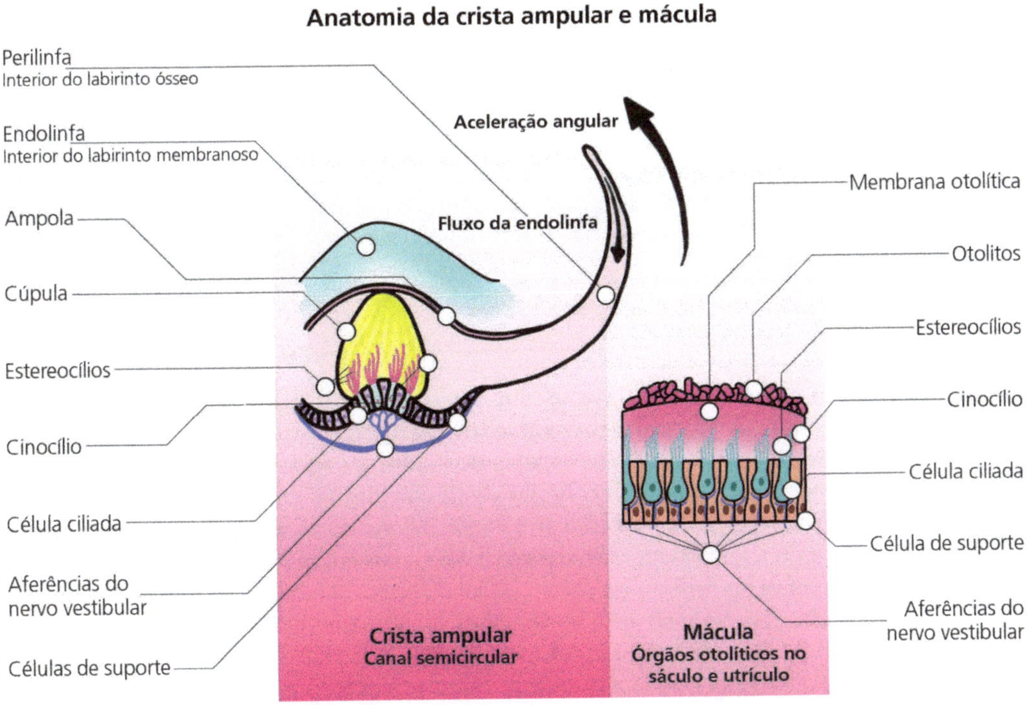

Anatomia da crista ampular e mácula

Figura 6.4 Anatomia da crista ampular e mácula.

Perguntas

8. A porção periférica do nervo vestibulococlear encontra-se na 1. ________________, onde temos o 2. ________________, que é formado pelo 3. ________________, 4. ________________ e 5. ________________.
9. O canal 1. ________________________ detecta inclinações laterais da cabeça. Logo, se quisermos testar sua função em um paciente, devemos 2. ________________.

Patologia

Lesões que causam vertigem podem ser centrais (erros nas conexões vestibulares), periféricas (distúrbios do labirinto) ou sistêmicas (causas cardíacas, metabólicas, endócrinas).

A vertigem por síndrome periférica apresenta duração mais curta, cursando por vezes com zumbido e perda auditiva. Ela pode ocorrer por múltiplos mecanismos: por transtornos canaliculares, aumento do volume de endolinfa e acometimento nervoso.

No caso dos transtornos canaliculares, os otólitos saem da mácula utricular, seja por degeneração ou trauma, sendo levados até os canais semicirculares (mais comumente o canal posterior). A presença desses otólitos nos canais altera a densidade da endolinfa presente, deixando-a mais sensível a mudanças na direção. Após a inclinação da cabeça em direção à orelha afetada, ocorre uma deflexão da cúpula, com início de vertigem rotacional após alguns segundos.

Outra forma de acometimento dos canais semicirculares é pelo aumento do volume de fluido, uma vez que a perda de homeostase do ouvido interno gera desbalanço da produção e absorção da endolinfa. O aumento da endolinfa ocasiona extravasamento de fluido rico em potássio para o espaço perilinfático, causando despolarização anormal do nervo vestibulococlear.

Podemos ter acometimento do nervo vestibular. Nessa lesão, temos alteração direta do equilíbrio, visto ao exame físico como instabilidade postural com queda preferencial para o lado afetado.

As lesões centrais costumam ter duração mais prolongada, e se localizam no tronco encefálico ou cerebelo, com infrequentes sintomas auditivos. A confirmação da localização central se dá pelo acometimento de outras estruturas do tronco encefálico e vias cerebelares, como o acometimento de nervos cranianos, tratos motores ou sensitivos.

Nistagmo

Fisiologia

Um nistagmo é um movimento involuntário e repetitivo dos olhos. A sua fisiopatologia está intimamente relacionada com a conexão entre o sistema vestibular e a movimentação ocular. Os impulsos gerados nas células ciliadas do labirinto seguem pelos neurônios bipolares no gânglio vestibular, formando o nervo vestibular, o qual entra no tronco encefálico em íntima proximidade com o nervo craniano VII (facial). As fibras vestibulares seguem pelo tronco, atingindo os núcleos vestibulares (Figura 6.5) – lateral, medial, superior e inferior – situados na parte rostral do bulbo e na parte caudal da ponte. Algumas fibras seguem diretamente até o cerebelo, sem fazer sinapse nos núcleos vestibulares, outras seguem dos núcleos vestibulares para conexões com o cerebelo, medula espinal, sistema oculomotor e córtex.

Todos os núcleos vestibulares enviam fibras para o fascículo longitudinal medial. Essa via conecta-se com os núcleos dos nervos cranianos III, IV, VI e XI, atuando na movimentação dos

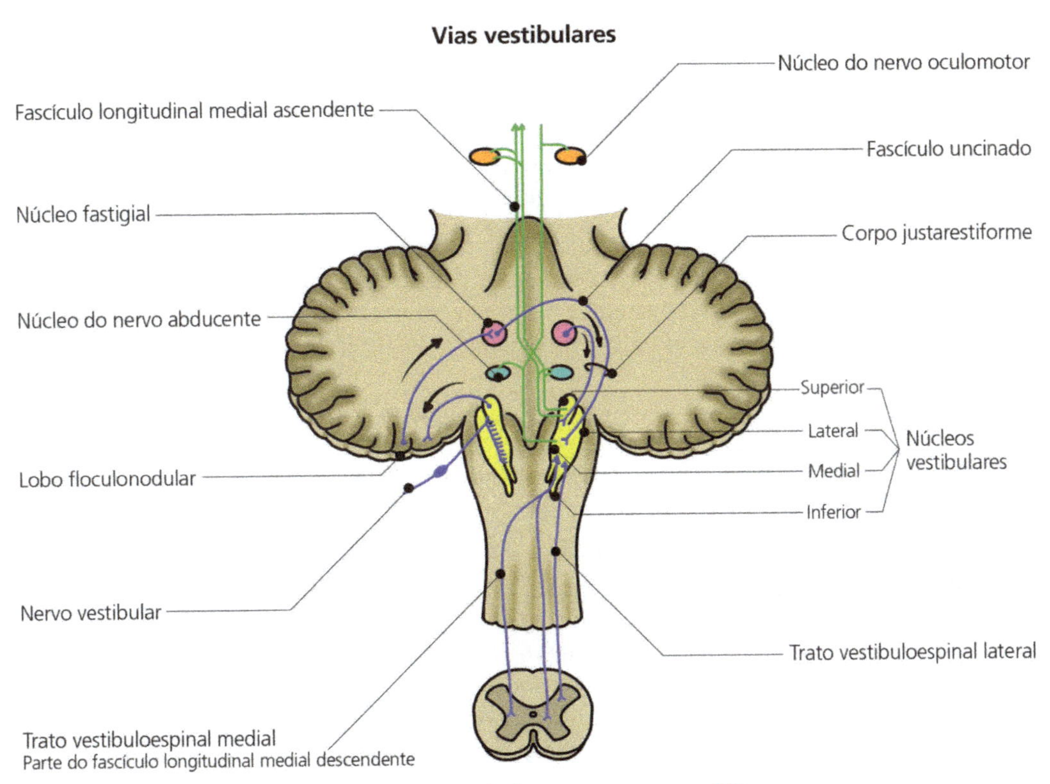

Figura 6.5 Vias vestibulares no tronco encefálico.

olhos, cabeça e pescoço, em resposta à estimulação dos canais semicirculares por meio da aceleração da cabeça. Assim, quando a orientação da cabeça muda, os olhos devem se movimentar para continuar formando uma imagem estável na retina, permitida pela conexão das vias vestibulares com os núcleos dos nervos cranianos responsáveis pela musculatura ocular.

Essas vias também atingem os núcleos talâmicos e até o córtex somatossensorial, mediando a percepção consciente da posição e do movimento da cabeça.

Pergunta

10. Quando ocorre uma movimentação da cabeça, disparam impulsos nas células ciliadas do 1. ______________. Essas informações chegam ao tronco encefálico através do nervo 2. ______________. O núcleo desse nervo se comunica com os nervos que movem os olhos, a cabeça e o pescoço através do 3. ______________. O objetivo é manter a retina centrada no alvo.

Patologia

Uma vez alterado o sistema vestibular, há consequentes repercussões na movimentação ocular, resultando em movimentos anormais. O nistagmo é definido como uma oscilação ocular repetitiva e involuntária, podendo ser horizontal, vertical, torcional ou não específico.

Tal sinal, isoladamente, pode apresentar diferentes causas – seja de desequilíbrio motor, por deprivação sensorial ou até mesmo fisiológico – no entanto, vamos nos ater ao nistagmo vestibular.

O nistagmo vestibular divide-se em vestibular fisiológico e vestibular patológico. O fisiológico ocorre por meio de uma sacada corretiva por um impulso alterado nos núcleos vestibulares, podendo ser provocado pelo que é chamado de teste calórico.

Para entender o teste calórico, é importante saber que o labirinto é responsável pela centralização do olhar. O labirinto direito direciona o olhar para o lado esquerdo e vice-versa. Como ambos funcionam simetricamente, as forças se anulam e o olhar fica centrado. Ao instilar água gelada no ouvido, diminui a atividade do labirinto desse lado. Enquanto instilar água quente tem o efeito oposto.

Vamos acompanhar um teste calórico com água gelada. Ao instilar água gelada no ouvido direito, o labirinto direito fica hipofuncionante. Com isso, o olhar tende a desviar para o lado direito. Para tentar centralizar o olhar, existe um nistagmo vestibular fisiológico com fase rápida para a esquerda.

Por sua vez, o nistagmo vestibular patológico pode ser classificado em periférico e central.

O periférico pode ser ocasionado por transtornos canaliculares, caracterizado como horizontal e sem mudança de direção (com fase rápida para o lado sadio), sendo inibido pela fixação visual; ou por acometimento do nervo vestibular, gerando um nistagmo horizontal rotatório espontâneo em direção ao ouvido sadio. Ele respeita a lei de Alexander, em que o nistagmo encontra-se acentuado quando o paciente desvia o olhar em direção à fase rápida e reduz quando em direção à fase lenta. A Figura 6.6 ilustra melhor as características desse tipo de nistagmo.

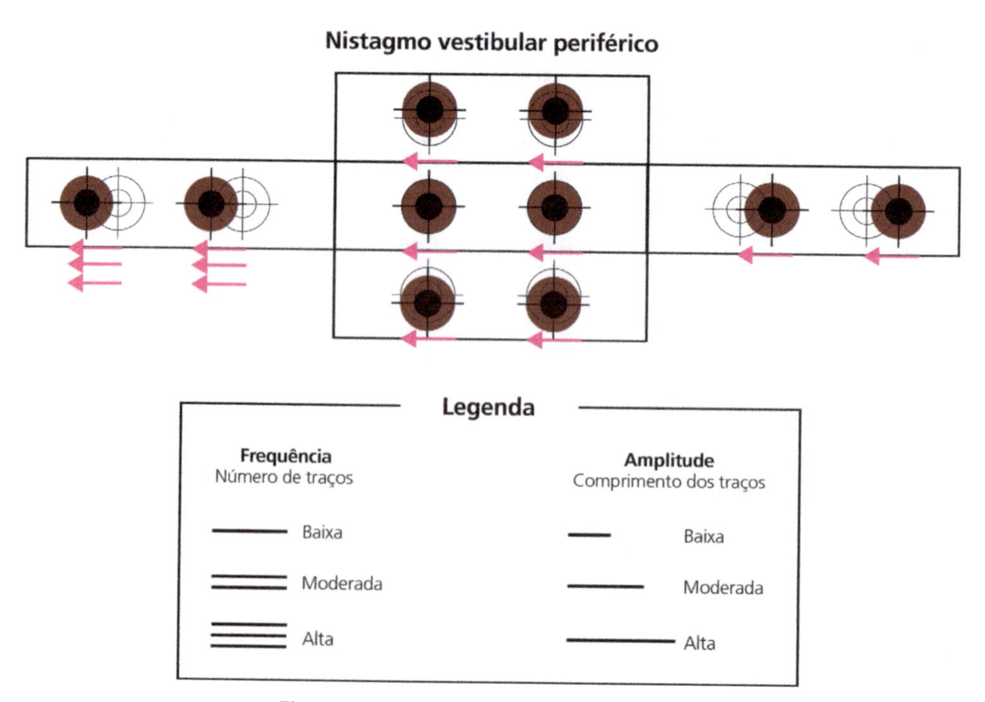

Figura 6.6 Nistagmo vestibular periférico.

Esta imagem retrata um exemplo de paciente com nistagmo horizontal que bate para a direita.

Já o nistagmo central pode ser caracterizado como vertical, com mudança de direção ou sem alteração com a fixação visual.

Feita a revisão teórica de Neurofisiologia, aplicada aos aspectos clínicos, é possível fazer o diagnóstico sindrômico da paciente, lembrando que se deve sempre analisar o conjunto dos sintomas, e não os sintomas separados. A paciente apresenta vertigem, associada à náusea e mal-estar com piora à movimentação da cabeça, acompanhado de nistagmo horizontal desencadeado pela manobra de Dix-Hallpike, sendo unidirecional à esquerda, geotrópico. Com isso, pode-se concluir que o diagnóstico sindrômico é de **Síndrome Vestibular Episódica Desencadeada**.

Perguntas

11. Um paciente apresenta um nistagmo vertical que não se altera com fixação visual. Esse nistagmo provavelmente é por uma vertigem do tipo ________________.
12. Um teste calórico com água gelada na orelha esquerda, em um paciente saudável, causará um nistagmo com fase rápida para a ____________________.

Diagnóstico topográfico

O próximo passo é determinar o diagnóstico topográfico. Uma vez feita a distinção entre uma lesão periférica e uma lesão central, é preciso localizá-la em que ponto do sistema vestibular se encontra alterado – seja nos canais semicirculares, no nervo vestibular ou um desbalanço homeostático do sistema.

Voltando ao caso, por se tratar de uma síndrome vestibular episódica desencadeada sem alterações hemodinâmicas, podemos localizar a lesão nos canais semicirculares da orelha interna. Associado ao exame físico – manobra de Dix-Hallpike positiva à esquerda, associado à marcha hesitante, sem outros déficits focais – é possível topografar a lesão da paciente no **canal semicircular esquerdo**.

No Quadro 6.4, mostramos as características do nistagmo em cada canal semicircular.

Quadro 6.4 Características do nistagmo de acordo com o canal semicircular afetado

	Canal Posterior	Canal Lateral	Canal Anterior
Desencadeante	Quando a orelha afetada é virada para baixo (Dix-Hallpike).	Movimentação lateral da cabeça (*Head-roll test*) (Figura 6.7).	Quando a orelha afetada é virada para baixo (Dix-Hallpike).
Latência	Presente	Ausente	Presente
Direção	Polos superiores do olho batendo em direção ao chão (geotrópico) Exemplo: ao inclinar a cabeça para a direita, o nistagmo é horizontal para a direita.	Geotrópico (no caso de otólitos livres no canal semicircular) ou ageotrópico (no caso de otólitos presos na cúpula).	Polos superiores do olho batendo na direção oposta do chão (ageotrópico) Exemplo: ao inclinar a cabeça para a direita, o nistagmo é horizontal para a esquerda.

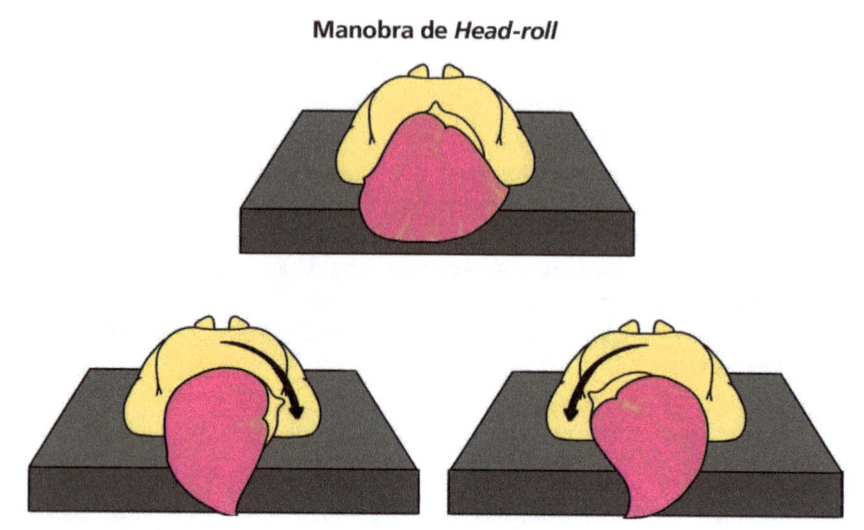

Figura 6.7 *Head-roll test* (manobra para avaliação de canal lateral).

Diagnóstico etiológico

Pensando na vertigem como consequência de uma síndrome periférica, é preciso diferenciar três diagnósticos fundamentais: vertigem paroxística posicional benigna (VPPB), neurite vestibular e doença de Ménière.

Dentre as causas centrais, temos como principais diferenciais o ataque isquêmico transitório (AIT) e o acidente vascular cerebral (AVC).

Vertigem paroxística posicional benigna (VPPB)

A VPPB é caracterizada por ataques de tontura de curta duração desencadeados pela mudança de posição cefálica, associados a sintomas autonômicos – como náuseas, vômitos e sudorese, com sintomas cocleares pouco frequentes. O nistagmo é presente e segue as características periféricas (horizontal, unidirecional e suprimido com a fixação do olhar). Vale a pena lembrar que essa disfunção ocorre pela saída dos otólitos da mácula utricular e sua entrada nos canais semicirculares, alterando a densidade da endolinfa presente, deixando-a mais sensível a mudanças na direção.

Esse processo fisiopatológico pode resultar de trauma, infecção, isquemia, inflamação ou neoplasia. A manobra de provocação (Dix-Hallpike) ajuda a diferenciar a vertigem posicional periférica da central – sendo que, em indivíduos normais, a manobra não desencadeará nistagmo. Em lesões periféricas, sintomas como vertigem, náuseas, vômitos e nistagmo ocorrem alguns segundos após a mudança da posição cefálica.

Neurite vestibular

Na neurite vestibular, há vertigem importante e prolongada, desequilíbrio em direção ao lado afetado, nistagmo horizontal-rotatório espontâneo em direção ao ouvido sadio, náuseas e vômitos. Pode haver tontura residual e desequilíbrio por meses.

Essa patologia ocorre por processo inflamatório no nervo vestibular. A parte superior do nervo é responsável pelas informações dos canais semicirculares anterior, lateral e do utrículo; enquanto a inferior é responsável pela informação do canal semicircular posterior e do sáculo. O acometimento mais comum é da parte superior, pelo seu trajeto mais longo e estreito. A etiologia da inflamação pode ser viral, como na reativação do herpes simples tipo 1, autoimune ou microvascular.

O termo "labirintite" é empregado quando temos a neurite vestibular associada a zumbido e perda auditiva.

Doença de Ménière

A patologia de Ménière acomete o ouvido interno pela hidropsia endolinfática (aumento de fluido) causando ataques episódicos agudos e incapacitantes de vertigem, perda auditiva transitória e zumbido. Distorção subjetiva de sons também pode ocorrer. Muitas vezes há uma sensação de plenitude auricular associada.

Apesar de pouco esclarecida, acredita-se na explicação fisiopatológica pela perda de homeostase do ouvido interno com desbalanço da produção e absorção da endolinfa, gerando extravasamento de líquido no espaço perilinfático. Esse desbalanço pode ter causas genéticas, inflamatórias, imunológicas, infecciosas, traumáticas ou vasculares.

Eventos vasculares (AVC e AIT)

Essas lesões são causadas pelo acometimento das conexões periféricas do sistema vestibular com o córtex, principalmente no tronco encefálico. O que chama a atenção para essa etiologia é o acometimento de outras estruturas do tronco que estão em íntima relação anatômica, como outros nervos cranianos, tratos espinotalâmico, espinocerebelar e corticoespinal.

Lesões centrais devem ser consideradas quando o nistagmo for desencadeado nos dois lados, for vertical, mudar de direção imediatamente após a mudança de posição ou quando não apresentar fatigabilidade.

No AIT de circulação posterior, temos vertigem usualmente associada à diplopia, disartria, disfagia, alteração motora, sensitiva ou visual, com melhora espontânea. Sintoma isolado de vertigem transitória raramente indica ataque isquêmico transitório.

No AVC de circulação posterior (assim como o AIT), há associação de vertigem com outros déficits neurológicos achados em lesões de tronco e vias cerebelares, como acometimento de outros pares cranianos, ataxia, perda de força ou de sensibilidade. É importante ressaltar que qualquer alteração na bateria teste HINTS deve ser valorizada como possível AVC – *head impulse test* (HI) normal, nistagmo (N) vertical, torcional e/ou bidirecional e/ou teste de Skew com desvio vertical do olhar.

Comentários e conduta

Tontura é um termo pouco específico, que pode ser usado para descrever vários sintomas que incluem vertigem, pré-síncope, desequilíbrio ou mal-estar inespecífico. Para nos auxiliar há alguns pontos-chave a serem investigados: sintomas iniciados na mudança postural, queda de pressão arterial em ortostase, marcha e características do nistagmo.

Identificando a vertigem, sensação ilusória de movimento, deve-se analisar a temporalidade: se o início foi súbito, se é contínuo ou intermitente e se é desencadeado por alguma ação, como movimentação cefálica.

Após a identificação sindrômica, associado aos achados do exame físico, determina-se a localização periférica ou central e, em seguida, a etiologia. No caso das síndromes vestibulares episódicas desencadeadas, como apresentado no caso piloto, a etiologia principal é a **vertigem posicional paroxística benigna** (VPPB). O tratamento da VPPB consiste no reposicionamento dos otólitos no canal semicircular, por meio da manobra de Epley (Figura 6.8). A resposta após a manobra será a melhora dos sintomas e atenuação do nistagmo. Após o reposicionamento, os sintomas podem permanecer de forma branda nas semanas seguintes. Medicações não costumam ser indicadas.

Na síndrome vestibular episódica espontânea, temos como diagnóstico diferencial o ataque isquêmico transitório, que deve seguir o fluxo de tratamento do acidente vascular cerebral; a migrânea vestibular, que segue o tratamento das cefaleias primárias; e a doença de Ménière, que inclui em sua terapêutica inicial mudança de estilo de vida (redução de fatores estressores como cafeína, álcool, alimentos gordurosos, sal), reabilitação vestibular e, em alguns casos, antieméticos, vasodilatadores e diuréticos.

Já na síndrome vestibular aguda, os principais diferenciais são acidente vascular cerebral, que segue seu próprio fluxo de investigação complementar e tratamento; e a neurite vestibular, que é usualmente tratada com rápido curso de corticoide, além de reabilitação vestibular e sintomáticos (como antieméticos e anti-histamínicos).

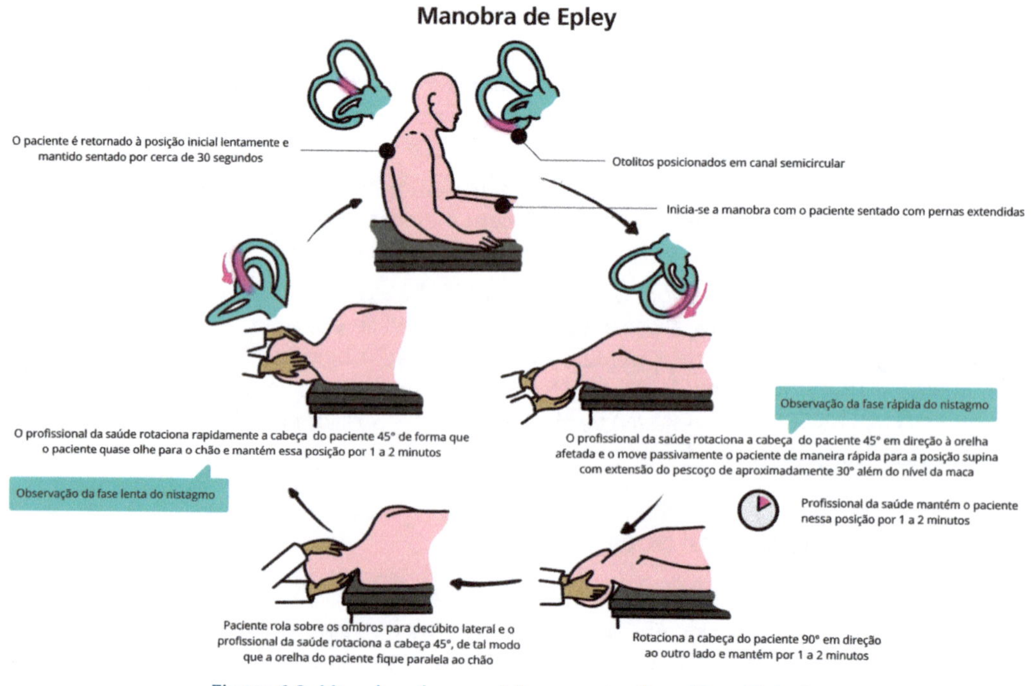

Figura 6.8 Manobra de reposicionamento de otólitos (Epley).

Analise esse paciente

Anamnese

- Paciente do sexo masculino, 60 anos, procura pronto atendimento com queixa de tontura iniciada há 3 dias, associada à dificuldade de deambular, que está constante, ou seja, sem períodos de melhora. Não consegue notar um fator desencadeante. Refere piora com a movimentação e melhora parcial com o repouso.
- Nega episódios prévios semelhantes. Nega perda de força, parestesias ou outros sintomas neurológicos. Refere coriza e congestão nasal há 7 dias.
- Antecedente pessoal: hipertensão arterial controlada com Losartana 50 mg/dia. Ex-tabagista, cessou há 10 anos, 30 anos-maço.
- Antecedente familiar: mãe falecida aos 80 anos, não sabe a causa. Pai falecido de infarto agudo do miocárdio aos 82 anos.

Exame físico geral

- Pressão arterial 130 × 80 mmHg (decúbito)/120 × 75 mmHg (ortostase)/Frequência cardíaca 70 bpm/Frequência respiratória 18 ipm/SpO_2 94%/Temperatura 36,3 °C/Glicemia capilar 108 mg/dL.
- Estado geral regular, corado, hidratado, acianótico, anictérico.
- Bulhas regulares, normofonéticas, em 2 tempos, sem sopros.
- Murmúrios vesiculares presentes bilateralmente, sem ruídos adventícios.
- Abdome globoso, flácido, ruídos hidroaéreos presentes, indolor à palpação, sem massas palpáveis.
- Extremidades sem edema, boa perfusão periférica.

Exame físico neurológico

- Vígil, atenção preservada. Orientado em tempo e espaço.
- Fala fluente, com linguagem preservada (compreende, nomeia e repete).
- Pupilas isocóricas e fotorreagentes, musculatura ocular extrínseca preservada.
- Presença de nistagmo horizontal ao olhar primário com fase rápida para a direita, seguindo a lei de Alexander, aumentando sua intensidade na mirada para a direita e reduzindo a intensidade na mirada para a esquerda.
- Reflexo vestíbulo-ocular com sacada lenta corretiva quando movimenta a cabeça para a esquerda do paciente.
- Ausência de desvio vertical no teste de Skew.
- Face simétrica. Mímica facial preservada. Língua e palato centrados.
- Força muscular grau V global, sem assimetrias.
- Reflexos hipoativos globalmente, sem assimetrias. Reflexo cutâneo-plantar em flexão bilateral. Sensibilidade tátil dolorosa e vibratória preservada.
- Ausência de ataxia às manobras de índex-nariz e calcanhar-joelho.
- Ausência de rigidez de nuca ou sinais meníngeos.
- Queda preferencial para a esquerda, sem perda de habilidade para deambular.

Perguntas

13. Qual o sintoma-guia desse paciente?
14. Que manobras do exame físico são importantes em um paciente com esse sintoma-guia de forma constante e súbita?
15. O nistagmo apresentado pelo paciente sugere uma topografia de lesão periférica ou central?
16. Como você classifica essa síndrome?
17. Qual o diagnóstico mais provável?

O sintoma-guia desse paciente é a **vertigem**.

Nesse caso, a vertigem veio de forma aguda, contínua, com duração superior a 24 horas. O exame neurológico demonstra nistagmo horizontal, que segue a lei de Alexander, alteração do *head impulse test*, ausência de desvio no teste de Skew, ausência de déficits focais, instabilidade postural sem perda da capacidade de deambular.

Assim, temos uma **síndrome vestibular aguda**. Analisando as características do exame neurológico, vemos a avaliação do HINTS plus (*Head impulse test*, Nistagmo, Teste de Skew e avaliação da marcha), sendo este negativo no paciente em questão.

A fase rápida do nistagmo periférico ocorre na direção oposta do lado lesionado, porque a lesão vestibular aguda costuma causar hipoatividade do labirinto. Os achados são semelhantes ao teste vestíbulo calórico com água gelada e ocorrem porque o labirinto normal empurra os olhos na direção do lado afetado e o córtex repercute esse estímulo com uma sacada corretiva para o lado preservado.

Da mesma forma, o reflexo vestíbulo-ocular (RVO) mantém a fixação no alvo. Quando o RVO está comprometido, a velocidade do movimento ocular é menor do que a velocidade da movimentação cefálica, sendo necessária a sacada corretiva para retomar a fixação.

No paciente citado, temos um HINTS plus negativo, sem sinais de acometimento central, podendo topografar a lesão no sistema vestibular, mais especificamente no VIII nervo craniano à esquerda, o que caracteriza uma **Síndrome Vestibular Aguda** por **neurite vestibular**.

Finalização

Pontos-chave

- Classificar as tonturas pela temporalidade – caracterizar início, duração e desencadeantes.
- Identificar alterações hemodinâmicas que possam favorecer etiologia não neurológica – queda de PA em ortostase, ritmo cardíaco irregular etc.
- Exame neurológico direcionado para queixa: Síndrome vestibular aguda (HINTS) × Síndrome vestibular episódica (Dix-Hallpike).
- Nistagmo periférico apresenta-se horizontal, unidirecional e suprimível com fixação visual.
- Qualquer alteração na avaliação da bateria HINTS plus indica avaliação complementar para etiologia central.

Objetivos de aprendizagem

1. Entender o sistema e a função vestibular.
2. Diferenciar nistagmo central de periférico.
3. Diferenciar vertigem central de periférica.
4. Identificar um quadro de vertigem posicional paroxística benigna e de neurite vestibular.
5. Saber diagnósticos diferenciais de vertigem.

Respostas

1. Vertigem.
2. No sistema vestibular periférico.
3. Porque ao mobilizar rapidamente a cabeça, há mudança na posição dos otólitos que estão no canal semicircular esquerdo. Isso desencadeia um estímulo conflitante pelo nervo vestibulococlear, que é responsável pela centralização do olhar. Com esse conflito, há um nistagmo (movimento involuntário e repetitivo dos olhos).
4. 1. vestibular; 2. aguda
5. periférica
6. central
7. 1. aguda; 2. central
8. 1. orelha interna; 2. labirinto; 3. utrículo; 4. sáculo; 5. canais semicirculares
9. 1. posterior; 2. inclinar sua cabeça lateralmente
10. 1. labirinto; 2. vestibulococlear; 3. fascículo longitudinal medial
11. central
12. direita
13. Vertigem.
14. Teste HINTS – *Head impulse* (reflexo vestíbulo-ocular), Nistagmo e Teste de Skew.
15. Periférica.
16. Síndrome vestibular aguda.
17. Neurite vestibular, pelo fato de o teste HINTS sugerir uma lesão periférica.

Bibliografia

Biller J, Gruener G, Brazis PW. DeMyer's The Neurologic Examination: A Programmed Text. 7th ed. McGraw Hill. https://neurology.mhmedical.com.

Biller J. Practical neurology / [edited by] José Biller, MD, FACP, FAAN, FAHA, professor and chairman, Department of Neurology, Loyola University Chicago, Stritch School of Medicine, Maywood, Illinois. Fifth edition.

Bowling B, Kanski. Oftalmologia Clínica. Tradução da 8ª ed. Rio de Janeiro, GEN, 2016.

Brazis PW, Masdeu JC, Biller J. Localization in clinical neurology. Philadelphia, Lippincott Williams & Wilkins, 2007.

Continuum (Minneap Minn) 2021;27(2, Neuro-Otology): 306-29.

Dejong. Dejong's the Neurologic Examination. 7th ed. Philadelphia: Lippincott, 1992.

Duncan BB, Schimidt MI, Giugliani ERJ. Medicina Ambulatorial – Condutas de Atenção Primária Baseada em Evidências. Tradução da 4ª ed. Porto Alegre, ARTMED, 2013.

Gagliardi R, Takayanagui OM. Tratado de Neurologia da Academia Brasileira de Neurologia [livro eletrônico]. 2ª ed. Disponível em: https://www.evolution.com.br/product/9788535289398.

Guyton AC, Hall JE. Tratado de fisiologia médica. Tradução da 13ª ed. Rio de Janeiro, GEN, 2017.

Louis ED, Mayer SA, Rowland LP. Merritt's neurology. 13th ed. Philadelphia: Wolters Kluwer.

Ropper AH, Adams RD, Victor M, Brown RH, Victor M . Adams and Victor's principles of neurology. New York, McGraw-Hill Medical Pub. Division; 2005. p. 303-29. Disponível em: http://site.ebrary.com/id/10085491.

Sure DR, Culicchia F. Duus' Topical Diagnosis in Neurology, Otology & Neurotology. 2013 Jan;34.

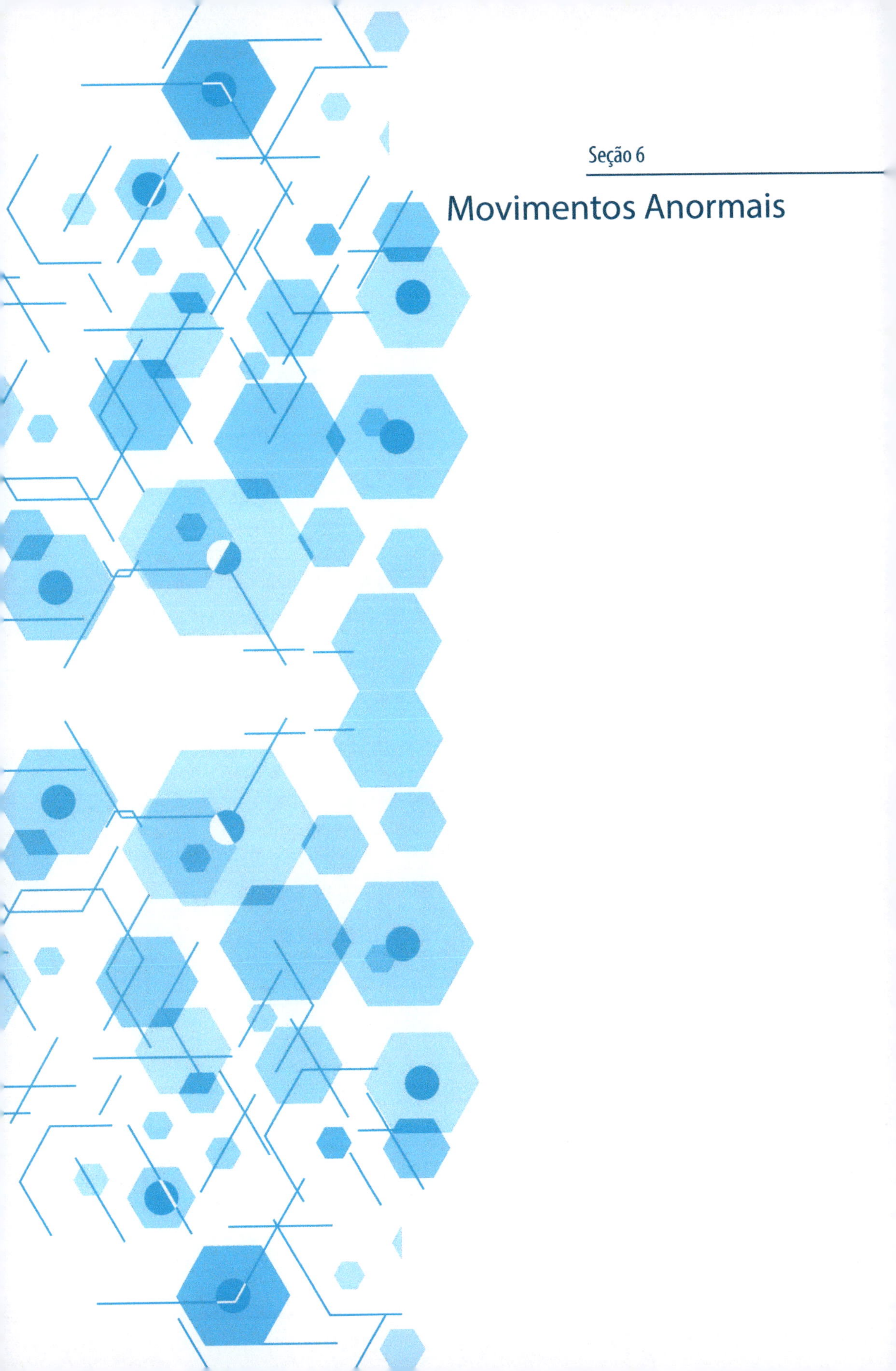

Seção 6

Movimentos Anormais

7

Caso Clínico 7

André Felício
Karina Silveira Massruha
Bruna Graziele de Angelo Camargo
João Paulo Macedo Borges

Anamnese

- J.C.M., sexo masculino, 78 anos, casado, agricultor aposentado.
- Vem à consulta por "tremor". Relata início de tremor na mão direita há cinco anos, progredindo para a mão esquerda há um ano. Associado a isso, refere lentidão para realizar movimentos, como abotoar suas camisas ou pegar moedas no seu bolso e dificuldade para andar, tendo notado rigidez das pernas, sendo pior na direita.
- A esposa relata que paciente tem apresentado sono muito agitado, tendo caído no chão uma noite e acordado, em seguida, assustado, além de ter notado mais dificuldade em iniciar conversas, preferindo também evitar sair de casa para lazer ou demais atividades. Ele está sempre cansado e vem tendo muitos "esquecimentos" no último ano.
- Refere constipação crônica e urgência urinária nos últimos dez anos.
- Antecedentes pessoais: Depressão há 15 anos, em uso de Sertralina 100 mg/dia; Diabetes tipo II, em uso de Metformina 850 mg três vezes ao dia.
- AF: nada digno de nota.

Exame físico geral

- Pressão arterial: 125 × 79 mmHg sentado e 98 × 69 mmHg em ortostase/Frequência cardíaca: 90 bpm/Frequência respiratória: 12 ipm/Saturação 96% em ar ambiente.
- Bom estado geral, corado, hidratado, acianótico, anictérico e afebril.
- Bulhas regulares, normofonéticas, em 2 tempos, sem sopros (BRNF, em 2T, S/S). Tempo de enchimento capilar de 2 s.
- Murmúrios vesiculares presentes bilateralmente, sem ruídos adventícios (MV+ e sim, s/RA).

- Abdome globoso, ruídos hidroaéreos presentes, timpânico, flácido, indolor, sem massas ou visceromegalias.
- Extremidades bem perfundidas, sem sinais de edema ou rigidez da panturrilha.

Exame físico neurológico

- Vígil, orientado no tempo e espaço, atenção preservada. Linguagem preservada, hipofonia. Motricidade ocular extrínseca preservada. Hipomimia facial simétrica.
- Força muscular grau V global. Reflexos profundos normoativos 2+/4+ globais. Sensibilidade superficial e profunda preservadas. Reflexo cutâneo-plantar em flexão bilateral. Provas cerebelares normais.
- Tremor de alta amplitude e baixa frequência, em repouso, acometendo região distal de membros superiores, maior intensidade à direita, melhora na ação ou postura. Rigidez em roda denteada, acometendo articulações dos membros superiores e inferiores, pior à direita. Bradicinesia bilateral, mais importante em membro superior direito. Micrografia (Figura 7.1).
- Marcha discretamente lentificada, passos curtos, movimento reduzido dos braços e discreta hesitação. *Pull test* sem queda, um passo para trás para se equilibrar.

Perguntas

1. Qual o sintoma-guia do paciente?
2. Que sinais encontrados no exame físico são compatíveis com esse sintoma-guia?
3. Que estrutura no cérebro, quando lesada, pode ocasionar esse sintoma-guia?
4. Existe algum diagnóstico mais provável?

Diagnóstico sindrômico

Sumarização

Este é um caso de **Síndrome de Movimentos Anormais** (Figura 7.2).

O primeiro passo para identificar um caso que envolva movimentos anormais é descrever a alteração neurológica do paciente – sintoma-guia – que indicará que se trata de uma Síndrome de Movimentos Anormais, seja esta hipercinética ou hipocinética. No caso desse paciente, o sintoma-guia é o **tremor**. O Quadro 7.1 mostra os diferentes tipos de movimentos anormais e como podem ser classificados na anamnese. Os Quadros 7.2 e 7.3 detalham a avaliação neurológica do tremor – em termos de anamnese e exame físico, respectivamente.

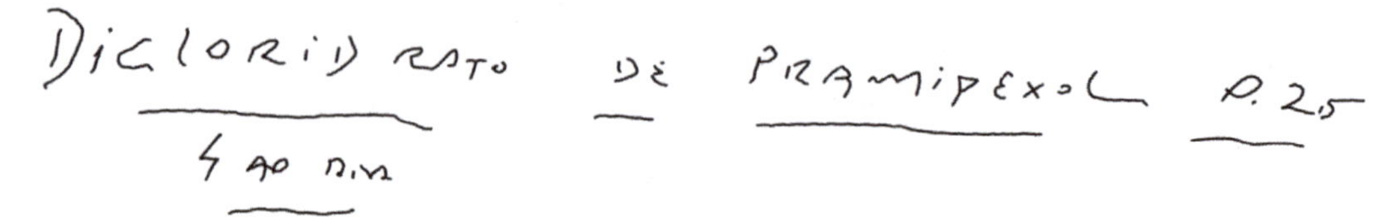

Figura 7.1 Micrografia do paciente apresentado.

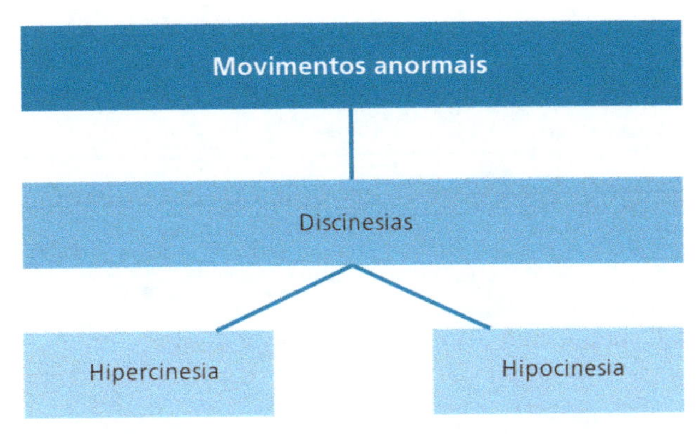

Figura 7.2 Classificação de movimentos anormais.

Quadro 7.1 Classificação de movimentos anormais

Síndromes Hipercinéticas	Síndromes Hipocinéticas
Tremor Oscilação muscular involuntária, rítmica que envolve qualquer região do corpo.	**Bradicinesia** Lentidão na execução de movimentos voluntários.
Balismo Movimento involuntário brusco, não estereotipado, breve e de grande amplitude, que envolve mais a parte proximal dos membros e raramente é bilateral.	**Rigidez** Aumento da resistência durante todo o movimento passivo em uma articulação, ainda com piora à manobra de coativação.
Coreia Movimento anormal, despropositado, rápido, arrítmico e não suprimível. Acomete preferencialmente a musculatura distal e a facial. Pode cursar com hipotonia.	
Atetose Movimento lento de contorção, involuntário, contínuo, irregular e que, de modo geral, afeta a extremidade distal.	
Distonia Distúrbio de movimento marcado por contrações musculares involuntárias, contínuas ou intermitentes, que provocam movimentos repetitivos, sobretudo de torção, e anormalidades posturais. Frequentemente associada a dor.	
Tiques Movimentos repentinos, rápidos, intermitentes e sem propósito, podem se manifestar de forma motora ou até fônica e podem ser suprimidos até certo ponto.	
Mioclonia Abalo muscular em forma de choque, repentino e de curta duração, resultante da contração ou relaxamento muscular.	

Os transtornos de movimento englobam uma série de condições neurológicas com etiologias diferentes, decorrentes da desregulação dos circuitos dos núcleos da base ou de suas conexões, cursando com prejuízo do controle voluntário dos movimentos e podendo acometer qualquer região do corpo. Como descrito a seguir, são subdivididos em dois grandes grupos: hipercinéticos (atividade ou movimentos anormais em excesso) e hipocinéticos (pobreza de movimentos).

Quadro 7.2 Possíveis perguntas da anamnese e exame físico neurológico de tremor

História

Idade de Início:

- *Quantos anos você tinha quando começaram os tremores?*

Modo de Instalação:

- *O início dos sintomas ocorreu de forma abrupta ou insidiosa?*

Temporalidade:

- *O quadro progrediu, regrediu ou permaneceu inalterado ao longo dos anos?*

Antecedentes Pessoais:

- *Possui alguma comorbidade (diabetes, hipertireoidismo...)?*
- *Faz uso diário de alguma medicação?*
- *Histórico de alcoolismo crônico?*

História Familiar:

- *Existem familiares próximos, especialmente de 1º grau, com histórico de tremor ou outra doença neurológica?*

Fatores Precipitantes, Agravadores e de Alívio:

- *Alimentos (cafeína), drogas (anfetamina, ácido valproico, corticosteroides...) ou estímulos emotivos (ansiedade/estresse) induzem ou pioram os tremores?*
- *Alguma posição específica do membro pode provocar ou diminuir os tremores?*

Características do tremor

Distribuição Corporal:

- *Quais as partes do corpo afetadas (cabeça, braço, mãos, tronco, pernas...)?*

Condição de Ativação:

- *O tremor surge quando você está realizando algum movimento ou quando está em repouso?*

Frequência (Hz):

- *Baixa (<4 Hz), média (4 Hz – 7 Hz) ou alta frequência (> ou = 8 Hz)?*

Amplitude:

- *Há aumento da amplitude do tremor quando o dedo do paciente se aproxima de um alvo?*

Sinais associados

Sinais Neurológicos:

- *Existem outras alterações neurológicas (bradicinesia, alteração de marcha, rigidez, alterações cognitivas, nistagmo...)?*
- *Há associação com outros movimentos involuntários?*

Doença Sistêmica:

- *Questionar ativamente sobre a presença de outros sintomas na história clínica:*
  - *Há perda de peso associada? Irritabilidade? Palpitações? Exoftalmia? Atentar para quadro de hipertireoidismo.*
  - *Tremores que aparecem após as refeições em conjunto com palidez, sudorese e alteração do nível de consciência? Atentar para hipoglicemia.*
  - *Há presença de estigmas de hepatopatia? Aranhas vasculares? Ginecomastia? Atentar para história de etilismo crônico.*

Principais drogas associadas ao tremor

Estabilizadores de humor (carbonato de lítio), broncodilatadores (salbutamol), antidepressivos (amitriptilina, fluoxetina), antiarrítmicos (amiodarona), imunossupressores (ciclosporina), hormônios (levotiroxina, medroxiprogesterona), abuso de drogas (nicotina, álcool), antimicrobianos (aciclovir, anfotericina), quimioterápicos (tamoxifeno), metilxantinas (cafeína), e outros.

Quadro 7.3 Possíveis resultados da anamnese e exame físico neurológico de tremor

Avaliação neurológica do tremor
Tremor de Repouso: • Ocorre em uma parte do corpo que não foi ativada voluntariamente. • É mais bem avaliado na ausência de um ato motor voluntário, com o paciente deitado em posição supina, ou sentado com o membro completamente apoiado, de forma a manter os músculos relaxados ou sem o efeito da gravidade. • O tremor pode cessar ou diminuir com a movimentação do segmento corporal afetado. • O avaliador pode, ainda, pedir ao paciente para que realize alguma tarefa de distração mental, como contagem regressiva, o que pode exacerbar o quadro no tremor parkinsoniano. • Na doença de Parkinson, tipicamente, o tremor é de repouso e desaparece na ação. Mas existe um tipo de tremor, reemergente, que ocorre quando o tremor de repouso, após uma latência, aparece no paciente com Parkinson, no momento em que ele está com ambas ou uma das mãos estendidas (na postura). 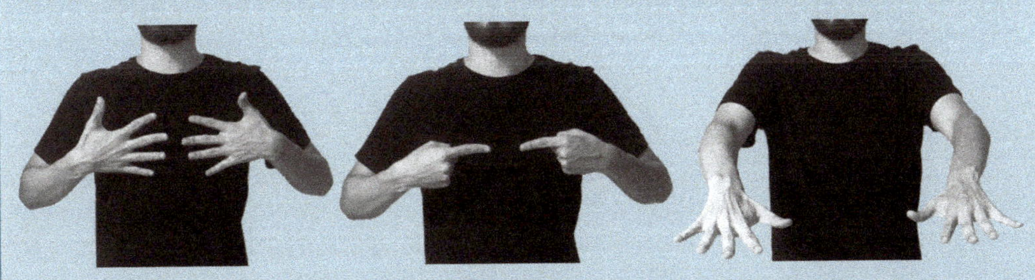 Avaliação de tremor no exame físico.

Tremor de Ação:
• Postural:
  • Manifesta-se quando o paciente adota uma postura, voluntariamente, antigravitacional. Pode ser observado, p. ex., quando o paciente mantém as mãos estendidas por um curto período.
  • No Tremor Essencial, o tremor postural ocorre durante a realização de um movimento.
• Cinético:
  • Durante a execução da prova índex-nariz, flexão e extensão ou de outros testes alternativos, como o teste calcanhar-joelho ou durante a realização de movimentos direcionados como comer, escrever ou transferir água de um copo para outro.
  • Durante o exame, verificar se há aumento da amplitude do tremor quando o membro se aproxima do alvo (componente intencional).
  • É importante avaliar se há postura anormal na parte do corpo com o tremor e também seu tônus, para afastar o tremor distônico.
• Intenção:
  • A amplitude do tremor aumenta durante manobras guiadas visualmente para atingir um alvo.
• Isométrico:
  • Ocorre durante esforço contra uma superfície estática.
• Ação específica:
  • Pode ser observado durante a execução de uma ação própria, como o ato de escrever.

Síndromes hipercinéticas

Tremor

Causado pela contração – alternada ou síncrona – da musculatura antagonista, o tremor é o transtorno do movimento mais comum na prática neurológica. É definido como um movimento involuntário, cujo principal achado diferenciador dos demais distúrbios é o caráter oscilatório e rítmico.

Com relação à natureza, o tremor pode ser resultado de um processo fisiológico ou pode estar associado a alguma patologia. O tremor fisiológico exacerbado é marcado pela amplitude reduzida e pela frequência elevada, sendo quase sempre imperceptível para o paciente. Contudo, pode ser agravado em situações de estresse/ansiedade, na presença de distúrbios metabólicos, pelo consumo excessivo de cafeína, pela abstinência alcoólica, ou, ainda, induzido pelo uso de medicamentos (antidepressivos, estimulantes do sistema nervoso central, corticosteroides).

Dentre os tremores patológicos, existem aqueles que ocorrem tipicamente ao repouso, como na doença de Parkinson, e têm amplitude alta, mas frequência baixa (4 Hz a 8 Hz). Outro tremor patológico, ainda mais comum, ocorre tipicamente durante a ação, normalmente com 8 Hz a 12 Hz, e é típico do Tremor Essencial.

O fluxograma descrito na Figura 7.3 ajuda a avaliar um tremor adequadamente. Primeiro, é importante saber a ativação do tremor, ou seja, o que causa o tremor. Ele já aparece mesmo ao repouso ou é causado pelo movimento? Se for pelo movimento, ocorre quando os membros estão em uma postura fixa contra a gravidade (postural), quando se faz força (isométrico) ou quando os membros estão indo em direção a um alvo (cinético)?

Pergunta

5. O tremor é um movimento de caráter 1. ________________ (oscilatório/não oscilatório) e 2. ________________ (rítmico/arrítmico).

O reconhecimento de padrões é imprescindível para o sucesso no diagnóstico. Por isso, resumimos os tipos mais comuns de tremor no Quadro 7.4.

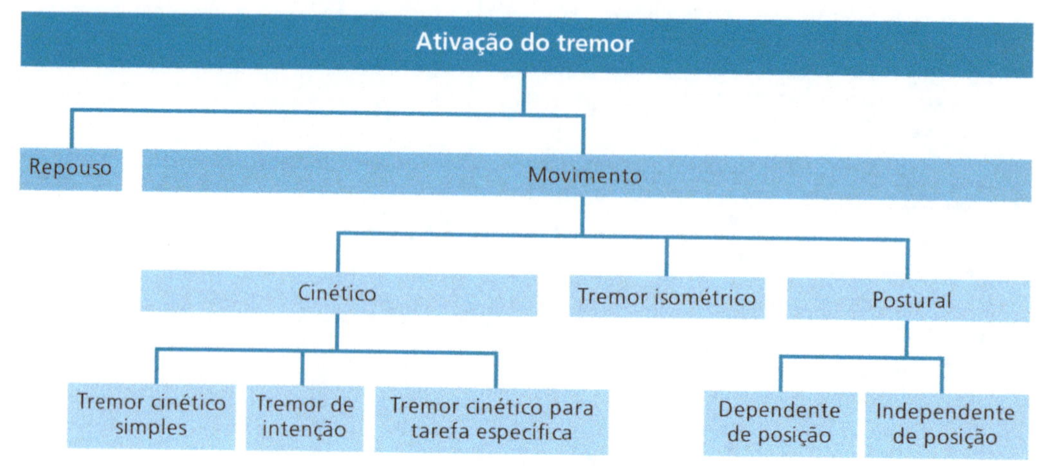

Figura 7.3 Fluxograma de avaliação do tremor.

Quadro 7.4 Classificação sindrômica dos diferentes tipos de tremor

Classificação sindrômica dos tremores				
Ativação	Frequência	Área	Características	Considerações
Tremor Essencial				
Postural e/ou cinético	8 Hz-12 Hz	Membros superiores, em especial as mãos. Pode envolver cabeça, mento, cordas vocais, língua e, com menor frequência, tronco e membros inferiores.	Simétrico ou levemente assimétrico, bilateral e piora com estímulos emocionais ou ativação do sistema adrenérgico (medicações).	Alguns pacientes referem melhora do tremor após a ingestão de pequena quantidade de álcool.
Doença de Parkinson				
Repouso	4 Hz – 6 Hz	Extremidade distal dos membros superiores. Membros inferiores, lábios e mandíbulas também podem ser acometidos e, mais raramente, a cabeça.	Assimétrico, de início unilateral, descrito como "pill rolling". O tremor diminui ou fica ausente quando o paciente executa uma ação motora.	Associado a outros sintomas motores, como a rigidez, instabilidade postural e, obrigatoriamente, a bradicinesia.
Tremor Ortostático				
Após adquirir o ortostatismo	12 Hz-18 Hz	Mais comumente limita-se à região dos membros inferiores.	É referida como uma sensação de instabilidade postural quando adquire a posição ereta.	Condição rara que apresenta melhora do quadro clínico durante a marcha, no repouso ou ao apoiar-se na parede. Na ausculta dos músculos das pernas, pode ser observado um som típico, denominado de "sinal do helicóptero".
Tremor Cerebelar				
Postural, cinético (*intencional)	< 5 Hz	Cabeça, tronco e, em menor grau, membros inferiores.	Decorre da ativação antecipada dos músculos antagonistas e se agrava, no final do movimento, quando se aproxima do alvo, aumentando a amplitude do tremor.	Principais causas: esclerose múltipla, AVC, ataxias espinocerebelares (SCAs), doença de Wilson, tumores, uso de drogas e infecção. Pode estar associada a outros achados de disfunção cerebelar, como dismetria, ataxia ou titubeação.
Tremor Induzido por Medicamento				
Repouso, postural ou intencional	8 H z- 12 Hz	Membros superiores, mas pode envolver os membros inferiores.	Apresenta associação temporal com o início da introdução do medicamento e o surgimento do tremor.	A retirada do medicamento pode cessar o tremor.

continua

Quadro 7.4 Classificação sindrômica dos diferentes tipos de tremor (*Continuação*)

Classificação sindrômica dos tremores				
Ativação	**Frequência**	**Área**	**Características**	**Considerações**
Tremor Primário da Escrita				
Desencadeada unicamente pelo ato de escrever	5 Hz – 6 Hz	Restringe-se às mãos.		Pode estar relacionado com a "cãibra do escrivão" ou "distonia do escritor". Não responde ao propranolol e apresenta melhora com o uso de anticolinérgicos.
Tremor Neuropático				
Postural ou cinético	3 Hz – 6 Hz	Membros superiores		Geralmente está associado com alguma polineuropatia e pode cursar com sintomas como fraqueza, hipoestesia, hiporreflexia e atrofia muscular.
Tremor Distônico				
Postural ou específico da tarefa. Por vezes, pode ser visto no repouso	< 7 Hz	Envolve o segmento corporal com distonia, geralmente pescoço e membros superiores.	Uni ou bilateral, com ritmo e amplitude irregulares. O tremor pode desaparecer em determinadas posições corporais ("pontos nulos") ou ser suprimido em resposta a truques sensoriais.	Há duas situações: o tremor distônico (ocorre em uma parte do corpo com distonia) e o tremor associado à distonia (acomete alguma parte do corpo sem distonia em pacientes com distonia).
Tremor de Holmes/Rubral				
Repouso, postural e cinético	< 4,5 Hz	Membros superiores e, com menor frequência, nos membros inferiores.	Unilateral, arrítmico. Há uma exacerbação do sintoma ao realizar mudança de repouso para postural.	Desenvolve-se de 1 a 24 meses após uma lesão neurológica (tálamo, mesencéfalo, cerebelo ou ponte). Pode ser acompanhada de outros sintomas, como ataxia ou distonia.
Tremor Palatal				
Repouso	2 Hz – 3 Hz	Elevador do véu palatino.	Contração rítmica e involuntária do palato mole, podendo ser uni ou bilateral.	Há dois tipos: o tremor palatal essencial e o tremor palatal sintomático, consequência de uma lesão no tronco cerebral e no pedúnculo cerebelar superior – essencialmente na região do Triângulo de Mollaret (Figura 7.4). Os pacientes podem relatar a presença de um "click" auricular, que ocorre por contrações do músculo tensor do véu palatino.

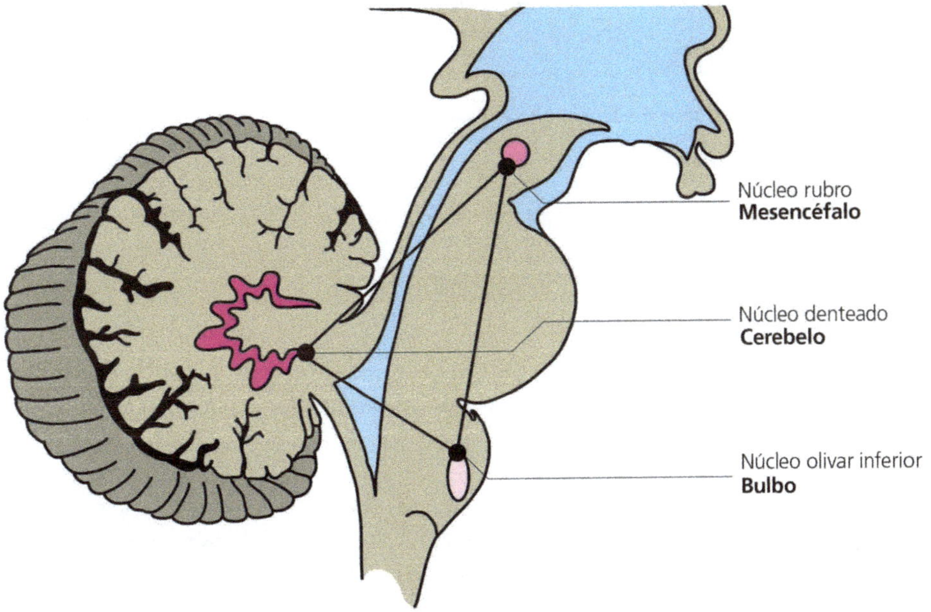

Triângulo de Mollaret

Figura 7.4 Triângulo de Mollaret – região anatômica envolvida no tremor palatal.

Coreia

A palavra "coreia" tem origem grega e significa "dança". Apresenta-se como uma síndrome caracterizada por movimentos musculares involuntários, simples ou elaborados, repentinos, rápidos, irregulares, e que fluem de forma desordenada assemelhando-se a uma dança. As contrações musculares envolvem preferencialmente a musculatura distal e a face, podendo se estender por todo o corpo ou acometer apenas um lado (hemicoreia).

Diversas condições podem levar ao surgimento do distúrbio, sendo possível ser dividida em duas classes, de acordo com sua causa: primária (idiopática ou hereditária) e secundária (adquirida). A coreia está associada a uma variedade de doenças hereditárias, sendo a doença de Huntington a causa hereditária mais comum.

Pergunta

6. A coreia é um movimento 1. ________________ (regular/irregular) que se assemelha a uma 2.______________.

Balismo

É uma desordem neuromotora rara, que apresenta fenomenologia clínica análoga à síndrome coreica. Caracteriza-se por movimentos involuntários, assimétricos, desproporcionais e abruptos, descritos como movimentos violentos de "arremesso" ou "chute". Ao contrário da coreia, de modo geral envolve a região proximal da musculatura e os movimentos são de grande amplitude. Comumente, o balismo apresenta início agudo/subagudo e afeta apenas um lado do corpo (hemibalismo). Os movimentos estão presentes no repouso, mas são mais proeminentes durante a movimentação ativa. Uma causa descrita de hemibalismo é o acidente vascular cerebral, que compromete estrategicamente o núcleo subtalâmico, levando a manifestações contralaterais ao lado da lesão.

Pergunta

7. Para diferenciar os movimentos involuntários, uma marca importante é que a coreia costuma ocorrer na região 1. ____________________ (proximal/distal) dos membros, enquanto o balismo costuma ocorrer na região 2. ________________ (proximal/distal).

Atetose

Derivada do grego "áthetos", que significa "sem posição fixa", é definida como uma condição caracterizada por "incapacidade de reter os dedos das mãos e dos pés em qualquer posição em que possam ser colocados, e por seu movimento contínuo, e associado a dores nos músculos afetados espasmodicamente e, especialmente, a movimentos complexos dos dedos das mãos e dos pés, com tendência à distorção". É considerada uma forma lenta de coreia, com movimentos involuntários sinuosos, predominando nas extremidades distais. Os movimentos atetóticos lembram movimentos de contorção mal padronizados e, muitas vezes, podem se apresentar com sobreposição de outros distúrbios do movimento, como "distonia-atetose" ou "coreoatetose". Coreoatetose, p. ex., pode ocorrer em pacientes com doença de Parkinson, normalmente após cinco anos de doença, como uma complicação do uso de medicações como levodopa.

Pergunta

8. A atetose costuma se apresentar com movimentos 1. ________________ (rápidos/lentos) e sinuosos dos 2. ________________.

Mioclonia

É um distúrbio do movimento causado pela contração (mioclonia positiva) ou interrupção (mioclonia negativa) da atividade de um músculo ou de um grupo muscular que, como consequência, produz movimentos involuntários abruptos, não estereotipados e de curta duração, descritos pelos pacientes como "choques" ou "espasmos". Os movimentos mioclônicos não necessariamente estão associados a uma doença subjacente, podem resultar de um processo fisiológico como, p. ex., o sono. São muitas as causas e os mecanismos fisiopatológicos que podem levar ao desenvolvimento da mioclonia, desta forma, são agrupadas em quatro categorias como forma de guiar a definição etiológica: fisiológica, mioclonia essencial (primária), mioclonia sintomática (secundária) e epiléptica. Ademais, pode ser também classificada com base na topografia das lesões (cortical, cortical-subcortical, subcortical/não segmentar, segmentar e periférica), quanto à distribuição anatômica do corpo (focal, multifocal, segmentar e generalizada) e em relação aos fatores desencadeantes (espontânea, quando ocorre no repouso, ou, reflexa, quando ocorre como resposta a um estímulo sensorial). Algumas situações de mioclonias, como o soluço patológico, podem ocorrer no contexto de tumores da fossa posterior.

Pergunta

9. As mioclonias são descritas pelos pacientes como movimentos semelhantes a ________.

Distonia

Transtorno de movimento marcado por cocontrações de músculos agonistas e antagonistas, involuntárias, contínuas ou intermitentes, que provocam movimentos repetitivos, sobretudo de torção, e anormalidades posturais. Comumente, é iniciado ou agravado por movimentos voluntários, e parece estar relacionado a um excesso de ativação muscular. A distribuição desse transtorno no corpo é variável, podendo se apresentar de forma generalizada ou até acometer uma única região – distonia focal. A distonia pode ser classificada etiologicamente como genética (herdada), adquirida ou idiopática. Vários *loci* gênicos e variantes genéticas foram descritos na literatura e estão intimamente relacionados à idade de início dos sintomas e ao tipo de manifestação. Diversas condições secundárias também foram descritas e se mostraram relacionadas a distonia, como lesão cerebral perinatal, exposição a drogas que bloqueiam o receptor de dopamina e até síndromes imunomediadas. No adulto, a principal causa de distonia é o torcicolo espasmódico ou distonia cervical, enquanto nas crianças as causas genéticas predominam. É importante lembrar que pacientes com este transtorno usualmente sofrem com dor, uma vez que há contração intensa e concomitante de diversos grupos musculares, e que, por vezes, alguns truques sensoriais são encontrados pelo paciente na tentativa de alívio das contrações, como tocar em uma região adjacente à acometida no membro afetado, reduzindo temporariamente a distonia.

Pergunta

10. A distonia é um movimento de ________________ dos músculos.

Tique

Definido como um movimento semi-involuntário, rápido, intermitente, e sem propósito, pode se manifestar de forma motora ou até vocal e acarreta um grande impacto na vida dos indivíduos acometidos, sobretudo quando crianças. Temos como característica marcante sua natureza voluntariamente suprimível, no entanto, apenas por breves instantes, não se mantendo por maiores períodos de tempo. Pode ter origem genética ou estar relacionado a causas secundárias, entre elas, o uso de medicamentos agonistas dopaminérgicos e/ou levodopa e o transtorno neuropsiquiátrico autoimune pediátrico associado a estreptococos do grupo A (PANDAS). Causas secundárias devem ser sempre investigadas, principalmente quando o tique tem origem abrupta e persiste por longos períodos de tempo. Cabe-se ressaltar, ainda, a natureza transitória ou persistente deste transtorno: tiques transitórios geralmente acometem crianças normais e desaparecem em poucas semanas ou meses, enquanto tiques persistentes possuem duração maior que 1 ano.

Pergunta

11. Tiques são movimentos ________________________ (voluntários/semi-involuntários), ou seja, podem ser temporariamente suprimidos pela vontade.

Síndromes hipocinéticas

Bradicinesia

O termo "bradicinesia" se refere à lentidão na execução de movimentos voluntários e automáticos, associado à fatigabilidade precoce destes movimentos, causando prejuízo à habilidade motora. Consequentemente, pode haver comprometimento no desempenho das atividades básicas da vida diária, como manipular objetos, amarrar cadarços ou abotoar camisas. Redução da espontaneidade da expressão facial (hipomimia), salivação excessiva, dificuldade de deglutir, alterações da escrita (micrografia), diminuição do volume da voz (hipofonia), instabilidade postural e alteração do ato de andar (passos curtos e arrastados – marcha festinante) são outras manifestações que podem compor o quadro clínico do distúrbio bradicinético. Embora possa estar associada a outras condições, é a manifestação cardinal mais comum na doença de Parkinson.

A bradicinesia é a principal responsável pela limitação funcional desses pacientes e é critério essencial para o diagnóstico desta enfermidade. Os indivíduos podem se queixar de dificuldade para iniciar ou manter os movimentos e associam, de forma errônea, à sensação de "fraqueza". A bradicinesia pode ser observada no exame físico solicitando que o paciente execute movimentos rápidos e alternados de pinça, de abrir e fechar as mãos e de pronação-supinação, avaliando a amplitude, velocidade e ritmo do movimento, assim como a presença de hesitações. Um exame físico alterado, quando há diminuição na velocidade dos movimentos, corrobora o diagnóstico. À medida que a doença evolui, há um decréscimo progressivo da amplitude dos movimentos e maior frequência dos episódios de "congelamento", que ocorrem quando há uma interrupção súbita do movimento, em geral no início da caminhada ou na mudança de ambientes e curvas.

Pergunta

12. Bradicineia é uma ____________________ na execução de movimento.

Rigidez

Consiste na hipertonia constante durante o movimento. Comumente, a rigidez encontrada em pacientes portadores de doença de Parkinson é a rigidez em roda denteada, caracterizada por um padrão de resistência e relaxamento, assemelhando-se a uma catraca ou engrenagem, durante a movimentação passiva de um membro em toda a sua amplitude.

Uma vez sendo tão prevalente em pacientes com parkinsonismo, a análise da rigidez à beira do leito torna-se fundamental. Podemos testá-la em qualquer articulação corporal, mas, preferencialmente, realizamos essa manobra nos ombros, cotovelos e punhos. Se necessário, podemos utilizar "truques" para conseguir identificá-la, como a manobra de ativação (Sinal de Froment), solicitando que o paciente faça movimentos repetitivos com a mão contralateral àquela que está sendo examinada, ou, ainda, pedir para utilizar aritmética mental para tentar distraí-lo, e, assim, conseguir notar a rigidez, mesmo que muito sutil. Esta é uma forma de sensibilizarmos o nosso exame, facilitando, assim, a identificação da roda denteada.

Pergunta

13. Rigidez é um aumento do 1. ____________________ durante o movimento. Na doença de Parkinson, a rigidez é do tipo 2. ____________________.

Assim, retomando o nosso paciente, JCM apresenta algumas características relevantes para o nosso diagnóstico sindrômico. Primeiro, é um homem com mais de 65 anos de idade. Segundo, tem uma história crônica de tremor de repouso assimétrico, com predominância em um dos lados (lado direito), associado a rigidez em roda denteada, identificada no exame físico, e bradicinesia na manobra de bater dedos (*finger tapping*), pior também em hemicorpo direito. É importante o fato de o acometimento ser assimétrico, pois este tipo de tremor nos chama a atenção para a construção do diagnóstico etiológico. Outro ponto que também a que devemos atentar é a marcha discretamente lentificada associada a diminuição do balançar dos braços enquanto deambula.

Portanto, tendo em mente todos os conceitos vistos anteriormente e retomando o nosso caso, fica claro que o paciente em questão apresenta um transtorno do movimento com componente hipercinético, tremor, e componentes hipocinéticos, bradicinesia e rigidez, ambos associados. Dessa forma, tem-se que esta é uma **Síndrome Parkinsoniana**.

Síndrome Parkinsoniana

Devemos saber identificar quando estamos lidando com uma síndrome parkinsoniana. Esta é definida pelos achados no exame físico do nosso paciente, o que permite topografar a lesão em uma parte específica do sistema nervoso, neste caso, os núcleos da base. No Quadro 7.5, podemos identificar os principais sinais de parkinsonismo.

No caso em questão, identificamos um paciente com uma síndrome de movimentos anormais e, mais especificamente, com uma síndrome parkinsoniana. É importante ressaltar que ao encontrarmos esses achados o paciente não necessariamente tem doença de Parkinson, como demonstra a Figura 7.5. Para tal diagnóstico será preciso uma investigação detalhada e combinada de anamnese e exame físico.

Uma síndrome parkinsoniana deriva da redução de atividade dopaminérgica no sistema nervoso central, que pode ser causada por consequência de diversas etiologias além da doença de Parkinson. Por exemplo, ela pode se manifestar após o uso de medicações antagonistas dopaminérgicas, como a Risperidona, ou ser causada por outras doenças degenerativas que cursam com parkinsonismo, como a Atrofia de múltiplos sistemas (AMS) e a Paralisia supranuclear progressiva (PSP), como veremos adiante. Dessa forma, é importante ressaltar que: *Toda doença de Parkinson cursa com parkinsonismo, mas nem todo parkinsonismo é doença de Parkinson.*

Quadro 7.5 Principais sinais de uma Síndrome Parkinsoniana

Síndrome Parkinsoniana
Bradicinesia Rigidez Tremor de repouso Instabilidade postural

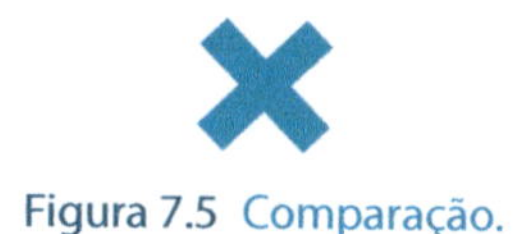

Figura 7.5 Comparação.

Nesse contexto, ao nos depararmos com um caso de tremor, se faz estritamente necessário saber avaliá-lo corretamente e entender o que buscaremos no exame físico, uma vez que definiremos se aquele é um tremor isolado ou se vem acompanhado de sinais que nos levam a pensar em uma síndrome parkinsoniana. Ou seja, é necessário, no momento do exame, atentar-se para sinais de rigidez, bradicinesia, hipomimia facial, características anormais da marcha, desequilíbrio e demais alterações neurológicas presentes (Figura 7.6).

Como vimos anteriormente, dentro das síndromes hipercinéticas podemos nos deparar, no exame físico, com diversos movimentos anormais, o que nos leva a pensar em outras síndromes, como a síndrome coreica, quando predomina a coreia, e síndrome distônica, quando predomina a distonia. Por isso, os achados predominantes do nosso exame físico são extremamente importantes para classificarmos corretamente a síndrome com a qual estamos lidando.

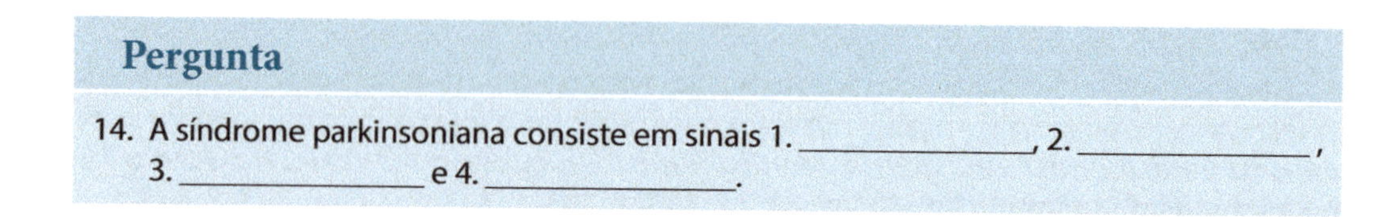

Pergunta

14. A síndrome parkinsoniana consiste em sinais 1. ______________, 2. ______________, 3. ______________ e 4. ______________.

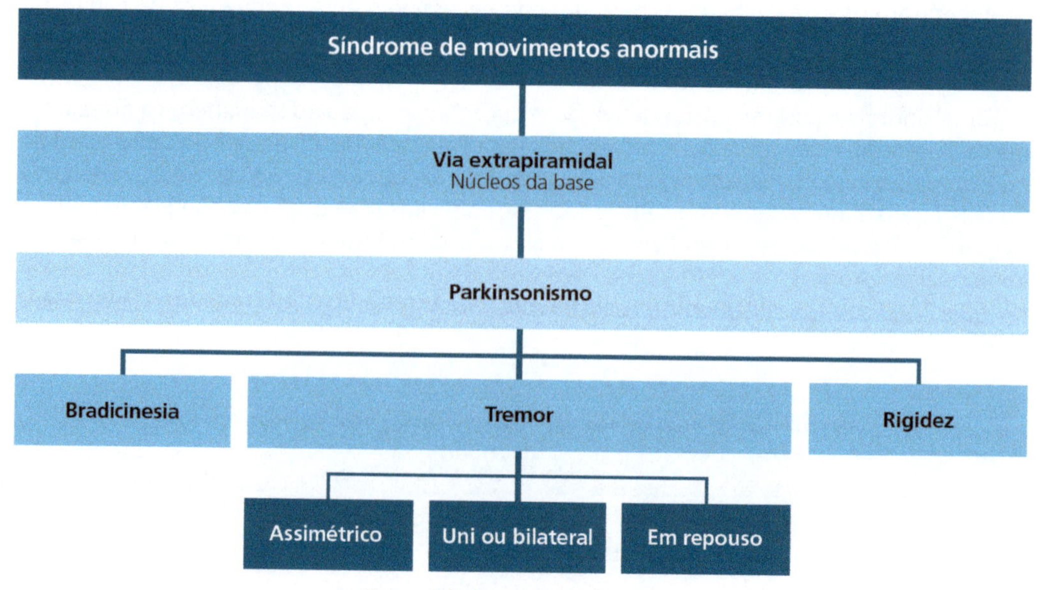

Figura 7.6 Resumo sindrômico.

Diagnóstico topográfico

Núcleos da base

Diferentemente de um quadro relacionado ao trato corticoespinal lateral, p. ex., que gera fraqueza, o acometimento dos núcleos da base não causará perda de força, mas sim uma alteração (para mais ou para menos) dos movimentos. No caso clínico mencionado, estudamos uma síndrome parkinsoniana, agora, abordaremos a circuitaria envolvida.

Entende-se que os transtornos de movimento são resultado de um desequilíbrio na atividade dos núcleos da base, especialmente na circuitaria córtex-núcleos da base-talamocortical. Dessa forma, é importante que compreendamos alguns conceitos para conseguirmos topografar as lesões por meio do exame neurológico. As principais estruturas que compõem os núcleos da base e seus neurotransmissores clássicos são evidenciadas no Quadro 7.6 e na Figura 7.7. A Figura 7.8 demonstra, na visão radiológica, esta circuitaria em um paciente normal.

Pergunta

15. O corpo estriado, parte dos núcleos da base, é composto pelo 1. _______________ e pelo 2. _______________.

Sabe-se que a circuitaria córtex-núcleos da base-talamocortical funciona processando diversas informações por meio de alças reentrantes, sendo quatro delas as mais importantes: a alça motora que modula os movimentos corporais, a alça motora que controla os movimentos oculares extrínsecos, a alça associativa, que modula as funções cognitivas, e a alça límbica, que controla o comportamento.

No caso da alça de processamento motor, como evidencia a Figura 7.9, a área motora suplementar e/ou a área pré-motora, a área motora e a área sensorial primária enviam aferências aos núcleos da base, onde o movimento é modulado e enviado ao tálamo, retornando em

Quadro 7.6 Estruturas dos núcleos da base e seus principais neurotransmissores

Estruturas dos núcleos da base	Neurotransmissor principal
CORPO ESTRIADO Núcleo caudado Putâmen	GABA (ácido gama-aminobutírico)
GLOBO PÁLIDO Interno Externo	GABA (ácido gama-aminobutírico)
Núcleo subtalâmico	**Glutamato**
SUBSTÂNCIA NEGRA *Pars compacta* (SNc) *Pars reticulata* (SNr)	GABA (ácido gama-aminobutírico) DOPAMINA

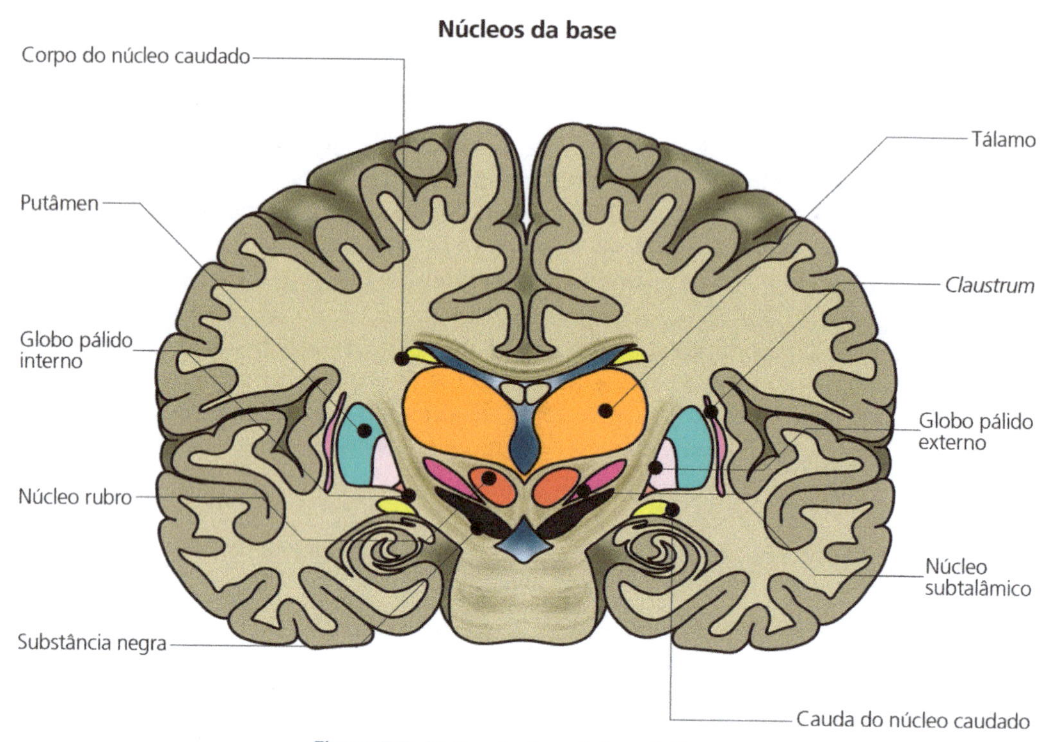

Figura 7.7 Anatomia dos núcleos da base.

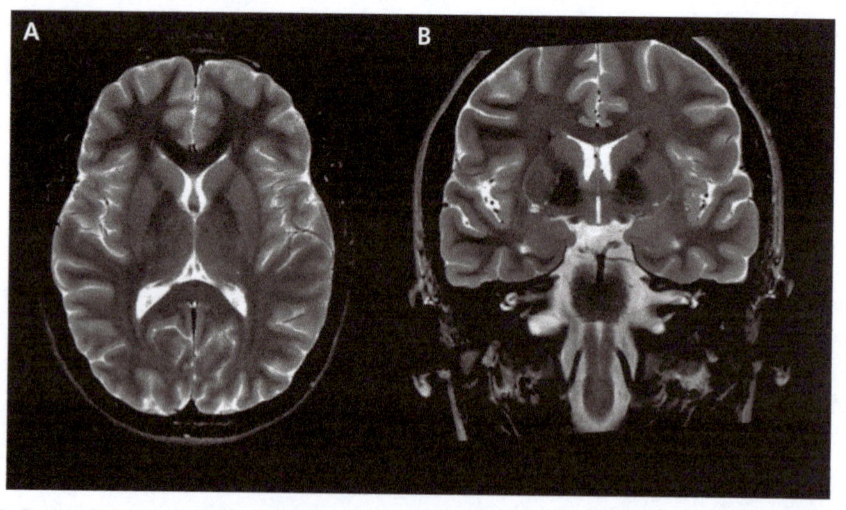

Figura 7.8 Ressonância magnética ponderada em T2 axial (**A**) e coronal (**B**) evidenciando região nucleocapsular normal. Fonte: cortesia do Hospital Israelita Albert Einstein.

seguida para a área motora suplementar e/ou para a área pré-motora, onde se localizam os neurônios motores superiores. Estes, por sua vez, dão origem à via piramidal, promovendo, assim, o movimento corporal voluntário de maneira adequada e fluida.

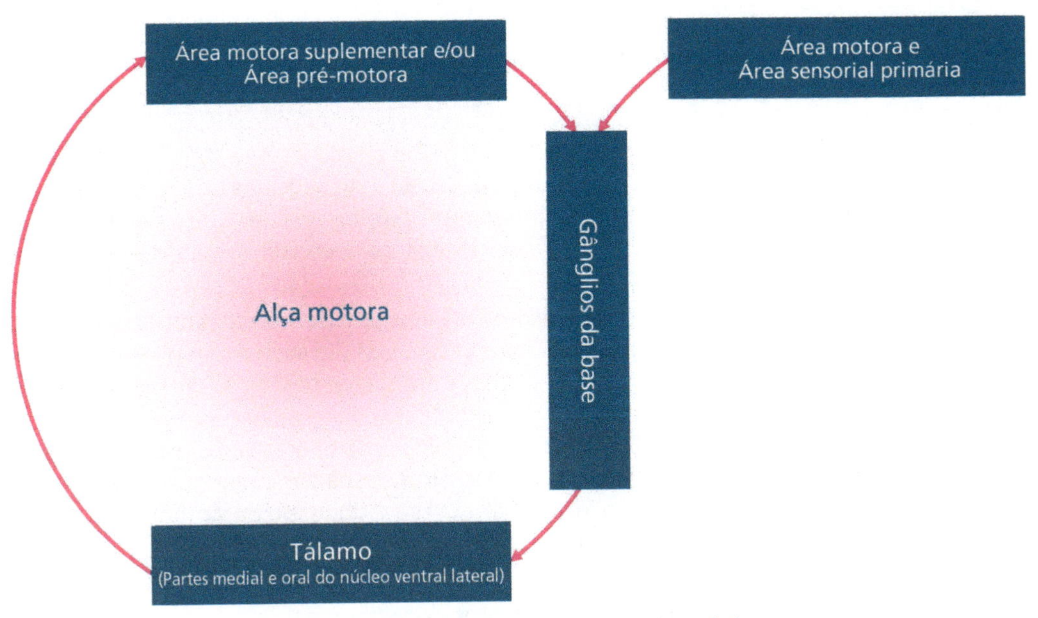

Figura 7.9 Resumo da fisiologia dos núcleos da base.

É importante ressaltar que o sinal ou o sintoma observado em decorrência de uma lesão pode ser tanto resultado direto da perda de função da área que apresenta lesão, quanto uma manifestação da liberação ou da inibição da atividade de outra área controlada pela estrutura lesionada. Sabemos que lesões que afetam o núcleo lentiforme, principalmente o putâmen, comumente causam distonia, assim como, ao identificarmos uma distonia hemicorporal, na maioria dos casos encontraremos uma lesão com acometimento do putâmen contralateral. Isso caracteriza um déficit da alça motora. Lesões estruturais ou metabólicas do núcleo subtalâmico e regiões adjacentes geralmente cursam com hemibalismo ou hemicoreia, também apontando um déficit da alça motora contralateral ao lado clinicamente afetado.

Já a alça límbica é envolvida principalmente quando o núcleo caudado é acometido, podendo causar alterações como apatia ou desinibição do comportamento. Lesões bilaterais (simétricas ou assimétricas) do putâmen e globo pálido, ou que acometem a substância negra compacta, podem significar clinicamente um quadro de parkinsonismo, tornando mais fácil compreender os achados na doença de Parkinson, vide o extenso acometimento da substância negra bilateral nesta doença. Lesões unilaterais do globo pálido e putâmen dificilmente causam parkinsonismo.

Para compreendermos melhor a fisiopatologia que justifica síndromes de movimentos anormais, é preciso nos aprofundarmos na circuitaria dos núcleos da base. A estrutura principal de aferência dos núcleos da base é o corpo estriado, composto pelo núcleo caudado e o putâmen. O globo pálido e a substância negra reticular são a principal área de saída dos núcleos da base, ou seja, fazem eferência para o tálamo e córtex após terem modulado o movimento. Os núcleos da base podem exercer ação facilitadora ao movimento conforme reduzem a atividade de seus núcleos de saída sobre o tálamo ou ação inibidora na medida em que aumentam a atividade de seus núcleos de saída sobre o tálamo.

Como podemos visualizar na Figura 7.10, há duas vias estriatopalidais realizando a comunicação entre as vias de entrada e saída dos núcleos da base: via direta (D1) e via indireta (D2).

Simplificadamente, na via direta, o córtex motor (área 4, córtex pré-motor e área motora suplementar) e somatossensorial envia axônios glutamatérgicos (excitatórios) para o putâmen. A liberação do glutamato é modulada por terminais dopaminérgicos nigroestriatais (SNc) através dos receptores D1 e são feitas sinapses com neurônios de projeção gabaérgicos (inibitórios). Os axônios destes neurônios inibem o globo pálido interno (GPi) e a substância negra reticular (SNr). Ao inibir esses núcleos da via de saída dos núcleos da base, que teriam a função de inibir o tálamo, estamos facilitando o movimento, uma vez que o tálamo exerce ação glutamatérgica (excitatória) sobre o córtex. Ou seja, por meio da via direta estamos "inibindo quem inibe".

Já a via indireta conecta o corpo estriado aos núcleos de saída dos núcleos da base por meio de algumas estações. Ao receber aferências corticais, elas são moduladas no estriado pela SNc através dos receptores dopaminérgicos D2; seus axônios gabaérgicos são enviados para o globo pálido externo (Gpe), que, por sua vez, se conecta com o núcleo subtalâmico, e, por fim, os núcleos de saída, Gpi e SNr. O núcleo subtalâmico projeta neurônios excitatórios para o Gpi e SNr, estes inibem o tálamo que, por sua vez, promoveria o movimento. Assim, entendemos por que a via indireta dificulta o movimento. Ou seja, por meio da via indireta estamos "estimulando quem inibe", ativando o Gpi e a SNr, e consequentemente inibindo o tálamo.

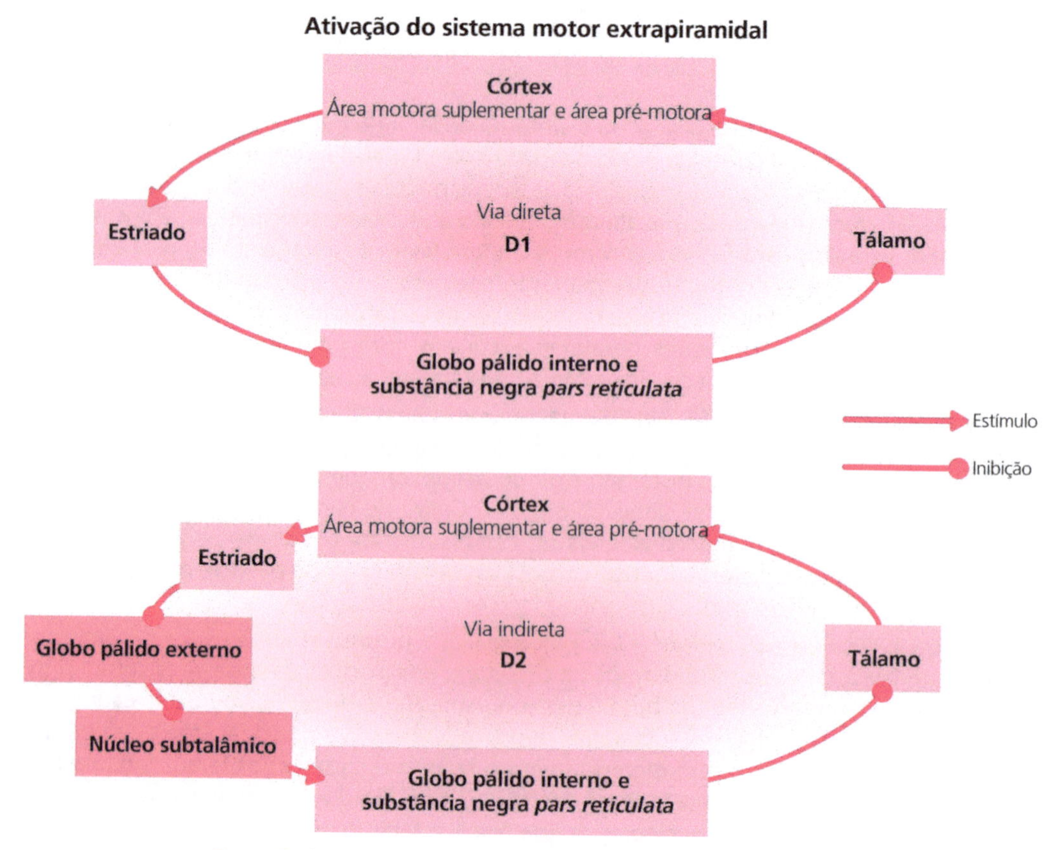

Figura 7.10 Esquemas evidenciando a via direta e a via indireta.

Perguntas

16. A via direta dos núcleos da base 1. ______________ (reduz/aumenta) a inibição do tálamo e 2. ________________ (facilta/dificulta) o movimento.
17. A via indireta dos núcleos da base 1. ______________ (reduz/aumenta) a inibição do tálamo e 2. ______________ (facilita/dificulta) o movimento.

Nas síndromes hipocinéticas há uma predominância das vias indiretas (D2) dos núcleos da base, como na doença de Parkinson, em que há predomínio de ação das vias inibitórias do globo pálido interno sobre o tálamo e, consequentemente, o córtex. Em contrapartida, nas síndromes hipercinéticas, p. ex., na doença de Huntington, o predomínio é da via direta (D1), uma vez que a atividade indireta está diminuída.

No caso da doença de Parkinson, a degeneração dos neurônios pigmentados da substância negra leva à perda da inervação dopaminérgica no putâmen, que recebe a maior parte da aferência cortical. Essa denervação dopaminérgica estriatal provoca duas condições que explicam a fisiopatologia da doença de Parkinson. Há perda tanto do efeito excitatório, que ela exerce na via estriado-palidal direta (D1), quanto do efeito inibitório, que ela exerce na via indireta. Assim, se retira o impulso de ambas as vias, direta e indireta, que auxiliam na promoção do movimento cortical. No esquema a seguir podemos ver que o estímulo inibitório do putâmen sobre o Gpi está diminuído (via direta), enquanto o estímulo excitatório do núcleo subtalâmico sobre o Gpi está aumentado (via indireta), ou seja, estamos excitando muito o Gpi, que é o responsável por inibir o tálamo e, consequentemente, diminuindo o movimento, como acontece na doença de Parkinson (Figura 7.11).

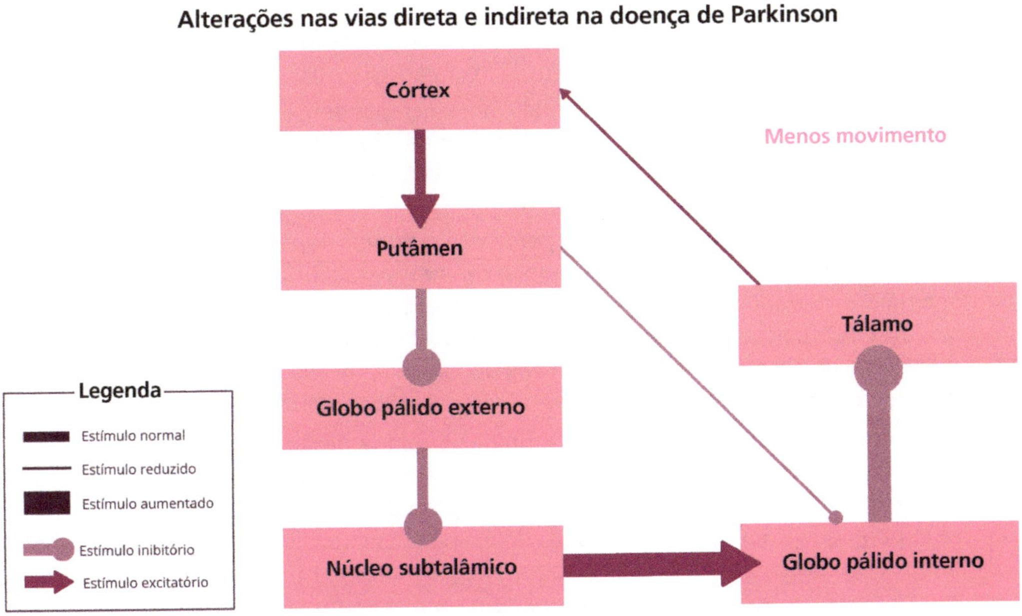

Alterações nas vias direta e indireta na doença de Parkinson

Córtex
Menos movimento
Putâmen
Tálamo
Globo pálido externo
Núcleo subtalâmico
Globo pálido interno

Legenda
Estímulo normal
Estímulo reduzido
Estímulo aumentado
Estímulo inibitório
Estímulo excitatório

Figura 7.11 Alterações da via direta e via indireta na doença de Parkinson.

Diagnóstico etiológico

A doença de Parkinson ocupa a segunda posição em relação às patologias neurodegenerativas mais comuns, normalmente ocorrendo entre os idosos, perdendo apenas para a doença de Alzheimer, além de ser a causa mais comum de síndrome parkinsoniana. Apresenta um aumento de sua prevalência com o avançar da idade, sendo incomum nos indivíduos mais jovens. Estima-se que cerca de 1% da população mundial seja portadora da doença, segundo dados da Organização Mundial da Saúde. No entanto, um estudo de base populacional identificou que, somente no Brasil, a prevalência era de 3,3% em indivíduos com mais de 65 anos.

O aumento da expectativa de vida, e o consequente envelhecimento populacional, trouxe um acréscimo na prevalência das doenças degenerativas, como o Parkinson. Além de uma repercussão social, o processo de envelhecimento vem em conjunto com as limitações causadas pela doença comprometendo a qualidade de vida do indivíduo, além daquela experimentada por um idoso sem a doença. Assim, gera um impacto negativo na economia do país, já que essas pessoas necessitam de maiores cuidados médicos e, com isso, podem onerar o orçamento público. Isso pode ser claramente ratificado ao analisarmos um estudo brasileiro de 2017, que demonstrou que o gasto anual do Sistema Único de Saúde com esses pacientes corresponde a cerca de 5.853,50 dólares (Bovolenta *et al.*, 2017). Cabe ressaltar que a doença também ocorre em pacientes mais jovens, antes dos 50 anos de idade. Nestes casos, a nomenclatura mais usada é doença de Parkinson de início precoce. É neste grupo, p. ex., que estão grande parte das causas genéticas de Parkinson.

Os homens apresentam uma predisposição ligeiramente maior para desenvolver a doença do que as mulheres. A predisposição genética, a idade avançada e a exposição a pesticidas são fatores associados a um maior risco para desenvolver a doença de Parkinson. Apesar de dados conflitantes, alguns estudos epidemiológicos apontam outras condições que podem também estar relacionadas com o surgimento do quadro, como o consumo de água de poço, exposição a agrotóxicos, consumo de laticínios, trabalho agrícola e traumatismo craniano.

Hoje, existem evidências robustas de que o consumo de nicotina apresenta uma relação inversa com a doença de Parkinson, com um risco dobrado para o desenvolvimento da doença nas pessoas que nunca fumaram, em comparação com os tabagistas atuais. Os mecanismos que explicam esse efeito neuroprotetor do tabaco ainda são pouco compreendidos e não há qualquer recomendação para se incentivar o fumo nestes pacientes, devido ao prejuízo de outras inúmeras substâncias tóxicas no cigarro.

A doença de Parkinson é causada pela perda de neurônios dopaminérgicos da substância negra *pars compacta* do mesencéfalo no tronco cerebral, resultando na redução da produção de dopamina e alterando as funções dos núcleos da base, além do acúmulo de inclusões intracelulares de agregados, conhecidos como corpos de Lewy. A dopamina está relacionada com o controle dos movimentos automáticos do corpo e, na sua falta, ocorre um desequilíbrio no controle motor, principalmente os movimentos automatizados.

Os sintomas cardinais são: bradicinesia, rigidez em roda denteada, tremor de repouso e instabilidade postural (Figura 7.12). Outras alterações motoras típicas podem estar presentes, como alteração de marcha, cifose, hipomimia, hipofonia ou ainda palilalia. É importante sempre lembrar que a doença de Parkinson não é uma doença exclusivamente motora e habitualmente cursa com pródromos não motores. Estes se manifestam cerca de até 10 anos antes do diagnóstico da doença, por meio de diversos sintomas não motores, entre eles, o transtorno comportamental do sono REM. Estes podem fazer com o que o paciente relate a ocorrência

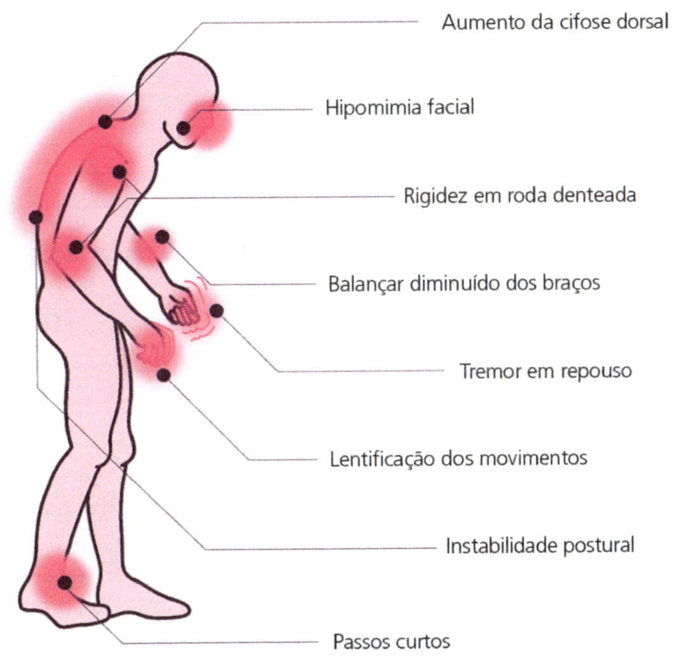

Figura 7.12 Sinais de doença de Parkinson no exame físico.

de sonhos vívidos recentes, por vezes até caindo da cama onde dorme, uma vez que podem viver estas experiências oníricas intensas. Pode haver relato de hiposmia por acometimento do trato olfatório até 5 anos antes da manifestação dos sintomas motores. Além disso, depressão, ansiedade, constipação, hipotensão postural, incontinência urinária ou disfunção erétil, dor, sonolência excessiva diurna, psicose e demência são outros sintomas não motores que podem ocorrer.

Geralmente, a apresentação da doença é progressiva, os sintomas iniciais são assimétricos e há uma resposta marcante à levodopa. Embora o tremor parkinsoniano seja um sintoma de apresentação comum nos pacientes (70% a 80%), não é definidor da doença. Portanto, nem todo paciente com a doença de Parkinson apresentará tremor, sendo o contrário também válido, ou seja, nem todo tremor é doença de Parkinson.

O diagnóstico é eminentemente clínico e é baseado na história e no exame físico. Diversos critérios foram feitos para facilitar o reconhecimento da doença, sendo o proposto pelo Banco de Cérebro de Londres o mais usado. Nele, há uma divisão em três etapas:

1. Identificar uma síndrome parkinsoniana:
    a. É obrigatória a presença de bradicinesia para concluirmos o diagnóstico de doença de Parkinson.
    b. Associada a uma ou mais das demais seguintes alterações: tremor, rigidez e instabilidade postural.

2. Afastar outras causas de parkinsonismo:
   a. Secundário
   b. Atípico
   c. Hereditário.
3. Identificação de três ou mais dos seguintes critérios de suporte positivo para o diagnóstico:
   a. Doença progressiva
   b. Boa resposta inicial a Levodopa
   c. Presença de tremor de repouso, início unilateral, ou persistência da assimetria dos sintomas
   d. Presença de discinesias induzidas por Levodopa, resposta a Levodopa por 5 anos ou mais
   e. Evolução clínica de doença de cinco anos ou mais.

Existem três principais subtipos clínicos da doença, como podemos ver no Quadro 7.7. Entre eles, o subtipo tremor dominante é o mais comum e caracteriza o fenótipo habitual da doença, e o subtipo de instabilidade postural e dificuldade de marcha representa aquele de mais difícil manejo para o controle dos sintomas, uma vez que os tratamentos disponíveis até hoje não são eficazes para a melhora da marcha e, principalmente, instabilidade postural.

Alguns exames de imagem podem ser solicitados para auxiliar a excluir outras causas de parkinsonismo ou tremor isolado, quando o diagnóstico é incerto. Por exemplo, uma ressonância magnética pode ser útil para afastar causas estruturais, como hidrocefalia, infartos lacunares ou tumor. Além disso, pode ajudar se procurarmos pelo sinal da "cauda da andorinha" em um paciente em que estamos em dúvida do quadro, como melhor exemplificado nas Figuras 7.13 e 7.14.

Mais moderna, a neuroimagem dos transportadores de dopamina é um método de imagem que, por meio de uma técnica de medicina nuclear com tomografia por emissão de fóton único, avalia a densidade destes transportadores na região onde a dopamina se projeta, ou seja, o estriado (caudado e putâmen). Este exame está disponível no Brasil e pode auxiliar de maneira confiável a distinguir a doença de Parkinson e outras doenças, notadamente as que não cursam com degeneração nigroestriatal, como o tremor essencial, a hidrocefalia de pressão normal e o parkinsonismo medicamentoso. Pode-se avaliar, p. ex., um paciente com tremor bilateral e certo componente de assimetria, mas sem uma resposta clara a betabloqueadores para o tratamento de tremor essencial e o exame demonstrar que, na verdade, há degeneração nigroestriatal e talvez o caso seja doença de Parkinson e seja interessante considerar levodopa para o paciente.

Na Figura 7.15, exemplificamos este exame em um paciente com parkinsonismo psicogênico, sem degeneração nigroestriatal, e em um paciente portador da doença de Parkinson.

Quadro 7.7 Subtipos clínicos da doença de Parkinson

Tremor dominante
Acinético-rígido
Instabilidade postural e dificuldade de marcha

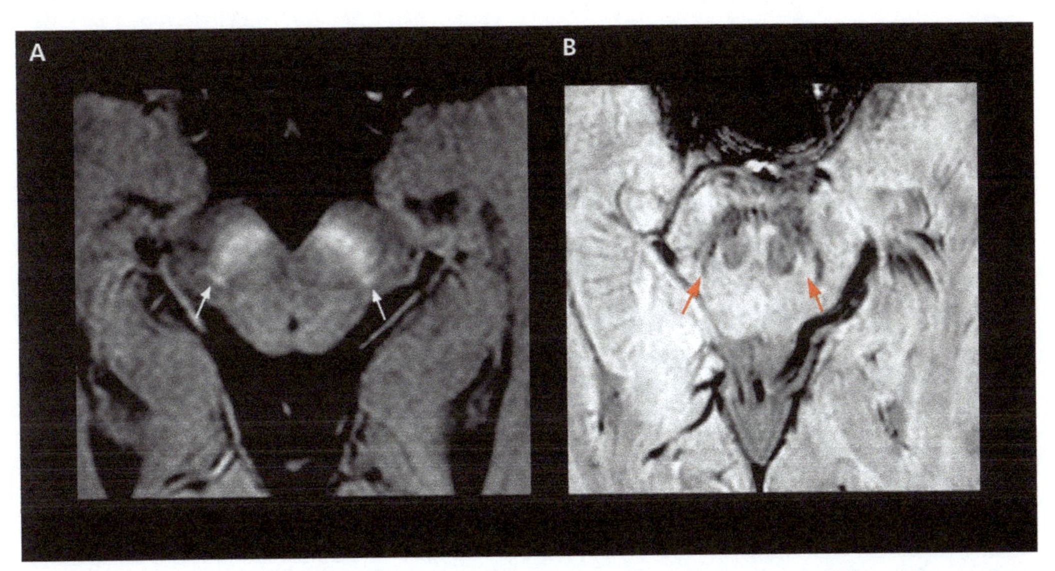

Figura 7.13 Imagens de alta resolução ponderadas em T1 (**A**) na região mesencefalopontina mostrando intensidade de sinal habitual para a neuromelanina e com extensão normal na substância negra de ambos os lados (*setas brancas*). Realizada sequência de alta resolução ponderada em suscetibilidade magnética (SWI – **B**) na região do mesencéfalo, sendo observado o aspecto trilaminar esperado do nigrossomo-1 na topografia da *pars compacta* da substância negra ("sinal da cauda da andorinha" – *setas vermelhas*), presente em pacientes sem depleção dopaminérgica. Fonte: cortesia do Hospital Israelita Albert Einstein.

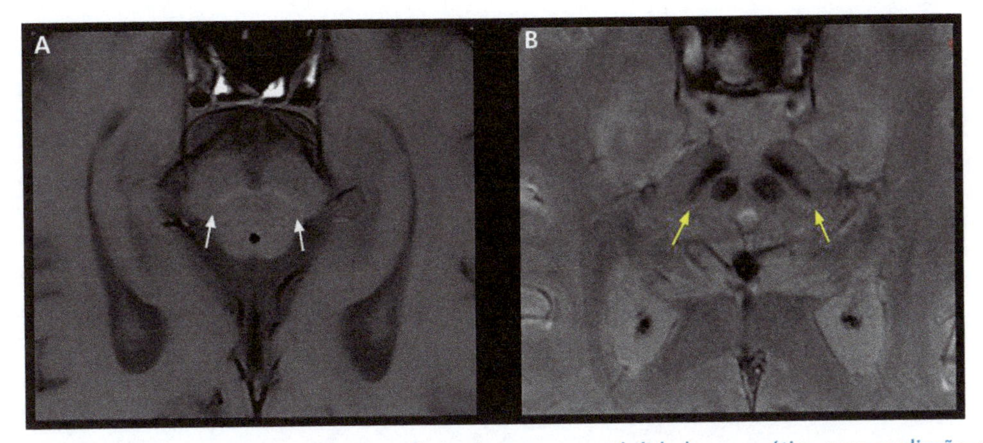

Figura 7.14 Imagens de alta resolução enfatizadas em suscetibilidade magnética para avaliação do mesencéfalo. Não foi identificado o hipersinal bilateral e simétrico (sinal da "cauda da andorinha") na topografia esperada para o grupo de nigrossomos-1, ou seja, sugestivo de doença de Parkinson. Neste outro exame de um paciente com doença de Parkinson, evidenciamos a redução da neuromelanina na substância negra de ambos os lados na sequência de alta resolução ponderada em T1 (**A**) (*setas brancas*). E notamos a perda do hipersinal do nigrossomo-1 (perda do aspecto trilaminar) na sequência de alta resolução ponderada em suscetibilidade magnética (SWI – **B**) configurando a perda do "sinal da cauda da andorinha" (*setas amarelas*). Fonte: cortesia do Hospital Israelita Albert Einstein.

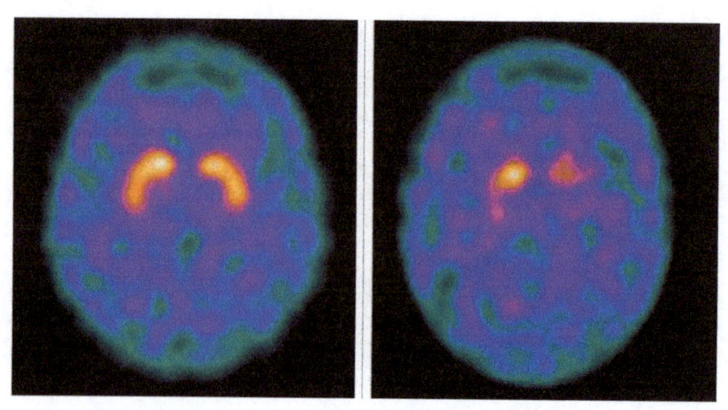

Figura 7.15 Do lado esquerdo, paciente com parkinsonismo psicogênico e neuroimagem dos transportadores de dopamina normal, utilizando tomografia computadorizada de fóton único com TRODAT-1. À direita, paciente com suspeita entre tremor essencial e doença de Parkinson, com tremor bilateral assimétrico. Exame mostra desnervação nigroestriatal, com diminuição da densidade dos transportadores de dopamina, principalmente à esquerda, contralateral ao lado mais sintomático do paciente. Ao final, foi considerada a hipótese de Parkinson e o paciente recebeu levodopa com melhora dos tremores. Fonte: cortesia do Hospital Israelita Albert Einstein.

Comentários e conduta

Parkinsonismo se refere a um conjunto de sinais e sintomas motores que podem ocorrer no contexto de diversas patologias, sendo a doença de Parkinson a principal. A Figura 7.16 indica as principais causas de parkinsonismo.

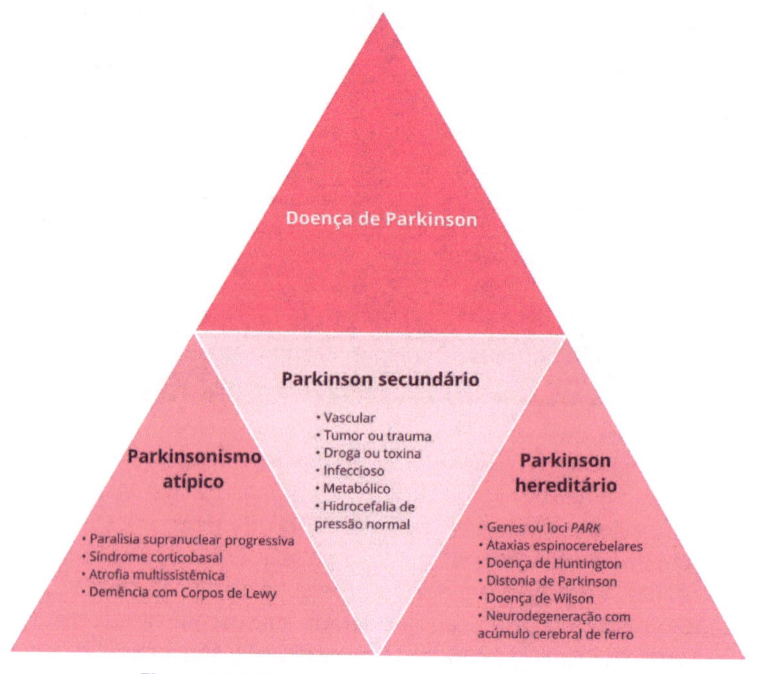

Figura 7.16 Principais causas de parkinsonismo.

Em um contexto de envelhecimento populacional, reconhecer as principais manifestações das síndromes parkinsonianas e diferenciá-las entre si mostra-se fundamental, no entanto, isso pode ser extremamente desafiador, já que os sintomas muitas vezes são inespecíficos e estão presentes em todas ou várias delas. Dessa forma, embora o diagnóstico assertivo seja complexo, alguns sinais e sintomas, descritos na literatura como "*Red Flags*", podem sugerir a possibilidade de uma síndrome parkinsoniana atípica, conforme mostra o Quadro 7.8.

Como já abordado, a doença de Parkinson é uma doença crônica que, embora não tenha cura, conta com diversos tratamentos farmacológicos, não farmacológicos e cirúrgicos que objetivam mitigar os sintomas e retardar a progressão da doença. Os diferentes tipos de terapia são abordados a seguir.

Terapia farmacológica

A escolha de qual terapia farmacológica adotar na doença de Parkinson deve ser individualizada e levar em consideração as preferências e expectativas do paciente, além de fatores como idade, tolerabilidade, gravidade dos sintomas e funcionalidade. O momento de início do tratamento não é o mesmo para todos os indivíduos, sendo de extrema importância uma tomada de decisão compartilhada entre médico e paciente. Outros fatores podem também ser levados em consideração para definir o momento ideal, entre eles, temos o efeito da doença na mão dominante, o grau em que a doença interfere na vida pessoal e profissional do paciente, a presença de bradicinesia significativa e o distúrbio da marcha.

Conforme mostra o Quadro 7.9, os principais medicamentos ou classes de medicamentos disponíveis atualmente no Brasil para a doença de Parkinson, em ordem de eficácia para tratar os sintomas motores, são a levodopa, os agonistas dopaminérgicos, além de inibidores da monoamina oxidase tipo B (IMAOB), antiglutamatérgicos e anticolinérgicos. Medicações da família dos inibidores da catecol-O-metil-transferase (COMT), por sua vez, auxiliam a prolongar o efeito da levodopa.

Terapia não farmacológica

Consiste em uma etapa muito importante do manejo de pessoas portadoras da doença de Parkinson, uma vez que auxilia, sobretudo, nas complicações secundárias aos sintomas principais. A educação do paciente é um elemento essencial, já que essa doença é amplamente permeada por preconceito e estigmas. A fisioterapia, por sua vez, pode auxiliar nos

Quadro 7.8 Sinais indicativos de doença de Parkinson e sinais de alerta para parkinsonismo atípico

Indicativos de doença de Parkinson	*Red Flags* – Parkinsonismo atípico
Tríade de manifestações: tremor de repouso, rigidez e bradicinesia.	Rápida progressão dos sintomas precisando de cadeira de rodas nos primeiros 5 anos da doença.
Responsividade à terapia dopaminérgica (p. ex.: Levodopa).	Quedas recorrentes e precoces nos primeiros 3 anos da doença.
Discinesia induzida por levodopa.	Ausência ou pouquíssima responsividade a levodopa.
Perda de olfato.	Ausência de sintomas não motores usualmente comuns.
Flutuação dos sintomas com períodos de "*On*" e "*Off*".	Disfunção autonômica severa nos primeiros 5 anos da doença.

Quadro 7.9 Principais terapias farmacológicas para doença de Parkinson disponíveis no Brasil em janeiro de 2022

Medicamento/classe de medicamentos	Efeitos colaterais possíveis	Comentários
Levodopa/Precursor da dopamina (Levodopa + cloridrato de benserazida ou Levodopa + carbidopa)	Curto prazo: vômitos, anorexia, sonolência, hipotensão postural, insônia, agitação. Longo prazo: flutuações motoras e discinesias.	Medicamento mais eficaz para o tratamento dos sintomas motores, e também o mais utilizado na prática clínica. A dose pode ser ajustada conforme a necessidade de diminuir efeito *off* e aumentar efeito *on*. A discinesia tardia induzida por Levodopa é o principal efeito colateral a longo prazo e está associada ao tempo de doença e doses altas desta medicação.
Agonistas dopaminérgicos (Pramipexol e Rotigotina)	Náusea, cefaleia, vômitos, sonolência excessiva, hipotensão ortostática, confusão e alucinações, jogo patológico, hipersexualidade e irritação cutânea (Rotigotina adesivo).	Segunda classe mais eficaz para o tratamento dos sintomas motores. O pramipexol está disponível em comprimidos de liberação prolongada, o que facilita a administração e, consequentemente, a adesão. A rotigotina está disponível em forma de adesivo, o que também pode facilitar a adesão.
Inibidores da MAO B (safinamida, selegilina, rasagilina)	Hipotensão ortostática, sedação, confusão, perda da coordenação motora precisa, tremores, excitação e convulsões.	A safinamida e a rasagilina são drogas que podem prolongar a meia-vida da Levodopa e, portanto, utilizadas de forma adjuvante com Levodopa. A rasagilina pode ser usada em monoterapia. A safinamida também tem ação antiglutamatérgica. A selegilina é também um estimulante do SNC, podendo auxiliar na sonolência excessiva diurna do Parkinson.
Anticolinérgicos (Biperideno e Artane)	Confusão mental, boca seca e constipação.	Podem ter uma ação satisfatória no tremor, em particular em pacientes mais jovens.
Antiglutamatérgicos (Amantadina)	Eczema cutâneo, confusão mental	Utilizados também para o controle das discinesias (antidiscinético).
Inibidores da COMT (Entacapona)	Discinesias, náusea e diarreia.	Utilizado apenas em associação com a Levodopa, uma vez que inibe a enzima catecol-O-metil-transferase, responsável por eliminar boa parte da levodopa administrada. O entacapona permite uma redução na dose diária de Levodopa e uma melhora da resposta sintomática.

sintomas axiais e nas dores em diversos locais do corpo decorrentes da rigidez e da disfunção postural. Por último, a terapia fonoaudiológica, pode ser particularmente útil para a disartria e hipofonia que são usualmente apresentadas pelos pacientes. Educadores físicos, terapeutas ocupacionais, psicólogos, dentistas e assistentes sociais também poderão ser úteis. A atividade física aeróbica também deverá ser incentivada.

Terapia cirúrgica

Entre as opções deste tipo de terapia, destaca-se a estimulação cerebral profunda (DBS), que é o procedimento cirúrgico mais utilizado para a doença de Parkinson no mundo. Essa abordagem auxilia nos sintomas motores característicos da doença, sobretudo a rigidez e o tremor, além da bradicinesia. Como ocorre com o tratamento farmacológico, o equilíbrio é um dos sintomas que não melhoram com a cirurgia. O procedimento é realizado a partir da inserção de eletrodos em regiões do cérebro, particularmente no núcleo subtalâmico e globo pálido interno (Figura 7.17). O mecanismo de ação se dá por meio dos eletrodos, que se conectam a um gerador de pulso acoplado ao tórax, que, por sua vez, promove uma estimulação elétrica de alta frequência. Outro ponto importante a se destacar é o fato de que esta terapia se mostra mais eficaz em pacientes com boa resposta à terapia farmacológica com Levodopa.

Como mencionado, embora a doença de Parkinson seja a principal causa de parkinsonismo, outras possibilidades devem ser investigadas. Portanto, discutiremos a seguir outras síndromes parkinsonianas, como os chamados parkinsonismos atípicos, entre eles a atrofia de múltiplos sistemas (AMS), a paralisia supranuclear progressiva (PSP), a degeneração corticobasal (DCB) e a demência por corpos de Lewy (DLB).

Estimulação cerebral profunda

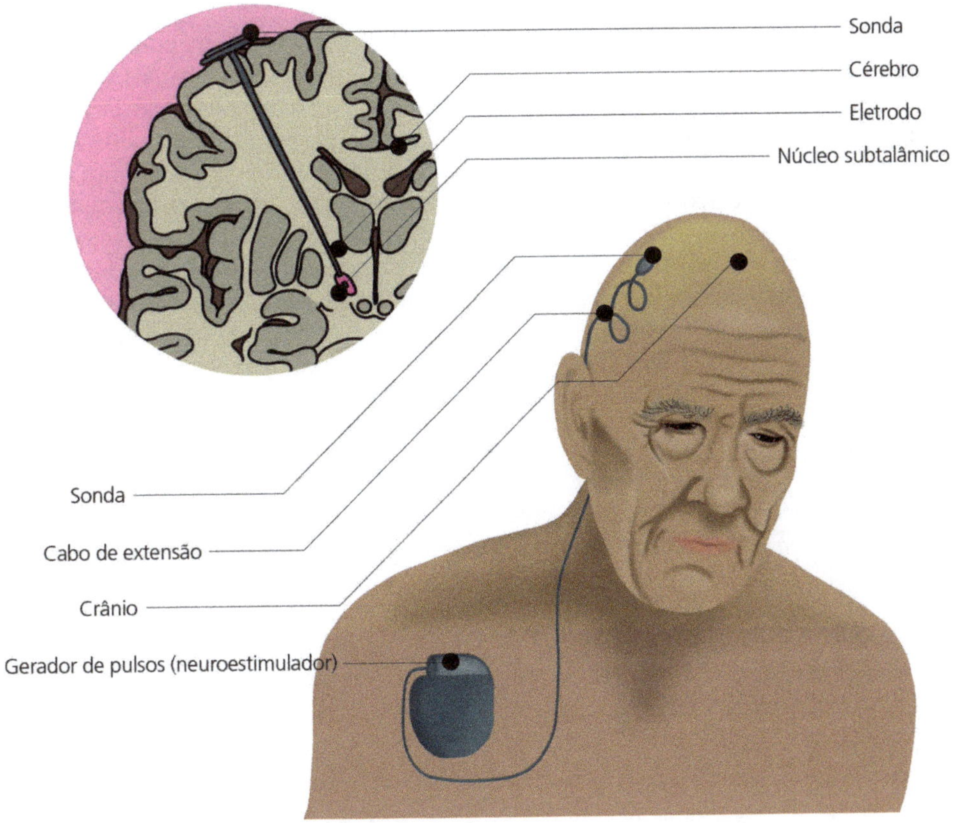

Figura 7.17 Local anatômico usual de inserção do eletrodo.

Paralisia supranuclear progressiva (PSP)

Consiste em uma das formas mais comuns de parkinsonismo atípico, correspondendo a, aproximadamente, 5% a 6% dos casos, o que provavelmente não representa a realidade, já que a doença é comumente subdiagnosticada ou diagnosticada incorretamente. Patologicamente, é marcada por depósitos de proteína TAU em núcleos da base, núcleos oculomotores e ponte. Além disso, observa-se gliose e degeneração por perda de células pigmentadas na substância negra e atrofia progressiva, principalmente do mesencéfalo, podendo evidenciar, inclusive, um sinal típico chamado de Sinal do "Beija-flor" (em corte coronal) ou sinal de "Orelhas do Mickey" (em corte axial).

Os sintomas têm início, usualmente, na 6ª década de vida e a história, habitualmente, é de um paciente que apresenta quedas precoces e inexplicáveis, caracterizando uma disfunção precoce da marcha e instabilidade postural. Além disso, apresenta paralisia do olhar supranuclear vertical, tendo dificuldade principalmente no olhar para baixo. Esta doença também cursa com rigidez axial, bradicinesia, fala disártrica e demência progressiva. Por fim, apresenta uma responsividade baixa ou até inexistente a Levodopa, o que nos ajuda a prosseguir com a investigação no caso de uma síndrome parkinsoniana não responsiva a Levodopa, como vimos acima em *Red Flags*. Cabe mencionar que a dose alvo para considerar ausência de resposta a levodopa é de 1.000 mg.

Degeneração corticobasal (DCB)

Descrita inicialmente em 1968, acomete indivíduos com mais de 60 anos e consiste em uma doença complexa, esporádica, insidiosa e de apresentação clínica variável, tornando-se um importante diagnóstico diferencial das síndromes parkinsonianas atípicas. Entre as manifestações usualmente encontradas, podemos destacar: parkinsonismo marcadamente assimétrico, distonia, mioclonia e apraxia ideomotora. Há acometimento importante das mãos, e mais de 50% dos pacientes apresentam o fenômeno chamado de "membro alienígena", em que o membro em questão passa a sensação de estar "vivo", "levitando", como se tivesse adquirido vida própria, desvinculado da coerência dos demais movimentos, podendo realizar movimentos inadequados e até obscenos. Esse achado pode ser uma dica importante na conclusão diagnóstica. O prognóstico é pobre, com sobrevida de cerca de sete anos a partir do diagnóstico. A neuroimagem demonstra acentuada atrofia cortical, muitas vezes de predomínio parietal posterior, contralateral ao lado da síndrome parkinsoniana.

Atrofia de múltiplos sistemas (AMS)

Diagnóstico diferencial importante da doença de Parkinson, a atrofia de múltiplos sistemas (AMS) acomete, geralmente, indivíduos acima de 40 anos e pode se apresentar com parkinsonismo, sinais cerebelares e piramidais e/ou disfunção autonômica, sendo esta a principal pista para atentar-se ao possível diagnóstico. O que mais chama atenção no quadro clínico dos pacientes portadores desta doença, em geral, é a disautonomia descrita desde o início da doença, com história de impotência sexual, incontinência urinária e hipotensão postural. Outras manifestações podem ser possíveis, como transtorno comportamental do sono REM e estridor laríngeo.

Atualmente, são descritos dois fenótipos clínicos: AMS-P, se predomínio de parkinsonismo, e AMS-C, se predomínio de ataxia. Apesar de o comprometimento cognitivo não ser grave, o prognóstico é pobre, com rápida progressão da doença e sobrevida que varia entre 6 anos a

10 anos. Patologicamente, observam-se inclusões citoplasmáticas oligodendrogliais ricas em alfa-sinucleína. Além disso, nota-se degeneração e gliose generalizadas, acometendo, sobretudo, o putâmen, a substância negra, a ponte, o núcleo olivar inferior, o cerebelo e o tronco cerebral.

Demência por corpos de Lewy (DCL)

Demência neurodegenerativa, destaca-se por acometimento visuoespacial e executivo importantes. A história clínica da doença cursa com alucinações visuais complexas, cognição flutuante (atenção e/ou consciência), transtorno comportamental do sono REM e parkinsonismo. Outros sintomas também podem ser observados, entre eles, quedas repetidas, síncope, disfunção autonômica, hipersensibilidade a neurolépticos. Os sintomas de demência ocorrem em até 1 ano após o aparecimento do parkinsonismo ("Regra do primeiro ano"). Patologicamente, a doença é marcada pela presença de corpos de Lewy em todo o neocórtex, em estruturas límbicas e em núcleos do tronco cerebral. É importante ressaltar que o uso de neurolépticos nestes pacientes piora drasticamente a rigidez e, por isso, devemos nos atentar ao prescrever antagonistas dopaminérgicos a idosos que estão evoluindo com quadro de agitação ou alucinação, sempre nos atentando aos demais achados no exame neurológico.

Analise esse paciente 1

Anamnese

- Paciente de 58 anos, masculino, professor, vem a consulta no ambulatório de neurologia por quadro de tremor da cabeça e mãos há seis anos, evoluindo também com tremor da voz nos últimos dois anos, tendo notado piora progressiva do quadro globalmente. Relata aumento do tremor quando está ansioso ou excessivamente preocupado e na hora de executar movimentos finos, tendo apresentado dificuldade de realizar suas tarefas habituais, por vezes quebrando o giz de cera na hora que vai escrever na lousa, por exemplo. Refere melhora do tremor quando em repouso e relaxado. Esposa nota que quando paciente ingere álcool, mesmo que em pequenas quantidades, há significativa melhora do tremor. Nega alteração do quadro com a ingestão de café.
- Antecedente pessoal de Transtorno de ansiedade generalizada, em uso de Sertralina 100 mg ao dia. Antecedente familiar de pai com sintomas e evolução similar, sem investigação.

Exame físico geral

- Ao exame, bom estado geral, acianótico, anictérico e afebril.
- Bulhas regulares, normofonéticas, em 2 tempos, sem sopros (BRNF, em 2T, S/S). Tempo de enchimento capilar de 2 s. Pressão arterial 130 × 90 mmHg. FC 89.
- Murmúrios vesiculares presentes bilateralmente, sem ruídos adventícios (MV+ e sim, s/RA), sat 99% em ar ambiente.
- Abdome plano, ruídos hidroaéreos presentes, timpânico, flácido, indolor, sem massas ou visceromegalias.
- Extremidades: sem sinais de edema ou rigidez da panturrilha.

Exame físico neurológico

- Vígil, orientado no tempo e espaço. Motricidade ocular extrínseca preservada. Mímica facial simétrica. Força muscular grau V global. Reflexos profundos normoativos 2+/4+ globais. Sensibilidade superficial e profunda preservadas. Reflexo cutâneo-plantar em flexão bilateral. Provas cerebelares normais.
- Tremor de baixa amplitude e alta frequência de acometimento distal dos membros superiores, simétrico, componente cinético e postural importantes, com piora na execução de tarefas e melhora em repouso. Voz trêmula ao pronunciar "eeee", pior sob tensão, e tremor da cabeça no sentido horizontal do tipo "não-não".
- Ausência de rigidez e bradicinesia.
- Marcha atípica. *Pull test* sem queda, um passo para trás para se equilibrar.

Perguntas

18. Qual o sintoma-guia?
19. Quais as características desse sintoma presentes no exame físico?
20. Que diagnóstico explica esses achados?

O sintoma-guia deste paciente é o **tremor.**

O tremor essencial é o tipo patológico mais comum de tremor, com uma prevalência de até 5,6% em indivíduos maiores de 40 anos. Possui natureza hereditária importante e o padrão de herança autossômica dominante representa quase metade dos casos.

De acordo com os novos critérios estabelecidos no consenso da Movement Disorder Society, em 2018, o tremor essencial passou a ser definido com base nos seguintes itens:

Síndrome de tremor de ação isolada, envolvendo os membros superiores de ambos os lados do corpo por, no mínimo, três anos de duração.

O tremor pode envolver outras regiões corporais, como cabeça, voz ou membros inferiores.

Qualquer outra manifestação neurológica como distonia, ataxia ou parkinsonismo não deve ser definida como tremor essencial.

Ainda, foi adicionado um novo termo para designar um segundo distúrbio que apresenta as características do tremor essencial, mas que envolve sinais neurológicos sutis e que não se enquadram no diagnóstico de outra síndrome, denominado como "tremor essencial *plus*". Os critérios de exclusão para ambos foram definidos como:

1. tremores focais isolados;
2. tremor ortostático com frequência acima de 12 Hz;
3. tremores tarefa-específica e posição-específica;
4. início súbito de sintomas com deterioração gradual.

O tremor essencial não é restrito a uma única faixa etária, podendo se manifestar na infância ou idade adulta, porém, a incidência aumenta com a idade. Apresenta distribuição bimodal, com picos na segunda e sexta década de vida, atingindo com frequência similar homens e mulheres. Habitualmente, é caracterizado como monossintomático quando ocorre de forma isolada, mas pode vir acompanhado de sintomas não motores. Na sua forma clássica, apresenta-se como um tremor postural ou cinético de caráter insidioso, com acometimento corporal bilateral, quase sempre simétrico, com uma frequência moderada a alta (4 Hz-12 Hz) e amplitude baixa. O tremor pode, eventualmente, envolver outros segmentos, como cabeça, cordas vocais e, em menor grau, rosto, tronco e membros inferiores. Esses sintomas podem causar alterações na capacidade funcional do indivíduo, podendo torná-lo dependente de auxílio para a realização das atividades diárias, como vestir-se, alimentar-se ou até escrever.

Diferentemente da doença de Parkinson, o tremor é ativado durante a realização de movimento intencional ou ao manter uma posição contra a gravidade, com intensificação dos sintomas em situações de estresse/ansiedade ou após a prática de exercícios físicos. Costuma ser menos perceptível durante o repouso e os pacientes referem melhora do quadro com a ingestão de pequena quantidade de álcool.

O diagnóstico é essencialmente clínico e se baseia nos critérios diagnósticos anteriormente citados. Para isso, é fundamental obter uma boa história clínica e um exame neurológico completo, incluindo detalhes sobre o tremor (início, temporalidade, distribuição corporal, fatores precipitantes, exacerbadores e de alívio, frequência, amplitude e impacto na atividade diária).

No caso relatado, a principal suspeita diagnóstica foi o tremor essencial. A hipótese pode ser confirmada com base na anamnese e no exame físico, que afastaram alguma patologia neurológica alternativa que pudesse causar um quadro semelhante, como a doença de Parkinson ou o tremor fisiológico.

A descrição de um tremor que envolve mãos, cabeça e voz, com frequência elevada, simétrico, que é visto durante a realização de um movimento, piorando com o avançar da idade, associado à exacerbação dos sintomas em situações estressantes e melhora quando em repouso ou após o consumo de álcool, é compatível com o quadro clássico de tremor essencial. Além disso, a ausência de outras alterações no exame neurológico (rigidez e bradicinesia) e o histórico familiar positivo de tremor apoiam a hipótese levantada. Tipicamente, as medicações de primeira linha para tratar tremor essencial são os betabloqueadores como propranolol (40 a 160 mg) e atenolol (25 a 150 mg) e um anticonvulsivante denominado primidona (25 a 200 mg).

Analise esse paciente 2

Anamnese

- VDD, paciente do sexo masculino, 48 anos, procedente de Rondônia, motorista de aplicativo, vem a consulta ambulatorial da neurologia, acompanhado da esposa, com queixa de "movimentos anormais há três anos". Esposa refere que nos últimos 3 anos vem notando movimentos involuntários e abruptos, envolvendo os braços e a face, que por vezes fazem parecer que o paciente está dançando. Nota que o único período do dia em que os movimentos não estão presentes é quando o marido está dormindo. Relata que devido aos movimentos, paciente teve acidente automobilístico enquanto trabalhava, e por esta razão optaram por procurar atendimento. Paciente relata que apesar de notar pessoas diariamente observando seus movimentos enquanto caminha na rua, estes não o incomodam tanto e por isso ainda se sente apto para dirigir.
- Esposa relata também quadro grave de depressão nos últimos seis anos, tendo passado por internação psiquiátrica há cinco anos, após tentativa de suicídio utilizando uma corda

para a tentativa de enforcamento. Também aponta irritabilidade excessiva. Atualmente, está em uso de Risperidona 2 mg 2× ao dia e Sertralina 150 mg ao dia.

- Paciente tem seis irmãos, tendo um falecido de suicídio aos 42 anos. Outros 2 irmãos, uma mulher e um homem, apresentam sintomas semelhantes ao paciente, porém sem investigação, e outros 3 irmãos são hígidos. Mãe com 82 anos, viva e saudável. Pai falecido aos 65 anos por quadro demencial, tendo também história de movimentos anormais. Outras duas tias paternas com as quais não mantém muito contato, entre 60 e 65 anos, também com história de movimentos anormais. Um tio paterno hígido. Três filhos, 12, 17 e 23 anos, todos hígidos.

Exame físico geral

- No exame, bom estado geral, acianótico, anictérico e afebril.
- Bulhas regulares, normofonéticas, em 2 tempos, sem sopros (BRNF, em 2T, S/S). Tempo de enchimento capilar de 2 s.
- Murmúrios vesiculares presentes bilateralmente, sem ruídos adventícios (MV+ e sim, s/RA).
- Abdome plano, ruídos hidroaéreos presentes, timpânico, flácido, indolor, sem massas ou visceromegalias.
- Extremidades: sem sinais de edema ou rigidez da panturrilha.

Exame físico neurológico

- Vígil, orientado em tempo e espaço. Linguagem preservada. Motricidade ocular extrínseca preservada. Lentificação da sácade ocular. Hipomimia facial. Força muscular grau V global. Reflexos profundos vivos 3+/4+ globais. Sensibilidade superficial e profunda preservadas. Reflexo cutâneo-plantar em flexão bilateral. Provas cerebelares normais.
- Movimentos abruptos, involuntários, intermitentes e não estereotipados, sugestivos de coreia, acometendo membro superior direito, tronco e face. Distonia na mão direita presente apenas ao caminhar. Discreta bradicinesia no teste de bater os dedos. Dificuldade em sustentar protrusão da língua por mais de três segundos.
- *Pull test* com dois passos para trás, sem queda.
- Ausência de rigidez de nuca.

Perguntas

21. Qual o sintoma-guia do paciente?
22. Quais os achados compatíveis com esse sintoma-guia presentes no exame físico?
23. Qual o diagnóstico mais provável?

O sintoma-guia deste paciente é a **coreia.**

No exame neurológico, podemos observar movimentos abruptos, involuntários, intermitentes e não estereotipados. Dessa forma, temos a coreia como movimento anormal principal apresentado pelo paciente em questão.

A principal causa de coreia hereditária em adultos é a doença de Huntington, que consiste em uma doença neurodegenerativa, genética, com padrão de herança autossômico dominante. Sua fisiopatologia envolve a expansão da tríade de nucleotídeos citosina-adenina-guanina (CAG) no gene HTT do cromossomo 4p, responsável por codificar a proteína huntingtina. Todos nós temos a presença da huntingtina em diversos tecidos do corpo, porém, com a expansão CAG acredita-se que a proteína codificada se torna tóxica, explicando parte da fisiopatologia desta doença.

A idade de início dos sintomas e sua gravidade é determinada pela quantidade de expansões dos nucleotídeos citados. O Quadro 7.10 relaciona o número de repetições à apresentação ou não de sintomas.

- A doença de Huntington cursa com uma tríade clássica de manifestações:
- movimentos coreicos;
- comprometimento cognitivo – demência
- comprometimento psiquiátrico – ansiedade, depressão, alto risco de suicídio.

Por ser uma doença de caráter autossômico dominante, investigar a história familiar é imprescindível, uma vez que a prole do paciente índex tem 50% de chance de ser acometida. No caso do nosso paciente, isso fica claro, já que três dos seus seis irmãos são possivelmente acometidos, sendo dois com sintomas motores e psiquiátricos e um com história de suicídio jovem. Além deles, o pai e duas tias também possuem histórico de movimentos anormais e/ou quadros psiquiátricos, evidenciando o caráter genético e nos levando a identificar o lado paterno como o lado acometido.

Como dito, a tríade de manifestações desta doença é composta por coreia, comprometimento psiquiátrico e comprometimento cognitivo, este denotado pela demência. Os dois primeiros podem ser claramente observados em nosso paciente, já que ele apresenta um quadro marcante de movimentos anormais, descritos como involuntários, abruptos e semelhantes a uma dança, há cerca de 3 anos, caracterizando a coreia, e possui um histórico evidente de transtornos psiquiátricos, com depressão grave nos últimos 6 anos e irritabilidade excessiva. O terceiro sintoma comumente manifestado está ausente, o que pode ser explicado pelo caráter progressivo da doença, e pode se apresentar em um momento posterior da história natural da doença. Um quadro radiológico que faz com que avente-se a possibilidade desta doença é o descrito no exame de ressonância magnética exposto na Figura 7.18.

Além disso, é importante destacar que a doença de Huntington não tem cura e o tratamento consiste no manejo dos sintomas. No Brasil, a principal classe de medicamentos prescritos para este fim são os antagonistas dopaminérgicos, como a risperidona usada pelo paciente em questão, já que é uma síndrome hipercinética. Outros medicamentos possíveis são a tetrabenazina e a deutetrabenazina. No entanto, são drogas caras, o que torna difícil o acesso.

Quadro 7.10 Relação entre o número de repetições CAG e a manifestação clínica da doença

Número de repetições	Sintomas
≤ 28	Normal
28-35	Ausência de sintomas
36-29	Penetrância incompleta, com manifestação mais tardia dos sintomas
>40	Penetrância completa; o indivíduo certamente apresentará sintomas. Quanto maior o número de repetições, mais cedo ocorre a manifestação da doença

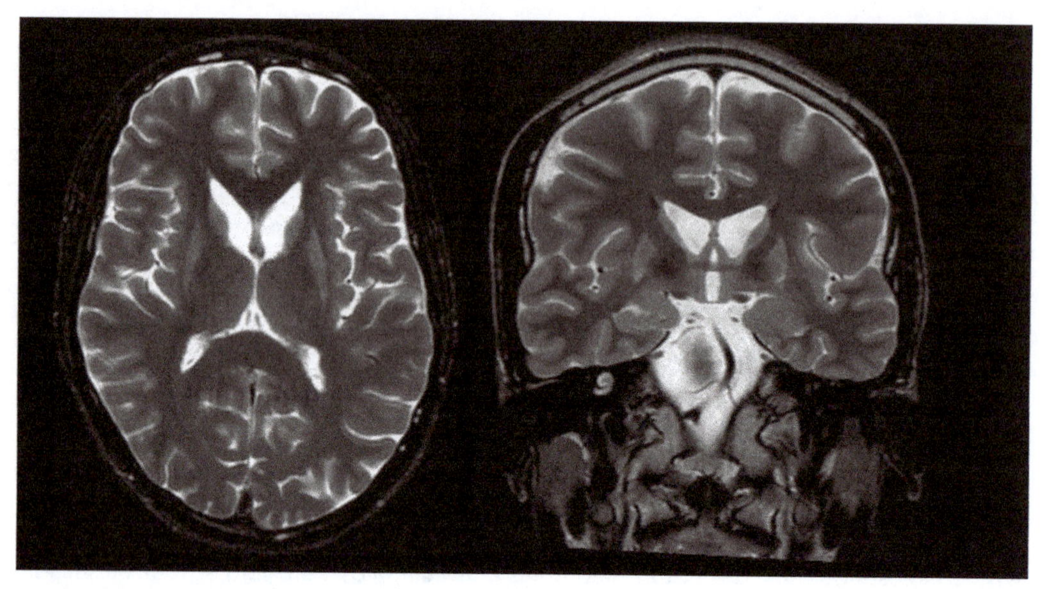

Figura 7.18 Redução volumétrica dos núcleos caudados e putâmens, associados a sutil hipersinal em T2/FLAIR, determinando leve alargamento e retificação dos contornos dos cornos anteriores dos ventrículos laterais das porções adjacentes dos ventres laterais, conferindo um aspecto quadrangular. Fonte: cortesia do Hospital Israelita Albert Einstein.

Por fim, temos os principais diagnósticos diferenciais da doença de Huntington, entre eles doenças com heranças de padrão recessivo (coreia-acantocitose, doença de Wilson, ataxia-telangiectasia e ataxia com apraxia oculomotora), dominante (Huntington-Like, síndromes semelhantes à doença de Huntington, coreia hereditária benigna, ataxias espinocerebelares e neuroferritinopatia) e ligadas ao X (síndrome de McLeod e a síndrome de Lesch-Nyhan).

Além dessas, temos a coreia secundária ou adquirida, que pode ser resultado de distúrbios metabólicos, inflamatórios, autoimunes, endócrinos, infecções, toxinas, medicamentos, lesões vasculares, neoplasias ou idade avançada (coreia senil). Portanto, torna-se extremamente importante investigar a história familiar destes pacientes a fim de se obter o diagnóstico correto em um quadro coreico. É preciso lembrar, contudo, que no caso de filhos adotivos ou outros casamentos ou na presença de mutação *de novo* nem sempre a história familiar estará presente ou evidente em formas genéticas de coreia.

Finalização

Pontos-chave

- Os movimentos anormais podem ser divididos em dois grandes grupos: hipercinéticos e hipocinéticos.
- O acometimento dos núcleos da base justifica a maior parte dos movimentos anormais.
- O putâmen é a porta de entrada dos núcleos da base e o GPi e a substância negra *pars reticulata* são a porta de saída.

- Existem diversos tipos de tremor, sendo o tremor em repouso, uni ou bilateral, assimétrico, aquele encontrado na doença de Parkinson. Por outro lado, o tremor de ação bilateral e simétrico é ainda mais comum e encontrado no Tremor Essencial.
- Toda doença de Parkinson cursa com síndrome parkinsoniana, mas nem toda síndrome parkinsoniana é doença de Parkinson.
- A bradicinesia é critério diagnóstico essencial para a doença de Parkinson.
- O tremor essencial melhora com a ingestão de pequena quantidade de álcool.
- A doença de Huntington é a principal causa hereditária de coreia em adultos.

Objetivos de aprendizagem

1. Cite os tipos de movimentos hipercinéticos e hipocinéticos.
2. Caracterize os principais tipos de tremor (postural, cinético, repouso).
3. Nomeie as principais estruturas dos núcleos da base.
4. Demonstre a principal via de entrada e de saída dos núcleos da base e sua relação com o córtex e tálamo.
5. Explique a diferença entre parkinsonismo e doença de Parkinson.
6. Explique os principais achados no exame neurológico em paciente com doença de Parkinson.
7. Caracterize os tremores da doença de Parkinson, tremor essencial e tremor fisiológico.

Respostas

1. Tremor.
2. Hipofonia, hipomimia facial, tremor, rigidez em roda denteada, bradicinesia bilateral, micrografia, marcha lentificada.
3. Núcleos da base.
4. Doença de Parkinson.
5. 1. oscilatório; 2. rítmico
6. 1. irregular; 2. dança
7. 1. distal; 2. proximal
8. 1. lentos; 2. dedos
9. choques
10. torção
11. semi-involuntários
12. lentificação
13. 1. tônus; 2. roda denteada
14 1. bradicinesia; 2. tremor; 3. rigidez; 4. instabilidade postural
15. 1. núcleo caudado; 2. putâmen
16. 1. reduz; 2. facilita

17. 1. aumenta; 2. dificulta
18. Tremor.
19. Tremor de baixa amplitude e alta frequência de acometimento distal dos membros superiores, simétrico, componente cinético e postural importantes, com piora na execução de tarefas e melhora em repouso. Voz trêmula ao pronunciar "eeee", pior sob tensão, e tremor da cabeça no sentido horizontal do tipo "não-não".
20. Tremor essencial.
21. Coreia.
22. Movimentos abruptos, involuntários, intermitentes e não estereotipados sugestivos de coreia, acometendo membro superior direito, tronco e face. Distonia na mão direita presente apenas ao caminhar.
23. Doença de Huntington.

Bibliografia

Agarwal S, Biagioni MC. Essential Tremor. 2021 Jul 12. *In*: StatPearls [Internet]. Treasure Island (FL): StatPearls Publishing; 2022 Jan–. PMID: 29763162.

Albanese A, Bhatia K, Bressman SB et al. Phenomenology and classification of dystonia: A consensus update. Mov Disord 2013; 28:863.

Albanese A, Jankovic J. Distingushing clinical features of hyperkinetic disorders. *In*: Albanese A, Jankovic J, editors. Hyperkinetic movement disorders. Oxford: Wiley-Blaclwell; 2012. p. 3.

Albin RL, Young AB, Penney JB. The functional anatomy of basal ganglia disorders. Trends In Neuroscienses. 1989;12(10):366-75.

Alexander GE, Crutcher MD, DeLong MR. Basal ganglia-thalamocortical circuits: parallel substrates for motor, oculomotor, "prefrontal" and "limbic" functions. Prog Brain Res. 1990;85:119-46.

Almeida L, Deeb W, Spears C et al. Current practice and the future of deep brain stimulation therapy in Parkinson's disease. Semin Neurol. 2017; 37:205.

Alty JE, Kempster PA. A practical guide to the differential diagnosis of tremor. Postgrad Med J. 2011 Sep;87(1031):623-9.

Barbosa MT, Caramelli P, Cunningham MC, Maia DP, Lima-Costa MF, Cardoso F. Prevalence and clinical classification of tremor in elderly-a community-based survey in Brazil. Mov Disord. 2013 May;28(5):640-6.

Barbosa MT, Caramelli P, Maia DP, Cunningham MC, Guerra HL, Lima-Costa MF, Cardoso F. Parkinsonism and Parkinson's disease in the elderly: a community-based survey in Brazil (the Bambuí study). Mov Disord. 2006 Jun;21(6):800-8.

Bates GP, Dorsey R, Gusella JF et al. Huntington disease. Nat Rev Dis Primers. 2015; 1:15005.

Beitz JM. Parkinson's disease: a review. Front Biosci (Schol Ed). 2014 Jan 1;6:65-74.

Bhatia KP, Marsden CD. The behavioural and motor consequences of focal lesions of the basal ganglia in man. Brain. 1994;117:859-76.

Bovolenta TM, Silva SMCA, Saba RA, Borges V, Ferraz HB, Felicio AC. Systematic Review and Critical Analysis of Cost Studies Associated with Parkinson's Disease. Hindawi Parkinson's Disease. 2017 b;1-11.

Bovolenta, TM, Felício AC. O doente de Parkinson no contexto das Políticas Públicas de Saúde no Brasil. Einstein (São Paulo), 2016 Set;14(3):7-9.

Brinkman RR, Mezei MM, Theilmann J et al. The likelihood of being affected with Huntington disease by a particular age, for a specific CAG size. Am J Hum Genet. 1997; 60:1202.

Caviness JN. Neurofisiologia clínica da mioclonia. *In*: Hallet M, editor. Handbook of clinical neurophysiology, Vol 1. Amsterdam; Elsevier; 2003. p.521.

Cilia R, Akpalu A, Sarfo FS, Cham M, Amboni M, Cereda E et al. The modern pre-Levodopa era of Parkinson's disease: insights into motor complications from sub-Saharan Africa. Brain. 2014; 137(Pt 10): 2731–42.

Connolly BS, Lang AE. Pharmacological treatment of Parkinson disease: a review. JAMA. 2014 Apr 23-30;311(16):1670-83.
DeJong's. The neurological examination. 5th ed. Philadelphia, Pennsylvania: JB Lippincott; 1992.
Eberhardt O, Topka H. Myoclonic disorders. Brain Sci. 2017;7(8):103.
Elias WJ, Shah BB. Tremor. JAMA. 2014;311(9):948-54.
Hoehn MM, Yahr MD. Parkinsonism: onset, progression and mortality. Neurology. 1967;17:427.
Hughes AJ, Daniel SE, Lees AJ. The clinical features of Parkinson's disease in 100 histologically proven cases. Adv Neurol. 1993;60:595.
Jankovic J, Tolosa E. Parkinson disease & movement disorders. 5th ed. Philadelphia, Pennsylvania, Lippincott Williams & Wilkins; 2007.
Kamble N, Pal PK. Tremor syndromes: A review. Neurol India. 2018 Mar-Apr;66(Supplement):S36-S47.
Louis ED, Klatka LA, Liu Y, Fahn S. Comparison of extrapyramidal features in 31 pathologically confirmed cases of diffuse Lewy body disease and 34 pathologically confirmed cases of Parkinson's disease. Neurology. 1997; 48:376.
Louis ED. Tremor. Continuum (Minneap Minn). 2019 Aug;25(4):959-75.
Marsden CD, Hallett M, Fahn S. The nosology and pathophysiology of myoclonus. *In*: Marsden CD, Fahn S, editors. Movement disorders. London, Butterworths; 1982; p.196.
Martin WE, Loewenson RB, Resch JA, Baker AB. Parkinson's disease. Clinical analysis of 100 patients. Neurology. 1973; 23:783.
Martins Jr C, Silva D. Semiologia neurológica. 1ª ed. Campinas; 2016.
McFarland NR, Hess CW. Recognizing Atypical Parkinsonisms: "Red Flags" and Therapeutic Approaches. Semin Neurol. 2017;37(2):215-27.
Mehanna R, Jankovic J. Movement disorders in cerebrovascular disease. Lancet Neurol. 2013 Jun;12(6):597-608. doi: 10.1016/S1474-4422(13)70057-7. Epub 2013 Apr 19. Erratum in: Lancet Neurol. 2013 Aug;12(8):733. PMID: 23602779.
Merical B, Sánchez-Manso JC. Chorea. 2021 Jul 17. *In*: StatPearls [Internet]. Treasure Island (FL): StatPearls Publishing; 2021 Jan–. PMID: 28613673.
Movementdisorders.org. 2022. [online] Available at: <https://www.movementdisorders.org/MDS-Files1/Education/Patient-Education/Corticobasal-Degeneration/pat-Handouts-CBD-Portuguese-v1.pdf> [Accessed at 17 January 2022].
Noyce AJ, Bestwick JP, Silveira-Moriyama L, Hawkes CH, Giovannoni G, Lees AJ, Schrag A. Meta-analysis of early nonmotor features and risk factors for Parkinson disease. Ann Neurol. 2012 Dec;72(6):893-901.
Obeso JA, Rodríguez-Oroz MC, Rodríguez M, Arbizu J, Giménez-Amaya JM. The basal ganglia and disorders of movement: pathophysiological mechanisms. News Physiol Sci. 2002;17:51-5.
Pagano G, Ferrara N, Brooks DJ, Pavese N. Age at onset and Parkinson disease phenotype. Neurology. 2016; 86:1400.
Postuma RB, Berg D, Stern M et al. MDS clinical diagnostic criteria for Parkinson's disease. Mov Disord. 2015;30:1591.
Postuma RB, Lang AE. Hemiballism: revisiting a classic disorder. Lancet Neurol. 2003 Nov;2(11):661-8.
Rocha MSG, Rocha CM, Junior MEM. Neurologia na Atenção Primária à Saúde. *In*: Tremor. São Paulo, Editora dos Editores. 2021;145-156
Saifee TA. Tremor. Br Med Bull. 2019 Jun 19;130(1):51-63.
Sanger TD, Chen D, Fehlings DL, Hallett M, Lang AE, Mink JW, Singer HS, Alter K, Ben-Pazi H et al. Definition and classification of hyperkinetic movements in childhood. Mov Disord. 2010 Aug 15;25(11):1538-49.
Scott RM, Brody JA, Schwab RS, Cooper IS. Progression of unilateral tremor and rigidity in Parkinson's disease. Neurology. 1970; 20:710.
Shanker V. Essential tremor: diagnosis and management. BMJ. 2019 Aug 5;366:l4485.
Smaga S. Tremor. Am Fam Physician. 2003 Oct 15;68(8):1545-52. PMID: 14596441.
Tabish A, Saifee TA. Tremor. Br Med Bull; 2019 Jun;130(1):51-63. https://doi.org/10.1093/bmb/ldz017
Vann Jones SA, O'Brien JT. The prevalence and incidence of dementia with Lewy bodies: a systematic review of population and clinical studies. Psychol Med. 2014; 44:673.

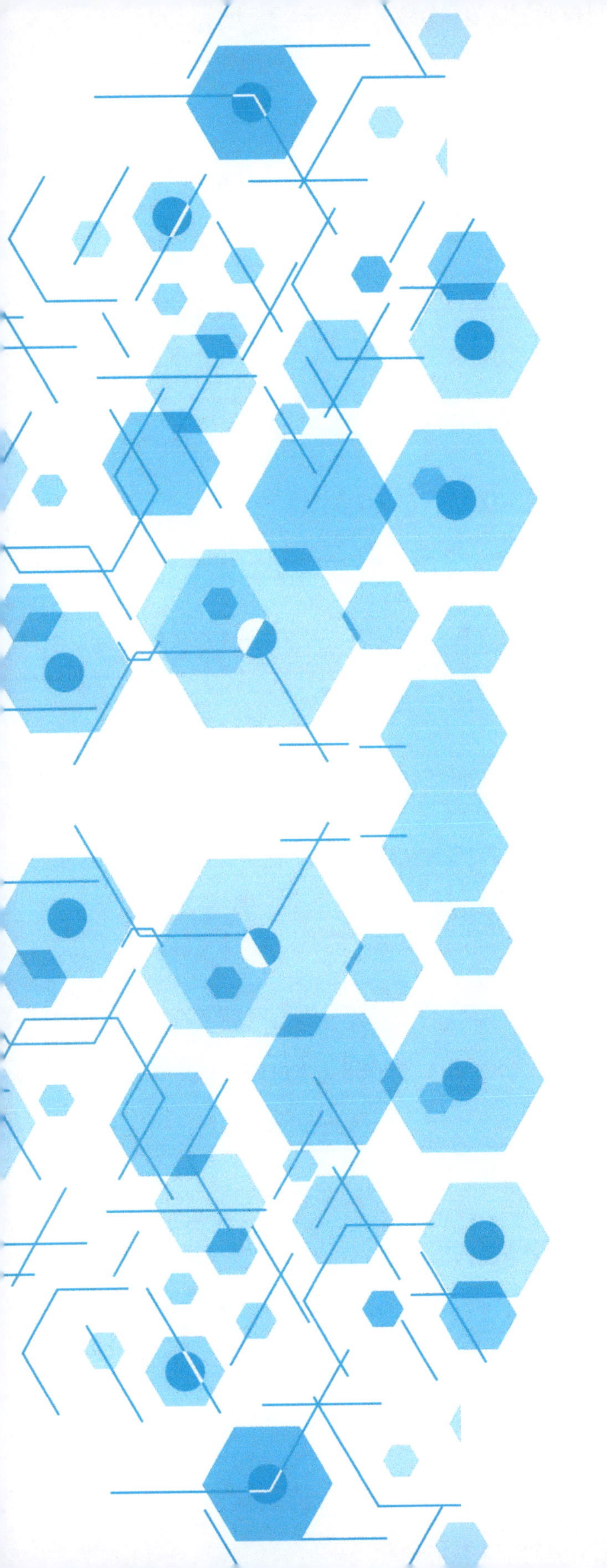

Seção 7

Cefaleias

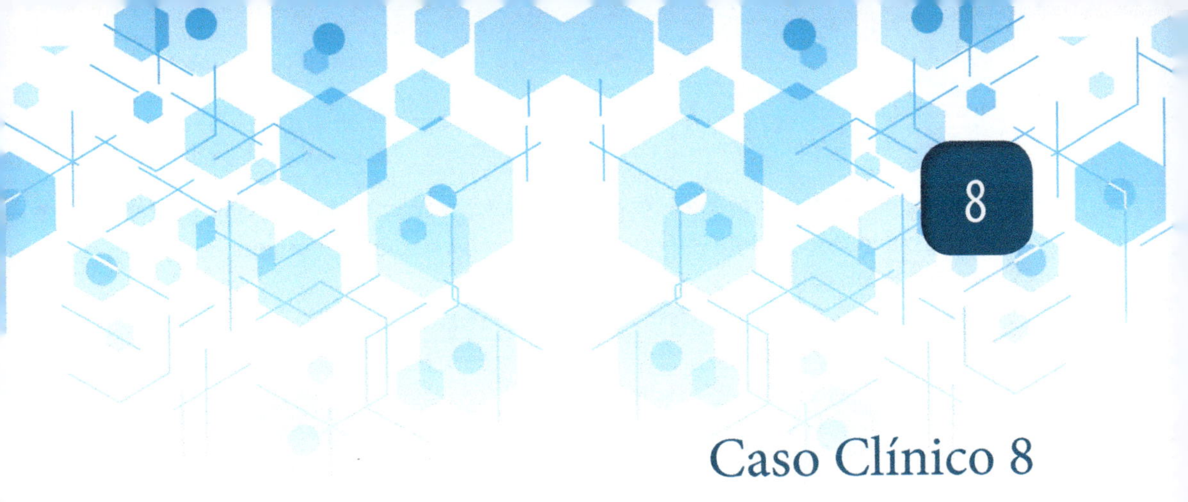

Caso Clínico 8

Mario Fernando Prieto Peres
Thaíza Lima
Felipe Lima

Anamnese

- Paciente do sexo feminino, 30 anos, dá entrada no pronto-socorro. Refere dor de cabeça constante há dois dias.
- O acompanhante relata que está preocupado, pois ela sempre reclama de dor de cabeça, já tomou diversas medicações para dor com melhora parcial, mas logo volta.
- A dor localiza-se na região frontotemporal esquerda, caráter pulsátil, intensidade grave, *score* 9 (0-10), piora com exercício físico, como caminhar e subir escadas. Não tem relação com o decúbito. Teve início insidioso, aumentando a intensidade ao longo do dia. Refere que antes da dor, vê "minhoquinhas brilhantes" que duram aproximadamente 30 minutos e depois somem completamente. Queixa-se também de náusea, em casa apresentou um episódio de vômito.
- Sente-se frustrada por tantos compromissos pessoais e profissionais perdidos por dores semelhantes.
- Antecedentes pessoais: hígida, não usa medicações de uso contínuo. Menstruação regular, sem atraso. Usa DIU como método contraceptivo.
- AF: mãe viva, também sofria de dores de cabeça durante a vida, mas melhorou após a menopausa.

Exame físico geral

- Pressão arterial 110 × 80 mmHg/Frequência cardíaca 80 bpm/Frequência respiratória 14 ipm/$SatO_2$ 95%/Temperatura 36,7 ºC/Glicemia capilar 90 mg/dL.
- Bom estado geral, corada, hidratada, acianótica, anictérica.
- Bulhas regulares, normofonéticas, em 2 tempos, sem sopros (BRNF, em 2T, S/S). Tempo de enchimento capilar de 2 s.

- Murmúrios vesiculares presentes bilateralmente, sem ruídos adventícios (MV+ e sim, s/RA).
- Abdome plano, ruídos hidroaéreos presentes, timpânico, flácido, indolor, sem massas ou visceromegalias.
- Extremidades: sem sinais de edema ou rigidez de panturrilha.

Exame físico neurológico

- Consciente, orientada no tempo e espaço. Linguagem preservada. Pupilas isocóricas e fotorreagentes, musculatura ocular extrínseca preservada. Sem alterações dos nervos cranianos. Fundo de olho normal, sem papiledema. Ausência de hiperemia conjuntival, ptose palpebral, rubor facial, congestão nasal ou outras alterações visíveis na face. Força muscular grau IV global. Reflexos profundos normoativos. Reflexo cutâneo-plantar em flexão bilateral. Sensibilidade preservada. Coordenação preservada. Sem rigidez de nuca ou sinais meníngeos. Alodinia na região hemicraniana esquerda. Dor a palpação dos nervos: auriculotemporal, supratroclear e occipital maior e menor bilateralmente.

Perguntas

1. Qual o sintoma-guia?
2. Que informações da anamnese exploram esse sintoma-guia?
3. Qual o diagnóstico mais provável?

Diagnóstico sindrômico

Sumarização

Estamos diante de uma **síndrome álgica na região cefálica**, a **cefaleia.**

Cefaleia é o termo técnico que significa dor de cabeça. Consiste em qualquer processo doloroso referido no segmento cervicocefálico, que pode se originar de qualquer estrutura facial ou craniana. Assim, entendemos que a dor pode se apresentar com diversos fenótipos, ou seja, a cefaleia pode apresentar características completamente diferentes, dependendo da sua origem e fisiopatologia.

O passo inicial diante de um paciente com cefaleia é identificar na anamnese as características da dor.

Características da dor

Na anamnese, devemos questionar sobre as seguintes características:

- **Localização**

A localização é uma característica muito importante para direcionar o nosso raciocínio diagnóstico. Devemos identificar se a dor é facial, craniana ou cervical; bilateral ou unilateral; frontal, temporal, parietal ou occipital; se respeita algum território de inervação específico. Além disso, devemos detectar se a dor alterna a localização em diferentes crises de dor ou se ela ocorre sempre na mesma localização.

Intensidade

Podemos classificar a dor em leve, moderada ou severa. Existem escalas para padronizar as respostas. Uma escala muito utilizada é a Escala Visual Analógica (EVA). Para utilizar a EVA, deve-se questionar o paciente quanto ao seu grau de dor, sendo que 0 significa ausência total de dor e 10 o nível de dor máxima.

Forma de instalação

A dor pode ter instalação súbita ou gradual, ou seja, se logo no início da dor a intensidade já era severa ou se houve aumento gradual da intensidade ao longo do tempo.

O termo "cefaleia em trovoada (CT)" ou *thunderclap* refere-se a uma cefaleia de forte intensidade, de início repentino, que atinge sua intensidade máxima em até um minuto.

Caráter

A dor pode ser do tipo peso ou pressão, latejante ou pulsátil, pontada ou facada, queimação ou choque.

Duração

A cefaleia pode ter duração de segundos, minutos, horas ou dias.

Além disso, pode se apresentar de maneira contínua ou intermitente. Nos casos de dor intermitente, devemos identificar quanto tempo dura cada ataque de dor, quantas vezes esse ataque recorre no mesmo dia e quanto tempo dura cada ciclo de ataques.

Frequência

A frequência da dor é padronizada como número de dias com dor no período de 30 dias.

Relação com movimentação

Alguns tipos de cefaleia cursam com agitação durante a dor, ou seja, o paciente precisa movimentar-se durante a crise de dor. Em outros casos, pode ocorrer o contrário, atividades físicas básicas como caminhar e subir escadas podem piorar a dor.

Sintomas autonômicos associados

Durante a crise de dor, alguns tipos de cefaleia podem ativar o sistema parassimpático na face ipsilateral à dor. Questionar sobre: hiperemia conjuntival, lacrimejamento, congestão nasal ou rinorreia, edema da pálpebra, sudorese ou rubor facial e da região frontal, miose e/ou ptose.

Quando o paciente apresenta cefaleia associada a sintomas autonômicos, podemos estar diante das chamadas Cefaleias Trigêmino-Autonômicas.

Sintomas fóbicos associados

- *Fotofobia*: Sensação de sensibilidade ou aversão à luz. Podemos questionar se o paciente prefere ficar em um quarto escuro durante a crise de dor.

- *Fonofobia*: Sensação de sensibilidade ou aversão ao som. Perguntar se o paciente prefere que as pessoas falem mais baixo, desliguem a TV ou realizem qualquer outra medida para reduzir ruídos.
- *Osmofobia*: Sensação de sensibilidade ou aversão aos odores. Pacientes geralmente identificam essa sensibilidade com perfumes, produtos de limpeza e ambientes aromatizados.

Associação com náusea e/ou vômitos

Náusea e vômitos são sintomas associados muito comuns, costumam ser autolimitados, porém recorrentes. Podem representar sintomas muito incapacitantes, levando muitas vezes os pacientes a realizar extensa investigação complementar de doenças do trato gastrointestinal.

Aura

A aura consiste em um sintoma neurológico completamente reversível, possui instalação gradual num período de 5 a 20 minutos, costuma durar de 5 a 60 minutos e pode aparecer antes ou durante a dor. A aura pode ser visual (pontos brilhantes, escotomas, alteração de campo visual), sensitiva (parestesia, queimação, dor), linguagem (afasia), motora (hemiplegia).

Perguntas

4. Uma cefaleia em trovoada atinge o pico de dor em menos de ____________.
5. Um paciente está com cefaleia associada a hiperemia conjuntival, lacrimejamento, rinorreia, edema de pálpebra, miose (redução do diâmetro pupilar) e ptose (queda de pálpebra) à esquerda. Ele está com uma cefaleia associada à ativação do sistema ____________.

Diagnóstico topográfico

Para a construção do raciocínio do diagnóstico topográfico em cefaleia, identificamos as estruturas dolorosas no segmento cervicocefálico. Lembrando que o parênquima cerebral não possui nociceptores (receptores de dor).

A dor pode ter origem em estruturas extracranianas, como pele, fáscia, músculo, articulação, olhos, orelha, cavidade bucal, estruturas dentárias, artérias, nervos; e intracranianas: meninges, grandes artérias, seios venosos, nervos cranianos e espinhais. Qualquer fator que gere um estímulo nociceptivo nessas estruturas pode gerar um quadro de cefaleia.

A dor no segmento cervicocefálico é mediada por fibras sensoriais transportadas principalmente pelo nervo trigêmeo e raízes cervicais superiores, através dos nervos occipitais e nervo auricular magno. Outros nervos que também participam da mediação sensorial são: nervo intermédio (ramo do nervo facial), nervo glossofaríngeo e nervo vago.

Em alguns casos, a localização da dor referida pelo paciente pode direcionar para o raciocínio diagnóstico, mas em muitos casos a localização da dor não se relaciona com o diagnóstico topográfico. Para entender esse princípio é importante conhecer a relação anatômica e funcional do nervo trigêmeo com as raízes cervicais altas, o chamado Complexo Trigêmino-Cervical (CTC) da Figura 8.1. O CTC é uma área de convergência em comum de aferência do

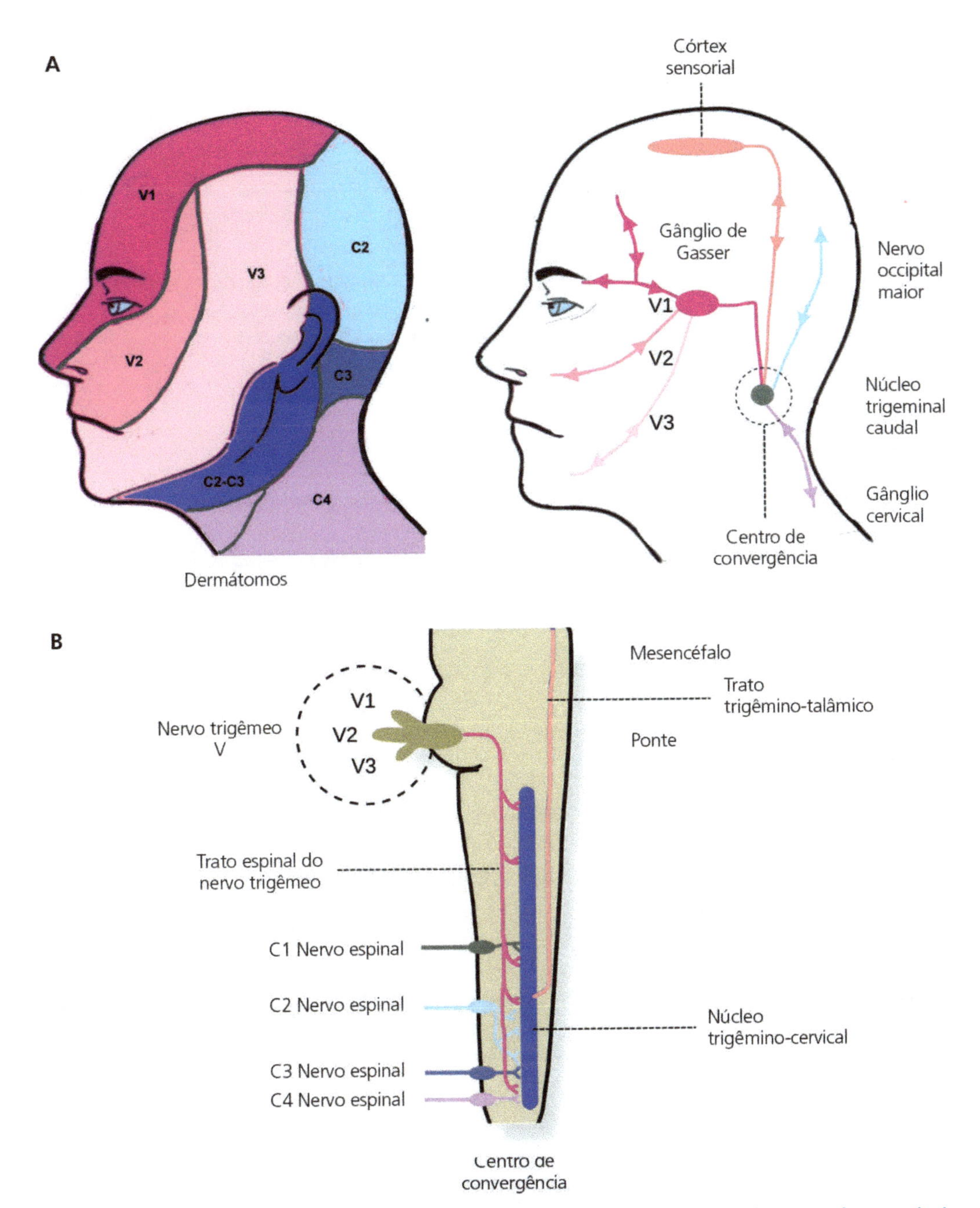

Figura 8.1 **Complexo trigêmino-cervical.** (**A**) Convergência entre o nervo trigêmeo e raízes cervicais altas no núcleo trigêmino-cervical. (**B**) Maior detalhamento das raízes V1, V2 e V3 do nervo trigêmeo, que inervam a sensibilidade da face.

nervo trigêmeo e das raízes cervicais de C2 a C4. Localiza-se no SNC, no tronco encefálico com extensão para medula. Esse núcleo sensitivo em comum contribui para que os pacientes possam referir dor simultaneamente em áreas de diferentes inervações. Sendo assim, diante de um diagnóstico sindrômico de cefaleia, é possível não haver um diagnóstico topográfico preciso, como ocorre em outras áreas da neurologia.

Perguntas

6. Os principais nervos que medeiam a dor no segmento cervicocefálico são o 1.__________, os 2.____________________ e o 3.____________________.
7. O núcleo sensitivo comum, localizado no tronco encefálico, que permite que os pacientes possam referir simultaneamente em áreas de diferentes inervações, é chamado de 1.____________________, sendo local comum de aferência do 2.________________ e das 3.______________________.

Diagnóstico etiológico

- O raciocínio mais importante no manejo da cefaleia é avaliar se o paciente possui uma cefaleia primária ou secundária.
- **Cefaleia primária**: A dor é a própria doença, não sendo provocada por outra entidade patológica.
- **Cefaleia secundária**: A dor é um sintoma de outra doença.
- Veja alguns exemplos na Figura 8.2.

Sinais de alarme para cefaleia secundária

Após o entendimento do conceito de cefaleia primária e secundária, percebemos que a cefaleia pode ou não representar uma doença grave e ameaçadora à vida. Portanto, é fundamental conhecer os sinais de alarme que determinam a necessidade de investigação complementar.

Vamos dividir os sinais de alarme relacionados ao exame físico, características da dor e antecedentes do paciente.

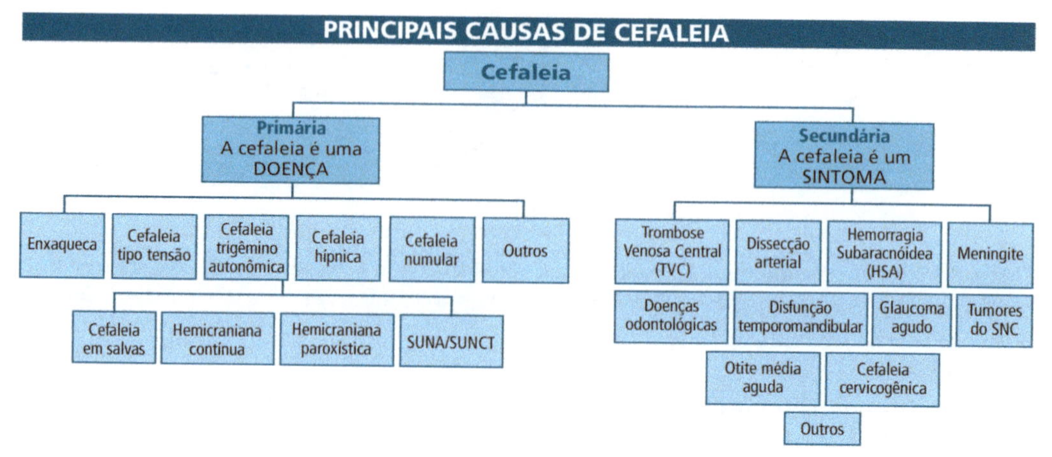

Figura 8.2 Diagnóstico diferencial de cefaleias primárias e secundárias.

Sinais de alarme relacionados à característica da dor

Primeiro episódio de dor ou início recente da dor

Se estamos diante de um paciente que não costuma ter dor de cabeça e apresentou um primeiro episódio, ou vem apresentando episódios recentemente sem histórico de dor prévia, esse paciente precisa ser investigado.

Pior cefaleia na vida ou mudança no padrão da dor

Quando um paciente tem cefaleia prévia, porém vem com uma nova dor, ou seja, mudança nas características semiológicas da dor (p. ex., localização, duração, tipo etc), é também necessário avaliar se há algum diagnóstico secundário. Ou seja, um paciente que sofre de enxaqueca pode um dia sofrer uma dissecção arterial. Por isso, devemos estar atentos para não negligenciar uma cefaleia secundária em um paciente previamente portador de cefaleia primária.

Cefaleia com intensidade progressiva ao longo de dias ou semanas

Diante de um paciente que refere uma dor que foi se intensificando progressivamente ao longo do tempo, devemos investigar diagnósticos etiológicos que também possuam uma fisiopatologia progressiva, como lesão expansiva do Sistema Nervoso Central, Trombose Venosa Central (TVC) ou Hematoma Subdural.

Início da dor acima dos 50 anos

Se um indivíduo não tem histórico de cefaleia ao longo da vida e passa a desenvolver dor de cabeça após os 50 anos, é mandatório avaliar a presença de diagnósticos secundários. Um exemplo de cefaleia secundária que, apesar de rara, deve ser investigada no idoso é a arterite temporal ou arterite de células gigantes. Trata-se da vasculite sistêmica mais comum, além de cefaleia, manifesta-se com claudicação da mandíbula, perda visual monocular, sinais e sintomas sistêmicos, como anemia e febre.

É importante conhecer ainda uma cefaleia primária que ocorre quase exclusivamente após os 50 anos, a cefaleia hípnica. É também conhecida como "cefaleia do despertador", caracterizada por episódios de cefaleia que despertam o paciente.

Cefaleia de início súbito

Vamos retomar o conceito de cefaleia *thunderclap*: dor de forte intensidade e início repentino, que atinge sua intensidade máxima em até um minuto. Sempre devemos investigar cefaleias secundárias diante desse tipo de apresentação.

A etiologia mais comum é a Hemorragia Subaracnóidea (HSA), geralmente associada à ruptura de um aneurisma cerebral. Outras causas também comuns são: Dissecção arterial, Malformações vasculares cerebrais (MAV), Síndrome da vasoconstrição cerebral reversível (SVCR), Leucoencefalopatia posterior reversível (PRES) e Glaucoma agudo de ângulo fechado. Exemplos de causas menos frequentes seriam: lesão expansiva de fossa posterior e apoplexia pituitária.

Existe o conceito de cefaleia *thunderclap* primária, ou seja, uma dor com essa apresentação semiológica sem nenhum diagnóstico secundário associado, porém é escassa a evidência de que exista de fato essa entidade primária. Sendo assim, o paciente com essa apresentação deve ser extensamente investigado.

Cefaleia associada ao decúbito

O raciocínio da influência do decúbito na cefaleia baseia-se na Pressão intracraniana (PIC):

Na Hipertensão intracraniana (HIC), a cefaleia piora no decúbito e melhora sentado ou em ortostase.

Na Hipotensão intracraniana, a cefaleia desaparece ou melhora no decúbito, é desencadeada ou agravada sentado ou em ortostase.

São inúmeros os diagnósticos etiológicos que podem gerar HIC, podemos citar como exemplo: TVC, lesão expansiva SNC, hidrocefalia aguda e infecções SNC. As manifestações clínicas clássicas da HIC, além da cefaleia, são vômitos em jatos, papiledema, a tríade de Cushing (bradipneia, bradicardia e hipertensão arterial). Porém, a tríade de Cushing e vômitos estão presentes em casos mais graves ou de instalação mais aguda, assim, não devemos esperar esses sinais para pensar em cefaleia por um mecanismo de HIC.

Cefaleia desencadeada com fatores desencadeantes específicos

Os fatores desencadeantes que são considerados sinais de alarme para cefaleia secundária são: trauma, atividade física, atividade sexual, tosse, espirro ou valsalva.

No caso de cefaleia relacionada a trauma e atividade física, lembrar principalmente de hemorragia intracraniana e dissecção arterial. Com relação à cefaleia associada a manobras de valsalva, como tosse e espirros, devemos lembrar da cefaleia provocada pela malformação de Chiari. É definida como um deslocamento das tonsilas cerebelares superior ao plano do forame magno. Além da cefaleia, manifesta-se com sintomas relacionados à disfunção da medula, tronco ou cerebelo por compressão dessas estruturas.

É importante saber que a presença de cefaleia desencadeada por esses fatores não é associada obrigatoriamente a uma causa secundária. Existem critérios diagnósticos de cefaleias primárias associadas à atividade sexual, ao exercicio físico e à tosse.

Sinais de alarme relacionados ao exame físico

Qualquer alteração no exame físico geral ou neurológico deve ser avaliado quanto à possibilidade de fazer parte de um diagnóstico de cefaleia secundária. Porém, é importante buscar ativamente algumas alterações que direcionam a etiologias específicas.

Vômitos persistentes e progressivos

Um sintoma associado à enxaqueca são náuseas e vômitos. Então como diferenciar se esse sintoma significa ou não um sinal de alarme? Os vômitos relacionados à enxaqueca costumam ser autolimitados, se o sintoma é persistente e ainda com piora progressiva ao longo do tempo, deve ser interpretado como um *Red Flag*.

Sinais meníngeos

As manobras para a pesquisa de sinais meníngeos são parte obrigatória no exame físico neurológico para os pacientes com cefaleia. Podem ser encontrados quadros de irritação meníngea, como meningite infecciosa ou HSA. Essas manobras detectam se a flexão passiva do tronco ou membros tensiona as raízes sobre as meninges e induzem uma resposta motora involuntária de adaptação posicional para minimizar o estímulo doloroso.

As manobras são: rigidez nucal, resistência notada à flexão cervical passiva; sinal de Brudzinski, flexão espontânea dos quadris e joelhos ao realizar a flexão cervical passiva; e Sinal de Kernig, dor na extensão passiva da perna, estando a coxa fletida em ângulo reto sobre a bacia e a perna sobre a coxa (Figura 8.3).

Sintomas sistêmicos associados

Avaliar a presença concomitante de sintomas como febre, perda de peso, lesões cutâneas. O raciocínio diagnóstico pode se direcionar para doenças infecciosas, reumatológicas ou neoplásicas, a depender do quadro clínico geral.

Síndrome de Horner

Caracterizada por sintomas localizados na hemiface acometida, como ptose palpebral, miose (constrição da pupila), enoftalmia e anidrose hemifacial. Essa síndrome resulta da interrupção da via simpática, que se inicia no hipotálamo, possui um trajeto descendente pelo tronco encefálico, medula cervical, raízes cervicais, depois passa a ter um trajeto ascendente até os olhos. A síndrome pode ter diversas etiologias, podendo representar uma lesão central ou periférica. Um quadro agudo, relacionado à cefaleia, pode estar associado à dissecção da artéria carótida interna por sua relação anatômica com fibras da via simpática.

Atenção: Não confundir a Síndrome de Horner com os sintomas autonômicos das Cefaleias trigêmino-autonômicas (CTA). A Síndrome de Horner ocorre por lesão da via simpática, os sintomas autonômicos das CTA ocorrem por hiperativação do sistema parassimpático, por isso, os sintomas são semelhantes. No entanto, quando há lesão na via simpática, o déficit é fixo; já no caso das CTA, o déficit é completamente reversível, recorrente e associado ao momento da dor.

Papiledema

O exame do fundo do olho, a fundoscopia, é parte obrigatória no exame físico dos pacientes com cefaleia. Existem dois tipos de exame, a fundoscopia direta e a indireta. Veja nas Figuras 8.4, 8.5 e 8.6 como esse exame é realizado e uma visão de fundoscopia, na Figura 8.7.

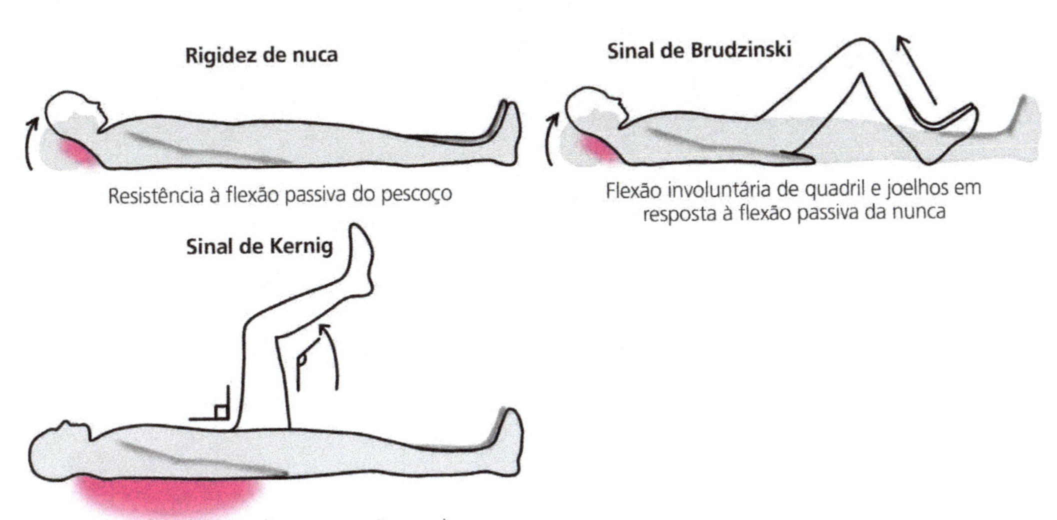

Figura 8.3 Sinais semiológicos de irritação meníngea.

Fundoscopia indireta

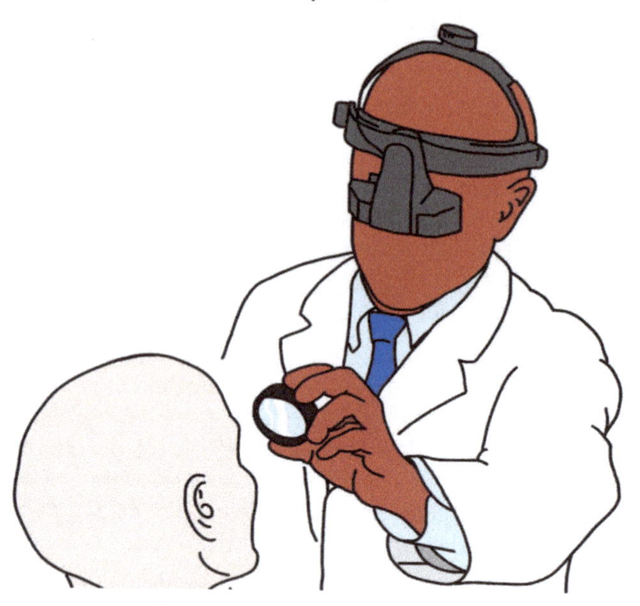

Figura 8.4 Fundoscopia indireta.

Fundoscopia direta

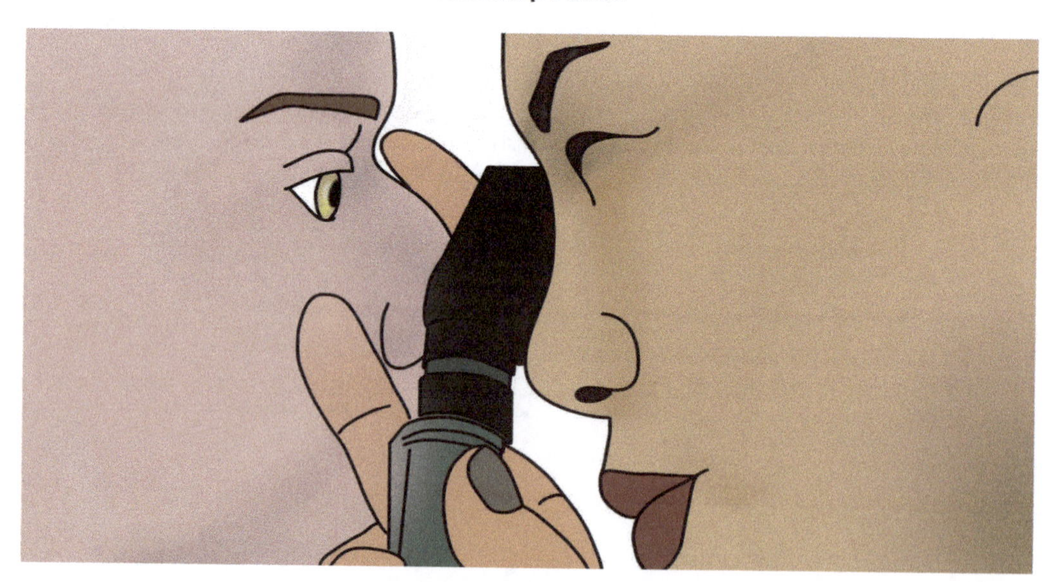

Figura 8.5 Fundoscopia direta.

O papiledema é um edema do disco óptico decorrente do aumento da pressão intracraniana. As teorias propostas para a origem do papiledema baseiam-se no pressuposto de que a pressão do espaço subaracnóideo, que rodeia o nervo óptico, se correlaciona com a pressão intracraniana. Acredita-se que o aumento da pressão exerce lesão direta, por compressão do

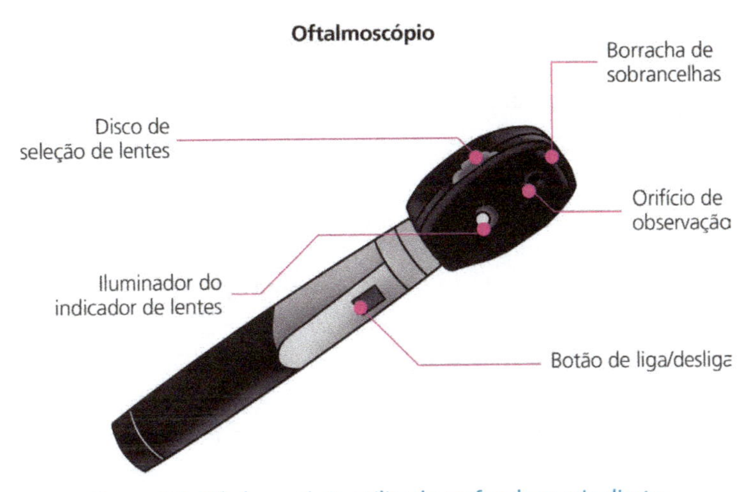

Figura 8.6 Oftalmoscópio utilizado na fundoscopia direta.

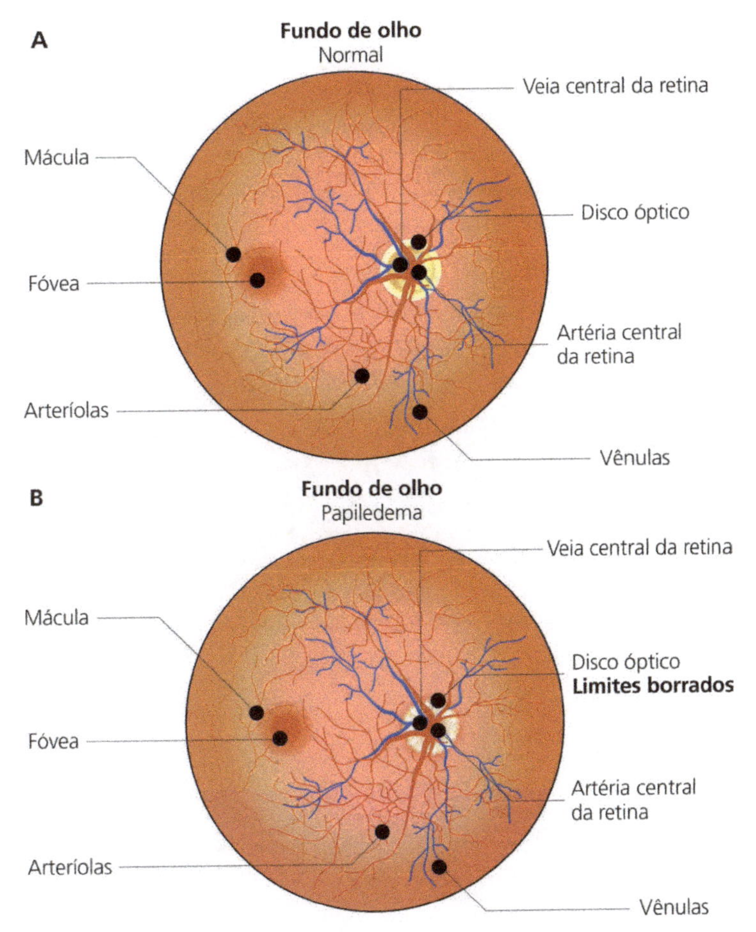

Figura 8.7 **Visão da retina por fundoscopia.** (**A**) Retina normal, com seus principais marcos anatômicos. Note que a borda do disco óptico está bem delimitada. (**B**) Retina com edema de papila. Note que a borda do disco óptico está borrada.

nervo óptico, e indireta, por compressão das estruturas vasculares, gerando lesão isquêmica no nervo. Portanto, todo paciente com papiledema deve ser submetido a uma investigação complementar para buscar causas de hipertensão intracraniana.

Espessamento da artéria temporal

Nos casos de cefaleia nova em pacientes idosos, devemos pensar no diagnóstico de arterite temporal, como já foi discutido. Diante da suspeita, deve-se palpar a artéria temporal, que pode estar mais grossa, dolorida e com a pulsação ausente ou diminuída (Figura 8.8).

Alteração no nível ou conteúdo de consciência e/ou crise epiléptica

Cefaleia com alteração de comportamento, sonolência, perda de consciência ou crise epiléptica pode representar um quadro de encefalopatia, e ter diversos diagnósticos etiológicos, como infecções SNC, encefalopatias metabólicas, intoxicações medicamentosas, entre outros.

Déficits neurológicos focais

É evidente que diante de um paciente com déficit neurológico focal, devemos realizar uma investigação complementar. No entanto, nesse momento, é importante retomar o conceito de aura migranosa: déficits neurológicos completamente reversíveis podem apresentar-se com alterações visuais, sensitivas, de linguagem e motora.

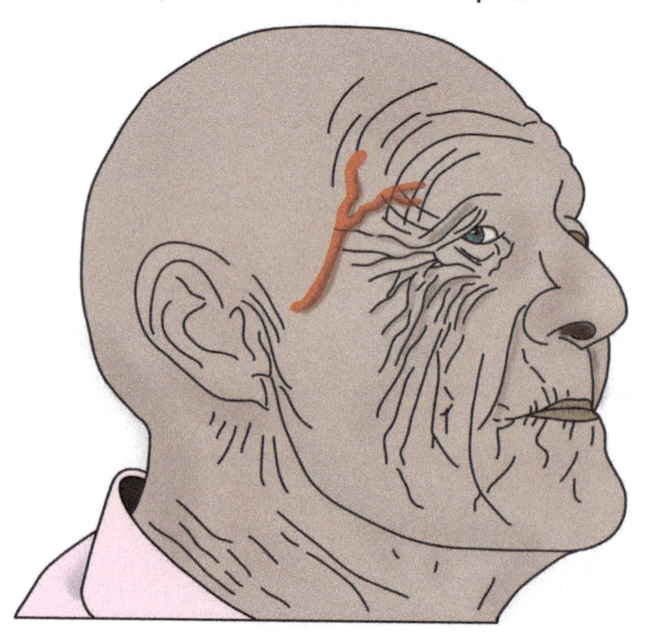

Figura 8.8 **Espessamento da artéria temporal.** A região em vermelho, quando palpada durante o exame físico, está espessada e dolorida.

Após relembrar o conceito, vamos imaginar o seguinte cenário: paciente na emergência afásico e com dor de cabeça, como diferenciar de um AVC? Esses casos são muito difíceis na prática clínica e vão demandar uma investigação complementar. Porém, se estivermos diante de um caso que já possui diagnóstico prévio de enxaqueca com aura, já foi investigado e vem com sintomas semelhantes, não é necessário nova investigação complementar. É importante evitar a solicitação de exames complementares desnecessários, para focar o cuidado na melhora dos sintomas e no acolhimento do paciente.

Sinais de alarme relacionados ao paciente

Imunossupressão

Pacientes portadores de imunossupressão, independente de a causa ser imunossupressão primária ou secundária (p. ex., uso de medicações, Síndrome da Imunodeficiência Adquirida), devem ser investigados, pois apresentam maior risco de infecções no SNC e neoplasias.

Histórico de neoplasias

Pacientes com histórico de neoplasia devem ser investigados pela possibilidade de cefaleia secundária por metástase SNC, síndromes paraneoplásicas e complicações trombóticas, como AVC ou TVC. Além de também possuirem algum grau de imunossupressão.

Distúrbios de coagulação

Devemos ter atenção aos pacientes que possuem alguma situação pró-trombótica ou anticoagulante. Por exemplo: doenças hematológicas, trombofilias, neoplasias, uso de medicações hormonais, gestação e uso de anticoagulantes.

Gestação e puerpério

São diversas as possibilidades diagnósticas de cefaleia secundária durante a gestação ou puerpério. Há risco aumentado para as doenças: TVC, SVCR e PRES. Devido à raquianestesia, há risco de cefaleia por hematoma subdural e cefaleia pós-punção pela formação de fístula liquórica.

Outra possibilidade diagnóstica é a Hipofisite linfocítica (HL). Trata-se de uma doença autoimune relativamente rara, de caráter inflamatório, na qual existe infiltração maciça da hipófise por linfócitos e plasmócitos, com destruição do parênquima. Manifesta-se geralmente durante a gestação ou o primeiro ano pós-parto.

Outra doença associada à gestação e puerpério é a pré-eclâmpsia. Trata-se de um distúrbio multissistêmico que ocorre tipicamente após a 20ª semana de gestação, até 6 semanas após o parto, caracterizado por hipertensão arterial associado à proteinúria e/ou disfunção de orgão-alvo. Dentre os itens incluídos nos critérios diagnósticos como lesão de órgão-alvo, a cefaleia é o sintoma neurológico mais comum. A cefaleia, quando presente, é um sinal de gravidade do espectro da doença. Os critérios da American College of Obstetricians and Gynecologists para a cefaleia relacionada à pré-eclâmpsia são "cefaleia de início recente que não responde à medicação e não é considerada por diagnósticos alternativos".

Atenção: Apesar de presente nesse critério diagnóstico, a resposta à analgesia não prediz benignidade, assim como a refratariedade a analgésicos não é um sinal de alarme para cefaleias secundárias. Esse conceito é importantíssimo no estudo das cefaleias. Note que, em nenhuma sessão deste capítulo, a cefaleia que não responde a medicações analgésicas foi colocada como *Red Flag*.

Uso excessivo de analgésicos

O uso excessivo de medicações para o tratamento agudo da dor, como analgésicos simples, anti-inflamatórios e triptanos, chama a atenção para um diagnóstico de uma cefaleia secundária, chamada "cefaleia por uso excessivo de medicações". Trata-se de uma cefaleia secundária que ocorre obrigatoriamente em pacientes portadores de uma cefaleia primária. A teoria é de que o uso frequente de medicações para abortar a dor da enxaqueca ou da cefaleia tipo tensão poderia gerar um quadro paradoxal de piora da dor. É uma questão ainda muito discutida entre os especialistas, dado que não é possível, pelos estudos atuais, avaliar se o uso excessivo da medicação é causa ou consequência da cefaleia crônica. No caso do uso excessivo de opioides essa teoria é menos controversa.

Para ajudar a memorizar os sinais de alarme no paciente com cefaleia, recordamos o mnemônico muito conhecido na literatura chamado "SNNOOP10" que pontua os *Red Flags* para investigação de cefaleia secundária (Figura 8.9).

Perguntas

8. No exame físico de um paciente com cefaleia, é vista uma resistência à flexão cervical passiva, chamada de 1. ____________________, e um borramento das duas papilas ópticas no exame de fundo de olho, chamado de 2. ____________________. Esses são sinais de alarme para uma 3. ____________________.
9. Durante a anamnese de um paciente com cefaleia, os antecedentes que fariam você classificá-la como uma cefaleia secundária que exige investigação são 1. __________, 2. ______________ e 3. ________________.

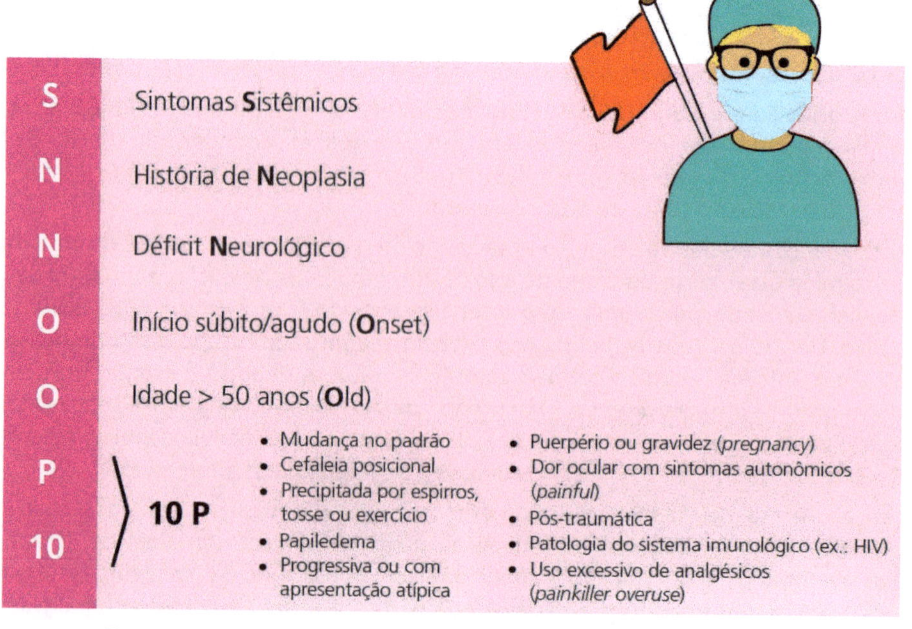

Figura 8.9 Mnemônico SNNOOP10 para cefaleia com sinais de alarme.

Comentários e conduta

Retomando o caso clínico apresentado, vamos avaliar se existem sinais de alarme para investigação de cefaleia secundária e em qual diagnóstico etiológico ela se encaixa.

Trata-se de uma paciente jovem, previamente hígida e sem suspeita de gravidez, não há atraso menstrual. Não foi descrito nenhum fator desencadeante, como trauma ou atividade física. Não é uma cefaleia nova, não houve mudança no padrão da dor. O exame físico neurológico e geral está normal, não há déficits neurológicos focais, papiledema, sinais meníngeos ou febre, presença de alodinia no escalpo e hiperalgesia na topografia de nervos cranianos.

- Alodinia: alteração sensitiva, na qual ocorre dor devido a um estímulo incapaz de provocar dor em situações normais, como um leve toque na pele.
- Hiperalgesia: alteração sensitiva, na qual ocorre dor excessiva devido a um estímulo doloroso.

Essas alterações sensitivas são comuns no paciente que sofre de dor crônica, representam sensibilização central a dor devido a perda de modulação das aferências sensitivas.

A paciente apresentada possui um quadro de baixo risco para cefaleia secundária. Nesse caso, não é necessário realizar exames complementares, como a tomografia questionada pelo marido.

A solicitação de exames complementares desnecessários é um grave problema de saúde pública, especialmente na área da cefaleia. A cefaleia é a quarta queixa mais frequente nos atendimentos de pronto-socorro, 98% desses pacientes possuem cefaleia primária e 95% dos exames complementares solicitados nos prontos-socorros são normais. Além dos custos gerados aos sistemas de saúde, geram preocupação e ansiedade aos pacientes, especialmente quando é encontrado algum achado incidental, ou seja, alterações não relacionadas à cefaleia.

Outro ponto que é importante ressaltar do nosso caso clínico é o impacto que essa dor tem gerado na vida da paciente. A incapacidade gerada pela cefaleia crônica é evidenciada quando ela relata a preocupação com compromissos perdidos devido à dor de cabeça. O impacto gerado pela cefaleia é um problema de saúde pública mundial. No estudo Carga Global de Morbidade (Global Burden of Disease Study) participaram 127 países, cujo objetivo foi fornecer informações sobre as doenças com maior incidência em escala global. As cefaleias primárias, enxaqueca e tensional, são os transtornos neurológicos mais prevalentes e mais incapacitantes, quando avaliados os *disability-adjusted life-years* (DALYs), ou seja, anos vividos com incapacidade. A enxaqueca aparece como a segunda causa de incapacidade na população geral e a primeira causa em indivíduos menores de 50 anos. Portanto é de extrema importância aprimorar o conhecimento médico em cefaleias.

Após identificar que um paciente possui um quadro de cefaleia primária, as características da dor direcionam para o diagnóstico etiológico. Sendo assim, perceba que o diagnóstico diferencial entre as cefaleias primárias é clínico, ou seja, baseia-se nas informações adquiridas na anamnese e no exame físico.

Para diagnosticar as cefaleias primárias, devemos seguir os critérios da Classificação Internacional das Cefaleias 3ª edição. A classificaçao original, *The International Classification of Headache Disorders 3rd edition*, pode ser acessada pelo QR code <https://ichd-3.org/>.

A paciente do caso clínico colocado possui o diagnóstico de enxaqueca com aura. Vamos aprofundar no estudo da enxaqueca para entendermos como chegamos a esse diagnóstico.

Enxaqueca

A enxaqueca é a segunda cefaleia primária mais comum, porém é a mais incapacitante. Afeta de 12% a 15% da população em geral, é mais frequente em mulheres, com ataques ocorrendo em até 17% das mulheres e em 6% dos homens a cada ano. A razão da prevalência entre mulheres e homens é de 3:1. O pico de prevalência ocorre entre as idades de 35 e 39 anos, sendo que 75% dos indivíduos afetados relatam o início antes dos 35 anos. A aura está presente em 25% dos pacientes portadores de enxaqueca. Uma história familiar de enxaqueca é comum, com a hereditariedade estimada em aproximadamente 42%, com herança poligênica.

A fisiopatologia da enxaqueca ainda não é completamente compreendida. Atualmente, a teoria mais aceita relaciona-se a uma disfunção no sistema trigeminovascular. Esse sistema é considerado o substrato anatômico e fisiológico no qual a transmissão nociceptiva se origina e produz a percepção da dor da enxaqueca. Acredita-se que por uma disfunção neuronal primária ocorre uma sequência de alterações intracranianas e extracranianas para a ativação desse sistema. Porém, os mecanismos que iniciam um ataque de enxaqueca ainda permanecem desconhecidos. Algumas evidências favorecem uma origem periférica ao nível do nervo trigêmeo, enquanto outros dados sugerem que a gênese é mais provável dentro do SNC, envolvendo disfunção de neurônios no tronco cerebral e diencéfalo. Dados clínicos sugerem que a ativação do sistema trigeminovascular resulta em dilatação das artérias intracranianas por liberação de moléculas sinalizadoras, como o peptídeo ativador de adenilil ciclase na pituitária (PACAP) e polipeptídeo intestinal vasoativo (VIP). Também há evidência de que a ativação desse sistema resulta na liberação antidrômica de moléculas de sinalização, como o gene da calcitonina peptídeo (CGRP). O conhecimento sobre essas moléculas possibilitou o desenvolvimento de novas medicações para o tratamento da enxaqueca.

A enxaqueca se manifesta com quadro clínico paroxístico, ou seja, ocorre em forma de ataques recorrentes. Um ataque típico de enxaqueca progride através de quatro fases: pródromo, aura, dor e pósdromo (Figura 8.10).

1. **Pródromo**: Fase presente em 77% dos pacientes com enxaqueca, aparece 24 horas a 48 horas antes do início da cefaleia. Os sintomas prodrômicos mais frequentemente relatados incluem aumento do bocejo, euforia, depressão, irritabilidade, desejo de doces, constipação e rigidez do pescoço.

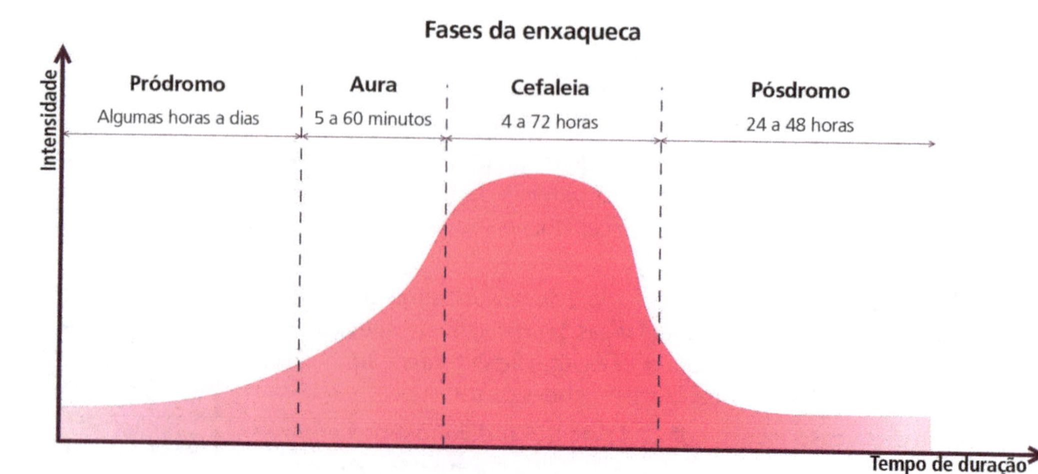

Figura 8.10 Fases da enxaqueca.

2. **Aura**: Embora classicamente descrita como uma fase que precede a dor, essa manifestação ocorre durante a dor na maioria dos pacientes. As auras de enxaqueca típicas são caracterizadas por sintomas neurológicos, com desenvolvimento gradual, duração não superior a uma hora, completamente reversíveis, com características positivas e negativas. Os sintomas positivos típicos podem ser visuais (p. ex., linhas brilhantes, formas, objetos), auditivos (p. ex., zumbido, ruídos, música), somatossensoriais (p. ex., queimação, dor, parestesia) ou motores (p. ex., espasmos ou movimentos rítmicos repetitivos). Os sintomas negativos indicam ausência ou perda de função, como perda de visão, audição, tato ou capacidade de mover uma parte do corpo.

   A teoria mais aceita para a fisiopatologia da aura baseia-se no fenômeno conhecido como depressão alastrante cortical de Leão. A depressão alastrante cortical é uma onda autopropagante de despolarização neuronal e glial, que se espalha pelo córtex cerebral. A ativação do sistema trigeminal pela depressão alastrante cortical, por sua vez, causa alterações inflamatórias nas meninges sensíveis à dor, que geram a cefaleia. Veja na Figura 8.11 algumas possíveis apresentações de aura visual, além de uma representação de sua progressão gradual ao longo de minutos.

3. **Dor**: As características da dor típica migranosa são: localização unilateral, caráter pulsátil, intensidade moderada ou severa, agravada pela atividade física, duração de 4 horas a dias. Associada a náuseas e às vezes vômitos, fotofobia, fonofobia, osmofobia. Alodinia e vertigem também são características adicionais que podem estar presentes.

4. **Pósdromo**: Nessa fase, o movimento repentino da cabeça pode causar dor no local da cefaleia anterior. Também estão presentes sintomas como esgotamento ou exaustão física e mental, dificuldade de concentração, sonolência e dores no corpo.

O diagnóstico de enxaqueca é clínico, baseado em uma história compatível, exame físico e preenchimento dos critérios diagnósticos. Não existem exames complementares específicos

ENXAQUECA COM AURA

PROGRESSÃO

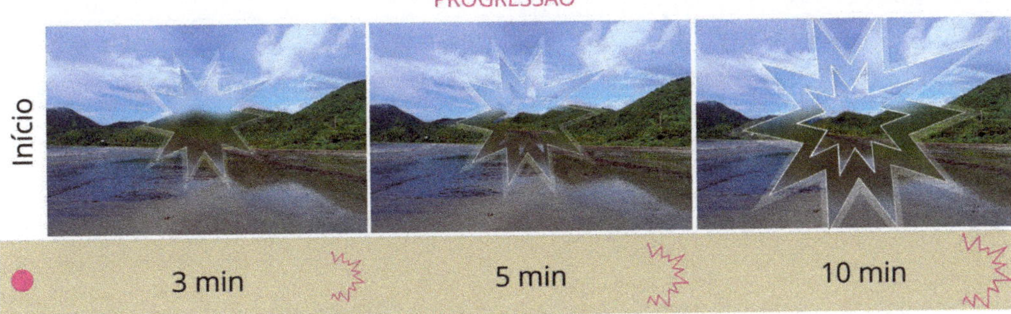

APRESENTAÇÕES

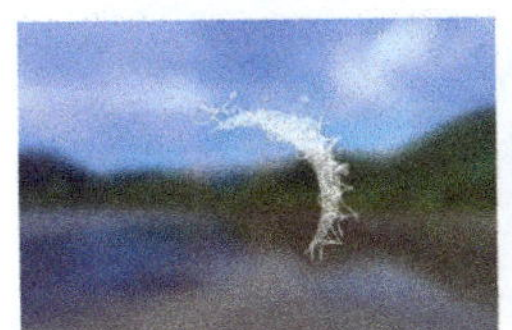
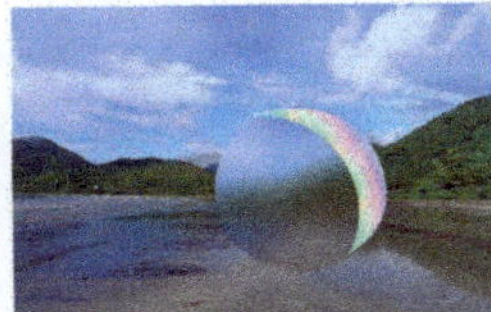
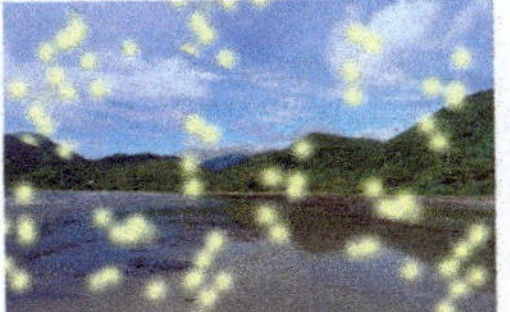
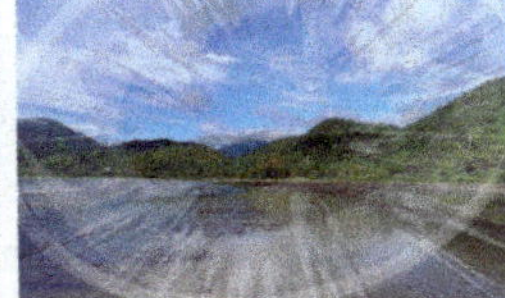

Figura 8.11 Progressão e apresentações possíveis de aura visual.

para a enxaqueca. Ela pode ser classificada como episódica ou crônica, com aura ou sem aura. Classifica-se a enxaqueca como crônica quando o paciente apresenta cefaleia que ocorre em 15 ou mais dias/mês, por mais que três meses, a qual, em ao menos oito dias/mês, possui as características de cefaleia migranosa. O risco de cronificação, ou seja, de um paciente portador de enxaqueca episódica passar a apresentar enxaqueca crônica é de 3% ao ano. A prevalência da enxaqueca crônica é de 2% da população mundial.

Os critérios diagnósticos estão presentes nos Quadros 8.1 e 8.2.

O tratamento da enxaqueca inclui medidas farmacológicas e não farmacológicas. Como tratamento não farmacológico podemos citar: atividade física aeróbica, terapia cognitivo-comportamental (TCC), acupuntura, Mindfulness Based Stress Reduction (MBSR), Yoga, entre outros. Com relação ao tratamento farmacológico, existem dois grandes grupos de medicações: as medicações agudas ou abortivas, que possuem objetivo de abortar o ataque da enxaqueca; e as medicações preventivas, que possuem objetivo de reduzir gradualmente a intensidade e a frequência dos ataques. São inúmeras as opções farmacológicas para o tratamento da enxaqueca, o aprofundamento do estudo do tratamento não faz parte do escopo desse livro. Nos Quadros 8.3 e 8.4 citamos as classes medicamentosas mais utilizadas.

Quadro 8.1 Critérios diagnósticos para enxaqueca sem aura

A. Ao menos cinco crises preenchendo os critérios de **B** a **D**
B. Crises de cefaleia durando 4-72 horas (sem tratamento ou com tratamento ineficaz)
C. A cefaleia possui ao menos duas das seguintes características: • localização unilateral • caráter pulsátil • intensidade da dor moderada ou forte • exacerbada por ou levando o indivíduo a evitar atividades físicas rotineiras (p. ex.: caminhar ou subir escadas)
D. Durante a cefaleia, ao menos um dos seguintes: • náusea e/ou vômito • fotofobia e fonofobia
E. Não é melhor explicada por outro diagnóstico da ICHD-3

Quadro 8.2 Critérios diagnósticos para enxaqueca com aura

A. Ao menos duas crises preenchendo os critérios **B** e **C**
B. Um ou mais dos seguintes sintomas de aura plenamente reversíveis: 1. visual 2. sensorial 3. fala e/ou linguagem 4. motor 5. tronco cerebral 6. retiniano
C. Ao menos três das seis seguintes características: • ao menos um sintoma de aura alastra-se gradualmente por ≥ 5 minutos • dois ou mais sintomas de aura ocorrem em sucessão • cada sintoma de aura individual dura 5-60 minutos • ao menos um sintoma de aura é unilateral • ao menos um sintoma de aura é positivo • a aura é acompanhada, ou seguida dentro de 60 minutos, por cefaleia
D. Não é melhor explicada por outro diagnóstico da ICHD-3

Quadro 8.3 Principais classes medicamentosas utilizadas no tratamento agudo da enxaqueca

Classes medicamentosas	Exemplo
Analgésicos simples	Dipirona, Paracetamol
Anti-inflamatórios não esteroidais	Ibuprofeno, Naproxeno, Indometacina
Corticoides	Dexametasona
Triptanos	Sumatriptano, Naratriptano, Rizatriptano
Derivados da ergotamina	Di-hidroergotamina
Antagonistas dopaminérgicos	Metoclopramida, Clorpromazina
Anti-histamínicos	Prometazina
Antieméticos	Ondansetrona
Ditans	Lasmiditan
Gepans	Rimegepant, Ubrogepant

Quadro 8.4 Principais classes medicamentosas utilizadas no tratamento preventivo da enxaqueca

Classes medicamentosas	Exemplo
Betabloqueadores	Propranolol, Atenolol
Anti-hipertensivos	Candesartan, Lisinopril
Bloqueador de Canal de Cálcio	Flunarizina
Anticonvulsivantes	Topiramato, Ácido valproico
Antidepressivos	Venlafaxina, Amitriptilina
Anticorpos monoclonais anti-GCRP	Galcanezumab, Erenumab
Gepans	Rimegepant
Fitoterápicos	*Petasites hybridus*, Feverfew
Outros	Toxina botulínica Melatonina Coenzima Q10 Riboflavina Magnésio

Analise esse paciente

- Paciente do sexo masculino, 40 anos, vem a consulta agendada na Unidade Básica de Saúde, com queixa de cefaleia há 10 anos.
- Descreve a dor como um peso em cima dos olhos, na região frontal, bilateral. Costuma durar horas, de maneira contínua, às vezes o dia todo. Nega que tenha uma intensidade grave e não limita as atividades do dia a dia. Nega náusea e vômitos associados, refere que a luz incomoda um pouco na hora da dor, mas nega incômodo com barulho ou cheiro. Nega sintomas visuais, sensitivos, motores ou alterações de linguagem.
- Apresenta essa dor cerca de 10 dias no mês. Não possui fatores desencadeantes, não possui relação com o decúbito.

- Não possui nenhuma comorbidade, nega uso de medicações contínuas.
- Nega tabagismo ou etilismo.
- Exame físico geral e neurológico sem alterações, exceto pela presença de dor à digitopressão nas musculaturas pericranianas como músculo temporal, esplênio da cabeça, esternocleidomastóideo e trapézio.

Perguntas

10. Qual o sintoma-guia do paciente?
11. Ele apresenta sinais de alarme? Em caso positivo, pontue os sinais encontrados.
12. Qual a alteração no exame físico?
13. Qual o diagnóstico mais provável?

Vamos nos aprofundar agora no estudo da cefaleia do tipo tensional para entender esse diagnóstico.

Cefaleia do tipo tensional (CTT)

Esta é a cefaleia primária mais prevalente. Estudos epidemiológicos estimam que cerca de 40% das pessoas experimentaram cefaleia do tipo tensional no último ano e 78% de prevalência ao longo da vida. O pico de prevalência ocorre entre 30 e 39 anos e diminui com o aumento da idade. Por ser menos grave, no entanto, é menos frequente do que a enxaqueca na prática médica. Mesmo assim, é responsável por um grande impacto socioeconômico no mundo todo, devido sua alta prevalência.

Há três subtipos de CTT, de acordo com sua frequência: episódica infrequente, menos de 1 ataque por mês; episódica frequente, entre 1 e 14 ataques por mês; crônica, mais de 15 ataques por mês. Essa divisão é relevante por vários motivos. A fisiopatologia subjacente, o impacto na qualidade de vida e a terapia diferem entre os subtipos. Estima-se uma prevalência em um ano de 38,3% da forma episódica e 2,2% da forma crônica.

Sabe-se que a fisiopatologia é multifatorial, mas os mecanismos precisos são incertos. Trata-se de um diagnóstico com ampla variação no espectro clínico quanto a intensidade e frequência. Essa variação ocorre não apenas entre os indivíduos, mas na mesma pessoa ao longo do tempo. Assim, acredita-se que os mecanismos subjacentes da dor na CTT sejam dinâmicos e variem de um indivíduo para outro, e de um ataque para outro no mesmo indivíduo.

A teoria mais aceita relacionada à fisiopatologia da CTT é que ocorre inicialmente ativação na via periférica por sensibilização de nociceptores miofasciais. Devido a estímulos nociceptivos prolongados e contínuos ocorre sensibilização central. Com essa sensibilização, acontece diminuição da inibição da transmissão da dor ao nível do corno dorsal espinal e do núcleo trigêmeo, resultando em aumento da atividade muscular pericraniana. O aumento da excitabilidade do SNC pode ser responsável pela transformação da CTT episódica na forma crônica. Sabe-se que o óxido nítrico (ON) desempenha um papel importante na fisiopatologia da doença, pois participa da transmissão sensorial no sistema nervoso periférico e central. Estudos clínicos mostram indução da dor com administração de ON e efeito analgésico com inibidores da síntase de óxido nitrico (NOS) em paciente portadores de CTT.

O aumento da sensibilidade à palpação pericraniana é a alteração no exame físico mais importante em pacientes com CTT e associa-se à intensidade e à frequência dos ataques. Acredita-se que essa sensibilidade representa a ativação de nociceptores periféricos. A origem da sensibilidade muscular é desconhecida, podendo ser a fonte da dor os nociceptores ao redor dos vasos sanguíneos, no músculo estriado, nas inserções dos tendões e/ou fáscia.

A apresentação típica de um ataque de CTT é uma cefaleia de intensidade leve a moderada, bilateral, não latejante, sem náusea, vômitos ou sintomas fóbicos migranosos associados, como fotofobia, osmofobia e fonofobia. Os critérios diagnósticos estão presentes no Quadro 8.5.

Assim como na enxaqueca, o tratamento agudo e preventivo inclui medicações e terapias não farmacológicas, como intervenções comportamentais e cognitivas. O tratamento profilático da cefaleia é indicado nos casos de ataques frequentes ou associada a significativa incapacidade. A medicação profilática mais indicada para CTT é a classe dos antidepressivos tricíclicos, como a amitriptilina. Outras medicações também utilizadas incluem inibidores da recaptação de serotonina e noradrenalina, como mirtazapina e venlafaxina, anticonvulsivantes entre outros.

Finalização

Pontos-chave

- Diante de um paciente com diagnóstico sindrômico de cefaleia, devemos inicialmente identificar as características da dor: localização, duração, caráter, modo de instalação, intensidade, frequência, sintomas associados, presença de aura, relação com a movimentação, presença de sintomas autonômicos.
- Apesar de conhecermos as estruturas dolorosas do segmento cervicocefálico, o diagnóstico topográfico pode não ser tão preciso como nas outras áreas da neurologia pela complexa interação das vias sensitivas representadas pelo complexo trigeminocervical. Porém, conhecer todas as estruturas nos ajuda a direcionar ao diagnóstico etiológico.
- O raciocínio mais importante no manejo das cefaleias é identificar se o caso é de uma cefaleia primária ou secundária. Para isso, é necessário dominar os sinais de alarme que indicam a necessidade de investigação complementar.

Quadro 8.5 Critérios diagnósticos para cefaleia do tipo tensão

A. Ao menos 10 episódios de cefaleia preenchendo os critérios a **D** **Episódica infrequente**: <1 dia/mês, em média (<12 dias/ano) **Episódica frequente**: 1-14 dias/mês por mais de 3 meses (≥12 e <180 dias por ano) **Crônica:** ≥15 dias/mês, por mais de 3 meses (≥ 180 dias/ano)
B. Duração de 30 minutos a sete dias
C. Ao menos duas das quatro características seguintes: • localização bilateral • qualidade em pressão ou aperto (não pulsátil) • intensidade fraca ou moderada • não agravada por atividade física rotineira como caminhar ou subir escadas
D. Ambos os seguintes: • ausência de náusea ou vômitos • fotofobia ou fonofobia (apenas uma delas pode estar presente)
E. Não é mais bem explicada por outro diagnóstico da ICHD-3

- Os sinais de alarme podem ser divididos didaticamente em três categorias: 1) sinais de alarme relacionados à característica da dor; 2) relacionados ao exame físico; 3) relacionados ao paciente.
- Os sinais de alarme relacionados à característica da dor são: primeiro episódio de dor ou início recente da dor; pior cefaleia na vida ou mudança no padrão da dor; cefaleia com intensidade progressiva ao longo de dias ou semanas; início da dor acima dos 50 anos; início abrupto; associada ao decúbito; desencadeada com fatores específicos, como tosse, atividade física e atividade sexual.
- Os sinais de alarme relacionados ao exame físico são: vômitos persistentes e progressivos; sinais meníngeos; sintomas sistêmicos associados, como febre e perda de peso; Síndrome de Horner; Papiledema; espessamento da artéria temporal; alteração no nível ou conteúdo de consciência; crise epiléptica; déficits focais neurológicos
- Os sinais de alarme relacionados ao paciente são: antecedentes de imunossupressão; neoplasias; distúrbios de coagulação; gestação e puerpério; uso excessivo de analgésicos.
- O diagnóstico das cefaleias primárias é direcionado pelos critérios da Classificação Internacional das Cefaleias.
- A enxaqueca e a CTT são as cefaleias primárias mais comuns.

Objetivos de aprendizado

1. Cite as perguntas que devem ser feitas durante a anamnese de uma cefaleia.
2. Como é a via da dor do segmento cervicocefálico?
3. Quais os sinais de alarme que indicam a investigação de cefaleia secundária?
4. Quais os critérios diagnósticos de enxaqueca e cefaleia tipo tensional?

Respostas

1. Cefaleia (dor de cabeça).
2. Constante, há 2 dias, localização frontotemporal esquerda, caráter pulsátil, intensidade grave, que piora com exercício físico, sem relação com decúbito, de início insidioso, com "minhoquinhas brilhantes" 30 minutos antes da dor (aura visual), associada a náuseas e vômitos.
3. Enxaqueca com aura.
4. um minuto
5. parassimpático
6. 1. nervo trigêmeo; 2. nervos occipitais; 3. nervo auricular magno
7. 1. complexo trigêmino-cervical; 2. nervo trigêmeo; 3. Raízes cervicais de C2 a C4
8. 1. rigidez de nuca; 2. papiledema; 3. cefaleia secundária
9. 1. imunossupressão; 2. histórico de neoplasia; 3. distúrbio de coagulação
10. Cefaleia.
11. Não apresenta sinais de alarme.
12. Dor à digitopressão nas musculaturas pericranianas, como músculo temporal, esplênio da cabeça, esternocleidomastóideo e trapézio.
13. Cefaleia do tipo tensional.

Bibliografia

Ashina M et al. Migraine: epidemiology and systems of care. The Lancet. 2021.

Ashina M. Migraine. N Engl J Med. 2020; 383:1866-76

Bendtsen L et al. Tension-type headache: mechanisms. Handb Clin Neurol. 2010; 97:359.

Bendtsen L, Evers S, Linde M et al. EFNS guideline on the treatment of tension-type headache – report of an EFNS task force. Eur J Neurol. 2010; 17:1318.

Do TP, Remmers A, Schytz HW et al. Red and orange flags for secondary headaches in clinical practice: SNNOOP10 list. Neurology. 2019; 92:134.

Dodick DW. Pearls: headache. Semin Neurol. 2010; 30:74.

GBD 2017 US Neurological Disorders Collaborators. Burden of Neurological Disorders Across the US From 1990-2017: A Global Burden of Disease Study. JAMA Neurol. 2020 Nov 2:e204152. 2. GBD 2016 Neurology Collaborators.

Global, regional, and national burden of neurological disorders, 1990- 2016: a systematic analysis for the Global Burden of Disease Study 2016. Lancet Neurol. 2019;18(5):459-80.

Hainer BL, Matheson EM. Approach to acute headache in adults. Am Fam Physician. 2013; 87:682.

Headache Classification Committee of the International Headache Society (IHS). The International Classification of Headache Disorders, 3rd edition. Cephalalgia. 2018; 38:1.

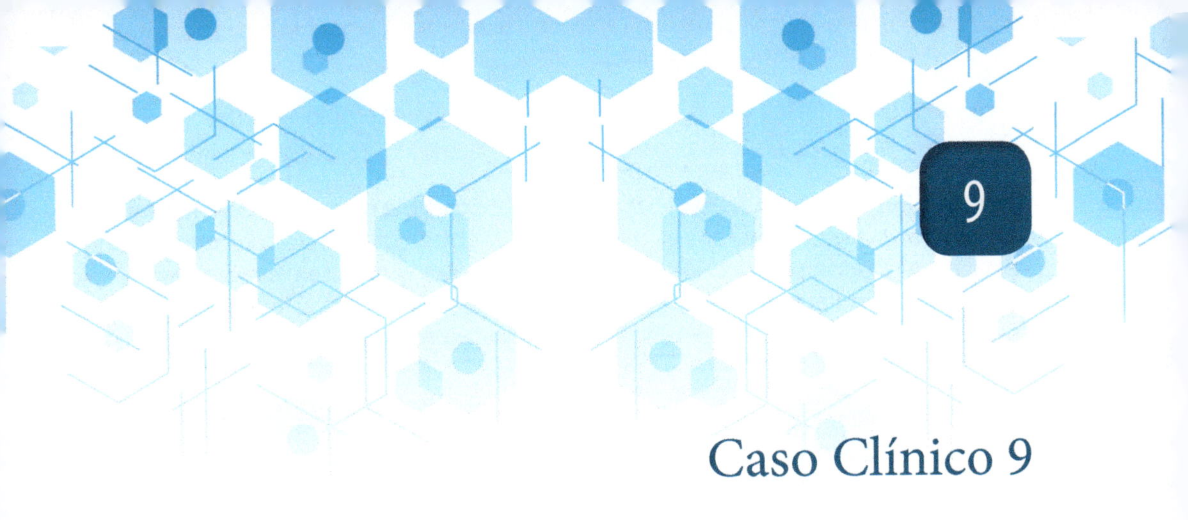

Caso Clínico 9

Carlos Eduardo Baccin
Felipe Chaves Duarte Barros
Catarina Monteiro Palumbo
Sofia Mônaco Gama

Anamnese

- Uma paciente do sexo feminino de 45 anos, negra, advogada e destra, comparece ao pronto-socorro para atendimento. Queixa-se de quadro inédito de cefaleia holocraniana, que teve início súbito hoje, atingindo sua intensidade máxima em poucos segundos. Após a dor, a paciente teve perda de consciência durante 1 minuto. Negado traumatismo craniano ou febre associada. Em seu histórico médico relevante, a paciente refere antecedente de hipertensão arterial sistêmica com tratamento farmacológico irregular e tabagismo ativo, com carga tabágica de 20 maços-ano.

Exame físico geral

- Sinais vitais: Pressão arterial: 170 × 110 mmHg/Frequência cardíaca: 88 bpm/Frequência respiratória: 14 ipm/$SatO_2$ 96% em ar ambiente/Temperatura: 36 °C/Glicemia capilar: 94 mg/dL.
- Estado geral regular, corada, hidratada, acianótica, anictérica.
- Ritmo cardíaco regular. Bulhas rítmicas e normofonéticas em 2 tempos, sem sopros. Tempo de enchimento capilar de 2 s.
- Murmúrios vesiculares presentes, sem ruídos adventícios.
- Abdome plano, ruídos hidroaéreos presentes, timpânico, flácido, indolor, sem massas ou visceromegalias.
- Extremidades: Quentes e bem perfundidas, sem sinais de edema ou empastamento de panturrilhas.

Exame físico neurológico

- Consciente, parcialmente orientada no tempo (acerta mês e ano), orientada no espaço, obedece comandos simples, fala fluente com linguagem preservada (compreende, nomeia e repete). Pupilas isocóricas e fotorreagentes. Fundoscopia com papilas bem delimitadas. Paresia da abdução de ambos os olhos. Face simétrica com mímica preservada. Língua e palato centrados, sem desvios. Força muscular grau V global, sem assimetrias. Reflexos profundos normoativos. Reflexo cutâneo-plantar em flexão bilateralmente. Sensibilidade preservada sem assimetrias. Coordenação apendicular preservada. Rigidez de nuca presente.

Perguntas

1. Qual o sintoma-guia da paciente?
2. A partir do sintoma-guia, essa parece ser uma doença primária (sem lesão estrutural) ou secundária (manifestação de uma doença com lesão estrutural)?
3. Que sintomas e sinais apresentados pela paciente permitem justificar a resposta anterior?

Diagnóstico sindrômico

Sumarização

Esse é um caso de **cefaleia secundária**.

O primeiro passo para a compreensão do caso apresentado é a caracterização do sintoma-guia da paciente, nesse caso, a **cefaleia**. Ao atender um paciente pela primeira vez por queixa de cefaleia, o objetivo inicial é diferenciar uma cefaleia secundária possivelmente grave de um caso de cefaleia primária. Em outras palavras, é necessária a busca ativa de sinais de alarme que indiquem gravidade. Quando presentes, eles aumentam a chance de um diagnóstico secundário.

Pergunta

4. Uma cefaleia primária é aquela 1.________ (sem/com) lesão estrutural, enquanto uma cefaleia secundária é aquela 2.__________ (sem/com) lesão estrutural.

Com esse objetivo, o médico deve, então, questionar ativamente sobre as características da dor, antecedentes pessoais e familiares. Também é importante a informação de episódios prévios, considerando que as cefaleias primárias costumam ter padrão recorrente, enquanto as cefaleias secundárias normalmente são inéditas. Com base no exposto, vamos destrinchar ao longo deste capítulo o motivo da nossa paciente apresentar um quadro de cefaleia secundária e com sinais de alarme, além de como reconhecer esse e outros diagnósticos diferenciais.

O parênquima cerebral dói?

Primeiramente, precisamos compreender quais são as estruturas que podem dar origem a um quadro de cefaleia, tendo em vista que o **parênquima cerebral em si é praticamente insensível à dor**, exceto por algumas áreas específicas, como os tálamos. De forma geral, a dor pode ser originada por estruturas extracranianas e intracranianas.

Dentre as **extracranianas**, podemos destacar pele, tecido celular subcutâneo, vasos e nervos do couro cabeludo, face e pescoço, musculatura e tendões da cabeça e do pescoço, periósteo, seios da face, orofaringe, olhos e orelhas. Nesses casos, a ativação de receptores nociceptivos transmite estímulos nervosos através dos nervos cranianos, principalmente dos trigêmeos, e das raízes cervicais superiores ao sistema nervoso central, que são interpretados como dor na região cefálica.

Dentre as causas **intracranianas**, as principais estruturas com inervação sensitivo-dolorosa são a dura-máter, as artérias intracranianas, os seios venosos da dura-máter e suas grandes veias afluentes. Essas estruturas carregam estímulo doloroso através dos ramos sensitivos das raízes cervicais superiores e dos nervos cranianos, principalmente os trigêmeos. O mecanismo envolvido na fisiopatologia da dor entre vasos intracranianos e os trigêmeos é conhecido como sistema trigêmino-vascular.

O mecanismo fisiopatológico da cefaleia pode envolver distorção mecânica das estruturas inervadas, processos inflamatórios irritativos, alterações vasomotoras arteriais, obstrução de drenagem venosa e de fluxo liquórico, contratura muscular ou acometimento de estruturas extracranianas, como do aparelho ocular ou auditivo.

Cefaleia com sinais de alarme

Na busca de sinais de alarme sugestivos de etiologia secundária, devemos realizar uma avaliação sistemática, levando em conta situações que epidemiologicamente se associam a um maior risco. Esses sinais e sintomas já foram discutidos no Capítulo 8, mas faremos um breve resumo abaixo.

Na anamnese, o primeiro ponto importante é a idade do paciente, sendo que o aparecimento de uma cefaleia nova após os 50 anos já configura um sinal de alarme. Além disso, certas características da cefaleia, como início súbito, mudança de padrão em paciente com histórico prévio de cefaleia recorrente, progressão em intensidade, frequência ou duração, relação com posição – seja piora com decúbito ou posição ortostática – e a precipitação por tosse ou espirros (manobras de Valsalva) são preocupantes na suspeita de uma etiologia secundária.

Neste contexto é importante ainda a caracterização completa da cefaleia, como a existência de fatores precipitantes, náuseas, vômitos, fotofobia e fonofobia. A presença de sintomas sistêmicos associados, como febre, calafrios, sudorese noturna e/ou emagrecimento, configura outro fator importante de risco. Por fim, com relação aos antecedentes pessoais, é importante perguntar sobre histórico de neoplasia, imunossupressão e situação de gravidez ou puerpério.

No exame neurológico, é necessário avaliar o nível de consciência, testar os nervos cranianos bilateralmente e afastar déficits focais, sejam eles motores, sensitivos ou de coordenação. Além disso, deve-se pesquisar a presença de sinais de irritação meníngea e realizar um exame de fundo de olho com busca ativa de papiledema.

As principais características, apresentadas anteriormente, podem ser reunidas de modo sistemático no mnemônico SNNOOP10, apresentado no Capítulo 8.

No caso descrito neste capítulo, a paciente apresenta uma cefaleia de início súbito. No exame físico, há sinais de irritação meníngea e paralisia do sexto par craniano, o que corresponde a um sinal inespecífico de hipertensão intracraniana. Esses achados serão discutidos nas seções a seguir. Por fim, há alteração do conteúdo da consciência evidenciada pela desorientação temporoespacial, que será abordada detalhadamente no Capítulo 12. Esses achados nos permitem concluir que estamos diante de um caso de cefaleia com sinais de alarme.

Pergunta

5. Cite três sinais de alarme para uma cefaleia secundária.

Síndrome de irritação meníngea

Inicialmente, alguns conceitos anatômicos e fisiopatológicos representados na Figura 9.1 devem ser recordados. As meninges são membranas compostas por três camadas, denominadas dura-máter, aracnoide e pia-máter, que envolvem o encéfalo e a medula espinal. Entre a aracnoide e a pia-máter, existe o espaço subaracnóideo, um local preenchido por líquido cerebrospinal – também denominado liquor – onde estão localizados importantes vasos sanguíneos intracranianos.

Pergunta

6. O espaço subaracnoide ocorre entre as membranas 1.__________ e 2.__________. Nele, estão localizados os 3. ______________________.

A síndrome de irritação meníngea engloba um conjunto de sintomas, como cefaleia, fotofobia e vômitos, que ocorrem quando há uma substância irritativa em contato com as meninges, gerando inflamação. Essa substância pode ser sangue ou um agente infeccioso, p. ex., como acontece na Hemorragia Subaracnoide (HSA) e na meningite infecciosa, respectivamente. Nesse contexto, o polígono de Willis representado na Figura 9.2 merece destaque, porque é o local mais frequente de origem da principal causa de HSA de origem não traumática, que são os aneurismas.

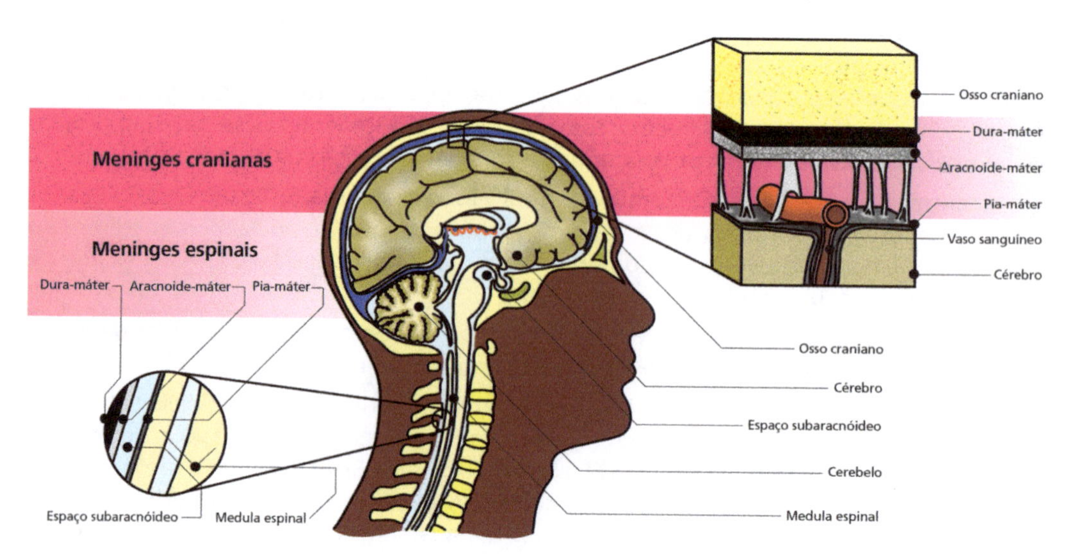

Figura 9.1 Anatomia das camadas meníngeas.

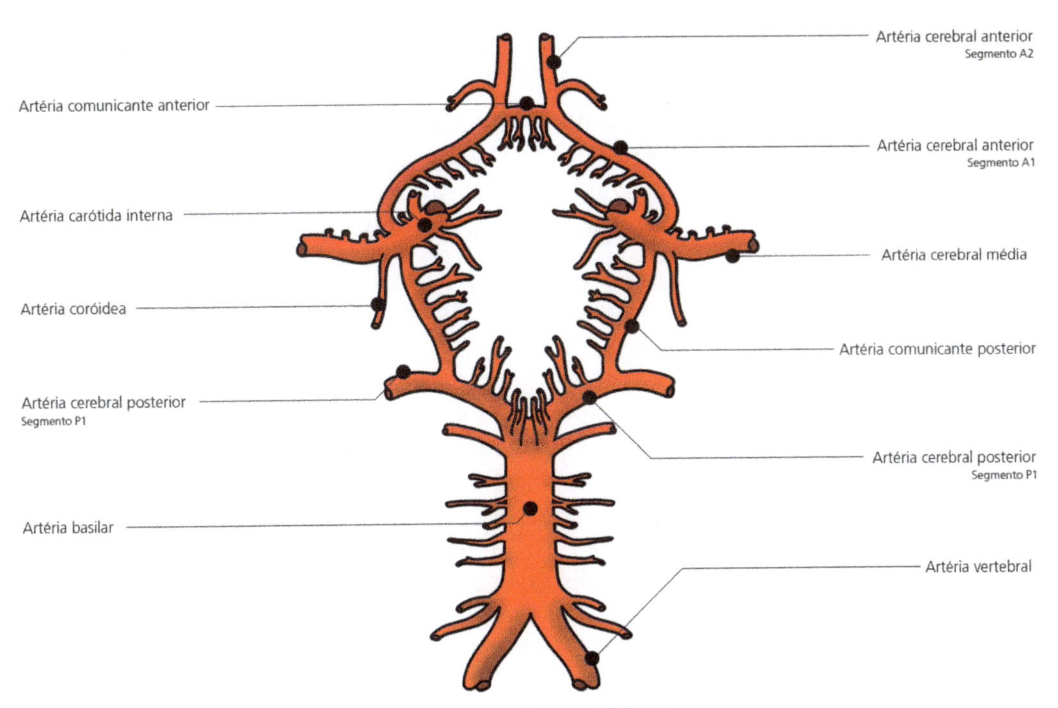

Figura 9.2 Polígono de Willis.

O polígono é uma rede de anastomoses localizada dentro do espaço subaracnóideo, que liga as principais artérias cerebrais da circulação anterior e posterior, através da artéria comunicante posterior. A circulação anterior é formada pelos grandes ramos das artérias carótidas internas – as artérias cerebrais anterior e média. A artéria comunicante anterior liga as duas artérias cerebrais anteriores. Já a circulação posterior é formada pelas artérias cerebrais posteriores, ramos da artéria basilar, que, por sua vez, origina-se na junção das vertebrais. A fisiopatologia que envolve a formação e ruptura dos aneurismas será discutida mais adiante neste capítulo.

Além dos sintomas descritos anteriormente, devemos buscar sinais sugestivos de irritação meníngea no exame neurológico. Para isso, o primeiro passo é avaliar se há rigidez de nuca. Com a paciente em decúbito dorsal, o examinador posiciona a mão na região posterior da cabeça e flete o pescoço objetivando levar o queixo em direção ao tórax. Caso esse movimento seja limitado, há presença de rigidez de nuca.

É importante diferenciar a rigidez cervical causada pela irritação meníngea daquela resultante de outras condições, como tensão muscular, distúrbios degenerativos da coluna vertebral ou outras patologias ortopédicas. Na primeira, a principal limitação é do movimento em flexão, que ocorre pela dificuldade de estiramento da dura-máter inflamada. Já nas outras condições, geralmente existe uma limitação global, incluindo movimentos rotacionais e laterais do pescoço.

Além disso, existem outros testes semiológicos que, quando positivos, sugerem irritação meníngea, como o sinal de Brudzinski e de Kernig, descritos no Capítulo 8.

Perguntas

7. A localização mais frequente de rotura de aneurismas intracranianos é denominado ________________.

8. Quando um paciente apresenta irritação meníngea, os sinais semiológicos presentes são a a. ________________ e os sinais de b. ________________ e c. ________________.

Síndrome de hipertensão intracraniana

Antes de falarmos de hipertensão intracraniana, é necessário compreender alguns conceitos anatômicos e fisiológicos relacionados à drenagem venosa e à circulação liquórica do sistema nervoso central.

A drenagem venosa do cérebro é realizada por veias cerebrais superficiais e profundas, como demonstrado na Figura 9.3. Elas afluem nos seios venosos durais, que são canais revestidos por endotélio localizados entre os folhetos externo e interno da dura-máter. Os seios, por sua vez, drenam para as veias jugulares internas.

Já a circulação liquórica acontece, em sua maior parte, dentro do sistema ventricular. O liquor é produzido por um tecido especializado presente em estruturas denominadas de plexos coroides, localizadas bilateralmente nos ventrículos laterais e no teto do terceiro e quarto ventrículos. O fluxo então segue unidirecionalmente pelos ventrículos laterais, passa pelos forames interventriculares em direção ao terceiro ventrículo, segue pelo aqueduto do

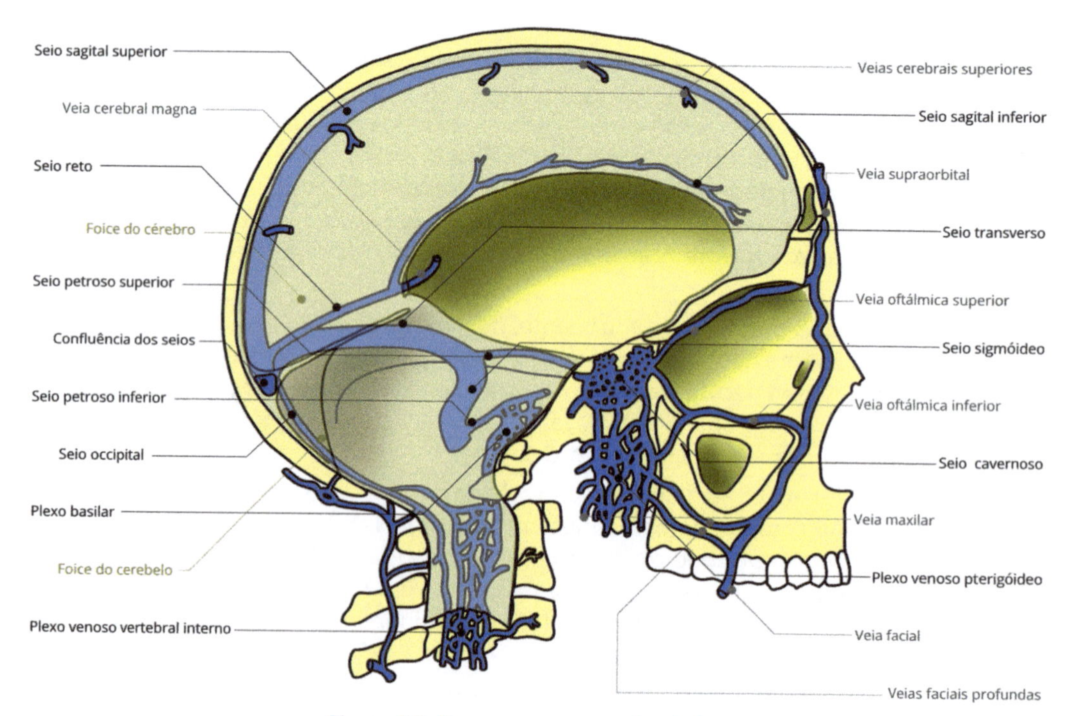

Figura 9.3 Drenagem venosa do cérebro.

mesencéfalo para o quarto ventrículo e chega no espaço subaracnóideo da coluna vertebral através de um forame medial e dois laterais, como ilustra a Figura 9.4. Por fim, o liquor é reabsorvido pelas granulações aracnóideas nos seios venosos durais.

A ocorrência de um distúrbio do fluxo liquórico fisiológico pode levar ao acúmulo excessivo de liquor nos ventrículos, sendo este denominado hidrocefalia. Isso pode ocorrer por obstrução em algum ponto de passagem, principalmente nos mais estreitos, como os forames interventriculares e o aqueduto do mesencéfalo. Neste caso, denominamos o distúrbio de hidrocefalia não comunicante. Na ausência de ponto obstrutivo, o distúrbio de fluxo é causado por aumento da produção de liquor ou, mais comumente, pela falha de sua reabsorção nas granulações aracnoides. Neste caso, denominamos o distúrbio de hidrocefalia comunicante. A hidrocefalia pode ocorrer de maneira aguda ou crônica a depender da sua causa e frequentemente cursa com cefaleia e até mesmo hipertensão intracraniana. Exemplos de exames de imagem de hidrocefalia estão na Figura 9.5.

Além dos distúrbios relacionados ao fluxo liquórico, é interessante perceber que alterações na drenagem venosa também podem levar a um acúmulo intracraniano de volume que, neste caso, é de sangue venoso. A compreensão desse mecanismo ajuda a entender a fisiopatologia de um quadro de Trombose Venosa Cerebral (TVC), um diagnóstico diferencial importante em casos de cefaleia com hipertensão intracraniana. A trombose de uma veia cerebral ou de um seio dural dificulta o fluxo sanguíneo venoso, resultando em acúmulo de sangue à montante e em elevação da pressão venosa. Como o liquor é drenado pelos seios durais, a diminuição de sua reabsorção resulta também no acúmulo deste no sistema ventricular. Esse processo gera edema tecidual e aumento da pressão intracraniana, como será explicado a seguir, por meio da doutrina Monro-Kellie.

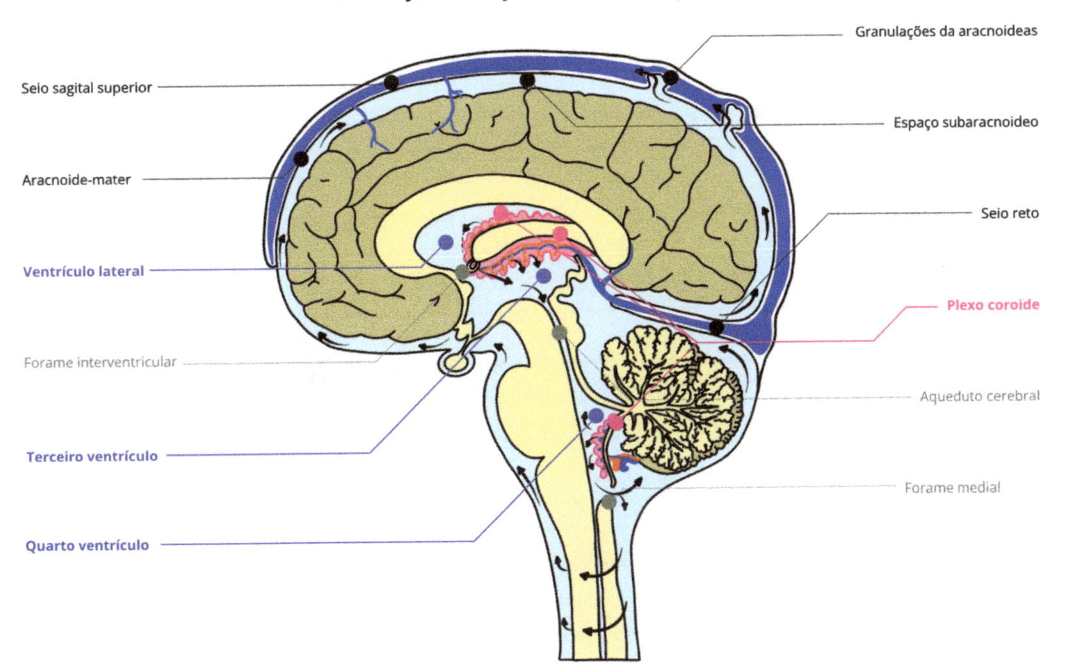

Figura 9.4 Circulação do líquido cerebrospinal.

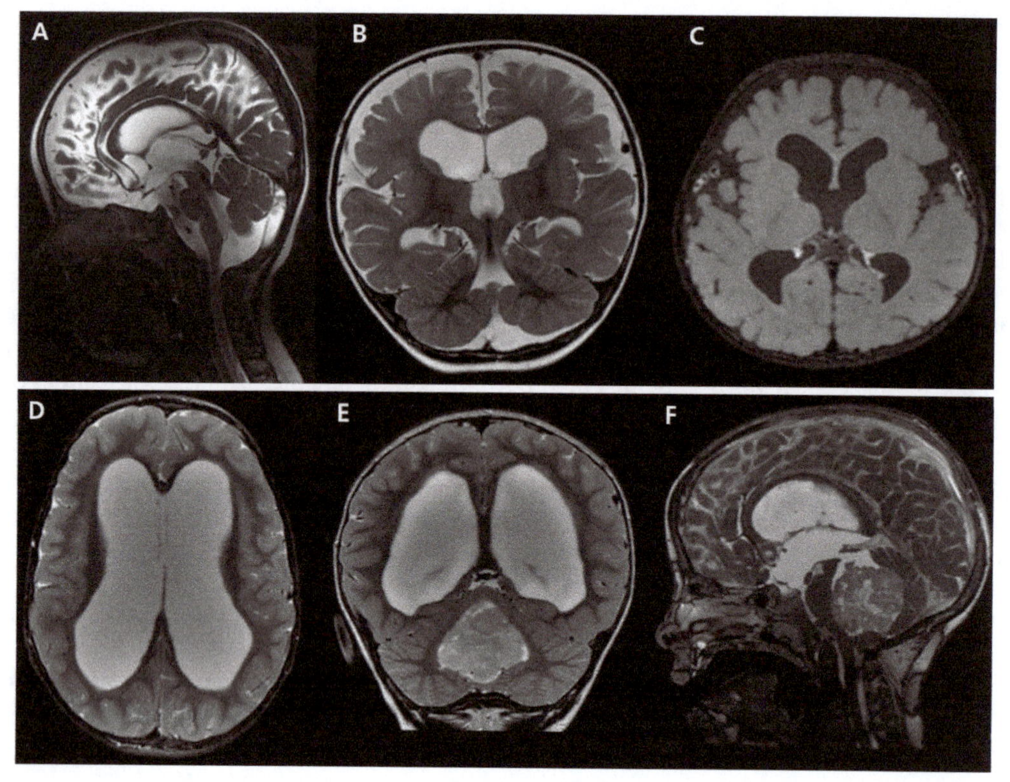

Figura 9.5 **Ressonância magnética.** 1 – Sequências volumétricas ponderadas em T2 (FIESTA) sagital (**A**) e coronal (**B**) e axial FLAIR (**C**) mostrando acentuada dilatação do sistema ventricular supratentorial, com artefato de fluxo no aqueduto mesencefálico inferindo perviedade do aqueduto. O conjunto dos achados é compatível com hidrocefalia comunicante. 2 – Sequências axial (**D**), coronal (**E**) e sagital (**F**) evidenciando lesão expansiva circunscrita no interior do IV ventrículo, com efeito compressivo, determinando acentuada dilatação do sistema ventricular supratentorial, compatível com hidrocefalia não comunicante supratentorial. Fonte: cortesia do Hospital Israelita Albert Einstein.

Pergunta

9. O liquor é produzido pelo 1. _______________ e reabsorvido pelas 2. _______________. Os principais pontos de obstrução do fluxo liquórico são os 3. _______________ e o 4. _______________. Quando ocorre uma hidrocefalia por obstrução do fluxo liquórico, ela é classificada como 5. _______________.

Doutrina Monro-Kellie

De acordo com a doutrina Monro-Kellie, o crânio é uma estrutura óssea rígida, que determina um sistema fechado e que limita a expansão dos componentes em seu interior. Dessa forma, a pressão intracraniana fisiológica é resultado do equilíbrio de três componentes – parênquima cerebral, líquido cerebrospinal e sangue intravascular – conforme representado na Figura 9.6.

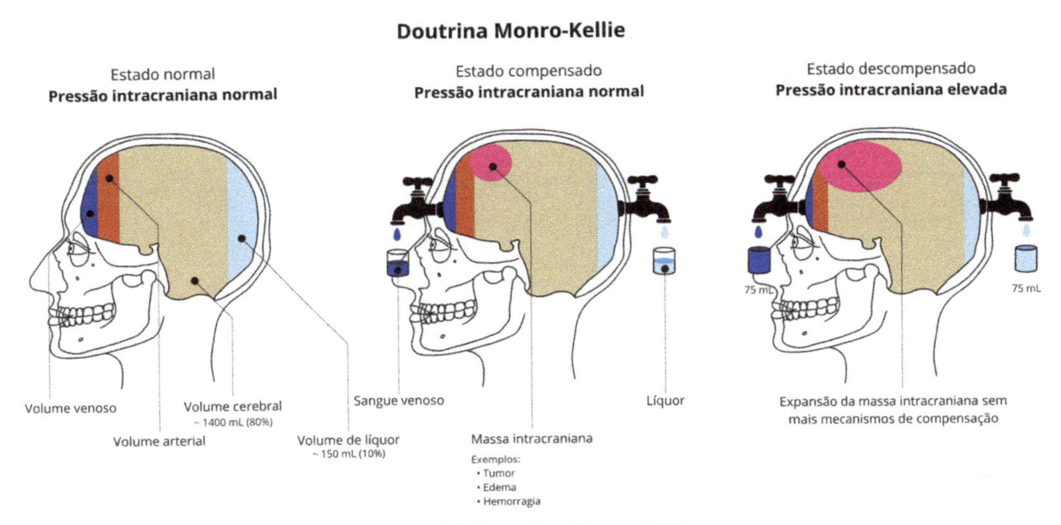

Figura 9.6 Doutrina Monro-Kellie.

Em condições patológicas, pode ocorrer o aumento do volume de um desses componentes ou um componente externo pode ser adicionado, como sangue extravascular ou massa tumoral. Nessas situações, inicialmente existe um mecanismo adaptativo para regular a pressão intracraniana, no qual, primeiramente, ocorre redução de volume do liquor e, posteriormente, do sangue venoso.

Entretanto, existe um limite para essa autorregulação e, quando ele é ultrapassado, o indivíduo desenvolve hipertensão intracraniana.

Curva hemodinâmica de Langfitt

Para compreender a hipertensão intracraniana descompensada, é importante lembrar da curva hemodinâmica de Langfitt, que está ilustrada na Figura 9.7. Ela demonstra que, quando os mecanismos autorregulatórios são esgotados, há uma redução importante da complacência. Isso significa que, em estágios iniciais de aumento de volume intracraniano, há pouca variação na pressão nesse compartimento. Entretanto, após atingir um certo volume, uma pequena variação deste resulta em uma elevação significativa da pressão intracraniana.

Quando a Pressão Intracraniana (PIC) é elevada, existe uma redução no fluxo sanguíneo para o cérebro, representado pela Pressão de Perfusão Cerebral (PPC). A PPC é determinada pela diferença entre Pressão Arterial Média (PAM) e Pressão Intracraniana (PIC). Quando a PIC está muito elevada, pode acontecer tanto uma dificuldade de chegada de sangue até o cérebro (PPC baixa), resultando em isquemia, quanto uma saída forçada do parênquima cerebral através de algum revestimento cerebral, chamada de herniação cerebral.

Pergunta

10. Pela doutrina de Monro-Kelly, a pressão intracraniana é determinada pelo equilíbrio entre 1. ______________________, 2. ______________________ e 3. ______________________ na calota craniana fechada. Quando a pressão intracraniana está elevada, podem ocorrer as complicações: 4. ______________________ e 5. ______________________.

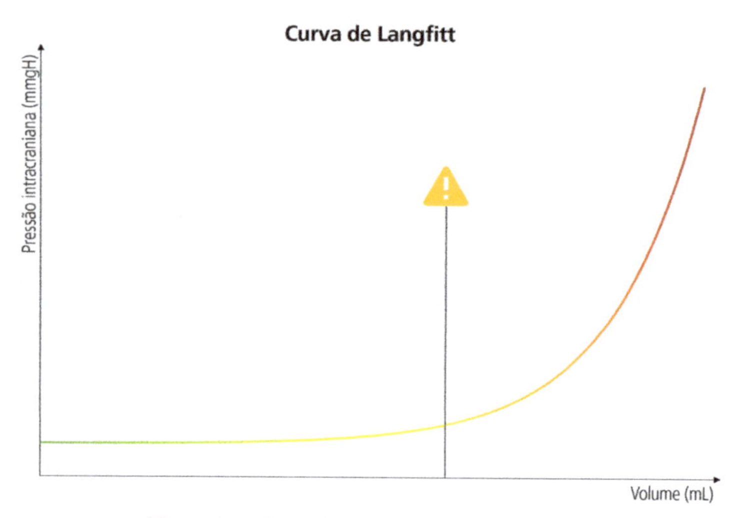

Figura 9.7 Curva hemodinâmica de Langfitt.

Síndrome de hipertensão intracraniana

A Síndrome da hipertensão intracraniana é caracterizada por **cefaleia, vômitos e papiledema**. Outro achado é a paralisia do sexto par craniano, caracterizada por limitação da abdução ocular e relacionada ao estiramento deste nervo e sua compressão contra estruturas ósseas, que pode ocorrer no contexto de hipertensão intracraniana.

O padrão de cefaleia pode ter uma relação importante com a posição do paciente, apresentando piora em decúbito dorsal e melhora em ortostase. Também pode haver piora na manobra de Valsalva. Além disso, os vômitos são descritos como "em jato", ou seja, inesperados e não precedidos por náuseas. Esse sintoma é explicado por uma distorção da zona postrema no assoalho do quarto ventrículo, a região responsável pelo centro do vômito.

Por fim, o papiledema consiste no borramento bilateral da papila do nervo óptico observado no exame de fundoscopia. Esse sinal acontece porque o aumento da pressão intracraniana é transmitido à órbita e, consequentemente, à bainha de espaço subaracnóideo, que envolve o segundo par craniano. O aumento pressórico prejudica o fluxo axoplasmático do núcleo dos neurônios para os axônios, resultando em extravasamento de líquido e alargamento da bainha. Essa alteração pode ser também detectada com uso de ultrassonografia direcionada para a avaliação da largura da bainha do nervo óptico.

A Síndrome de hipertensão intracraniana pode ter apresentação aguda ou crônica. Em quadros agudos, como na hemorragia subaracnóidea e em hematomas subdurais ou epidurais pós-traumáticos, a instalação súbita não permite uma autorregulação efetiva da pressão intracraniana. Portanto, frequentemente há necessidade de intervenção urgente. Já em contextos crônicos, como nas neoplasias do sistema nervoso central, a expansão lenta e progressiva do tumor permite uma adaptação dos componentes intracranianos, sendo a hipertensão intracraniana um sinal mais tardio em lesões já avançadas. Nesses casos, há uma urgência relativamente menor para programar a abordagem terapêutica.

Por fim, para avaliar adequadamente um paciente com hipertensão intracraniana, precisamos conhecer a **tríade de Cushing** – um sinal de gravidade que indica intervenção precoce.

Ela é composta por **hipertensão arterial, bradicardia** e **alteração respiratória, geralmente representada por bradipneia**, e está relacionada à compressão do tronco encefálico.

Síndrome de hipotensão intracraniana

Na síndrome de hipotensão intracraniana também ocorre cefaleia secundária, que cursa com característica posicional. Entretanto, apresenta um padrão clínico oposto ao da síndrome de hipertensão intracraniana, ou seja, geralmente com melhora em decúbito e piora em ortostase. Outros sintomas frequentemente associados são náuseas, vômitos, vertigem e zumbido. A fisiopatologia está relacionada com a baixa pressão do líquido cefalorraquidiano que distorce as estruturas sensíveis à dor.

O principal mecanismo é o de fístula dural, na qual ocorre extravasamento do liquor do espaço subaracnóideo. Ela pode ser secundária ao procedimento de punção lombar, com saída liquórica pelo orifício de punção não adequadamente cicatrizado. Neste caso, temos uma condição geralmente benigna e autolimitada. Na ausência de histórico de punção lombar, é importante investigar ativamente a localização da fístula dural com exames de imagem direcionados. Sua origem pode decorrer de traumas na região do crânio e da coluna vertebral.

Pergunta

11. A síndrome de hipertensão intracraniana é caracterizada por 1. ________________, 2. ________________ e 3. ________________. Quando muito grave, pode cursar com hipertensão, bradicardia e alteração respiratória, denominada 4. ________________. A hipertensão intracraniana costuma piorar na posição em 5. ________________, enquanto a hipotensão intracraniana costuma piorar na posição em 6. ________________.

Nesta seção, determinamos o diagnóstico sindrômico de cefaleia com sinais de alarme, associado a síndrome de irritação meníngea e de hipertensão intracraniana. Agora, vamos ao próximo passo, em que o objetivo é determinar a localização da lesão da paciente do caso clínico inicial deste capítulo.

Diagnóstico topográfico

Considerando a apresentação clínica do caso inicial deste capítulo e o sintoma-guia de cefaleia, o primeiro passo no diagnóstico topográfico é determinar se estamos diante de um quadro de dor de origem extracraniana ou intracraniana. Para isso, é necessário se atentar a sinais e sintomas associados à dor que possam sugerir sua localização.

Pensemos inicialmente nas estruturas extracranianas, como pele, subcutâneo, vasos e nervos do couro cabeludo, face e pescoço, musculatura e tendões da cabeça e do pescoço, periósteo, seios da face, orofaringe, olhos e orelhas. Lesões destas estruturas podem cursar com cefaleia, com sintomas e sinais associados específicos. Alguns desses achados estão sintetizados no Quadro 9.1.

Voltando para a paciente do caso inicial, temos um quadro de cefaleia holocraniana em trovoada, associada a perda transitória de consciência. Não encontramos dor localizada associada ou presença de outros sintomas, como síndrome gripal. Além disso, no exame físico não existe nenhum achado na cabeça e no pescoço sugestivos de lesão extracraniana.

Quadro 9.1 Sintomas e sinais associados à cefaleia secundária de origem extracraniana

Estrutura	Sintomas e sinais associados
Pele e subcutâneo	Dor localizada, irritação local, presença de lesões cutâneas (p. ex., vesículas) ou eritema
Musculatura e tendões da cabeça e do pescoço	Cervicalgia, disfunção de ATM, contratura/rigidez muscular, pontos-gatilho
Seio da face	Facialgia, sintomas gripais (tosse, congestão), gotejamento pós-nasal, prurido nasal
Orofaringe	Dor localizada, hiperemia, linfonodomegalia, sintomas gripais
Olhos e orelhas	Dor localizada, secreção, irritação ocular, prurido.

No exame neurológico, observou-se paralisia do sexto par de nervos cranianos e sinais de irritação meníngea. Deste modo, conseguimos identificar as síndromes de irritação meníngea e de hipertensão intracraniana. Com os conceitos aprendidos anteriormente, podemos entender que o mecanismo de dor no caso desta paciente envolve irritação direta da dura-máter e compressão de estruturas neurais e vasculares intracranianas. Juntando todos os achados, conseguimos topografar a doença da paciente na região intracraniana, mais precisamente nas meninges e espaços liquóricos.

Pergunta

12. Uma cefaleia secundária por alteração nas meninges e espaço liquórico vai cursar com sintomas de ______________________.

Diagnóstico etiológico

Para facilitar o raciocínio, podemos agrupar as etiologias em "caixas" nosológicas. Para o caso clínico deste capítulo, algumas dessas "caixas" são vascular, infecciosa, neoplásica, inflamatória, oftalmológica, idiopática e outras, conforme sumarizado no Quadro 9.2.

Quadro 9.2 Categorias nosológicas e etiológicas

Nosologia	Etiologia
Vascular	HSA, SVCR, AVCh, dissecção arterial intra ou extracraniana, TVC
Infecciosa	Meningite e meningoencefalite (viral, bacteriana, tuberculosa, fúngica)
Neoplásica	Primária (meningioma, glioma), secundária (pulmão, mama, rim, melanoma)
Inflamatória	Arterite temporal, síndrome Tolosa-Hunt (oftalmoplegia dolorosa)
Oftalmológica	Glaucoma de ângulo fechado agudo
Idiopática	Hipertensão intracraniana idiopática
Outras	Rinossinusite, cefaleia pós-traumática

AVCh: Acidente vascular hemorrágico, HSA: Hemorragia subaracnoide, SVCR: Síndrome da vasoconstrição cerebral reversível, TVC: Trombose venosa cerebral.

A paciente do início do capítulo apresentou uma cefaleia em trovoada, caracterizada por início súbito e descrita como "a pior cefaleia da vida", que atinge o pico máximo em minutos, como um ressoar de trovão. Nesse cenário, a primeira "caixa" que deve ser aberta é a **vascular**. Dentro dela, as principais etiologias são Hemorragia Subaracnoide (HSA) e Síndrome de Vasoconstrição Cerebral Reversível (SVCR). Outros diagnósticos diferenciais importantes, com suas devidas particularidades, são Acidente Vascular Cerebral hemorrágico (AVCh), dissecção arterial extracraniana – carótidas e vertebrais – e intracraniana e Trombose Venosa Cerebral (TVC).

A HSA será discutida mais adiante neste capítulo. Na SVCR ocorre estreitamento das artérias cerebrais como consequência de uma desregulação do tônus vascular. Como sugere o seu nome, essa condição tem característica reversível, de modo que o estreitamento deve desaparecer em até 3 meses. Apesar da reversibilidade, essa condição pode cursar com isquemias e sangramentos intracranianos. No entanto, tende a ter um bom prognóstico a longo prazo.

Dentre os outros diagnósticos diferenciais, o AVCh é caracterizado por um sangramento intraparenquimatoso não traumático e suas causas podem ser divididas em hipertensiva, associada a ruptura de microaneurismas de ramos arteriais perfurantes do parênquima cerebral, e não hipertensiva, grupo que engloba angiopatia amiloide, neoplasias, endocardite com embolização séptica para o sistema nervoso central, entre outras. No quadro clínico, pode haver ou não cefaleia e geralmente encontramos um déficit focal associado.

Na dissecção arterial, ocorre ruptura da camada íntima de uma grande artéria, que pode ser intracraniana ou extracraniana. Frequentemente, apresenta-se com dor súbita ipsilateral associada a novo déficit focal relacionado à área de suprimento do vaso acometido. No caso das dissecções extracranianas, a doença pode ser desencadeada por traumas locais diretos ou por movimentos bruscos do pescoço. Ela é uma causa importante de AVC isquêmico em pacientes jovens.

Por fim, a TVC frequentemente se apresenta com cefaleia associada a síndrome de hipertensão Intracraniana. Ela está associada a condições protrombóticas, como uso de contraceptivos orais, anabolizantes, trombofilias congênitas e adquiridas e hipercoagulabilidade da malignidade. Além da ocorrência de hipertensão intracraniana, essa patologia também pode cursar com isquemias, na forma de infartos venosos, e com sangramentos intracranianos.

Uma segunda categoria nosológica a ser pensada é a **infecciosa**, dentro da qual as meningites e meningoencefalites são etiologias. A principal diferença entre elas é que na meningoencefalite há inflamação do encéfalo, que pode se manifestar como alteração do nível e do conteúdo da consciência, déficit focal e/ou crise epiléptica. Se houver febre na apresentação clínica, essas hipóteses diagnósticas aumentam, porém, o ideal é não se basear somente nesse parâmetro. A síndrome de irritação meníngea é também frequentemente encontrada.

Aqui, podemos fazer uma subdivisão em quadros agudos e crônicos. Se agudo com duração de poucos dias, a probabilidade mais provável é de origem viral ou bacteriana. Se crônico com duração de semanas a meses, a suspeita de causa fúngica ou micobacteriana (tuberculosa) aumenta. Além da questão temporal, as características laboratoriais do exame de liquor ajudam muito na distinção do tipo de patógeno envolvido. É importante lembrar ainda que a imunossupressão é um sinal de alerta para infecções oportunistas, principalmente no cenário de infecção pelo HIV.

Uma terceira "caixa" que deve ser aberta é a **neoplásica**. Suas etiologias englobam as neoplasias primárias do sistema nervoso central e as secundárias (metástases). Dentre as primárias, estão incluídos os tumores benignos, como meningiomas, e os malignos, como gliomas. Dentre as secundárias, devemos lembrar das metástases dos sítios de origem mais frequentes, como pulmão, mama, rim e pele subtipo melanoma. O padrão de cefaleia geralmente é insidioso e pode haver síndrome de hipertensão intracraniana associada. Um exemplo de exame de imagem com causa neoplásica é apresentado na Figura 9.8.

A quarta categoria a ser investigada é a **inflamatória**. Dentro dela, podemos englobar causas como a arterite temporal (ou de células gigantes) e a síndrome Tolosa-Hunt (oftalmoplegia dolorosa). A arterite temporal é uma vasculite de grandes vasos que acomete principalmente mulheres idosas e se apresenta com febre, cefaleia frontotemporal ou temporo-occipital, espessamento de artéria temporal, hipersensibilidade do escalpo e/ou claudicação de mandíbula. Um sinal de alarme para essa doença é a perda visual súbita unilateral por inflamação do nervo óptico, que necessita de reconhecimento e tratamento precoces, visto o risco de acometimento do outro olho. Já a síndrome de Tolosa-Hunt é uma doença granulomatosa inflamatória com fisiopatologia não completamente compreendida e constitui um diagnóstico de exclusão. Ela costuma se apresentar como cefaleia associada a dor periorbital ou orbital unilateral, que pode estar associada a paralisia de nervos cranianos, geralmente acometendo o nervo oculomotor, troclear e/ou abducente ipsilateral.

Outra "caixa" nosológica para ser lembrada é a **oftalmológica**. Dentro dela, devemos lembrar do glaucoma de ângulo fechado agudo, um importante diferencial não neurológico das causas de cefaleia. Esta doença geralmente se apresenta com dor periorbital ou orbital, diminuição da acuidade visual, fotossensibilidade, *flashes* luminosos, além de midríase fixa, hiperemia e edema conjuntival. Dentre os fatores desencadeantes, medicações adrenérgicas ou anticolinérgicas e situações de meia-luz, como ocorre em cinemas, por exemplo, devem ser destacadas. O reconhecimento e tratamento rápidos são essenciais.

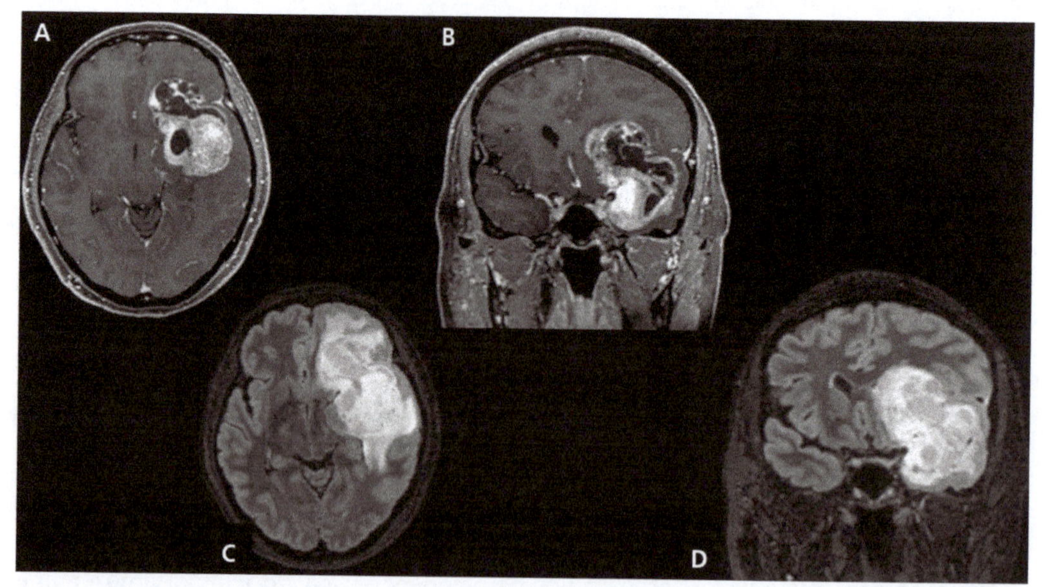

Figura 9.8 Ressonância Magnética sequência T1 pós-contraste (axial **A** e coronal **B**) e FLAIR (axial **C** e coronal **D**) demonstram lesão expansiva e infiltrativa frontotemporal e insular à esquerda, com intenso realce pelo meio de contraste delimitando áreas necróticas/liquefeitas de permeio, achados sugestivos de neoplasia glial de alto grau. Associa-se anormalidade de sinal na substância branca frontotemporo-insular à esquerda, com extensão nucleocapsular, provável edema vasogênico/infiltração tumoral. O conjunto dos achados determina expansivo sobre estruturas encefálicas adjacentes, com desvio contralateral das estruturas da linha mediana e sinais de herniação subfalcina do giro do cíngulo e transtentorial descendente. Fonte: cortesia do Hospital Israelita Albert Einstein.

Dentro da categoria **idiopática**, a etiologia de hipertensão intracraniana idiopática (previamente conhecida como pseudotumor cerebral) deve ser mencionada. Geralmente, acomete mulheres jovens obesas e o padrão de cefaleia pode ser variável, acompanhado ou não de zumbido pulsátil e de diminuição de acuidade visual. Durante o exame neurológico, pode-se detectar o achado de papiledema na oftalmoscopia. Também é um diagnóstico de exclusão.

Por fim, a última "caixa" a ser aberta é sobre **outras** etiologias que não se encaixam nas categorias anteriores. Aqui, podemos incluir rinossinusite aguda e cefaleia pós-traumática. A rinossinusite aguda é uma inflamação das mucosas nasais e dos seios da face, geralmente secundária à infecção viral ou bacteriana. A dor ocorre principalmente na topografia dos seios da face acometidos – caracterizada como facialgia – e pode ser exacerbada por pressão dessas estruturas pelo examinador. Podem ocorrer febre e outros sintomas gripais associados. Já a cefaleia pós-traumática, geralmente observa início nos primeiros 7 dias após um traumatismo craniano, e esse geralmente é de intensidade leve. Ela é classificada como aguda, em caso de duração menor do que 3 meses, ou crônica. Pode se apresentar como diferentes padrões fenotípicos de cefaleia e sintomas associados, como vertigem, fadiga e alterações cognitivas, podem estar presentes.

Diante de suspeita de uma cefaleia secundária, a investigação complementar pode ser realizada com Tomografia Computadorizada (TC) ou Ressonância Magnética (RM) de crânio, no caso da presença de sinais de alarme, a depender da principal hipótese diagnóstica. A TC do caso clínico descrito neste capítulo está na Figura 9.9. Se a suspeita clínica de HSA for grande e o exame de imagem inicial for negativo, principalmente se realizado após 24 horas do início da dor, a investigação complementar pode ser conduzida com punção lombar para análise do liquor e para realização de prova dos três tubos.

Nesse teste, que consiste na coleta seriada de ao menos 3 tubos de liquor, é possível distinguir a presença de sangue por acidente de punção daquela por sangramento no espaço subaracnóideo. No primeiro caso, ocorre diminuição progressiva do sangue conforme os tubos são

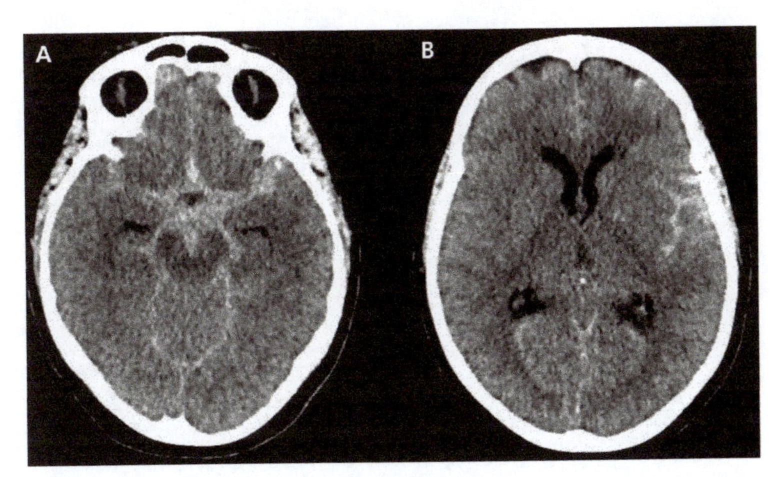

Figura 9.9 Tomografia computadorizada, cortes axiais (imagens **A** e **B**). Grande quantidade de material hemático preenche as cisternas da base, fissuras sylvianas e os sulcos corticais, de forma mais acentuada à esquerda (Fisher III). Nota-se pequena quantidade de hemoventrículo no aspecto posterior dos átrios ventrículares e associa-se pequena ectasia do sistema ventricular supratentorial. Fonte: cortesia do Hospital Israelita Albert Einstein.

coletados, enquanto, no segundo, a quantidade de sangue é semelhante nos três tubos. Além disso, a presença de xantocromia (liquor amarelado) após centrifugação também é altamente sugestiva de hemorragia subaracnoide devido à degradação da hemoglobina em bilirrubina.

O quadro clínico associado a esses achados de imagem confirmam a hipótese diagnóstica de HSA.

Comentários e conduta

A HSA não traumática tem como principal causa a **ruptura de aneurismas saculares**, frequentemente localizados em regiões de bifurcação arterial, como no polígono de Willis, embora também possa acontecer por diversas outras condições, como ruptura de malformações arteriovenosas, dissecções intracranianas e síndrome da vasoconstrição cerebral reversível. Dentre os principais fatores de risco, destacam-se **tabagismo, hipertensão arterial e história familiar.**

Alguns casos de HSA apresentam alterações semiológicas que podem ser localizatórias. Por exemplo, a ruptura do aneurisma de Artéria Comunicante Posterior (ACoP) pode estar acompanhada de uma paralisia do NC III, caracterizada inicialmente por midríase não fotorreagente, associada ou não a diplopia. Em casos mais graves, podem ocorrer ptose palpebral e desvio do olho acometido em abdução. Essa apresentação é explicada pela íntima relação anatômica entre essas estruturas, como demonstrado na Figura 9.10.

Na sala de emergência, o objetivo inicial é estabilização clínica e hemodinâmica, assegurando a via aérea definitiva se necessário. É importante ter cautela para ajustar a pressão arterial: se estiver muito elevada, há maior risco de sangramento e, se estiver muito baixa, pode ocorrer isquemia cerebral.

Relação da artéria comunicante posterior com o nervo oculomotor

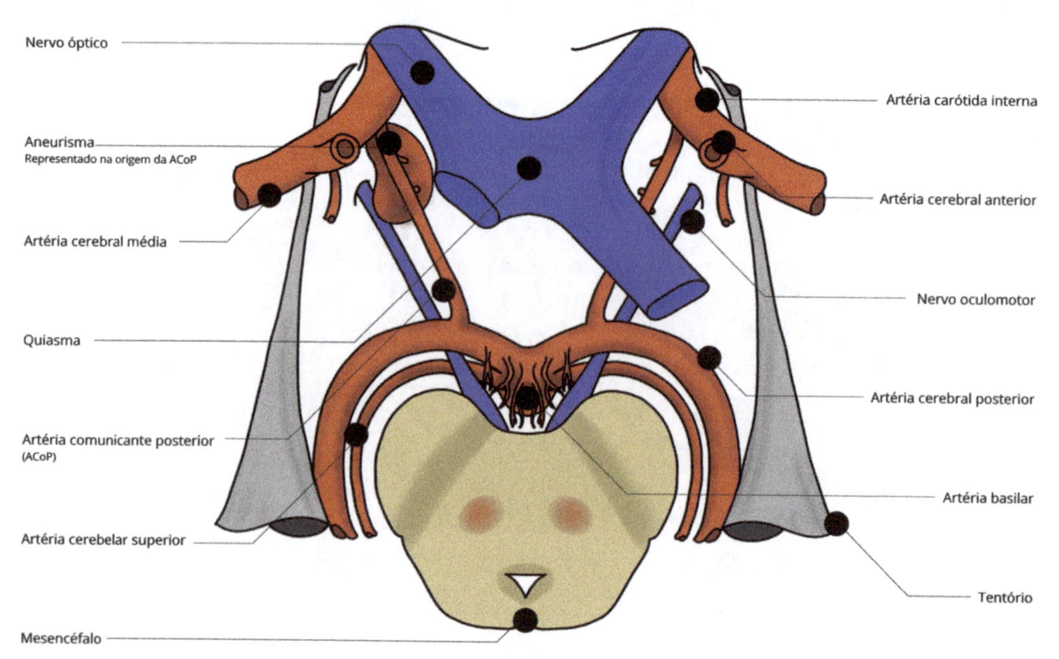

Figura 9.10 Relação anatômica entre artéria comunicante posterior (ACoP) e nervo oculomotor (NC III).

Na prática, utilizamos escalas clínicas e tomográficas para avaliar a gravidade e o prognóstico dos casos de HSA. As escalas clínicas mais utilizadas são a da WFNS (World Federation of Neurosurgical Societies) e a de Hunt-Hess. A primeira utiliza a escala de coma de Glasgow e o déficit motor como parâmetros, variando entre grau I e V, conforme ilustrado no Quadro 9.3. Já a segunda utiliza vários critérios – cefaleia, nível de consciência, déficit neurológico, rigidez de nuca e postura corporal, com graduação de I a V, como mostra o Quadro 9.4. A escala tomográfica mais utilizada atualmente é a de Fisher modificada, que divide o padrão de hemorragia na TC de crânio inicial em grupos 1 a 4, conforme evidenciado no Quadro 9.5. Ela se correlaciona diretamente com o risco de vasoespasmo, uma das possíveis complicações de HSA.

Após comprovação da HSA, um estudo de vasos intracranianos deve ser realizado e o método de escolha pode ser angiotomografia, angiorressonância ou angiografia (Figura 9.11). Com esses resultados, a equipe de neurocirurgia poderá programar a abordagem terapêutica precoce por meio de clipagem via cirurgia aberta ou de embolização via endovascular (Figura 9.12).

Quadro 9.3 Escala clínica WFNS para HSA

Grau	Escala de coma de Glasgow	Déficit motor
I	15	Ausente
II	13-14	Ausente
III	13-14	Presente
IV	7-12	Presente ou ausente
V	< 7	Presente ou ausente

Quadro 9.4 Escala clínica de Hunt-Hess para HSA

Grau	Critério
I	Assintomático ou cefaleia leve e rigidez discreta de nuca
II	Cefaleia moderada a severa, rigidez de nuca, sem déficits neurológicos com exceção de paralisia de nervo craniano
III	Sonolência, confusão ou déficit neurológico focal leve
IV	Torpor, hemiparesia moderada a severa
V	Coma profundo, postura de descerebração

Quadro 9.5 Escala tomográfica de Fisher modificada para HSA

Grupo	Padrão de hemorragia – TC crânio inicial	Risco vasoespasmo
0	Ausência de sangue detectado	0
1	Hemorragia subaracnoide mínima Ausência de hemorragia intraventricular	24%
2	Hemorragia subaracnoide mínima Hemorragia intraventricular bilateral	33%
3	Hemorragia subaracnoide espessa Ausência de hemorragia intraventricular bilateral	33%
4	Hemorragia subaracnoide espessa Hemorragia intraventricular bilateral	40%

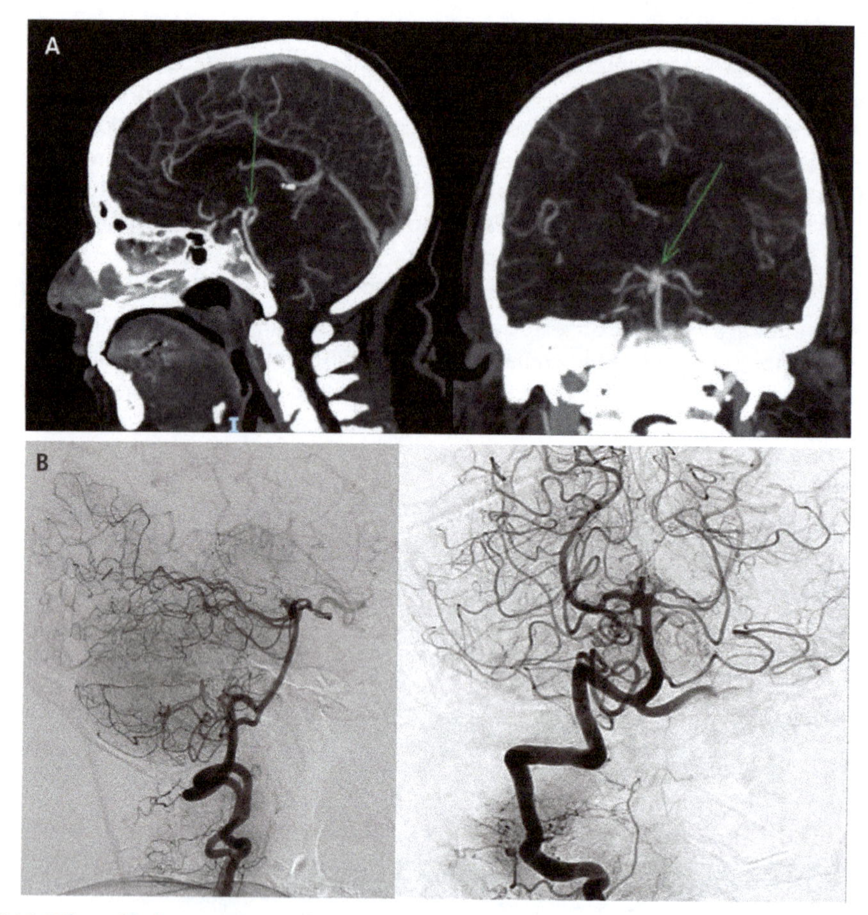

Figura 9.11 Dilatação de aspecto sacular do topo da artéria basilar (*seta verde*) voltado em sua porção proximal posterior e superiormente com domo se voltando inferiormente. Os limites do domo são imprecisos devido ao extravasamento do meio de contraste nas fases tardias para a cisterna interpeduncular e pré-pontina. Tem maior diâmetro estimado em 6 mm. (**A**) Angiotomografia computadorizada. (**B**) Angiografia digital. Fonte: cortesia do Hospital Israelita Albert Einstein.

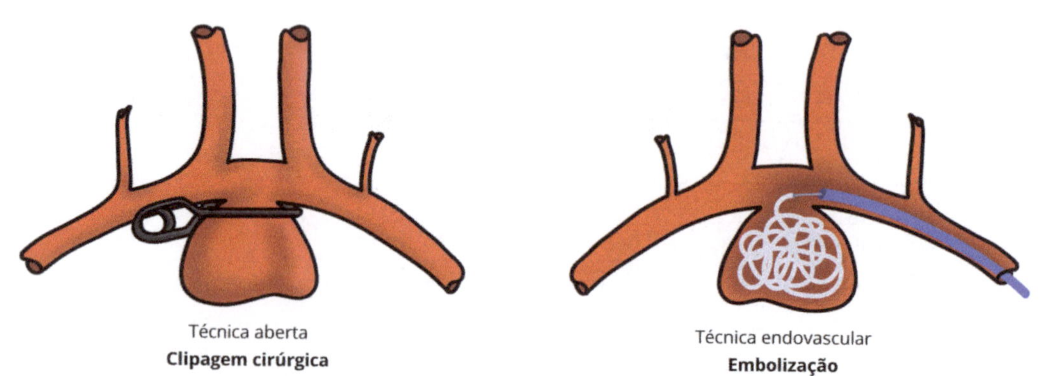

Figura 9.12 Tratamentos de aneurisma com técnica aberta e endovascular.

No caso do tratamento endovascular, existem diversas técnicas disponíveis como espirais com ou sem remodelamento do colo por balão, espirais associadas a *stents* intracranianos e *stents* redirecionadores de fluxo. Na hemorragia subaracnoide, prefere-se a embolização com espirais com ou sem remodelamento do colo por balão, por não ser necessário o uso de dupla antiagregação plaquetária, como ocorre no implante dos *stents*. Exemplos de casos tratados com terapia endovascular podem ser encontrados nas Figuras 9.13 e 9.14.

Atenção, o tratamento não acaba após a intervenção cirúrgica. Uma vigilância neurológica rigorosa é necessária para prevenir, diagnosticar e tratar precocemente as principais complicações da HSA, dentre as quais a mais precoce é o ressangramento, cujo risco está entre 4% e 14% nas primeiras 24 horas, sendo o risco máximo nas primeiras 12 horas. Em seguida, temos o vasoespasmo, complicação relacionada à inflamação das artérias presentes no espaço subaracnoide pelo sangue local, cuja ocorrência geralmente se dá do 4º ao 14º dia, com pico entre 7 e 9 dias. A monitorização desta complicação pode ser feita com exame neurológico e com uso de doppler transcraniano das artérias cerebrais, no qual um aumento de velocidades pode sinalizar a ocorrência de vasoespasmo e desencadear uma intervenção precoce.

Por fim, há o risco de ocorrência de hidrocefalia comunicante por obstrução das granulações subaracnoides pelo sangue coagulado, que pode ocorrer de imediato ou ainda de semanas a meses após o evento inicial. Esta condição pode levar a necessidade de passagem de uma derivação liquórica, geralmente indicada nos casos com hipertensão intracraniana associada. Além das complicações neurológicas descritas, a hiponatremia secundária à síndrome da secreção inapropriada de ADH (SIADH) ou à síndrome cerebral perdedora de sal também configura como complicação clínica descrita.

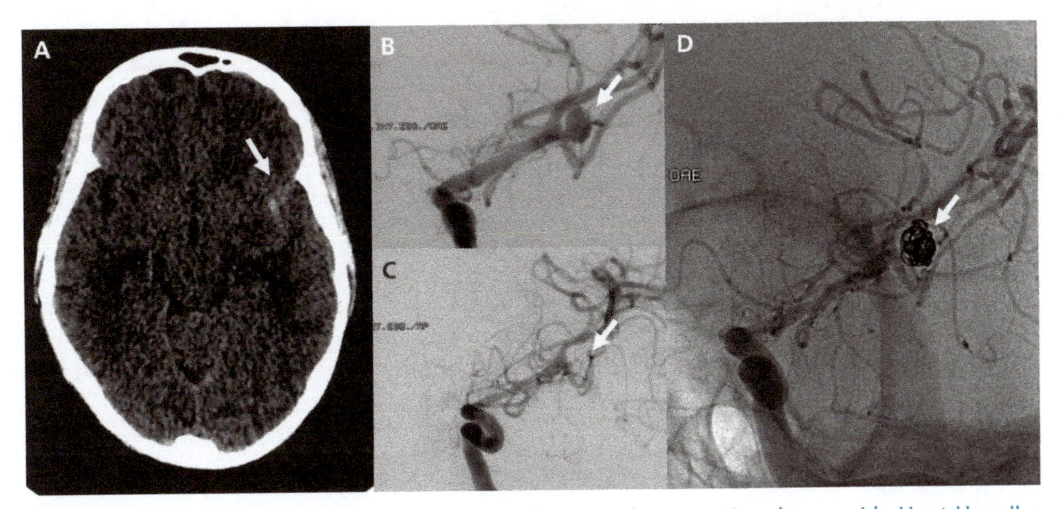

Figura 9.13 Paciente com 35 anos do sexo masculino com hemorragia subaracnoide Hunt Hess II e Fisher III. (**A**) Corte axial de tomografia de crânio sem contraste mostrando hemorragia subaracnoide na fissura Sylviana esquerda (*seta*). (**B** a **D**) Angiografia cerebral digital com injeção de contraste seletiva na carótida interna esquerda demonstrando aneurisma sacular na bifurcação da artéria cerebral média esquerda diagnosticado (*seta* em **B**) e ocluído completamente por espirais destacáveis (*seta* em **C** e **D**). Fonte: cortesia do Hospital Israelita Albert Einstein.

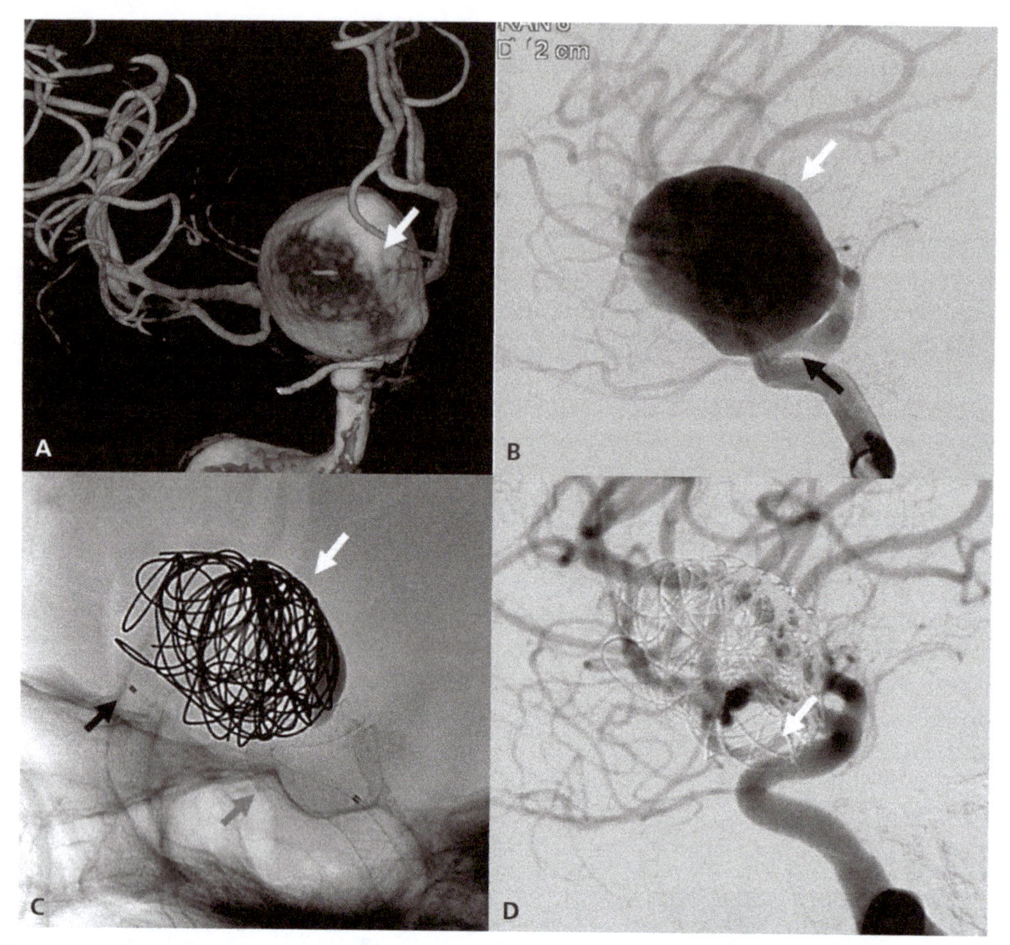

Figura 9.14 Paciente com 52 anos, do sexo feminino, com cefaleia e alteração visual. (**A**) Angiografia cerebral com injeção seletiva na carótida interna direita e reconstrução das imagens rotacionais em 3D mostrando aneurisma gigante no segmento oftálmico da carótida interna direita não roto (*seta*). (**B**) Angiografia cerebral seletiva na carótida interna direita com subtração digital demonstrando o aneurisma (*seta branca*) e artéria carótida interna junto ao seu colo (*seta preta*) antes do tratamento. (**C**) Radiografia simples durante o tratamento endovascular do aneurisma mostrando espirais destacáveis no interior do aneurisma (*seta branca*), microcateter usado para implantar as mesmas (*seta preta*) e *stent* redirecionador de fluxo (*seta cinza*). (**D**) Controle angiográfico 6 meses após o tratamento endovascular mostrando oclusão completa do aneurisma e remodelamento da carótida interna. Fonte: cortesia do Hospital Israelita Albert Einstein.

Analise esse paciente

Anamnese

- Uma paciente do sexo feminino, 35 anos, é levada ao pronto-socorro por familiares por quadro de cefaleia de início há cinco dias. A dor tem caráter contínuo e progressivo, característica holocraniana em pressão e está associada a nucalgia, febre de 39,5 °C, náuseas e vômitos. A paciente não apresenta comorbidades prévias e não faz uso de medicações de uso contínuo. Também foi negado histórico de cefaleia recorrente no passado.

Exame físico geral

- Sinais vitais: Pressão arterial 90 × 60 mmHg/Frequência cardíaca 122 bpm/Frequência respiratória 22 ipm/SatO_2 97% em ar ambiente/T 39 °C/Glicemia capilar de 110 mg/dL.
- Estado geral regular, corada, hidratada, acianótica, anictérica.
- Ritmo cardíaco regular. Bulhas rítmicas e normofonéticas em 2 tempos, sem sopros. Tempo de enchimento capilar de 2 s.
- Murmúrios vesiculares presentes, sem ruídos adventícios.
- Abdome plano, ruídos hidroaéreos presentes, timpânico, flácido, indolor, sem massas ou visceromegalias.
- Extremidades: Quentes e bem perfundidas, sem sinais de edema ou empastamento de panturrilhas.

Exame físico neurológico

- Sonolenta, desorientada no tempo e espaço, obedece comandos, fala fluente com linguagem preservada. Pupilas isocóricas e fotorreagentes e musculatura ocular extrínseca preservada. Fundoscopia com papilas bem delimitadas. Face simétrica com mímica preservada. Língua e palato centrados. Força muscular grau V globalmente. Reflexos profundos normoativos. Reflexo cutâneo-plantar em flexão bilateralmente. Sensibilidade preservada e sem assimetrias. Coordenação apendicular preservada. Presença de rigidez de nuca e de flexão bilateral das coxas após flexão do pescoço.

Perguntas

13. A cefaleia dessa paciente tem características primárias ou secundárias? Que elementos da história clínica e do exame físico fortalecem essa hipótese?
14. Onde você topografaria a causa da cefaleia desse paciente?
15. Qual o grupo de etiologias mais provável?

O sintoma-guia desta paciente é **cefaleia.**

De acordo com o acrônimo SNNOOP10, este caso clínico representa uma cefaleia com sinais de alarme devido à existência de sinais sistêmicos, como febre, além de sintomas e sinais neurológicos associados, como rebaixamento do nível de consciência e meningismo. Dessa forma, esta síndrome é classificada como cefaleia com sinais de alarme e podemos topografá-la em meninges e espaços liquóricos.

A principal suspeita etiológica é a meningoencefalite. Inicialmente, uma neuroimagem é necessária quando há histórico de imunossupressão, neoplasia, doença prévia do sistema nervoso central, alteração do nível de consciência, papiledema ou déficit neurológico focal. O objetivo é descartar lesões focais com efeito de massa e/ou herniação cerebelar incipiente, principalmente das tonsilas cerebelares, considerando o risco de compressão do bulbo levando a piora neurológica grave e até óbito. Após essa etapa, a análise liquórica é importante para definir o agente infeccioso, como exemplificado no Quadro 9.6.

Entre os agentes bacterianos mais comuns na meningite e na meningoencefalite, podemos citar *Streptococcus pneumoniae* e *Neisseria meningitidis*. Um terceiro agente relatado, o

Quadro 9.6 Padrão liquórico dos principais agentes etiológicos de meningoencefalite infecciosa

Etiologia	Glicose (mg/dL)	Proteínas (mg/dL)	Celularidade (cel/mm³)
Normal	2/3 da glicemia	Até 40	< 5
Bacteriana	Muito diminuída < 50	Aumentada 100 – 500	Polimorfonuclear > 1.000
Viral	Normal	Variável < 200	Linfomononuclear* 5 – 1.000
Micobacteriana	Diminuída < 45	Aumentada 100 – 200	Linfomononuclear* 25 – 100
Fúngica	Diminuída Faixa de 30	Aumentada 20 – 500	Linfomononuclear 0 – 800

*No período inicial, pode haver predomínio polimorfonuclear.

Haemophilus influenzae, teve a sua prevalência reduzida progressivamente nos últimos anos, devido à ampla vacinação infantil. Em pacientes no período neonatal, idosos ou imunodeprimidos também é possível pensar em *Listeria monocytogenes*. Já entre os agentes virais se destacam os enterovírus nas meningites e o Herpes Simplex (HSV 1 e 2) nas encefalites. Enquanto as meningites virais costumam ser quadros mais brandos e autolimitados, necessitando apenas de tratamento de suporte, as encefalites por HSV em geral são quadros mais graves com alta morbimortalidade associada, necessitando de reconhecimento e tratamento antiviral precoce.

A paciente em questão teve achado semelhante ao apresentado na RM de crânio da Figura 9.15. Após punção lombar com pressão inicial 25 cmH_2O (Valor de referência: 5-20 cmH_2O), a análise liquórica revelou aspecto turvo, glicorraquia 15 mg/dL, proteinorraquia 300 mg/dL e celularidade aumentada de 5.000 cel/mm³ com 80% de polimorfonucleares.

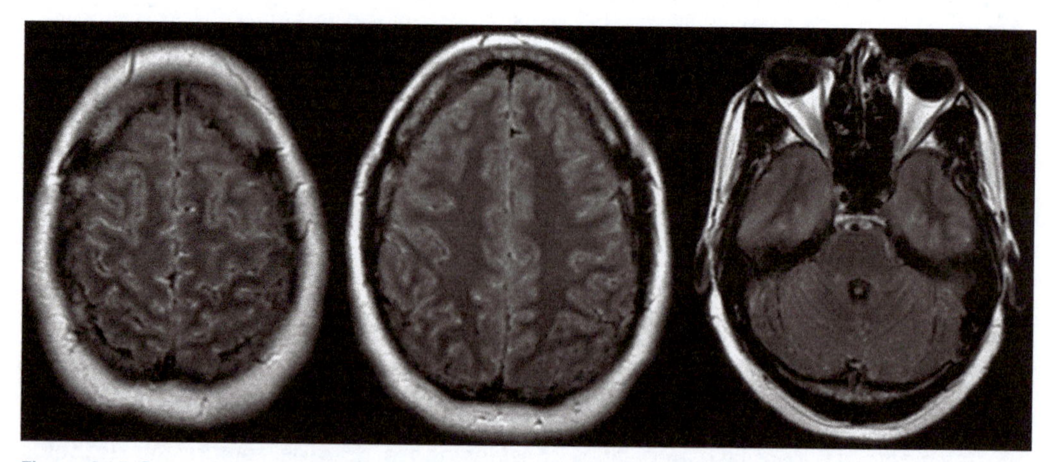

Figura 9.15 Ressonância magnética de crânio, sequências ponderadas em FLAIR pós-contraste, cortes axiais. Observamos acentuado realce leptomeníngeo difuso, permeando a profundidade de sulcos corticais nas convexidades frontotemporoparieto-occipitais, sulcos/fissuras cerebelares, bem como nas cisternas da base e do tronco enefálico. Acentuado realce leptomeníngeo difuso supra e infratentorial, que pode ser observado em processos inflamatórios/infecciosos. Fonte: cortesia do Hospital Israelita Albert Einstein.

Portanto, por mais que esse seja um caso de cefaleia com sinais de alarme associado a síndrome de irritação meníngea e a síndrome de hipertensão intracraniana, que também é topografado em meninges e espaços liquóricos, o diagnóstico etiológico é de meningoencefalite bacteriana. Nesse caso, a conduta é a antibioticoterapia. Deve ser selecionada uma droga com boa penetração no sistema nervoso central, de acordo com o agente etiológico encontrado. A dose deve ser adequada para garantir concentração sérica suficiente para atravessar a barreira hematoencefálica.

Finalização

Pontos-chave

- As cefaleias podem ser separadas em dois tipos: primárias e secundárias.
- O parênquima cerebral não dói e a cefaleia pode ter origem em estruturas extracranianas ou intracranianas.
- Os sinais de alarme para cefaleias secundárias estão sintetizados no mnemônico SNNOOP10.
- A síndrome de irritação meníngea e a síndrome de hipertensão intracraniana podem estar associadas a cefaleia secundária.
- A síndrome de irritação meníngea cursa com cefaleia, fotofobia e vômitos. Entre os sinais que podem ser encontrados no paciente estão a rigidez de nuca, Brudzinski e Kernig.
- A síndrome de hipertensão intracraniana é constituída por cefaleia, vômitos e papiledema, além de possível paralisia do NC VI.
- Na avaliação das cefaleias secundárias, as possíveis etiologias podem ser agrupadas em caixas nosológicas: vascular, infecciosa, neoplásica, inflamatória, oftalmológica, idiopática e outras.
- Dentre as cefaleias secundárias, estão presentes etiologias com potencial gravidade que necessitam de diagnóstico e intervenção precoces.

Objetivos de aprendizagem

1. Nomeie as estruturas sensitivo-dolorosas extracranianas e intracranianas.
2. Cite os sinais de alarme a serem investigados em um quadro de cefaleia.
3. Defina a síndrome de irritação meníngea.
3. Explique as manobras semiológicas de avaliação de irritação meníngea.
4. Defina as características da síndrome de hipertensão intracraniana.
5. Determine as diferenças entre a síndrome de hipertensão intracraniana e síndrome de hipotensão intracraniana.
6. Agrupe as diferentes etiologias da cefaleia secundária em "caixas" nosológicas.
7. Diferencie clinicamente HSA e meningite infecciosa.

Respostas

1. Cefaleia.
2. Secundária.
3. Cefaleia súbita, síncope, alteração do conteúdo de consciência (confusão mental), paresia da abdução de ambos os olhos e rigidez de nuca.
4. 1. sem; 2. com
5. Ver o mnemônico SNNOOP10.
6. 1. aracnoide; 2. pia-máter; 3. vasos sanguíneos intracranianos
7. polígono de Willis.
8. a. rigidez de nuca; b. Brudzinski; c. Kernig
9. 1. plexo coroide; 2. granulações aracnoides; 3. forames interventriculares; 4. aqueduto do mesencéfalo; 5. não comunicante
10. 1. parênquima cerebral; 2. líquido cerebrospinal; 3. sangue intravascular; 4. isquemia; 5. herniação cerebral
11. 1. cefaleia; 2. vômitos; 3. papiledema; 4. tríade de Cushing; 5. decúbito; 6. ortostase
12. irritação meníngea
13. Secundária. Presença de febre, hipotensão arterial, taquicardia, taquipneia, desorientação, rigidez de nuca e sinal de Brudzinski (flexão bilateral das coxas após flexão do pescoço).
14. Topografia de meninge e espaço liquórico.
15. Grupo de etiologias infecciosas, como meningites bacterianas e virais. Presença de sinais de irritação meníngea e febre.

Bibliografia

Andreoli and Carpenter's. Cecil Essentials of Medicine. 9th ed. 2016.

Campbell WW. DeJong – O exame físico neurológico. 7ª ed. Rio de Janeiro: Guanabara Koogan; 2014.

Chou DE. Secondary Headache Syndromes. Continuum (Minneap Minn). 2018;24 (4, Headache):1179-91.

Cruz, O. R. Aspectos neurológicos das cefaleias. Revista de Medicina. 1963;47(4):204-7.

Diretriz NHG M19 – Sociedade Brasileira de Medicina de Família e Comunidade. Disponível em: http://www.sbmfc.org.br/wp-content/uploads/media/NHG%2032%20Dor%20de%20cabeça.pdf. Acesso em 21 dez. 2021.

Frontera JA, Claassen J, Schmidt JM, Wartenberg KE, Temes R, Connolly ES Jr, MacDonald RL, Mayer SA. Prediction of symptomatic vasospasm after subarachnoid hemorrhage: the modified fisher scale. Neurosurgery. 2006;59(1):21-7.

Hunt WE, Hess RM. Surgical risk as related to time of intervention in the repair of intracranial aneurysms. J Neurosurg. 1968;28(1):14-20.

Louis ED, Mayer SA, Rowland LP. Merritt's Neurology. 13ª ed. Wolters kluwer. 2015.

Machado A, Haertel LM. Meninges – Liquor. Neuroanatomia funcional. 3ª ed. São Paulo: Atheneu; 2014:71-82.

Report of World Federation of Neurological Surgeons Committee on a Universal Subarachnoid Hemorrhage Grading Scale. J Neurosurg. 1988;68:985.

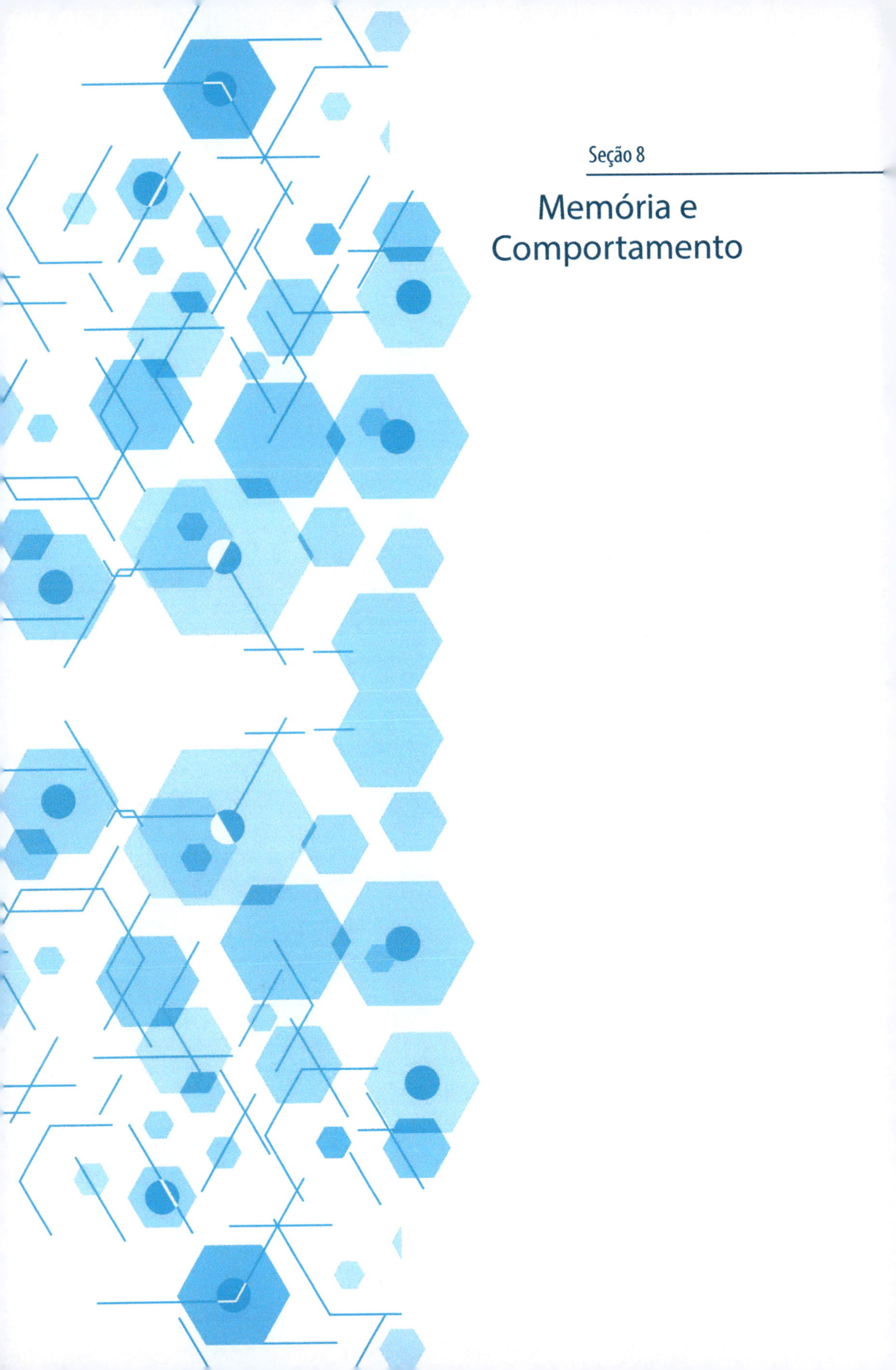

Seção 8

Memória e Comportamento

10

Caso Clínico 10

Ivan Hideyo Okamoto
Nathália Galbes Breda de Lima
Wanessa Rolando Roselli

Anamnese

- Paciente 76 anos, sexo masculino, médico, há 2 anos apresenta queixa de esquecimentos. Refere esquecer o nome de pacientes, medicamentos e, mais recentemente, apresenta dificuldade para reconhecer familiares.
- Relata dificuldade em realizar atendimentos se perdendo na ordem da consulta. Família refere que paciente está mais repetitivo, tem perdido alguns compromissos familiares e de trabalho por esquecimento, tem perdido objetos como chaves, carteira e celular e já queimou panelas ao esquentar água para fazer café. Paciente relata episódios de ter se perdido em caminhos que costumava realizar, como o de seu próprio consultório. A família comparece à consulta muito preocupada, não o deixa mais dirigir sozinho e recentemente a esposa tem cuidado das finanças, pois ele estava esquecendo de pagar contas e havia bloqueado a senha dos cartões algumas vezes. Com relação a antecedentes pessoais, o paciente não apresenta comorbidades e não faz uso de medicações.

Exame físico geral

- Bom estado geral, corado, hidratado, acianótico, anictérico e afebril.
- Bulhas regulares, normofonéticas, em 2 tempos e sem sopros.
- Murmúrios vesiculares presentes bilateralmente, sem ruídos adventícios (MV + e sim, s/RA).
- Pressão arterial: 120 × 90 mmHg/FC, 80bpm/Frequência respiratória: R 18 ipm/SatO_2 97% em ar ambiente.
- Abdome plano, ruídos hidroaéreos presentes, timpânico, flácido, indolor e sem massas ou visceromegalias.
- Extremidades: sem sinais de edema ou rigidez da panturrilha.

Exame físico neurológico

- Abertura ocular espontânea, atenção preservada, fala e linguagem sem alterações.
- Pupilas isocóricas e fotorreagentes, musculatura ocular extrínseca preservada, campimetria por confrontação preservada, fácies simétricas, língua e palato centrados. Reflexo glabelar esgotável, sem *snout* e palmo mentoniano.
- Força muscular grau V global e tônus preservado.
- Sem movimentos involuntários, sem bradicinesia e sem tremor.
- Reflexos normoativos e simétricos, cutâneo-plantar em flexão bilateral.
- Sensibilidade superficial e profunda preservada, coordenação preservada.
- Sem rigidez de nuca ou sinais meníngeos. Marcha sem alterações.
- Miniexame do estado mental: 21 (perdeu 3 pontos em orientação temporal, 1 em orientação espacial, 1 ponto em atenção e cálculo, 3 pontos na evocação das palavras e 1 ponto em comandos de estágios).

Perguntas

1. Qual o sintoma-guia desse paciente?
2. Qual a síndrome apresentada por esse paciente?
3. Quais achados do exame físico corroboram essa síndrome?
4. Qual a topografia mais provável da lesão?

Diagnóstico sindrômico

Sumarização

Este é um caso de **Síndrome Demencial.**

As síndromes demenciais são caracterizadas por um declínio cognitivo comportamental em pelo menos dois domínios da cognição, suficientemente graves, para causar alteração na funcionalidade de um indivíduo (ou seja, interferência nas habilidades para exercer o trabalho e atividades cotidianas, representando um declínio com relação ao nível de desempenho anterior).

Na anamnese, deve-se perguntar sobre escolaridade do paciente e profissão, história da doença atual, interrogatório dos diversos sistemas e aparelhos, antecedentes pessoais, hábitos de vida, medicações em uso e antecedentes familiares. Um ponto importante da anamnese é entender a instalação e a cronologia dos sintomas cognitivos comportamentais. Avaliar se o início foi gradual, insidioso ou de rápida progressão e quais os domínios cognitivos acometidos e em qual ordem. No caso em análise, observamos um quadro de início insidioso há 2 anos, em que o principal domínio acometido é a memória.

Como síndromes demenciais cursam com alteração da funcionalidade, devemos também na anamnese entender o grau de funcionalidade basal do paciente e se houve declínio com relação ao seu desempenho anterior. Devemos investigar se existem atividades que antes o paciente exercia sem dificuldades e que atualmente necessita de ajuda ou mesmo delega a função para outras pessoas. Podemos questionar sobre a capacidade de pagar contas, preparar refeições, lembrar de compromissos e fazer compras.

Em casos de pacientes mais comprometidos, podemos perguntar sobre o grau de dependência para as atividades básicas de vida diária, como tomar banho, ir ao banheiro e se alimentar. Citando um exemplo de perda de funcionalidade ilustrado no caso em questão, temos o relato de que o paciente estava esquecendo de pagar suas contas e por este motivo a família assumiu o controle financeiro do paciente, atividade que previamente ele desempenhava sem auxílio, traduzindo uma perda de funcionalidade.

Vale citar que pacientes podem apresentar outras alterações cognitivas que não as síndromes demenciais. Por exemplo, pacientes podem ter uma autopercepção de declínio cognitivo, porém sem alterações nos testes cognitivos e na funcionalidade, caracterizando um Declínio Cognitivo Subjetivo (DCS). Outra possibilidade seria uma percepção de alteração cognitiva pelo paciente, acompanhante e/ou pelo médico com evidência objetiva do comprometimento de um ou mais domínios cognitivos, porém sem alteração da funcionalidade, caracterizando um Comprometimento Cognitivo Leve (CCL) (Quadro 10.1).

A avaliação da cognição, assim como o exame neurológico somático, deve ser sistematizada, no caso, por domínios cognitivos, sendo os principais: memória, atenção, funções executivas, linguagem, praxias, habilidades visuoespaciais e funções visuoperceptivas. Dividimos a avaliação cognitiva por domínios que representam as funções de grandes redes neurais. Por exemplo, os domínios funções executivas e comportamento estão associados à rede neural pré-frontal; memória e emoção estão associadas à rede límbica; linguagem, à rede perisilviana; atenção espacial e habilidades visuoespaciais, à rede dorsal parietofrontal; funções visuoperceptivas, à rede ventral occiptotemporal. Desta maneira, conseguimos topografar as redes mais acometidas pelo processo patológico e levantar hipóteses diagnósticas etiológicas considerando os perfis neuropsicológicos, principalmente nas doenças neurodegenerativas.

Iniciamos a avaliação cognitiva com testes de rastreio iniciais, podendo partir, posteriormente, para testes de domínio específicos. Dentre os testes de rastreio, são muito utilizados o Miniexame do Estado Mental (MEEM) e a escala de Montreal de Avaliação Cognitiva (MoCA). O MEEM (Quadro 10.2) e o MoCA (Figura 10.1) são testes de fácil aplicação, que podem nos auxiliar no raciocínio diagnóstico e também na avaliação do estadiamento e progressão da doença.[1-3] Estes testes podem apresentar alguns padrões de desempenho em itens passíveis de nos auxiliar a distinguir diferentes etiologias.

Quadro 10.1 Classificação das alterações cognitivas

Alterações cognitivas	Definição
Declínio Cognitivo Subjetivo	Autopercepção de declínio cognitivo + Avaliação cognitiva sem alterações + Funcionalidade sem alterações
Comprometimento Cognitivo Leve	Comprometimento de um ou mais domínios cognitivos + Funcionalidade sem alterações
Demência	Comprometimento de dois ou mais domínios cognitivos + Funcionalidade com alterações

Quadro 10.2 Testes de rastreio cognitivo MEEM

Pontos	Critérios	Exemplos
5	**Orientação temporal**	Qual hora aproximada? Em que dia da semana estamos? Que dia do mês é hoje? Em que mês estamos? Em que ano estamos?
5	**Orientação espacial**	Em que local estamos? Qual local é este aqui? Em que bairro nós estamos? Qual o endereço daqui? Em que cidade estamos? Em que estados estamos?
3	**Registro**	Repetir: CARRO, VASO, TIJOLO
5	**Atenção e cálculo**	Subtrair: 100 – 7 = 93 – 7 = 86 – 7 = 79 – 7 = 72 – 7 = 65
3	**Memória de evocação**	Quais os três objetos perguntados anteriormente?
2	**Nomear 2 objetos**	Relógio e caneta
1	**Repetir**	"Nem aqui, nem ali, nem lá"
3	**Comando de estágios**	Apanhe esta folha de papel com a mão direita, dobre-a no meio e coloque-a no chão
1	**Escrever uma frase**	Escrever uma frase completa que tenha sentido
1	**Ler e executar**	Feche seus olhos
1	**Copiar diagrama**	Copiar dois pentágonos com intersecção

Por exemplo, pacientes com Alzheimer podem apresentar um desempenho inferior na evocação tardia das palavras e na orientação temporal, enquanto pacientes com demência com corpos de Lewy podem apresentar uma maior dificuldade em testes que avaliam a atenção e as funções visuoconstrutivas.

O exame físico neurológico é outro passo fundamental na avaliação de pacientes com queixas cognitivas. Por exemplo, podemos observar se o paciente possui sinais de "frontalização", evidenciadas no exame pela exaltação de reflexos axiais da face, como o glabelar, e pela presença de reflexos primitivos, como os de preensão (*grasping*), protusão labial (*snout*), sucção e palmomentoniano. Estes sinais e reflexos no exame neurológico indicam comprometimento dos circuitos córtico-subcorticais frontais. Outros dados complementares do exame neurológico que podem nos auxiliar são: sinais de parkinsonismo, mioclonias, agnosias, apraxias e déficits focais.

Critérios do Montreal Cognitive Assessment (MoCA)

Critérios			Pontos
Visual espacial e executivo 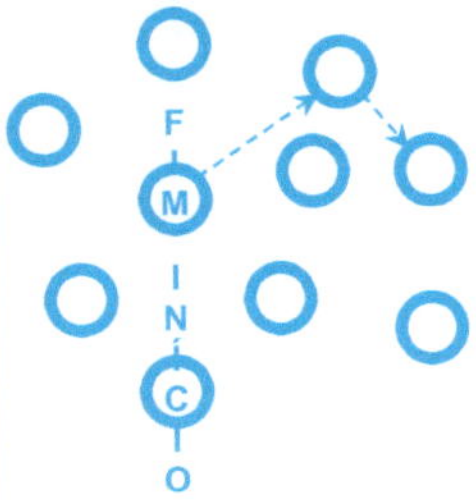 F M I N C O [ ]	Copie o cubo abaixo: 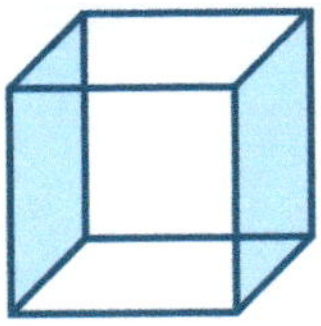 [ ]	Desenhe um RELÓGIO marcando onze e dez (3 pontos) [ ] Contorno [ ] Números [ ] Ponteiros	___ /5
Dê os nomes [ ]	[ ]	[ ]	___ /3

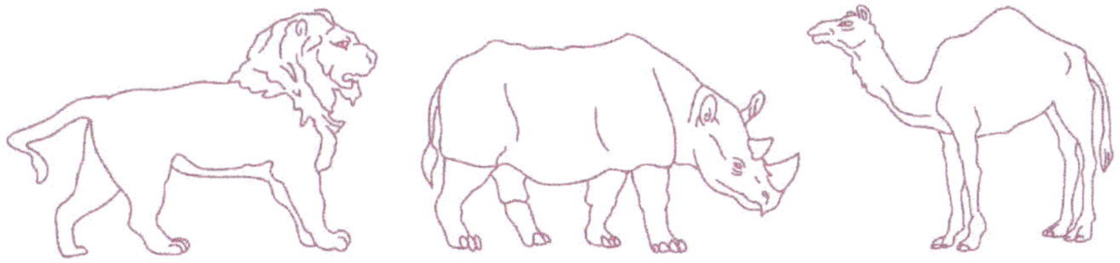

Memória		FACE	VELUDO	IGREJA	MARGARIDA	VERMELHO	
Leia a lista de palavras, a pessoa deve repeti-las. Faça o exercício 2 vezes mesmo se houver acerto total na primeira vez. Repita após 5 minutos.	1ª tentativa						sem pontos
	2ª tentativa						

Atenção			
Leia a lista de dígitos (1 por segundo)	Repetir em ordem os números	[ ] 2 1 8 5 4	
	Repetir os números de trás para frente	[ ] 7 4 2	___ /2
Leia a lista de letras. A pessoa deve bater a mão cada vez que ouvir a letra A. Não recebe pontos se fizer 2 ou mais erros		[ ] F B A C M N A A J K L B A F A K D E A A A J A M O F A A B	___ /1
Subtração em série de 7 começando em 100	[ ] 93 [ ] 86 [ ] 79 [ ] 72 [ ] 65	4 ou 5 subtrações corretas: 3 pts | 2 ou 3 corretas: 2 pts | 1 correta: 1 pt | 0 correta: 0 pt	___ /3

Figura 10.1 Testes de rastreio cognitivo MoCA.

Linguagem	Repetição: 1. Eu só sei que é o João que ajudará hoje. [ ]						
2. O gato sempre se escondeu embaixo do sofá quando cães estavam na sala. [ ]							___ /2
Fluência verbal: Diga o maior número de palavras que começam com a letra "F" em 1 minuto [ ] ____ (N ≥ 11 palavras)							___ /1
Abstração	Similaridade entre ex. banana - laranja = fruta [ ] trem – bicicleta [ ]relógio – régua						___ /2
Evocação tardia	Precisa lembrar palavras SEM DICAS. Pontos por memória sem DICAS.	FACE	VELUDO	IGREJA	MARGARIDA	VERMELHO	
		[ ]	[ ]	[ ]	[ ]	[ ]	
Opcional	Dica de categoria						
	Dica de múltipla escolha						___ /5
Orientação	[ ] Data [ ] Mês [ ] Ano [ ] Dia [ ] Local [ ] Cidade						___ /6
Pontuação total (normal ≥ 26 / 30)							___ /30

Figura 10.1 *continuação*

Memória

Memória é a habilidade de armazenar informações e recuperá-las consciente ou inconscientemente. Compreende um sistema de redes neuronais complexas envolvendo a rede límbica que possui, dentre seus componentes, o circuito de Papez (Figura 10.2). Neste circuito, os hipocampos possuem um papel central na aquisição de novas memórias; além de outras redes com conexões hipocampo corticais e corticocorticais.

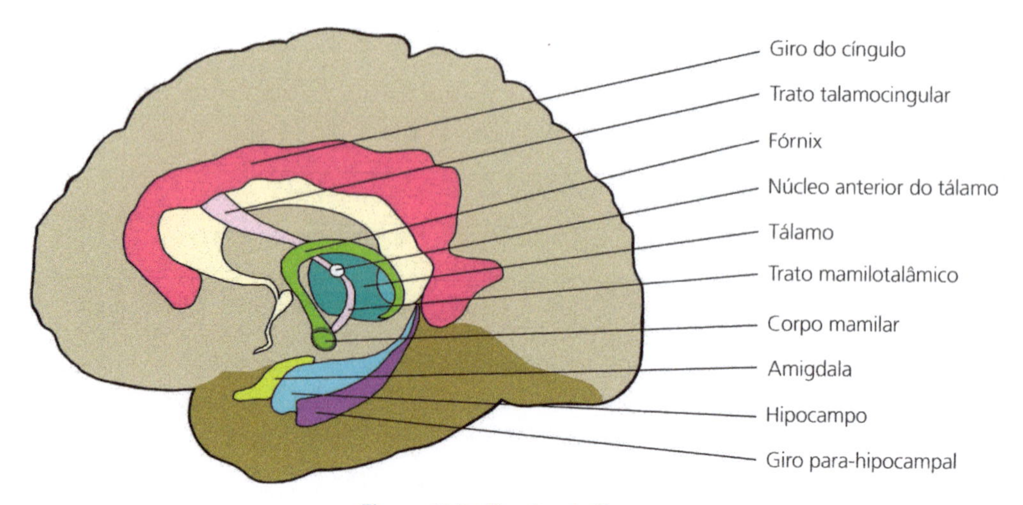

Figura 10.2 Circuito de Papez.

A memória pode ser classificada de diferentes formas: temporalmente, como memória de curto e longo prazo; e qualitativamente, como memória explícita/declarativa (conteúdo que pode ser conscientemente acessado) ou implícita/não declarativa (conteúdo inconsciente).[4] Exemplos de memórias declarativas são a memória semântica, com informações sobre conceitos e conhecimentos gerais (como saber o nome de objetos e quem é o presidente do nosso país, p. ex.) e a memória episódica que possui conteúdo autobiográfico. Exemplos de memórias não declarativas são atos motores aprendidos, como andar de bicicleta ou habilidades como resolver quebra cabeças.

O processo de aquisição de novas memórias envolve algumas etapas, são elas: codificação, consolidação e recuperação. Por exemplo, suponha que você está no show da sua banda favorita e é chamado para subir ao palco, algumas informações sensoriais, como as trazidas pelas vias da audição, visão e a sua emoção serão codificadas por meio do circuito de Papez e de conexões hipocampo-corticais, esta corresponde à primeira etapa da formação da memória chamada de codificação. A segunda etapa é a consolidação dessa memória, que ocorre com o passar do tempo e envolve a formação e o fortalecimento de conexões cortico-corticais, que passam a depender cada vez menos das conexões hipocampo-corticais. E a terceira etapa é a recuperação que permite, tempos após o evento, conseguir recuperar a informação das músicas tocadas, do momento em que você subiu ao palco com sua banda favorita e da forma como se sentiu. Isso é possível através de circuitos corticocorticais que foram consolidados ao longo do tempo.

Alterações no domínio da memória podem levar à amnésia. Amnésias podem ser transitórias ou persistentes, e classificadas em anterógrada e retrógrada. Amnésia anterógrada é a incapacidade de formar novas memórias a partir do insulto neurológico que levou a disfunção da memória; enquanto a retrógrada seria a incapacidade de relembrar informações prévias ao insulto.

Assim como em outros domínios, a avaliação da memória começa na anamnese, observando se o paciente é repetitivo e se é capaz de contar a própria história de forma organizada. Algumas das formas de avaliarmos a memória são por meio da lista de palavras. A avaliação por lista de palavras costuma apresentar três etapas: aprendizagem, evocação tardia e reconhecimento.

Síndromes demenciais que apresentam comprometimento da memória são denominadas amnésticas. Um exemplo de demência de etiologia neurodegenerativa que apresenta um comprometimento marcadamente amnéstico é a Doença de Alzheimer.

Perguntas

5. A memória compreende um circuito complexo de redes neurais relacionadas com o circuito de _______________.
6. A memória pode ser dividida em memória 1. _______________, acessada conscientemente, e memória 2. _______________, inconsciente.

Atenção

Atenção é a habilidade consciente ou inconsciente de focar em um determinado estímulo, seja ele interno ou externo, e desconsiderar demais informações menos relevantes naquele momento.

A atenção é composta principalmente por três grandes redes neuronais: a rede de alerta composta pelo sistema reticular ativador ascendente; a rede de orientação composta por redes tálamo-parietais e fronto-temporo-parietais; e a rede executiva composta por redes frontais.

A avaliação da atenção começa na anamnese observando se o paciente consegue se concentrar na entrevista ou se é facilmente distraído com estímulos externos.

Uma das formas de avaliar a atenção é através do teste da expansão de digitos (*digit spam*) que pode ser realizado na ordem direta ou inversa. No *digit spam* em ordem direta o examinador fala dois dígitos de 0 a 9, de forma aleatória e pausada, enunciando um dígito a cada segundo e pedindo para o paciente repetir a sequência após o fim. Caso acerte, passa-se para três dígitos e assim por diante. O teste acaba quando o paciente errar duas vezes seguidas, sendo o resultado o último número de dígitos que o paciente foi capaz de repetir corretamente. Considera-se normal o acerto de 7+/– 2 dígitos na ordem direta. Outra forma possível de avaliar é por meio do teste de vigilância: solicita-se ao indivíduo elevar a mão ou bater na mesa cada vez que uma determinada letra for enunciada, como a letra "A" em uma sequência de letras do teste MoCA.

Diversas patologias podem afetar a atenção e é muito comum a alteração deste domínio em transtornos do humor, como ansiedade e depressão. Também é frequente em pacientes com *delirium*. Entre exemplos de síndromes demenciais de causas neurodegenerativas, a demência por corpos de Lewy costuma afetar a atenção.

Perguntas

7. Um paciente com um déficit de atenção por redução no seu alerta provavelmente tem como estrutura afetada o ______________________.
8. Uma forma de testar a atenção é pelo teste de ______________________.

Funções executivas

Funções executivas são um conjunto de habilidades cognitivas responsáveis pelo planejamento, execução e monitorização de comportamentos dirigidos para uma finalidade. Essas funções incluem memória operacional, planejamento, organização de pensamentos, flexibilidade cognitiva, controle inibitório, abstração, tomada de decisões e monitoramento de comportamentos apropriados.[5]

As funções executivas dependem de circuitos cortico-subcorticais frontais. A região do córtex pré-frontal dorsolateral está relacionada com as funções executivas, enquanto as regiões frontais mesiais e orbitofrontais exercem papéis na motivação e cognição social respectivamente.

A avaliação das funções executivas engloba uma série de testes. Citaremos algumas das formas de avaliarmos:

- **Memória operacional:** *digit spam* inverso (as orientações são as mesmas do *digit spam* direto, entretanto, o paciente deve falar a sequência em ordem inversa, por exemplo, se o examinador falar 8 e 2 o paciente deve falar a sequência na sua forma inversa 2 e 8). Considera-se normal o acerto de 5+/– dígitos. Outra forma de avaliar é pedindo para o paciente soletrar a palavra "mundo" ao contrário e também pelo teste de subtrações seriadas do MEEM.

- **Controle inibitório:** teste *go – no go*, orientar o paciente a elevar a mão quando o examinador bater a mão uma vez (*go*) e não elevar a mão quando o examinador bater a mão duas vezes (*no go*). Outra forma de avaliar é pelo *Trail making B* em que o paciente deve ligar números em ordem crescente e letras em sua sequência alfabética, alternando entre números e letras enquanto liga.
- **Atos motores alternados e flexibilidade mental:** teste de Luria e teste do aplauso.
- **Planejamento:** teste do relógio, permite avaliar dentre outras funções executivas, o planejamento, verificando como o paciente executa a tarefa, se existe uma estratégia, ou se faz de forma desorganizada, e se há monitoramento da tarefa ou se o paciente persevera (p. ex., preenchendo os números além do 12). Este teste também permite a avaliação de habilidades visuoespaciais.
- **Fluência verbal:** podemos avaliar a Fluência Verbal Fonêmica (FVF) e a Fluência Verbal Semântica (FVS). Na FVF, solicitamos ao paciente falar em um minuto palavras iniciando com uma determinada letra (exceto por nomes de pessoas, lugares ou variantes gramaticais). Já na FVS orientamos ao paciente falar em um minuto palavras de uma categoria definida, como animais ou frutas.
- **Julgamento e resolução de problemas:** avaliar resposta a situações hipotéticas, como questionar o que o paciente faria caso visse fumaça saindo da casa do vizinho.
- **Abstração:** interpretação de provérbios e o teste de "semelhanças e diferenças".

O comprometimento de funções executivas pode levar a uma síndrome disexecutiva. Outras síndromes do lobo frontal podem ocorrer em conjunto com as síndromes disexecutivas ou independentemente. Essas outras síndromes se dão por comprometimento de funções mais relacionadas com o comportamento: são elas a síndrome de desinibição (que pode ser causada por lesões na rede pré-frontal orbitofrontal lateral) e a síndrome de apatia (por comprometimento das redes frontais mesiais). Um exemplo de demência neurodegenerativa que costuma apresentar alterações comportamentais, como desinibição, com comportamento socialmente inadequado, e apatia é a demência frontotemporal variante comportamental.

Perguntas

9. Um paciente que tem dificuldade de planejamento, denotando um déficit de função executiva, provavelmente tem uma lesão no córtex ______________________________.
10. Quando um paciente não consegue desenhar um relógio adequadamente, dizemos que ele tem um déficit de ____________________, dentro das funções executivas.

Linguagem

Linguagem é a habilidade humana de se comunicar a partir da associação de símbolos com significados específicos, como palavras, para expressar ideias, sentimentos, intenções para nós mesmos e para os outros, seja por pensamentos, fala ou escrita. A linguagem possui seis domínios: fala espontânea, compreensão, repetição, nomeação, leitura e escrita.

Localizada no hemisfério dominante (geralmente o esquerdo), a rede da linguagem perisilviana é composta principalmente pela Área de Broca (região posterior do giro frontal inferior esquerdo, responsável pela fluência), área de Wernicke (lobo temporal, responsável pela compreensão) conectadas pelo fascículo arqueado (Figura 10.3).

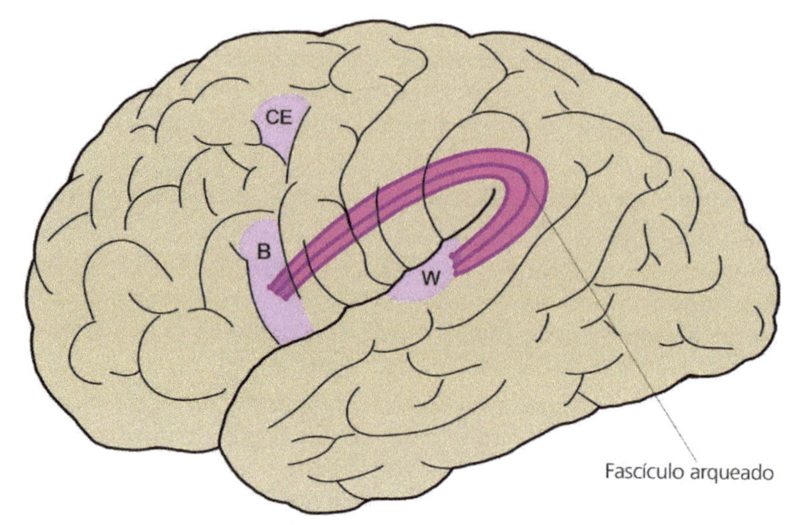

CE: Centro da escrita de Exner; B: Área de Broca; W: Área de Wernicke

Figura 10.3 Centros importantes da linguagem.

Alterações neste domínio cognitivo são as denominadas afasias. Para classificarmos qual o tipo de afasia, é necessário avaliarmos os domínios da linguagem. No Capítulo 11 aprofundaremos mais sobre a avaliação da linguagem e a classificação das afasias. Com relação às afasias de causas neurodegenerativas, as Afasias Progressivas Primárias (APPs) são síndromes clínicas que apresentam um comprometimento isolado e progressivo da linguagem, geralmente sem outros déficits cognitivos/comportamentais nos dois anos iniciais de apresentação do quadro. Podemos classificar as APPs em agramática, semântica e logopênica.

Praxias

Praxis no grego significa ação. Praxia é a habilidade cognitiva de elaborar um ato motor intencional, previamente aprendido, de forma organizada e com uma finalidade determinada. Apraxia é a perda de habilidade motora para realizar atos voluntários específicos na ausência de déficits motores, movimentos involuntários, incoordenação ou alterações sensitivas e sensoriais.

O lobo parietal inferior esquerdo tem um papel central na representação cognitiva dos movimentos aprendidos (denominados "praxicons" ou "fórmulas do movimento"), enquanto a área motora suplementar atua no planejamento e na elaboração destes em conjunto com a área motora primária que receberá a ordem para execução do ato.

Síndromes apráxicas são marcadas pela ocorrência de apraxias. As apraxias podem ser classificadas como: apraxias tarefa específica (como apraxias da fala, do vestir e da marcha, p. ex.) e apraxias de membros (como apraxias ideomotoras e ideatórias).

As apraxias ideomotoras ocorrem por erros espaciais, posturais na adequação dos membros para realizar um gesto ou manusear um objeto para determinado ato motor. Alguns exemplos são: pedir para o paciente dar tchau ou fazer um gesto de continência e pedir para paciente demonstrar como escova os dentes, supondo que esteja com uma escova na mão.

Já as apraxias ideatórias ocorrem pela inabilidade de desempenhar de forma organizada uma sequência de atos para um determinado fim, como a sequência necessária para se fazer café, montar um sanduíche ou enviar uma carta.

Pacientes com síndromes corticais posteriores podem apresentar apraxias. Uum exemplo são os casos de degeneração corticobasal e a Doença de Alzheimer, de apresentação atípica com atrofia cortical posterior.

Pergunta

11. Praxia é a habilidade de elaborar um ato 1. ____________ intencional previamente aprendido. Esses atos ficam armazenados no 2. ____________________. O planejamento desses atos é responsabilidade da 3. ____________________________.

Funções visuoespaciais e visuoperceptivas

O processamento de informações visuoespaciais ocorre por uma via dorsal parietofrontal conhecida como via do onde (*where*), que integra informações visuoespaciais com a posição dos olhos tendo um papel importante na atenção espacial. Já o processamento de informações visuoperceptivas ocorre pela via ventral occipitotemporal, conhecida como via do o que (*what*), e permite a integração das informações visuais do lobo occipital com o conhecimento semântico nas regiões inferomediais do lobo temporal (Figura 10.4).

Alguns exemplos de alterações visuoespaciais são: ataxia óptica, apraxia oculomotora, simultaneoagnosia e heminegligência. A ataxia óptica consiste na dificuldade em alcançar com as mãos um alvo guiado pela visão: por exemplo, ao solicitar ao paciente para pegar um objeto como um molho de chaves, ele não é capaz de alcançá-lo. Por outro lado, se um estímulo auditivo for feito com o objeto balançando as chaves, ele consegue apanhá-lo. A apraxia oculomotora consiste na incapacidade de direcionar o olhar para um alvo visual, por uma falha no sistema de exploração visual.

Na simultaneoagnosia, o paciente apresenta uma incapacidade de integrar o detalhe visual em um todo coerente: ao ver uma cena ou um objeto, tem a percepção dos detalhes, mas é incapaz de ver a cena como um todo. Um exemplo de síndrome que ocorre por lesão na via

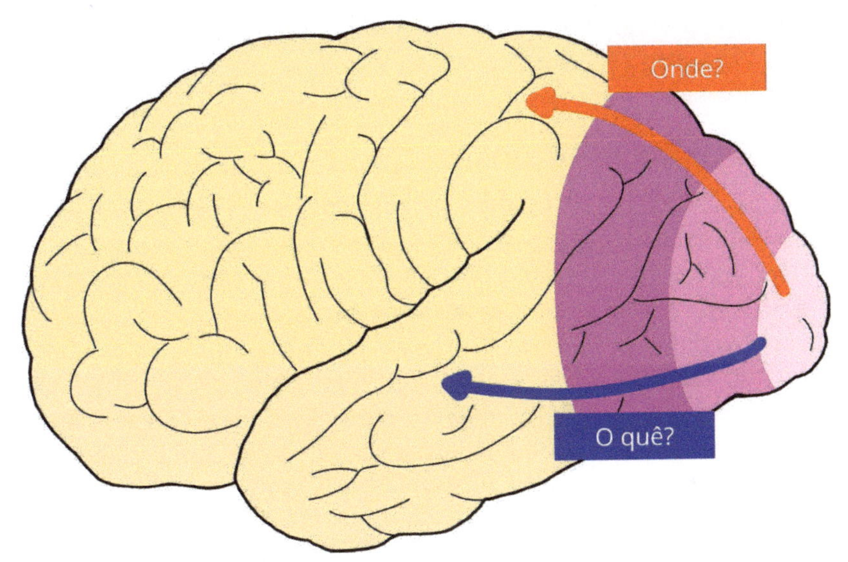

Figura 10.4 Vias do processamento de informações visuoespaciais e visuoperceptivas.

do "onde" bilateralmente é a Síndrome De Balint, marcada pela tríade ataxia óptica, apraxia oculomotora e simultaneoagnosia. Já a heminegligência é uma síndrome de desatenção espacial, em que o indivíduo negligencia a percepção de informações sensoriais (que podem ser visuais, táteis e/ou auditivas) de um hemiespaço. O córtex parietal direito direciona a atenção para ambos os hemiespaços enquanto o esquerdo dirige a atenção apenas para o hemiespaço contralateral. Desta forma, lesões parietais à direita podem cursar com heminegligência.

As alterações visuoperceptivas podem ocasionar, por exemplo, agnosias visuais, prosopagnosia, topografagnosia. Podemos ter diferentes tipos de agnosias visuais, como para cores e para objetos. Na agnosia visual para objetos o paciente apresenta uma incapacidade para identificar objetos pela visão sem um déficit sensorial primário que justifique esta alteração, porém é capaz de identificar o objeto pela audição ou tato, por exemplo. Na agnosia visual para cores ocorre a incapacidade em denominar qual a cor, entretanto, o paciente percebe diferenças de tonalidade, sendo capaz de falar quais números estão registrados no teste de Ishihara, mesmo sem saber dizer quais são as cores da imagem. Prosopagnosia é a inabilidade de reconhecer faces familiares, porém o indivíduo consegue identificar pessoas por outras vias, como som da voz, maneirismos ou vestimentas. Topografoagnosia, por fim, seria a incapacidade de reconhecer ambientes familiares e caminhos e manifesta-se como desorientação espacial.

Alterações visuoespaciais e visuoperceptivas ocorrem nas síndromes corticais posteriores. A demência por corpos de Lewy é um exemplo de demência neurodegenerativa que costuma se apresentar de forma insidiosa com predomínio de distúrbios visuoespaciais (inclusive com alucinações visuais bem estruturadas), distúrbios da atenção, além de flutuação cognitiva e parkinsonismo.

Perguntas

12. Um paciente tenta pegar uma chave segurada pelo examinador, mas erra o alvo. Quando o examinador balança a chave, o paciente consegue pegá-la. Essa é uma alteração visuoespacial da via ________________.
13. Um paciente com visão normal não consegue nomear um óculos ao vê-lo. Mas consegue nomeá-lo ao segurá-lo. Essa é uma alteraçao visuoespacial da via ____________.

Diagnóstico topográfico

A avaliação da cognição por domínios nos auxilia a identificar quais as síndromes cognitivas e topograficamente quais as redes neuronais afetadas. Por exemplo, pacientes com alterações no domínio das funções executivas têm uma síndrome disexecutiva e a rede neural possivelmente afetada é a rede neural pré-frontal dorsolateral.

Pensando nas síndromes cognitivas abordadas até o momento e suas manifestações clínicas, pode-se tentar topografá-las em suas respectivas redes neurais conforme o Quadro 10.3.

Voltando ao nosso caso clínico, podemos identificar que o paciente em questão apresenta uma síndrome amnéstica, pelo comprometimento importante do domínio da memória, principalmente da memória episódica anterógrada. Quando pensamos em topografia de síndromes demenciais, geralmente não possuímos uma estrutura única associada a elas e sim complexas redes neurais. No caso da Síndrome Amnéstica, pode se tentar topografá-la no sistema límbico, com destaque para o circuito de Papez, que tem um papel fundamental

Quadro 10.3 Síndromes cognitivas e suas respectivas redes neurais e formas de apresentação

Síndrome	Redes	Apresentação
Síndrome Amnéstica	Rede neural límbica (dando destaque entre os seus componentes para o circuito de Papez)	Alterações da memória (esquecimentos, paciente repetitivo)
Síndrome Disexecutiva	Rede neural pré-frontal dorsolateral	Comprometimento de memória operacional, planejamento e execução de tarefas, flexibilidade cognitiva, controle inibitório, abstração, tomada de decisões
Síndrome Comportamental	Rede neural pré-frontal orbitofrontal lateral, frontal medial e cíngulo anterior	Alterações comportamentais (desinibição, apatia)
Síndrome Afásica	Rede neural perisilviana	Comprometimento da linguagem
Síndrome Cortical Posterior	Comprometimento das redes parietofrontais (via do "*where*") e/ou redes occipitotemporais (via do "*what*")	Alterações visuoespaciais e visuoperceptivas
Síndrome Apráxica	Múltiplas topografias possíveis, a depender do tipo de apraxia • Pode ocorrer por lesões parietais à esquerda ou por lesões na via para realizar o ato motor, como área motora suplementar e corpo caloso	Apraxias

no processo de aquisição da memória. Outra síndrome presente no caso é a síndrome disexecutiva e podemos topografá-la na rede neural pré-frontal dorsolateral.

Diagnóstico etiológico

Após a anamnese, o exame cognitivo e o exame neurológico, deve-se identificar os domínios comprometidos e topografar as redes neurais acometidas, levantando, a partir daí, hipóteses diagnósticas etiológicas. Deve-se lembrar que o diagnóstico das síndromes demenciais é predominantemente clínico e que uma história detalhada e uma avaliação cognitiva bem feita podem economizar investigações redundantes.

Porém, em alguns casos pode não ser possível determinar ao certo o prejuízo cognitivo em uma avaliação breve realizada em consultório. É possível que ocorra em casos de comprometimento cognitivo leve (principalmente em pacientes com alta escolaridade). A avaliação neuropsicológica é uma ferramenta muito útil nestas situações e permite uma análise mais sensível e minuciosa dos domínios cognitivos afetados. Ela fornece dados não somente da cognição, como também sobre a emoção, a motivação, a personalidade e a qualidade de vida do nosso paciente. É uma verificação que permite um maior entendimento sobre o perfil neuropsicológico do paciente, com descrições precisas de cada domínio cognitivo comprometido por meio de análises comparativas do desempenho nos testes com sujeitos controles.

As síndromes demenciais podem ocorrer por diferentes etiologias (Quadro 10.4), sendo que algumas destas têm causas reversíveis, como o hipotireoidismo, a neurossífilis, o déficit de B12, as encefalopatias medicamentosas, os transtornos de humor, como a ansiedade e depressão, e hidrocefalia de pressão normal. Por este motivo, ao identificar uma síndrome demencial, deve-se pensar sobre a possibilidade de diagnósticos diferenciais como causas reversíveis de demência potencialmente tratáveis.

Na investigação diagnóstica, é recomendado solicitar exames laboratoriais iniciais, como hemograma, função tireoidiana, função renal, função e enzimas hepáticas, B12, sorologia para sífilis e, em pacientes com menos de 60 anos, acrescentar sorologia para HIV. A neuroimagem estrutural como tomografia ou ressonância (RNM) de crânio nos auxiliam na avaliação estrutural quanto à presença de atrofia e qual seu padrão (p. ex., Doença de Alzheimer pode apresentar atrofia nas regiões temporais mesiais), identificação de alterações na substância branca associadas a doença vascular ou desmielinizante e também na exclusão de diagnósticos diferenciais, como hematomas subdurais, hidrocefalia de pressão normal, tumores cerebrais, entre outros.

A depender da situação, deve-se individualizar a investigação e considerar alguns exames complementares. Em casos de demência pré-senil (antes dos 65 anos de idade), curso clínico atípico, suspeita de doenças inflamatórias ou infecciosas de SNC e hidrocefalia comunicante, devemos considerar a realização do exame de liquor (LCR) para exclusão de diferenciais. O LCR também pode ser solicitado para a pesquisa de biomarcadores, por exemplo, dosagem de TAU total e fosforilada e de beta-amiloide para auxílio diagnóstico em casos de Doença de Alzheimer de apresentação atípica. Outras investigações podem ser solicitadas no LCR, como dosagem de TAU total,14-3-3 e detecção de príon por RTQulc quando houver suspeita de demências rapidamente progressivas por doença priônica.

Neuroimagens funcionais como PET-FDG nos auxiliam na identificação de regiões com hipometabolismo em casos de síndromes demenciais neurodegenerativas e hipermetabolismo quando há uma causa inflamatória subjacente, como encefalites. O padrão de alteração deste exame e os locais acometidos podem auxiliar no raciocínio clínico, pode-se citar

Quadro 10.4 Exemplos de diferentes etiologias nas síndromes demenciais

Etiologia	Exemplos	
Degenerativas	Demência de Alzheimer Demência por Corpúsculos de Lewy Demência Frontotemporal	
Vasculares	Doença de grandes e/ou pequenos vasos, levando a AVCs isquêmicos ou hemorrágicos	
Infecciosas	Sífilis HIV Tuberculose Herpes-vírus	Toxoplasmose Priônicas Lyme
Metabólicas	Hipotireoidismo Hipertireoidismo Addison	*Cushing* Déficits carenciais (p. ex.: deficiência de B1, B3, B12)
Tóxicas	Medicações Álcool Metais pesados	
Ictais	Epilepsia mesial do lobo temporal	
Inflamatórias	Encefalites autoimunes	
Traumáticas	Trauma cranioencefálico Demência do boxeador	
Outros	Hidrocefalia de pressão normal, doenças sistêmicas (como alterações agudas ou crônicas da função renal, insuficiência hepática), estado pós-anoxia, neoplasias ou paraneoplasias	

exemplo a demência frontotemporal, variante comportamental que pode apresentar um hipometabolismo frontal que pode preceder alterações estruturais na RNM de crânio. Outros tipos de neuroimagem funcional podem ser solicitados, como o SPECT, que avalia alterações de perfusão cerebral, e o PET amiloide, que pode ser utilizado como um biomarcador de patologia amiloide em casos de doença de Alzheimer.

O eletroencefalograma pode ser solicitado também como investigação complementar e pode ser muito útil em casos de pacientes com epilepsia, encefalites autoimunes e doenças priônicas.

Agora, voltando para o caso do paciente apresentado no início do capítulo, trata-se de uma síndrome demencial de início insidioso com comprometimento principalmente da memória. Foram descartadas, após exames, causas reversíveis de demência e sua RNM de crânio não apresentava alterações estruturais que sugerissem outro diagnóstico. Desta forma, a principal hipótese diagnóstica é de doença de Alzheimer, sendo o diagnóstico principalmente clínico.

Comentários e conduta

Síndromes demenciais podem ocorrer por diferentes etiologias. A anamnese, o exame neurológico e os testes cognitivos são fundamentais para conseguir diferenciá-las, além de exames complementares que devem ser individualizados a depender de cada caso. Com relação ao paciente do caso clínico apresentado – após excluir causas de demências reversíveis e considerando o início insidioso, comprometimento de pelo menos dois domínios cognitivos com prejuízo principalmente da memória, associados a alteração da funcionalidade do paciente – chegamos ao diagnóstico clínico de Doença de Alzheimer.

A Doença de Alzheimer (DA) é a principal causa de demência neurodegenerativa, e o comprometimento da memória é sua característica clínica mais importante.[6,7] Sua fisiopatologia é marcada pelo acúmulo de placas senis (acúmulo de amiloide extracelular) e pelos emaranhados neurofibrilares (TAU hiperfosforilada depositada no intracelular). Entre os fatores de risco, temos o envelhecimento, HAS, DM, DLP, tabagismo, obesidade, depressão e fatores genéticos, como polimorfismos, mutações da APOE4 e nas formas precoces de DA (início antes dos 65 anos) mutações da APP, PSEN1 e PSEN2.

Clinicamente, seu início é insidioso e os sintomas se dividem em cognitivos e não cognitivos. Com relação aos sintomas cognitivos, a DA pode se apresentar como amnéstica, que corresponde a apresentação típica da doença, com comprometimento principalmente da memória episódica anterógrada. A DA também pode se apresentar de forma atípica, não amnéstica, com comprometimento no início do quadro de outros domínios que não a memória: como é o caso da afasia progressiva primária logopênica (que acomete inicialmente a linguagem); atrofia cortical posterior (com prejuízo inicial de funções visuoespaciais, visuoperceptivas e apraxias); variante frontal da DA (que pode iniciar com alterações comportamentais e disfunção executiva).

Sintomas não cognitivos ou neuropsiquiátricos são comuns em quadros de DA, como apatia, depressão, agressividade, ansiedade e transtornos do sono. Uma outra característica da DA é a ocorrência de anosognosia, perda do *insight* da doença em que ocorre uma discrepância entre a percepção do paciente sobre seu comprometimento cognitivo e a impressão dos familiares e médico.

Para o diagnóstico, o paciente deve ter uma síndrome demencial de início lento, insidioso, com piora definida da cognição evidenciada por relato, exame objetivo e prejuízos cognitivos iniciais mais proeminentes demonstrados pela história e exame cognitivo em uma das duas possíveis categorias: apresentação amnéstica (a mais comum) ou não amnéstica.[9-11] O quadro não pode ser mais bem explicado por outra etiologia (descartar outras causas com neuroimagem e laboratoriais). Em casos de DA de início pré-senil (antes dos 65 anos), demências atípicas e quando houver dúvida quanto a diagnósticos diferenciais com outras demências neurodegenerativas, é recomendado o uso de biomarcadores. Entre os biomarcadores, temos os de patologia amiloide (como PET amiloide e redução de -amiloide 42 no liquor), de patologia TAU (como PET TAU e aumento de TAU fosforilada em liquor) e de neurodegeneração (como aumento de TAU total no liquor, PET FDG com hipometabolismo e RM com atrofia cortical compatível).

O tratamento da DA se divide em não farmacológico e farmacológico. O tratamento farmacológico sintomático da DA é realizado com inibidores de acetilcolinesterase (como donepezila, rivastigmina e galantamina) e antagonistas de receptor NMDA em fases moderada a grave. Outros tratamentos, como o uso de anticorpos monoclonais, vêm sendo estudados. Para o paciente do caso clínico, optou-se por iniciar donepezila.

Analise esse paciente

Anamnese

- Paciente de 71 anos, sexo masculino, engenheiro, comparece à consulta acompanhado de esposa e filha. Familiares relatam que no início do quadro apresentava episódios em que se perdia ao sair de casa, dificuldade em realizar tarefas do dia a dia, como planejamento de suas reuniões, atividades do escritório e na tomada de decisões.
- Possui sono muito agitado e esposa se queixa que durante o mesmo ele já chegou a machucá-la com chutes e a cair da cama enquanto se movimentava. Também relatava episódios em que dizia sentir a presença de alguém, mesmo quando estava sozinho, e outros em que referia ver crianças brincando no quarto quando estava apenas com sua esposa. Segundo a filha, o paciente possuía dias bons e dias ruins, oscilando no quadro descrito. Aproximadamente dois anos após o início dos sintomas familiares, notaram que paciente estava mais lentificado, demorando mais para caminhar e começou a apresentar tremores nas mãos.

Exame físico geral

- Bom estado geral, corado, hidratado, acianótico, anictérico, afebril.
- Bulhas regulares, normofonéticas, em 2 tempos, sem sopros FC 70 bpm.
- Murmúrios vesiculares presentes bilateralmente, sem ruídos adventícios (MV + e sim, s/RA),
- Pressão arterial 120 × 80 mmHg/FR 16 ipm/SatO_2 98% em ar ambiente.
- Abdome plano, ruídos hidroaéreos presentes, timpânico, flácido, indolor, sem massas ou visceromegalias.
- Extremidades: sem sinais de edema ou rigidez da panturrilha.

Exame físico neurológico

- Abertura ocular espontânea, atenção preservada, fala e linguagem sem alterações.
- Pupilas isocóricas e fotorreagentes, musculatura ocular extrínseca preservada, campimetria por confrontação preservada, fácies simétricas, língua e palato centrados. Reflexo glabelar esgotável, sem snout e palmo mentoniano.
- Teste do relógio apresentado na Figura 10.5.

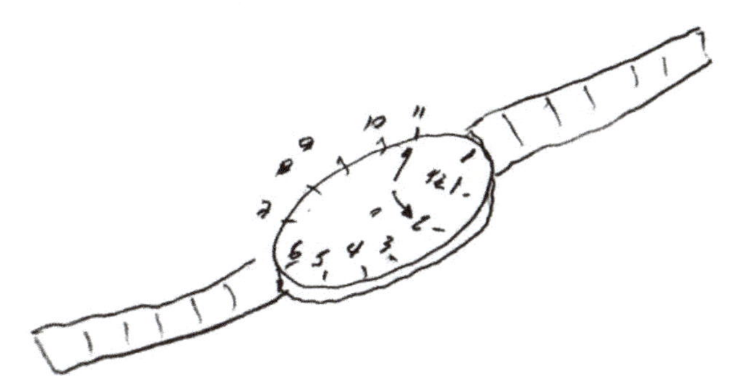

Figura 10.5 Teste do relógio.

- Força muscular grau V global e rigidez plástica em membros.
- Tremor nas mãos, mais evidente no repouso-padrão supinação/pronação e bradicinesia.
- Reflexos normoativos e simétricos, cutâneo-plantar em flexão bilateral.
- Sensibilidade superficial e profunda preservada.
- Coordenação preservada.
- Sem rigidez de nuca ou sinais meníngeos.
- Marcha em pequenos passos.
- Miniexame do estado mental: 22 (perdeu três pontos em orientação temporal, dois pontos em orientação espacial, dois pontos em atenção/cálculo e um ponto ao copiar o diagrama).

Perguntas

14. Qual o sintoma-guia do paciente?
15. Que elementos do exame físico alterados são compatíveis com esse sintoma-guia?
16. Existem sinais motores alterados no exame físico? Quais são?
17. Quais as síndromes encontradas nesse paciente?

Este caso retrata uma demência por corpos de Lewy. Esta é uma doença neurodegenerativa, que ocorre pelo acúmulo de α-sinucleína intracitoplasmática nos neurônios. O início da doença é insidioso, marcado por uma síndrome demencial geralmente com comprometimento da atenção, funções executivas e visuoespaciais. A memória e a linguagem geralmente estão preservadas.

Para o diagnóstico, costuma-se avaliar a presença de critérios diagnósticos essenciais, critérios diagnósticos principais (ou nucleares), critérios clínicos de suporte, biomarcadores indicativos e biomarcadores de suporte. Como critério clínico essencial, tem-se a presença de uma síndrome demencial com comprometimento principalmente dos domínios da atenção, funções executivas e visuoespaciais.[12]

Como critérios diagnósticos principais (nucleares), tem-se a flutuação cognitiva, alucinações visuais, parkinsonismo e transtorno comportamental do sono REM. A flutuação cognitiva pode se manifestar como flutuações na atenção e/ou nível de consciência, sonolência diurna, letargia, fala, pensamento e comportamento desorganizados, com a flutuação ocorrendo de forma variável durando de horas a dias. As alucinações visuais complexas são frequentes e o paciente pode apresentar diferentes graus de *insight* sobre elas. O parkinsonismo se manifesta geralmente após um ano do início dos sintomas cognitivos, frequentemente é simétrico e rígido acinético, não costuma ter boa resposta a levodopa. Transtornos comportamentais do sono REM se apresentam com vocalizações anormais e comportamento motor, sonhos vividos e perda de atonia no sono REM. O diagnóstico é definido com o exame de polissonografia.

Biomarcadores indicativos são PET, ou SPECT com TRODAT, que avaliam a integridade das vias dopaminérgicas nigroestriatais; cintilografia miocárdica, que pode demonstrar uma hipocaptação por denervação simpática pós-ganglionar; e a polissonografia confirmando sono REM sem atonia.

Entre os critérios clínicos de suporte pode-se citar: hipersensibilidade a neurolépticos, delírios sistematizados, alucinações não visuais, depressão, ansiedade, apatia, hipersonia, disautonomia, hiposmia e instabilidade postural.

Um diagnóstico de Demência por corpos de Lewy é considerado provável quando se tem a presença do critério essencial acompanhado por dois critérios clínicos principais (nucleares) ou quando há a presença do critério essencial somado a um critério nuclear e um biomarcador indicativo. Um possível diagnóstico é obtido quando se tem o critério essencial somado a um critério principal ou biomarcador indicativo.

Sobre o caso do paciente do exemplo, tem-se uma síndrome demencial com alterações visuoespaciais e de funções executivas, evidenciados tanto pela anamnese quanto pela avaliação cognitiva, demonstrando dificuldade em tarefas visuoconstrutivas, como a cópia dos dois pentágonos no MEEM, e também de funções executivas como pode se observar no teste do relógio. Diferentemente do primeiro caso apresentado neste capítulo, em que o principal domínio acometido foi a memória desde o início, no paciente do exemplo, a memória não foi uma queixa na anamnese e não apresentou indícios de acometimento na avaliação cognitiva realizada em consultório. É importante notar que o paciente apresenta os quatro critérios principais da demência por corpos de Lewy, sendo eles: presença de alucinações visuais, flutuação cognitiva, parkinsonismo (com início aproximadamente após dois anos do início dos sintomas cognitivos e evidenciado em nosso exame neurológico) e transtorno do sono REM, que foi suspeitado pela anamnese e comprovado após uma polissonografia. Desta forma, por meio da avaliação clínica, chegou-se ao diagnóstico de demência por corpos de Lewy. Na investigação, a RNM crânio e os exames laboratoriais não sugeriram outro diagnóstico.

Finalização

Pontos-chave

- Compreender que a investigação de uma síndrome demencial envolve uma anamnese detalhada, exame físico e neurológico completos, além da avaliação cognitiva.
- Uma demência é caracterizada pela alteração de dois domínios cognitivos e pela alteração da funcionalidade, concomitantemente.
- Demências neurodegenerativas possuem diferentes perfis neuropsicológicos que podem nos auxiliar no diagnóstico.

- A memória é o principal domínio acometido na Doença de Alzheimer com apresentação típica.
- Descartar causas reversíveis de demência.
- Os principais domínios acometidos na doença por corpos de Lewy são atenção, funções visuoespaciais e funções executivas.

Objetivos de aprendizagem

1. Qual a diferença entre declínio cognitivo subjetivo, comprometimento cognitivo leve e demência?
2. Quais são os domínios da cognição?
3. Cite as síndromes cognitivas com suas possíveis apresentações clínicas e redes neurais associadas.
4. Como é feita a investigação de uma síndrome demencial?
5. Qual a principal demência neurodegenerativa e quais suas características?

Respostas

1. Esquecimento.
2. Síndrome demencial.
3. Miniexame do estado mental: 21 (perdeu 3 pontos em orientação temporal, 1 em orientação espacial, 1 ponto em atenção e cálculo, 3 pontos na evocação das palavras e 1 ponto em comandos de estágios).
4. Córtex cerebral, principalmente hipocampos bilateralmente.
5. Papez.
6. 1. explícita (declarativa); 2. implícita (não declarativa)
7. sistema reticular ativador ascendente.
8. expansão de dígitos (*digit spam*).
9. pré-frontal dorsolateral.
10. planejamento
11. 1. motor; 2. lobo parietal inferior; 3. área motora suplementar
12. dorsal parietofrontal (via do *where*).
13. Ventral occipitotemporal (via do *what*).
14. Perda de memória.
15 Miniexame do estado mental: 22 (perdeu três pontos em orientação temporal, dois pontos em orientação espacial, dois pontos em atenção/cálculo e um ponto ao copiar o diagrama); teste do relógio alterado.
16. Sim. Tremor nas mãos, mais evidente no repouso-padrão supinação/pronação e bradicinesia.
17. Síndrome demencial e síndrome parkinsoniana.

Referências bibliográficas

1. Folstein MF, Folstein SE, McHugh PR. Mini-mental state: a practical guide for grading the mental state of patients for the clinician. J Psychiatr Res. 1975;12:189-98.
2. Nasreddine ZS, Phillips NA, Bédirian V et al. The Montreal Cognitive Assessment, MoCA: a brief screening tool for mild cognitive impairment. J Am Geriatr Soc. 2005;53:695-9.
3. Brucki SMD, Nitrini R, Caramelli P, Bertolucci PHF, Okamoto IH. Sugestões para o uso do miniexame do estado mental no Brasil. Arq Neuropsiquiatr. 2003;61:777-81.
4. G. Peter Gliebus. Memory Dysfunction. Continuum Journal. 2018. Continuum (Minneap Minn). 2018; 24(3, Behavioral Neurology and Psychiatry):727-744.
5. Rabinovici GD, Stephens ML, Possin KL. Executive dysfunction. Continuum (Minneap Minn). 2015;21:646-59.
6. Gil D. Rabinovici. Late-onset Alzheimer Disease. Continuum Journal. February 2019. Continuum (Minneap Minn). 2019;25(1, Dementia):14-33.
7. Gauthier S, Rosa-Neto P, Morais JA, & Webster C. World Alzheimer Report 2021: Journey through the diagnosis of dementia. London, England: Alzheimer's Disease International.
8. Sperling RA, Aisen PS, Beckett LA, Bennett DA, Craft S, Fagan AM et al. Toward defining the pre-clinical stages of Alzheimer's disease: recommendations from the National Institute on Aging-Alzheimer's Association workgroups on diagnostic guidelines for Alzheimer's disease. Alzheimers Dement. 2011 May;7(3):280-92. doi: 10.1016/j.jalz.2011.03.003. Epub 2011 Apr 21. PMID: 21514248; PMCID: PMC3220946.
9. Jack CR Jr, Albert MS, Knopman DS, McKhann GM, Sperling RA, Carrillo MC, Thies B, Phelps CH. Introduction to the recommendations from the National Institute on Aging-Alzheimer's Association workgroups on diagnostic guidelines for Alzheimer's disease. Alzheimers Dement. 2011 May;7(3):257-62. doi: 10.1016/j.jalz.2011.03.004. Epub 2011 Apr 21. PMID: 21514247; PMCID: PMC3096735.
10. McKhann GM, Knopman DS, Chertkow H, Hyman BT, Jack CR Jr, Kawas CH et al. The diagnosis of dementia due to Alzheimer's disease: recommendations from the National Institute on Aging-Alzheimer's Association workgroups on diagnostic guidelines for Alzheimer's disease. Alzheimers Dement. 2011 May;7(3):263-9. doi: 10.1016/j.jalz.2011.03.005. Epub 2011 Apr 21. PMID: 21514250; PMCID: PMC3312024.
11. Albert MS, DeKosky ST, Dickson D, Dubois B, Feldman HH, Fox NC et al. The diagnosis of mild cognitive impairment due to Alzheimer's disease: recommendations from the National Institute on Aging-Alzheimer's Association workgroups on diagnostic guidelines for Alzheimer's disease. Alzheimers Dement. 2011 May;7(3):270-9. doi: 10.1016/j.jalz.2011.03.008. Epub 2011 Apr 21. PMID: 21514249; PMCID: PMC3312027.
12. Melissa JA. Lewy Body Dementias. Continuum Journal. February 2019. Continuum (Minneap Minn)2019;25(1, Dementia):128–146.
13. Frota NAF, Siqueira Neto JI, Balthazar MLF et al. Neurologia Cognitiva e do Envelhecimento: Do conhecimento básico à abordagem clínica. 1. ed. São Paulo: Omnifarma, 2016.

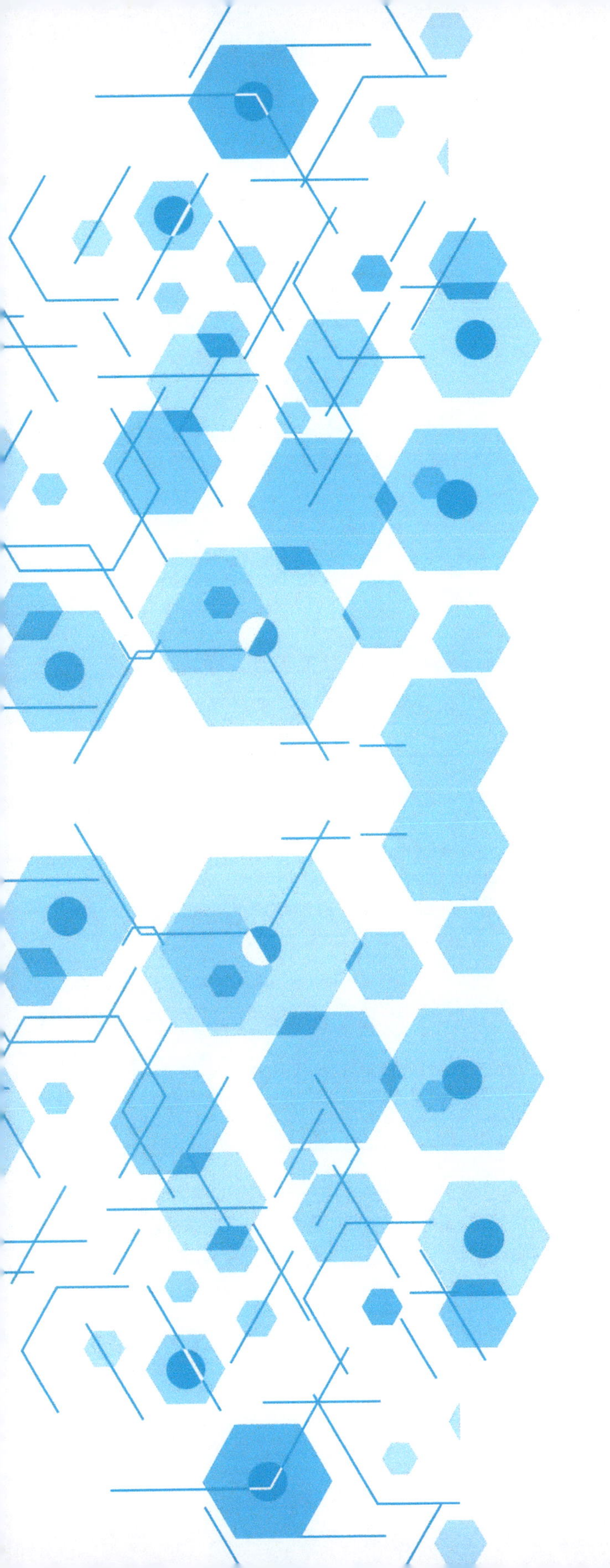

Seção 9

Linguagem

11

Caso Clínico 11

Gisele Sampaio Silva
Marcel Ken Uehara
Igor Melo de Almeida
Pedro Luiz Abreu Santin

Anamnese

- Paciente do sexo masculino, 66 anos, encontra-se acompanhado da esposa. A acompanhante refere que há 3 horas ela e o paciente estavam jantando, quando, subitamente, o paciente começou a emitir sons incompreensíveis e percebeu que o lado direito de sua boca não estava mexendo. Refere também que o paciente, desde então, aparenta estar triste e frustrado. Nega episódios semelhantes prévios. Nega febre, dor torácica, cefaleia, dispneia, mal-estar e palpitações prévios ao evento.
- Refere que o paciente possui hipertensão arterial, dislipidemia e não faz acompanhamento em serviço de saúde. Relata também tabagismo 50 anos-maço. Nega outras patologias de base, uso de medicamentos crônicos e alergias.
- AF: a acompanhante refere que o pai do paciente teve AVC e faleceu aos 60 anos após AVC extenso.

Exame físico geral

- Sinais vitais na entrada: Pressão arterial: 155 × 80 mmHg/Frequência cardíaca: 80 bpm/ Frequência respiratória: 18 irpm/$SatO_2$ 96%/Temperatura: 36,5 ºC/Glicemia capilar: 124 mg/dL.
- Bom estado geral, corado, hidratado, anictérico, acianótico, afebril, eupneico.
- Bulhas rítmicas, normofonéticas em 2 tempos, sem sopros, tempo de enchimento capilar menor que 3 s, pulsos palpáveis, cheios e simétricos.
- Murmúrios vesiculares presentes bilateralmente, sem ruídos adventícios.
- Abdome plano, ruídos hidroaéreos presentes, timpânico, flácido, indolor, sem massas ou visceromegalias.
- Extremidades: sem sinais de edema ou rigidez de panturrilha.

Exame físico neurológico

- Vígil, quando indagado sobre dia, hora e local, escolhe gestualmente as corretas. Emite sons incompreensíveis, consegue dizer "oi", "sim", "não" e, quando solicitado para cantar "Parabéns para você", o paciente obteve certo êxito. Consegue abrir a boca ao comando verbal do avaliador. Apresenta desvio de rima para a esquerda com apagamento do sulco nasolabial direito. Quando solicitado que repita as palavras "tic-tac", "paralelo", "mamãe", "estrada de ferro", "obrigado", não consegue. É capaz de apontar para objetos que lhe são falados.
- Não consegue escrever, mas realiza comandos que são apresentados de forma escrita. Pupilas isocóricas e fotorreagentes. Motricidade ocular extrínseca preservada. Sensibilidade facial preservada e simétrica. Língua e úvula centrados. Força muscular grau II em membro superior direito, e grau IV em membro inferior direito. Sensibilidade tátil e dolorosa em membros preservada e simétrica. Ausência de rigidez de nuca ou sinais meníngeos.

Perguntas

1. Qual o sintoma-guia desse paciente?
2. Sublinhe, no exame físico, os achados que são compatíveis com esse sintoma-guia.
3. Qual a síndrome clínica encontrada nesse caso?
4. Qual o diagnóstico mais provável?

Diagnóstico sindrômico

Sumarização

Este é um caso de **Síndrome de linguagem**.

Antes de iniciarmos nossa discussão, vale esclarecer que esse paciente possui também uma síndrome motora (síndrome piramidal), mas esse tema já foi abordado no Capítulo 1. Neste capítulo, vamos nos ater à síndrome de linguagem.

O primeiro passo para identificarmos e classificarmos o paciente com uma síndrome de linguagem é percebermos uma alteração em alguma forma de linguagem dentre os seus "6 domínios":

- fala espontânea;
- compreensão auditiva;
- nomeação;
- repetição;
- escrita;
- leitura.

Cada domínio é testado individual e conjuntamente no exame físico neurológico, conforme resumido no Quadro 11.1.

Dentro da fala espontânea, os aspectos que devemos avaliar são a fluência, prosódia, articulação, parafasias, neologismos, circunlóquios, extensão e gramática da frase, entre outros

Quadro 11.1 Testes beira-leito dos domínios de linguagem

Aspecto	Avaliação	Se alterado
Fala espontânea	Teste FAS e Teste de fluência verbal de animais (FVa)	Paciente não fluente
Compreensão auditiva	Perguntas absurdas e de resposta óbvia, comandos simples e comandos complexos	Paciente não compreende
Nomeação	Pedir para nomear objetos simples, pedir para apontar para um objeto, pedir para escolher o nome de um objeto em uma lista de opções	Paciente não nomeia
Repetição	Pedir para repetir palavras curtas, palavras complexas e até mesmo frases ou trava-línguas	Não repete
Escrita	Anotar algo ditado, anotar algo espontâneo, anotar o nome	Possível agrafia
Leitura	Ler em voz alta algo escrito, realizar comando escrito	Possível alexia

aspectos. Para essa análise, podemos realizar dois testes, o teste FAS, que visa a avaliar a fluência verbal fonêmica, e o teste de fluência verbal por categorias semânticas (p. ex.: animais).

O teste FAS e o teste de fluência verbal de animais (FVa) ocorrem de maneira bem semelhante. A primeira avaliação consiste em solicitar que o paciente diga o máximo de palavras que comecem com F, A ou S no período de 1 minuto, sendo que nomes próprios e nomes de lugares devem ser excluídos; e a segunda consiste em solicitar que o paciente diga o nome do maior número de espécies diferentes de animais que conseguir pensar no período de 1 minuto, sendo que animais com nomes muito semelhantes contam como um só;. Por exemplo, caso o paciente diga "cachorro" e "cachorra" somente um animal será considerado na pontuação. Ao final dessa avaliação, podemos classificar o paciente em **fluente** ou **não fluente**, com base na quantidade de palavras ditas; se for menos do que 12, consideramos que o paciente não é fluente, e se for igual a ou mais de 12 palavras, consideramos como fluente.

Além dos testes formais, a simples observação do discurso espontâneo pode demonstrar a diminuição da quantidade e da diversidade de palavras no discurso falado. Pacientes podem demonstrar dificuldade em "encontrar as palavras", com visível esforço para fazer o discurso fluir, se mostrar repetitivos, fazendo "grandes voltas" para chegar a um ponto (circunlóquios), ou mesmo ficar restritos a só emitir um termo/palavra ou variações pequenas dele (monofasia).

Outro aspecto importante de se avaliar na determinação da fluência do paciente é a classificação de parafasias. Algumas vezes, o paciente pode apresentar alterações que levam a quadro de trocas de fonemas ou trocas semânticas. Um paciente que ao tentar falar "barco" acaba falando "marco" pode ter sua linguagem classificada como uma parafasia fonêmica (troca dos fonemas das palavras, "B" por "M", p. ex.) e uma pessoa que ao tentar falar "anel", fala "relógio" pode ter sua linguagem classificada como parafasia semântica (troca "anel" por "relógio" por estarem na categoria de acessórios). Em pacientes com fluência comprometida e compreensão preservada, é mais comum encontrarmos parafasias fonêmicas, enquanto no caso inverso, predominam parafasias semânticas.

Vale destacar que a fala afetiva e a automática, como gritar "Ai!" quando se leva um susto ou chuta uma cadeira ou até mesmo ser capaz de cantar "Parabéns para você" inteiro com fluência não sugerem que o paciente seja fluente. Em alguns casos, mesmo com a perda da fluência, ainda temos a preservação desse tipo de linguagem, dado o seu caráter "reflexo" – automático após o aprendizado.

No caso do nosso paciente, observamos que as únicas palavras que o paciente conseguia dizer eram "oi", "sim" e "não", demonstrando importante perda de volume de discurso, apesar de manter a fala afetiva e reflexa (como cantar o "Parabéns"). Dessa forma, podemos classificá-lo em um paciente não fluente.

O segundo aspecto que devemos avaliar é a compreensão auditiva. Para isso, pode-se solicitar que o paciente realize comandos simples (de uma etapa), complexos (mais etapas) ou que responda perguntas com respostas óbvias. Deve-se atentar que nessa parte da avaliação comandos escritos não devem ser dados ao paciente, pois possuem um aspecto visual da compreensão que será trabalhado separadamente.

Em geral, podemos iniciar pedindo que o paciente realize um comando simples, como abrir e fechar a mão ou os olhos. Se ele for capaz de realizar tal ordem, avaliamos sua resposta a comandos mais complexos, como pegar uma caneta e colocá-la em cima de uma mesa que está a sua frente, permitindo avaliar a resposta do paciente a estímulos mais complexos e com mais de uma fase. No entanto, se ele for incapaz de responder a comandos simples, deve-se obter uma forma de o paciente falar "sim" ou "não", como solicitando que ele mexa a cabeça ou aperte a mão e, com base nisso, realizar uma série de perguntas absurdas e/ou de resposta óbvia que possam ser respondidas com "sim" ou "não", como "você está em Júpiter?", "Você comeu pregos hoje?", "O sol nasceu hoje?". Dessa forma, podemos avaliar a compreensão auditiva do paciente de diversas formas, permitindo a adequação às suas limitações físicas ou psicológicas.

Ainda sobre o paciente, percebemos que ele consegue abrir e fechar a boca ao comando do avaliador, portanto, pode ser classificado com sua compreensão auditiva preservada.

O terceiro aspecto que avaliamos é a capacidade de nomeação do paciente. Nesse quesito, podemos solicitar que o paciente nomeie objetos simples e facilmente reconhecíveis através da exposição desse objeto. Por exemplo, posso mostrar uma caneta e solicitar que ele diga o nome do objeto que mostrei. Caso possua uma limitação que não consiga falar, posso avaliar sua nomeação, solicitando que o paciente aponte para um objeto que esteja em seu campo de visão.

Além da nomeação, podemos avaliar se ele sabe qual a função ou qual o significado do objeto mostrado, dessa forma, permitindo classificar sua anomia (incapacidade de nomeação) em anomia fonológica, situação em que ele sabe o significado do objeto, e anomia semântica, quando não sabe o significado do objeto.

Sobre o paciente, como ele não consegue falar pela sua perda de fluência, foi solicitado que apontasse para objetos presentes em seu campo de visão e o mesmo obteve sucesso, mantendo, portanto, sua nomeação preservada.

O quarto aspecto que deve ser avaliado é a capacidade de repetição. Para esse ponto da linguagem, podemos solicitar que o paciente repita desde sílabas ou palavras curtas até palavras mais complexas ou mesmo frases. Algumas palavras curtas muito utilizadas são "tic-tac", "mamãe" e "obrigado" e algumas frases são "eles ouviram falar no rádio na noite passada" e "você sabe como fazer". Existem algumas variações de frases, palavras e trava-línguas que podem ser usadas, variando de acordo com a preferência do examinador. Assim, caso seja incapaz de repetir o que lhe for dito, podemos dizer que ele possui sua repetição alterada.

No caso do nosso paciente, dado que ele foi incapaz de repetir as palavras que foram ordenadas, consideramos que ele é um paciente que não repete.

Por fim, os últimos aspectos que devemos avaliar é a sua capacidade de ler e escrever. Nesse quesito, principalmente, é de extrema importância entender o grau de alfabetização do paciente. Outro aspecto relevante é que a avaliação dessas funções secundárias é mais difícil de ser realizada, uma vez que depende de uma série de outros fatores além dos aspectos de linguagem no cérebro. Logo, devemos estar cientes de que a avaliação no exame físico da agrafia (incapacidade de escrever por distúrbio de linguagem) e a alexia (incapacidade de ler ou compreender palavras escritas por disfunção do centro de linguagem) pode ser confusa e dependente de uma análise maior do quadro clínico do paciente.

Avaliar a escrita permite diferenciar a afasia de outras anormalidades que impeçam a fluência da fala, como anartria (perda da articulação das palavras) ou apraxia verbal (incapacidade de programação dos movimentos musculares para a produção da fala) que mantêm a escrita preservada. Dessa forma, a avaliação da leitura e escrita constitui parte importante da do diagnóstico da síndrome de linguagem.

De forma simplificada, podemos realizar uma analogia em que a avaliação da escrita estaria para a avaliação da fluência, assim como a avaliação da leitura estaria para a avaliação da compreensão auditiva. Dessa maneira, podemos, por exemplo, solicitar que o paciente escreva algo de forma espontânea, com o intuito de avaliar se a "fluência" de sua escrita se mantém preservada. Poderíamos avaliar a "fluência" de sua fala pedindo para dizer os animais que vêm à sua mente o mais rápido possível.

O mesmo raciocínio segue para a leitura: podemos pedir que o paciente realize um comando que se apresenta escrito; possibilitando avaliar a sua compreensão visual. Também poderíamos avaliar sua compreensão auditiva, solicitando que o paciente fizesse algo que lhe foi falado. Esse raciocínio se estende ainda para a repetição: podemos solicitar que o paciente escreva algo que é ditado pelo examinador, com o intuito de avaliar a capacidade do paciente de repetir.

Portanto, para avaliar a escrita do paciente, devemos solicitar que ele anote algo ditado e escreva alguma coisa espontaneamente, para avaliar sua leitura podemos solicitar que leia em voz alta algo escrito e realize um comando escrito.

No caso do nosso paciente, como ele foi capaz de realizar a ação por comando escrito, mas incapaz de escrever, classificamos o paciente com agrafia e com leitura preservada.

Perguntas

Uma avaliação de linguagem deve testar os seguintes domínios:

5. ______________________.
6. ______________________.
7. ______________________.
8. ______________________.
9. ______________________.
10. ______________________.
11. Um paciente com déficit de linguagem, quando se mostra um relógio, diz que é uma caneta. Ao ser ver um óculos, diz que é um brinco. Esse é um déficit do domínio de 1. ________________. Ao pedir para dizer todas as palavra que começam com a letra F que vem à cabeça em 1 minuto, ele lembra apenas de duas palavras. Esse é um déficit do domínio de 2. ________________.

Afasia

O cérebro é dividido em dois hemisférios – o esquerdo e o direito – e a linguagem apresenta-se dominante apenas em um desses lados, chamado de hemisfério dominante, sendo o hemisfério contralateral, o não dominante. Entre os destros, 90% a 95% da população mundial, o hemisfério esquerdo corresponde ao hemisfério dominante em quase 100% dos casos, enquanto entre os canhotos esse valor cai para cerca de 70%. Tipicamente, define-se que apenas lesões no hemisfério dominante podem causar alterações na linguagem. No entanto, lesões no hemisfério não dominante podem provocar alterações na fala, como dificuldade de regular o tom da fala ou se expressar de forma emocionalmente adequada à situação (p. ex.: *prosódia*).

Dentro do hemisfério dominante existem duas áreas que se devem destacar ao falar de linguagem, essas são a área de Broca, localizada na parte opercular do giro frontal inferior (área 44 e 45 de Brodmann), e a área de Wernicke, localizada posteriormente ao córtex auditivo primário, no lobo temporal (área 22 de Brodmann) (Figura 11.1). Essas áreas são conectadas por um feixe de substância branca conhecida como Fascículo arqueado. É importante salientar que apesar de parecerem bem definidas a função e a localização dessas áreas, deve-se atentar que essas correlações anatômicas e sintomatológicas não são tão bem estabelecidas como nas síndromes motoras (Capítulo 1). Contudo, as utilizaremos para fins didáticos e práticos.

A área de Broca encontra-se na região pré-rolândica do lobo frontal, ou seja, anterior ao sulco central (ou sulco de Rolando) e, assim como o restante das áreas envolvidas na linguagem que se encontram anteriores ao sulco central, apresenta participação nos "aspectos motores e executivos" da linguagem. Por sua vez, a área de Wernicke encontra-se na região pós-rolândica e, juntamente com o restante das áreas dessa região posterior, são responsáveis pelos "aspectos sensitivos" da linguagem. Dessa forma, pessoas com **Afasia de Broca** (como o nosso paciente), por uma lesão em uma área anterior ao sulco central, apresentam alteração na produção da fala, ou seja, alterações em sua fluência, mas não têm dificuldade de compreensão de frases, pois sua região posterior ao sulco central, como a área de Wernicke, encontra-se íntegra.

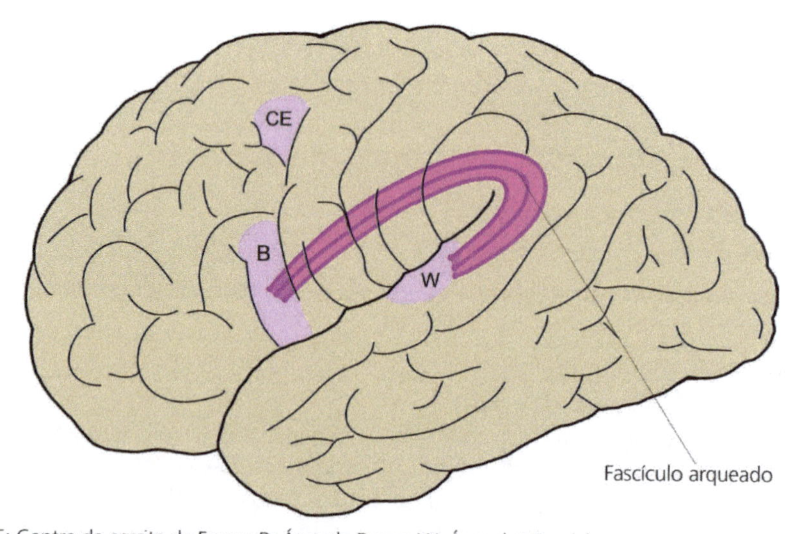

CE: Centro da escrita de Exner; B: Área de Broca; W: Área de Wernicke

Figura 11.1 Áreas de linguagem.

O mesmo raciocínio pode ser estabelecido para os pacientes com **Afasia de Wernicke**. Como eles possuem uma lesão em uma região posterior ao sulco central acabam por apresentar uma dificuldade de compreensão da linguagem, mas não têm dificuldade de fluência em sua fala, dado que sua região anterior ao sulco central está ilesa. Por outro lado, caso o paciente apresente acometimento de ambas as regiões, esse desenvolve um quadro de **Afasia global**, ocorrendo perda da fluência e compreensão.

Explicados os aspectos de compreensão e fluência da linguagem, você deve estar se questionando a respeito dos motivos que levam uma pessoa a ter alteração na repetição de palavras. Isso ocorre devido a uma lesão que acomete qualquer estrutura dentre a área de Broca, área de Wernicke e o Fascículo arqueado (Figura 11.2). Para lesões na área de Broca, o paciente entenderá a ordem e a palavra dita, mas não conseguirá repeti-la por perda da capacidade de expressar linguagem: e para lesões na área de Wernicke, a pessoa não entenderá a ordem, portanto, não é capaz de repetir.

Nos casos de lesões isoladas do Fascículo arqueado, podemos encontrar um quadro conhecido como **Afasia de condução**, ou seja, a pessoa consegue falar com fluência, consegue compreender, mas ao tentar repetir algo apresenta dificuldade. Isso porque, apesar de compreender a ordem e conseguir em geral expressar discurso, o paciente não coordena a compreensão e sequencial emissão do compreendido – por exemplo, repetição. É como se não *conduzisse* a ordem compreendida (em Wernicke) de repetir para a área responsável por emitir a fala (Broca), pois a via que permite isso (Fascículo arqueado) está lesionada, daí o nome Afasia de condução.

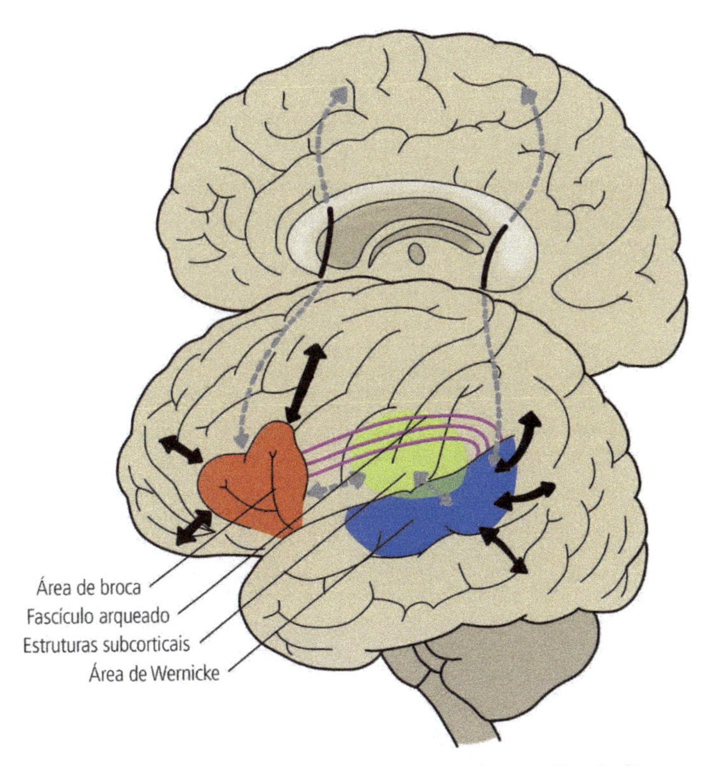

Figura 11.2 Estruturas dentre a área de Broca, área de Wernicke e o Fascículo arqueado e suas vias e conexões. As setas pontilhadas em cinza representam as conexões entre as áreas e os dois hemisférios cerebrais.

Vale também destacar que o sintoma de dificuldade de nomeação é de difícil compreensão, representa um achado inespecífico, e costuma não apresentar uma região exata de acometimento, sendo comum encontrar em todos os tipos de afasia algum grau de anomia. No entanto, pode estar presente como sintoma isolado e o paciente apresentar fluência, repetição e compreensão preservados, representando o quadro de **Afasia anômica**.

Por fim, além das estruturas destacadas, o tálamo, os gânglios da base (Figura 11.3) e outras fibras brancas subcorticais também apresentam certa relação com a linguagem, podendo, em caso de lesão, serem observados os quadros de **Afasias subcorticais**, que se constituem pela preservação da repetição, mas perda da fluência ou da compreensão. Para esse quadro de Afasia subcortical, deve-se ter em mente que um tipo de afasia que apresenta quadro semelhante, mas se diferencia na topografia da lesão, são as **Afasias transcorticais**. Nesses casos, podemos ter uma **Afasia transcortical sensitiva**, em que há preservação da repetição e da fluência, mas perda da compreensão; ou uma **Afasia transcortical motora**, em que temos a preservação da repetição e da compreensão, mas perda da fluência. Pode-se ter ainda a apresentação mista da doença, a **Afasia transcortical mista**, em que temos apenas a preservação da repetição. Nesses casos de Afasia transcortical, temos a lesão de regiões limítrofes entre territórios de duas artérias, as chamadas zonas de fronteira (*watershed cerebral infarction*), ocasionando o quadro em questão (Figura 11.6).

Para resumir os diversos tipos de afasias e seu padrão de apresentação, veja o Quadro 11.2.

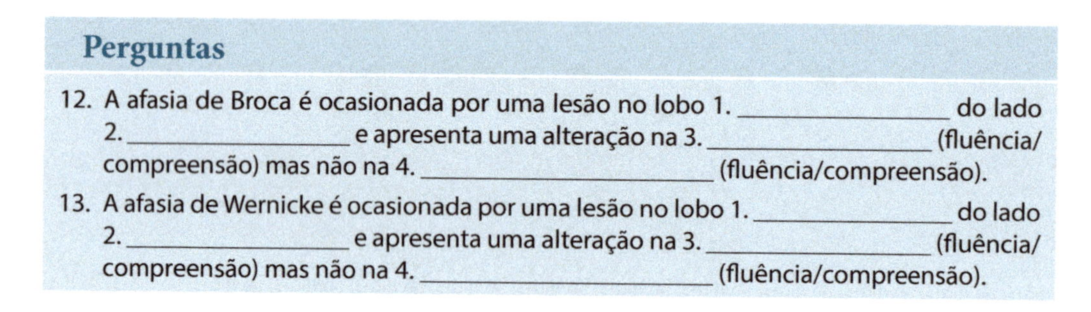

Perguntas

12. A afasia de Broca é ocasionada por uma lesão no lobo 1. ________________ do lado 2. ________________ e apresenta uma alteração na 3. ________________ (fluência/compreensão) mas não na 4. ____________________ (fluência/compreensão).
13. A afasia de Wernicke é ocasionada por uma lesão no lobo 1. ________________ do lado 2. ________________ e apresenta uma alteração na 3. ________________ (fluência/compreensão) mas não na 4. ____________________ (fluência/compreensão).

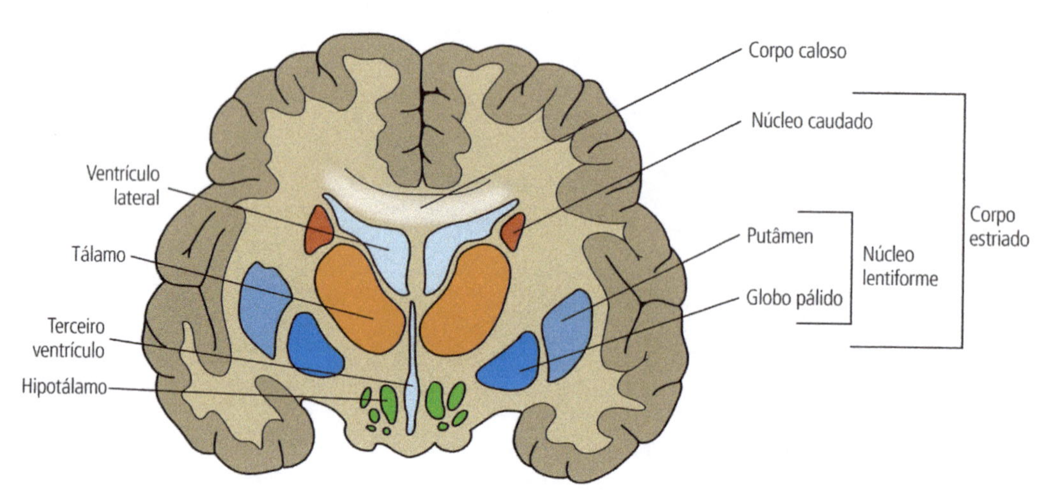

Figura 11.3 Tálamo e gânglios da base.

Quadro 11.2 Tipos de afasias e padrão de apresentação

	Fluência	Compreensão auditiva	Repetição	Nomeação	Leitura	Escrita
Broca	–	+	–	–	–	–
Global	–	–	–	–	–	–
Wernicke	+	–	–	–	–	–
De condução	+	+	–	±	+	+
Anômica	+	+	+	–	+	–
Transcortical mista	–	–	+	–	–	–
Transcortical motora	–	+	+	–	–	–
Transcortical sensorial	+	–	+	–	–	–
Apraxia verbal	–	+	–	–	–	+

+: manutenção da habilidade; –: perda da habilidade.

Agrafia e Alexia

No córtex cerebral, do lado dominante, possuímos duas regiões de relevância para a escrita: o giro angular e o centro de Exner (Figura 11.4). Estudos sugerem que o giro angular é responsável pela conversão da representação verbal da linguagem em representação visual, e o centro de Exner está relacionado com a conversão de representações abstratas de palavras em programação motora da fala. Além dessas duas áreas específicas para a escrita, todas as outras regiões associadas à linguagem têm alguma participação no desenvolvimento da escrita. Isso pode ser evidenciado no fato de boa parte dos pacientes com algum tipo de afasia apresentarem também agrafia (Quadro 11.1).

A agrafia é a perda da capacidade de escrever, que não seja explicada por causa motora (fraqueza), ataxia (descoordenação) ou apraxia (perda de ato motor aprendido). Dessa forma, um paciente com um déficit no cerebelo, tornando-o incapaz de realizar movimentos síncronos, não seria classificado como portador de agrafia, mas o nosso paciente poderia ser classificado dessa forma.

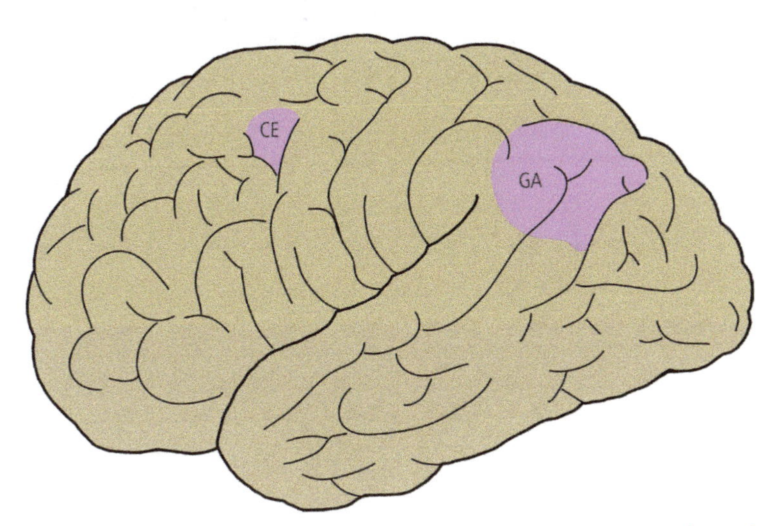

Figura 11.4 Centros importantes para a escrita. GA: giro angular; e CE: centro de escrita de Exner.

Outro aspecto importante a ser abordado, mas que está preservado em nosso paciente, é a capacidade de ler. A leitura ocorre por meio da chegada da informação visual ao córtex visual primário, que é levada ao córtex de associação visual, onde é processada, e, em seguida, viaja anteriormente pelo giro angular para, então, atingir as áreas de linguagem.

Assim, podemos definir a alexia como a incapacidade de reconhecer signos visuais como linguagem, diferenciando de perdas visuais primárias ou outras agnosias visuais. Resumindo: a alexia é a incapacidade de entender a linguagem escrita, mesmo que todas as capacidades para enxergar as letras e frases estejam íntegras.

Essa patologia pode ser acompanhada de déficits visuais outros, como hemianopsias, de outros domínios de afasia ou isoladamente. Este último caso é conhecido como alexia pura ou alexia sem agrafia, sendo classicamente uma síndrome de desconexão entre o campo visual do hemisfério não dominante e o giro angular dominante. Assim, apesar de enxergar as letras, a informação visual não consegue ir para a região responsável por interpretá-la como linguagem. Topograficamente, é comum em lesões do esplênio do corpo caloso (Figura 11.5).

Perguntas

14. A dificuldade de 1. ________________ é chamada de agrafia. Ela é tipicamente causada quando são acometidos o 2. ________________ e o 3. ________________.
15. Já a dificuldade de leitura é chamada de 1. ________________. Quando é um achado isolado, ela é classicamente causada por lesões no 2. ____________________, apesar da via que permite a leitura passar por regiões como córtex visual primário, córtex de associação visual, giro angular e áreas de linguagem.

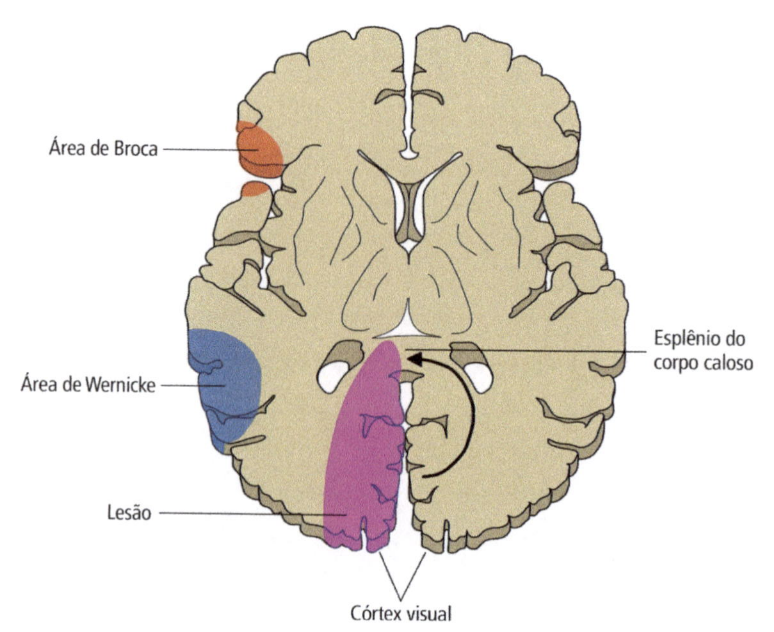

Figura 11.5 Circuito esquemático de Alexia sem Agrafia.

Fraqueza

A abordagem da neurofisiologia e neuroanatomia da fraqueza já foi extensamente abordada no Capítulo 1. Dessa forma, agora serão apenas feitas algumas ressalvas para esse caso.

Esse paciente apresenta uma hemiparesia desproporcionada à direita, situação vastamente encontrada nos pacientes com afasias pré-rolândicas, como Broca, dada a proximidade anatômica das áreas motoras (giro pré-central) e Broca (região opercular do giro frontal inferior) no lobo frontal. Geralmente, é esperada hemiparesia desproporcionada de predomínio braquiofacial, visto que a região do homúnculo de Penfield relacionada com os membros inferiores é medial (lóbulo paracentral) e distante da área de Broca.

É interessante ressaltar também que afasias pós-rolândicas, como Wernicke, menos comumente acompanham hemiparesia. Assim, a presença ou a ausência da síndrome piramidal pode servir de dica topográfica para a afasia.

Diagnóstico topográfico

Após entender um pouco melhor os mecanismos pelos quais uma pessoa fica afásica, e as regiões do cérebro que são acometidas nessa síndrome, vamos determinar o diagnóstico topográfico da lesão. Para facilitar esse raciocínio, trabalharemos com um esquema de dicotomias baseado na classificação de Boston para afasias, que nos auxiliará a determinar o local aproximado da lesão e o tipo de afasia. As dicotomias são aspectos avaliados no exame físico da pessoa afásica e esses são (Quadro 11.3):

- Fluente × Não fluente;
- Compreende × Não compreende;
- Repete × Não repete.

Quadro 11.3 Classificação de Boston para afasias

Repete Não repete	Fluente	Não fluente
Compreende	Anômica Condução	Transcortical motora Broca
Não compreende	Transcortical sensitiva Wernicke	Transcortical mista Global

Fluente × Não fluente

Como já discutido anteriormente, lesões na região anterior ao sulco pré-central tendem a promover alterações na "parte motora e executiva" da fala, ou seja, levam à perda de fluência, e lesões pós-centrais tendem a preservar essa parte, mantendo a fluência. Assim, com a avaliação clínica da fluência, podemos determinar se a lesão foi mais provavelmente anterior ou posterior.

A partir dessa explicação, podemos, portanto, afirmar que o paciente do nosso caso provavelmente possui uma lesão pré-rolândica, dada a sua perda de fluência. Entre as hipóteses possíveis para pacientes com quadro de perda da fluência, temos a afasia global, transcortical mista, Broca e transcortical motora. Por outro lado, caso o paciente tivesse preservação da fluência poderíamos pensar em afasias pós-rolândicas, como afasia de Wernicke, transcortical sensorial, de condução e anômica.

Compreende × Não compreende

Da mesma forma que a região pré-rolândica está associada com a parte mais "motora" da fala, a parte pós-rolândica está mais associada com a parte "sensitiva" da fala. Dessa maneira, avaliando a compreensão, conseguimos determinar se houve comprometimento da região posterior ao sulco central.

No caso do nosso paciente, percebemos que sua compreensão se mantém intacta, sugerindo que não obteve lesão na região posterior ao sulco central e, portanto, apresentando uma lesão restrita à região pré-rolândica.

Repete × Não repete

O mecanismo pelo qual uma pessoa consegue repetir depende da preservação do fascículo arqueado, área de Wernicke e área de Broca, regiões próximas à fissura Silviana. Dessa forma, caso uma pessoa apresente uma lesão na região próxima à fissura silviana (perisilviana), ela provavelmente apresentará uma alteração em sua repetição, enquanto pessoas com lesões mais distantes a essa região central apresentarão preservação da repetição.

Como no caso do nosso paciente ele apresentava perda da repetição, pensamos que a sua lesão é perisilviana.

Conclusão

Após avaliar esses três aspectos da afasia você será capaz de determinar se a lesão acomete a região anterior e/ou posterior ao sulco central e se atinge a região mais próxima à fissura silviana ou mais distal a ela, permitindo a definição aproximada do local da lesão. A partir desses dados, podemos criar um fluxograma para auxiliar na determinação do tipo de afasia (Figura 11.6).

Outro desdobramento interessante desta classificação é a percepção que em todas as afasias da classificação de Boston haverá ao menos um dos dois seguintes: perda de repetição e/ou anomia. Assim, em contextos de urgência, uma triagem beira-leito para notar rapidamente uma afasia deve ser iniciada por exame de nomeação e repetição.

Vale destacar que nem todas as afasias são englobadas por esse modelo, como, por exemplo, as afasias subcorticais, já discutidas anteriormente. Elas não se enquadram nesse fluxograma de determinação do tipo de afasia, devendo o examinador sempre se atentar para eventuais fugas do padrão exposto.

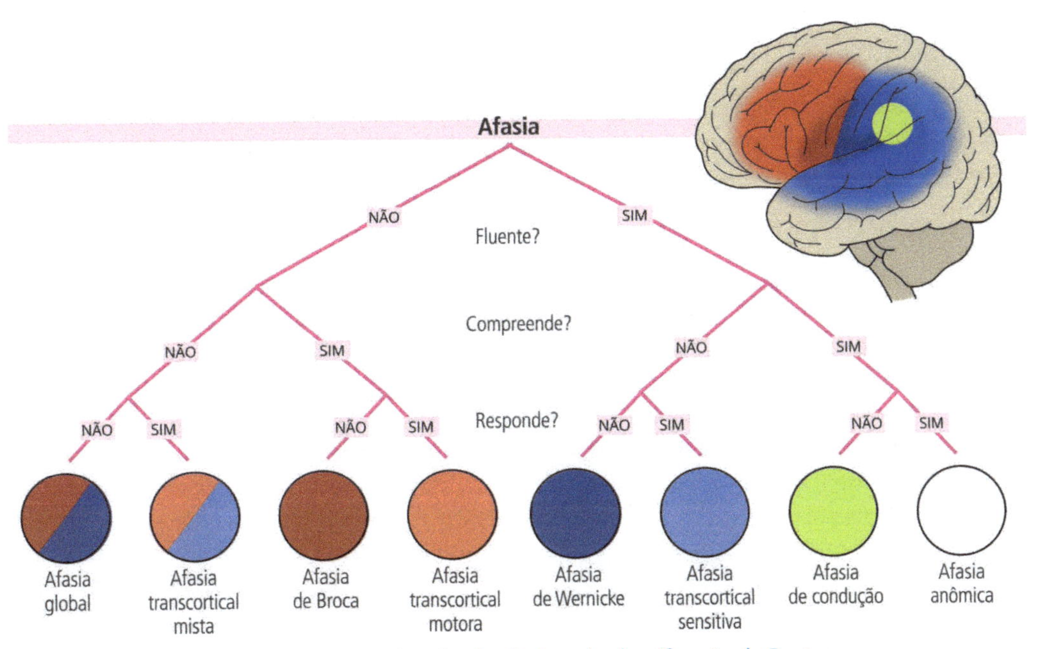

Figura 11.6 Determinação de afasia pela classificação de Boston.

Vascularização

A irrigação da região de linguagem do cérebro é basicamente realizada pela Artéria cerebral média (ACM). No entanto, devemos atentar que, em geral, a região pré-rolândica, mais comumente, recebe sangue da divisão superior da ACM, enquanto a região pós-rolândica e a parte da linguagem que se encontra na região temporal recebem sangue da divisão inferior da ACM (Figura 11.7).

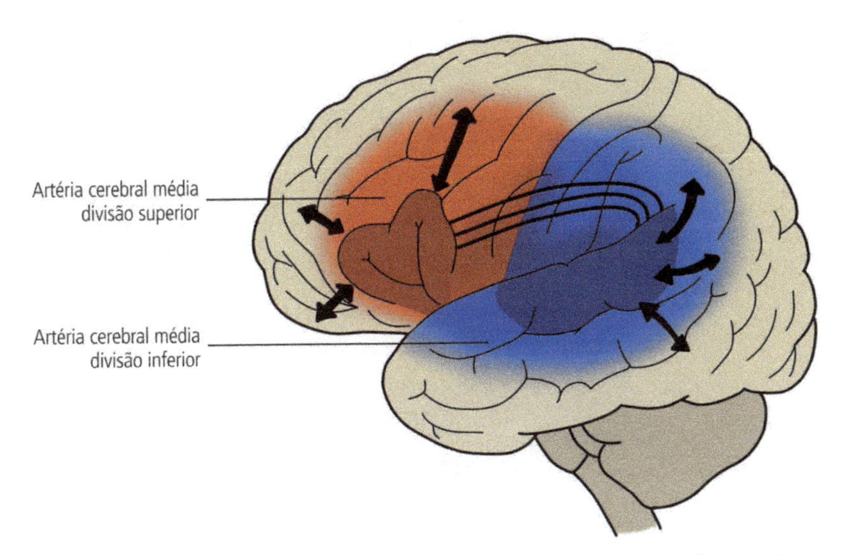

Figura 11.7 Áreas de irrigação dos ramos da artéria cerebral média. Em vermelho, da divisão superior e em azul, da divisão inferior.

Perguntas

16. Uma afasia fluente, que não compreende e não repete, é chamada de afasia de ________.
17. Uma afasia não fluente, que compreende e não repete, é chamada de ____________.

Diagnóstico etiológico

O primeiro ponto que se deve avaliar para determinar a etiologia de um evento neurológico é a velocidade com que se iniciou o sintoma, ou seja, classificá-lo em agudo, subagudo ou crônico. Em geral, eventos agudos evoluem em minutos a horas e eventos crônicos levam dias a anos. No caso em questão, portanto, conseguimos determinar se tratar de um evento agudo, uma vez que o paciente subitamente apresentou o sintoma de afasia.

Após determinar a temporalidade do quadro, podemos pensar nos principais grupos de etiologias de doenças, que são vascular, infeccioso, autoimune, degenerativa, congênita ou idiopática. Logo saltam aos olhos as etiologias vascular e infecciosa, dado o fato de ser um evento agudo e apresentar uma topografia focal no cérebro. No entanto, devido à ausência de sinais sugestivos de infecção, como rigidez de nuca, sinais meníngeos, febre e focos infecciosos, e a presença de fatores de risco, como tabagismo, hipertensão não controlada, histórico familiar de AVC e a instalação hiperaguda (súbita), a etiologia vascular ganha maior destaque, tornando-se a principal hipótese para esse caso.

Para diferenciar estes quadros citados é necessário solicitar exames complementares, além da avaliação clínica já descrita. Nesse caso, a tomografia de crânio (TC) sem contraste ou a ressonância magnética (RM) podem oferecer as informações mais relevantes para definir a etiologia, extensão de lesão e confirmar a localização do evento, sendo critério médico definir qual delas seria mais adequada para cada caso. No nosso paciente optou-se pela TC de crânio, dado o seu menor custo, menor tempo para aquisição, maior disponibilidade e praticidade quando comparado com a RM. A imagem da Figura 11.8 é referente ao paciente em questão.

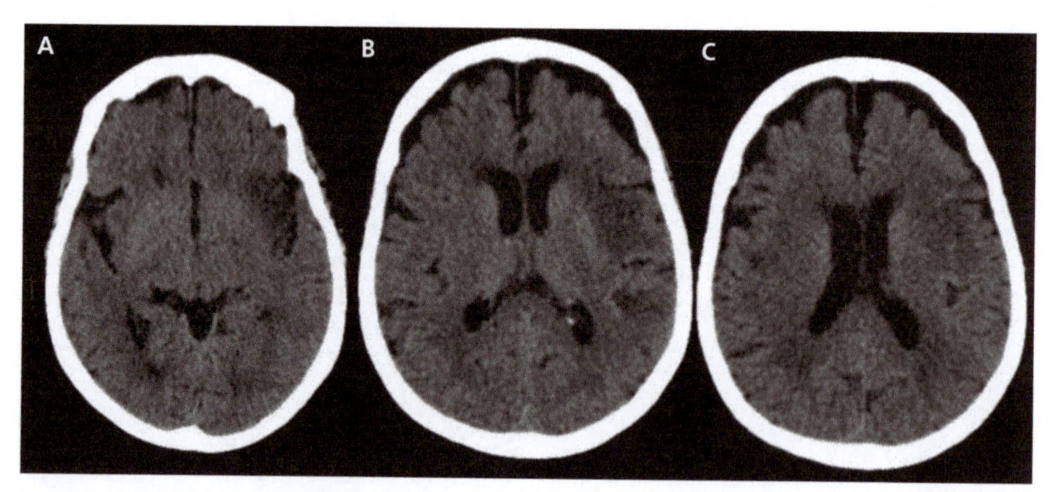

Figura 11.8 **AVC isquêmico (AVCi) acometendo a área de Broca.** Tomografia computadorizada de crânio sem contraste, cortes axiais (**A**, **B** e **C**), 6 dias após o *ictus*, mostrando zona de insulto isquêmico recente na ínsula e opérculo frontal à esquerda, compatível com quadro de Afasia de Broca. Fonte: Acervo da autoria.

Vale destacar que além dos exames de imagem deve-se realizar mais testes, como glicemia capilar, oximetria, entre outros, para auxiliar na condução do caso.

Após a definição das primeiras condutas de tratamento e estabilização do paciente, é de extrema importância definir a etiologia do AVCi. Para tal, faz-se importante catalogar o paciente com base na classificação TOAST (Figura 11.9) ("Trial of Org 10172 in acute stroke treatment"), que divide a etiologia do AVCi em 5 subtipos, com base no quadro clínico e exames complementares (exames de imagem, avaliações neurovasculares, testes cardíacos e avaliação laboratorial da coagulação), permitindo a melhor condução do caso e a prevenção de futuros novos AVCs isquêmicos.

Comentários e conduta

O acidente vascular cerebral corresponde à segunda principal causa de morte e a uma das principais causas de incapacidade no mundo. São fatores de risco hipertensão, tabagismo, *diabetes mellitus*, comorbidades cardíacas, obesidade, entre outros (Quadro 11.4). No Brasil, o AVC é a segunda principal causa de morte.

Para dar início ao manejo do paciente com AVC, devemos defini-lo como isquêmico (AVCi) ou hemorrágico (AVCh), por meio de neuroimagem, idealmente TC de crânio por sua rapidez e disponibilidade. Além disso, deve-se ter em mente que o tempo é a essência do tratamento, sendo a avaliação inicial determinante no prognóstico do paciente. O objetivo da terapêutica do AVCi consiste em reperfundir a área de penumbra, área que está sofrendo com a isquemia, mas ainda pode se recuperar, e impedir o aumento da área de infarto, região que já foi muito lesionada e não pode mais se recuperar.

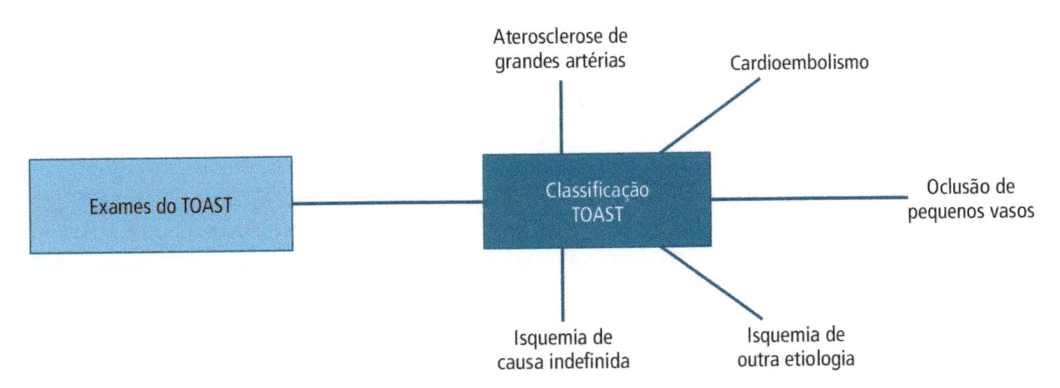

Figura 11.9 Subtipos de AVCi determinados pelo TOAST.

Quadro 11.4 Fatores de risco AVC

Modificáveis	Não modificáveis
Hipertensão arterial Sedentarismo *Diabetes mellitus* Obesidade Dislipidemia Tabagismo	Idade avançada Gênero masculino

Isso pode ser feito por meio de uma trombólise endovenosa ou de uma trombectomia mecânica. Nos casos de AVCh, o controle pressórico e o adequado manejo em UTI são os aspectos que mais devem ser levados em consideração, podendo modificar a história natural da doença. Pessoas que tiveram um AVCi ou AVCh podem apresentar uma série de outras condições médicas sérias, sendo necessária uma avaliação inicial rápida e abrangente de cada caso.

Tratamento específico para a afasia

Após o manejo do AVC, o paciente pode continuar com a afasia, atrapalhando muito o seu cotidiano e dificultando sua reinserção na sociedade. Assim, é de extrema importância buscar formas para reduzir e contornar o quadro de afasia. Para tal, existe uma série de abordagens possíveis, entre elas:

- Ensinar novamente a língua.
- Ensinar novamente a língua através de psicologia comportamental.
- Fornecer outros meios para a pessoa se comunicar.
- Reacessar a linguagem por meio de uma estimulação ampla.

Por meio de uma abordagem multimodal, a ideia atual de tratamento promovida pelo Colégio Real de Fala e Linguagem visa a minimizar a deficiência, promover a saúde emocional e permitir a participação do indivíduo.

Analise esse paciente

Anamnese

- Paciente, sexo masculino, 62 anos, chega ao consultório acompanhado da esposa, encaminhado de sua UBS de referência, relatando aumento progressivo de sua dificuldade para se comunicar. Afirma que nos últimos anos percebeu que cada vez mais esquecia palavras e ficava bastante tempo até conseguir explicar o que estava pensando, sendo que por vezes explica para o que funciona o objeto, mas não se recorda seu nome. Refere que há 2 anos sentia apenas dificuldade para dizer palavras que não eram tão usadas no seu cotidiano, mas que agora até palavras do seu dia a dia são difíceis de lembrar. Relata que realizar ligações telefônicas se tornaram um grande desafio. Nega dificuldade para compreender ordens. Nega maiores dificuldades nas suas atividades de vida diária. Nega perda de memória. Refere HAS controlada por medicamentos, nega DM, nega AVCs prévios. Relata que seu pai teve Alzheimer aos 60 anos.

Exame físico geral

- Sinais vitais na entrada: Pressão arterial: 146 × 72 mmHg/Frequência cardíaca: 80 bpm/ Frequência respiratória: 20 irpm/SatO_2 96%/Temperatura: 37 °C/Glicemia capilar: 124 mg/dL.
- Bom estado geral, corado, hidratado, anictérico, acianótico, afebril, eupneico.
- Bulhas rítmicas, normofonéticas em 2 tempos, sem sopros, tempo de enchimento capilar menor que 3 segundos, pulsos palpáveis, cheios e simétricos.
- Murmúrios vesiculares presentes bilateralmente, sem ruídos adventícios.
- Abdome plano, ruídos hidroaéreos presentes, timpânico, flácido, indolor, sem massas ou visceromegalias.
- Extremidades: sem sinais de edema ou rigidez de panturrilha.

Exame físico neurológico

- Vígil, quando indagado sobre dia, hora e local, escolhe gestualmente as corretas. Sua fala é compreensível, mas por vezes apresenta dificuldade para encontrar palavras. Consegue obedecer a comandos complexos, como pegar a caneta e colocá-la em cima da mesa. Consegue repetir palavras. É capaz de nomear objetos que lhe são mostrados, mas, às vezes, apresenta dificuldade para lembrar. A escrita encontra-se preservada. Pupilas isocóricas e fotorreagentes. Motricidade ocular extrínseca preservada. Ausência de desvio de rima. Sensibilidade facial preservada e simétrica. Língua e úvula centrados. Força muscular preservada e simétrica em todos os membros. Sensibilidade tátil e dolorosa em membros preservada e simétrica. Ausência de rigidez de nuca ou sinais meníngeos.

Perguntas

18. Qual o sintoma-guia?
19. Sublinhe no exame físico as alterações compatíveis com esse sintoma-guia.
20. Esse sintoma-guia começou de modo súbito ou progressivo?

Discussão

O sintoma-guia deste paciente é uma síndrome de linguagem.

Nesse caso, podemos perceber que o único achado relevante é a dificuldade progressiva para achar palavras, o que está comprometendo o seu cotidiano. O paciente apresenta fluência, compreensão e repetição preservadas, mas apresenta dificuldade de nomeação, que, por vezes, faz uso de circunlóquios para chegar na palavra que busca.

No caso desse paciente, não apresentamos mais comemorativos, como desvio de rima, fraqueza e dificuldade de compreensão. Além disso, um aspecto importante que diferencia do quadro anterior é o tempo de progressão dos sintomas. Como este paciente apresenta uma duração da progressão dos sintomas de meses a anos, devemos pensar em patologias com apresentação crônica, como doenças neurodegenerativas, tumores, entre outras opções.

Uma explicação para esses sintomas é um quadro inicial de afasia progressiva primária. Essa é uma doença degenerativa que acomete áreas de linguagem, com evolução progressiva ao longo dos anos.

Finalização

Pontos-chave

- A linguagem pode ser avaliada por meio de seis domínios: fluência, compreensão, repetição, nomeação, escrita e leitura.
- As principais afasias podem ser determinadas por meio da classificação de Boston.
- A afasia de Broca tem como principais características a não repetição, não fluência e compreensão preservada.
- A afasia de Wernicke tem como principais características a não repetição, não compreensão e fluência preservada.

- A linguagem não possui áreas corticais com funções tão bem definidas como nas síndromes motoras.
- As três principais estruturas do cérebro relacionadas com a linguagem são: área de Broca, área de Wernicke e fascículo arqueado.
- As áreas de linguagem são mais comumente irrigadas pela artéria cerebral média.

Objetivos de aprendizagem

1. Cite quais são os seis domínios da linguagem.
2. Explique como podemos avaliar os seis domínios da linguagem por meio de testes cognitivos.
3. Quais são as principais áreas envolvidas no sistema de linguagem?
4. Explique as principais diferenças entre a Afasia de Broca e a Afasia de Wernicke.
5. Qual artéria está principalmente envolvida na irrigação das áreas responsáveis pela linguagem?

Respostas

1. Déficit de linguagem.
2. Emite sons incompreensíveis, consegue dizer "oi", "sim", "não" e, quando solicitado a cantar "Parabéns para você", o paciente obteve certo êxito. Consegue abrir a boca ao comando verbal do avaliador. Apresenta desvio de rima para a esquerda com apagamento do sulco nasolabial direito. Quando solicitado que repita as palavras "tic-tac", "paralelo", "mamãe", "estrada de ferro", "obrigado", não consegue. É capaz de apontar para objetos que lhe são falados. Não consegue escrever, mas realiza comandos que são apresentados de forma escrita.
3. Afasia de expressão.
4. AVC isquêmico.
5. Fala espontânea.
6. Compreensão auditiva.
7. Nomeação.
8. Repetição.
9. Escrita.
10. Leitura.
11. 1. nomeação; 2. fluência verbal
12. 1. frontal; 2. esquerdo; 3. fluência; 4. compreensão
13. 1.temporal; 2. esquerdo; 3. compreensão; 4. fluência
14. 1. escrita; 2. giro angular; 3. centro de escrita de Exner
15. 1. alexia; 2. corpo caloso
16. Wernicke.
17. Afasia de Broca.

18. Síndrome de linguagem.
19. Dificuldade para encontrar palavras. Às vezes, apresenta dificuldade para lembrar os objetos que lhe são mostrados.
20. Progressivo.

Bibliografia

Bluemenfeld, Hal. Neuroanatomy through Clinical Cases. 2nd ed. Massachusetts, Sinauer Associates, 2010.

Campbell WW. DeJong – O Exame Neurológico. 7ª ed. Rio de Janeiro, Editora Guanabara Koogan, 2014.

Caplan, L. Stroke: Etiology, classification, and epidemiology. *In*: UpToDate, Post TW (Ed), UpToDate, Waltham, MA. Acesso em 04 fev. 2022.

Carlos Roberto Martins Jr. Semiologia neurológica. 1ª ed. Rio de Janeiro, Revinter, 2017.

Lee, S. Frontotemporal dementia: Clinical features and diagnosis. *In*: UpToDate, Post TW (Ed), UpToDate, Waltham, MA. Acesso em 04 fev. 2022.

Martins, SO, Mont'Alverne F, Rebello LC, Abud DG, Silva GS, Lima FO et al. Thrombectomy for Stroke in the Public Health Care System of Brazil. New England Journal of Medicine. 2020, 382(24), 2316–2326.

O'Sullivan M, Brownsett S, Copland D. Language and language disorders: neuroscience to clinical practice. Practical Neurology.2019 Jul 26;19(5):380–8.

Oliveira-Filho J, Mullen M. Initial assessment and management of acute stroke. *In*: UpToDate, Post TW (Ed), UpToDate, Waltham, MA. Acesso em 04 fev. 2022.

Thomalla G, Simonsen CZ, Boutitie F, Andersen G, Berthezene Y, Cheng B et al. MRI-Guided Thrombolysis for Stroke with Unknown Time of Onset. New England Journal of Medicine.16 de agosto de 2018;379(7):611-22.

Wang, D. Acidente vascular cerebral (AVC) isquêmico. BMJ Best Practice. Jul 2020. Disponível em https://bestpractice.bmj.com/topics/pt-br/1078. Acesso em 04 fev. 2022.

Wang, D. Acidente vascular cerebral (AVC) isquêmico. BMJ Best Practice. Jul 2020. Disponível em https://bestpractice.bmj.com/topics/pt-br/1078. Acesso em 04 fev. 2022.

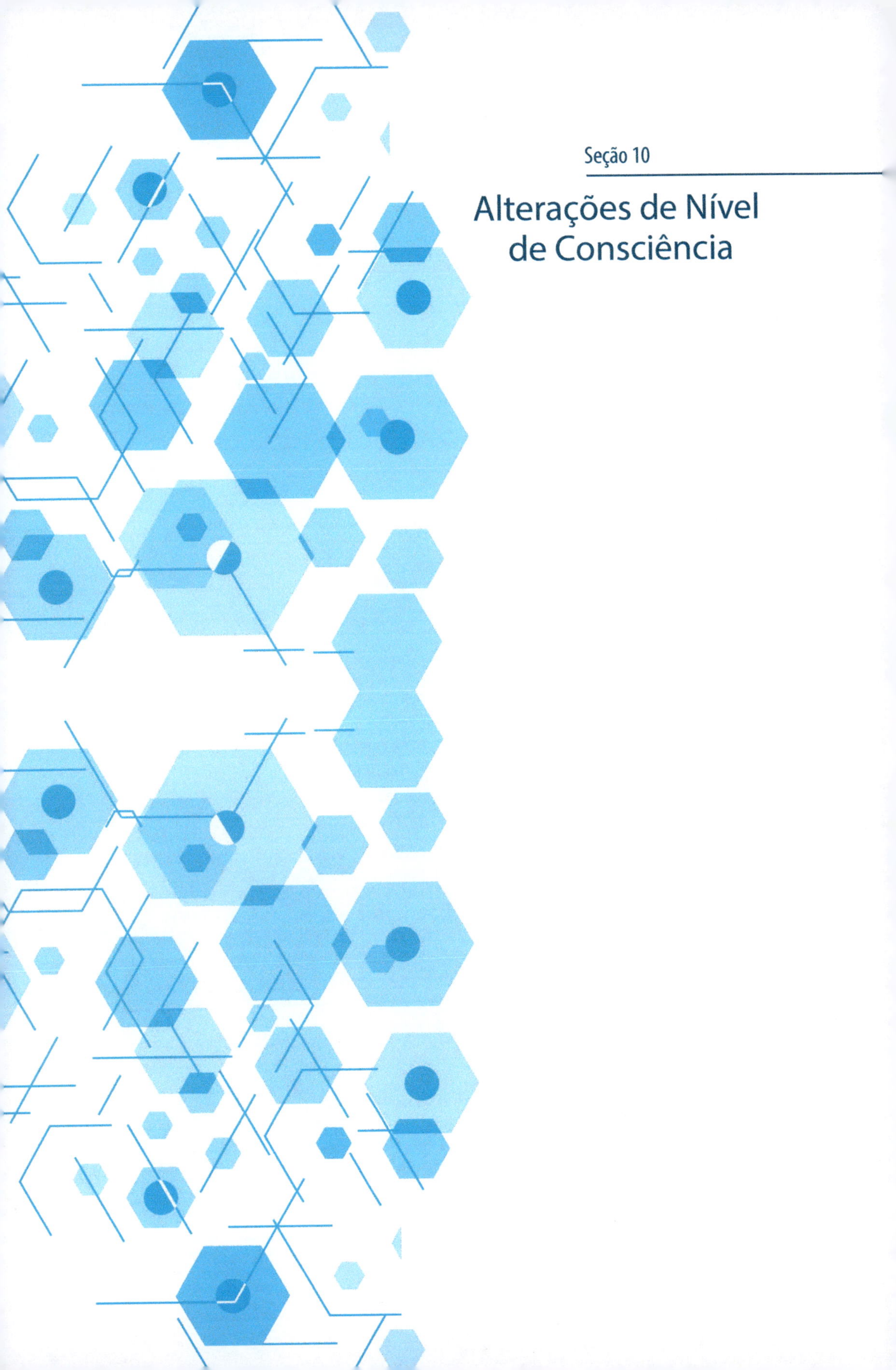

Seção 10

Alterações de Nível de Consciência

12

Caso Clínico 12

Flávio Augusto de Carvalho
Bruna Gutierres Gambirasio
Bárbara Caprioli Pagan Yepes Pereira

Anamnese

- Paciente do sexo masculino, 53 anos, casado, comerciante, com ensino médio completo, católico, foi admitido na unidade de emergência há 2 meses, trazido pelo serviço de atendimento pré-hospitalar, por sonolência e fraqueza generalizada há 8 horas. A esposa conta que o paciente estava ajudando a limpar a casa quando subitamente apresentou fraqueza em quatro membros e sonolência progressiva. Familiares negavam outros sintomas associados ou quadros prévios semelhantes.
- Paciente apresenta como antecedentes pessoais, hipertensão arterial sistêmica (HAS), em uso irregular de hidroclorotiazida e losartana, além de tabagismo 30 anos-maço. Acompanhantes negam eventos cardiovasculares e AVEs prévios, negam trauma cranioencefálico prévio e referem funcionalidade para atividades básicas e instrumentais de vida diária previamente preservadas.
- Dentre os antecedentes familiares, destacam-se mãe viva com HAS e *diabetes mellitus*, e pai falecido aos 68 anos, por infarto agudo do miocárdio.
- Na admissão, evoluiu com rebaixamento do nível de consciência e necessidade de intubação orotraqueal com posterior traqueostomia. A tomografia de crânio da admissão, era normal e a tomografia após 5 dias do ictus demonstrou lesão isquêmica em face ventral pontina.
- O paciente seguiu em leito de semi-intensiva para manejo de complicações ocorridas ao longo da internação hospitalar, como pneumonia hospitalar e trombose venosa profunda em membro inferior direito. Evoluiu com melhora progressiva do nível de consciência, mantendo-se acordado ao longo dos dias, com ciclo sono-vigília preservado, mas foi observada a presença de tetraplegia. Na presente data, após cerca de 60 dias de internação, durante a conversa da equipe de Neurologia com a esposa e filha, as mesmas referem que o pai tenta se comunicar por meio de piscamento dos olhos.

Exame físico geral

- Neste momento, o exame físico geral mostra os seguintes sinais vitais:
- Pressão arterial 128 × 73 mmHg/Frequência cardíaca 82 bpm/Frequência respiratória 13 ipm/SatO_2 98% em nebulização de traqueostomia/Temperatura axilar 36,4 °C/Tempo de enchimento capilar < 3 s.
- Bom estado geral, corado, hidratado, acianótico, anictérico.
- Bulhas cardíacas regulares, normofonéticas, em 2 tempos, sem sopros.
- Murmúrios vesiculares presentes bilateralmente, sem ruídos adventícios.
- Abdome plano, com ruídos hidroaéreos presentes, timpânico, flácido, indolor, sem massas ou visceromegalias palpáveis.
- Discreto edema de MID com discreto empastamento.

Exame físico neurológico

- Vígil, obedece a comandos simples, como abrir e fechar os olhos, porém não emite som, configurando anartria. Não apresenta resposta motora à dor.
- As pupilas são puntiformes com 2 mm bilateralmente, fotorreagentes.
- A movimentação ocular extrínseca para olhar vertical está preservada, porém há paralisia do olhar horizontal bilateralmente. O reflexo oculocefálico está ausente.
- Há paralisia do andar inferior da face bilateralmente, com reflexo corneopalpebral ausente bilateralmente.
- O palato não eleva e o reflexo nauseoso está ausente.
- FM grau 0 globalmente. Reflexos osteotendíneos exaltados 4+/4+ globalmente, com sinal de Babinski bilateral.
- Sem sinais de irritação meníngea.

Perguntas

1. Qual o sintoma-guia?
2. Que alterações no exame físico são relacionadas com esse sintoma-guia?
3. Além do sintoma-guia, que outras alterações podem ser encontradas na história e no exame físico?
4. Onde está a lesão?

Diagnóstico sindrômico

Sumarização

Este é um caso de **Síndrome de Encarceramento.**

A Síndrome do **Encarceramento,** ou ***Locked-in***, é tipicamente caracterizada por alteração da musculatura ocular, tetraplegia e envolvimento de nervos cranianos baixos. A síndrome pode ser classificada em três formas, de acordo com sua apresentação:

1. *Forma clássica*: paciente apresenta tetraplegia, porém preserva a movimentação ocular vertical, capacidade de piscamento e mantém cognição preservada.

2. *Forma incompleta*: paciente apresenta as mesmas características da forma clássica, acrescida de alguns ganhos nas funções motoras.
3. *Forma total*: paciente permanece imóvel e não possui movimentos oculares verticais, porém as funções corticais estão preservadas quando avaliadas pelo eletroencefalograma.

Desta maneira, não se trata de uma desordem da consciência, pois a mesma encontra-se preservada, uma vez que a formação reticular ativadora ascendente está preservada.

- Vamos compreender o que é **consciência**?

A consciência é o estado de completa percepção de si mesmo e sua relação com o ambiente externo. Clinicamente, pode ser avaliado à beira do leito por meio das respostas do paciente a perguntas sobre orientação temporal, espacial, nome e idade. Entretanto, é possível estar consciente e não responsivo ao examinador, como é o caso na síndrome de ***Locked-in***, em que o paciente exibe pequena resposta a estímulos do meio.

Podemos encontrar as alterações no nível (ou ativação) da consciência e na cognição (ou conteúdo da consciência). O nível de consciência avalia o grau de ativação e permite classificar o paciente em vígil, sonolento, torporoso ou comatoso. A cognição engloba o conjunto de funções superiores, como linguagem, funções executivas e visuais, praxias e comportamento. As alterações do nível de consciência podem ser definidas como agudas e subagudas/crônicas, como citadas e caracterizadas nos Quadros 12.1 e 12.2.

Para a identificação e a classificação do nível de consciência de um paciente, a avaliação deve contar com anamnese objetiva com familiares, acompanhantes ou mesmo outros

Quadro 12.1 Definições e características das alterações agudas do nível de consciência

Alterações	Definições e características
Delirium	Estado mental alterado e redução da percepção de estímulos sensitivos, por vezes acompanhado de alucinações. Para seu diagnóstico, o paciente precisa preencher os critérios do DSM-V: alteração da consciência com redução da capacidade de foco e atenção; alteração cognitiva não determinada por demência prévia; distúrbio que se desenvolve em curto período de tempo e com flutuação ao longo do dia. Os pacientes costumam se apresentar com desorientação, primeiro em tempo, evoluindo com dificuldade de reconhecimento de pessoas.
Sonolência	Redução leve a moderada da atenção e redução da percepção do ambiente. Ao ser ativado por estímulos, está completamente a par de si e do meio, mas adormece quando deixado sozinho.
Torpor	Perda parcial ou relativa da reação ao ambiente, com respostas lentas e inadequadas. Apresenta dificuldade importante de despertar ao chamado e permanece alheio ao ambiente após estímulos de forma breve, retornando imediatamente ao estado de torpor. Não é capaz de sustentar a vigília.
Síndrome do Encarceramento	Tetraparesia ou tetraplegia, anartria, além de paralisia completa dos nervos cranianos inferiores. O paciente encontra-se consciente, acordado, porém não consegue responder a maioria dos estímulos por lesão de vias eferentes. O controle vertical dos olhos geralmente é mantido, por preservação das vias supranucleares do olhar vertical, que seguem em posição rostral a outras vias.
Coma	Estado de não responsividade, mesmo com estímulos vigorosos (chamado verbal e dor). O paciente comatoso não apresenta ciência de si próprio, não realiza movimentos voluntários e não apresenta ciclo sono-vigília.

Quadro 12.2 Definições e características das alterações subagudas/crônicas do nível de consciência

Alterações	Definições e características
Demência	Quadro progressivo e prolongado de declínio difuso do conteúdo da consciência, ou seja, prejuízo de domínios cognitivos por processo orgânico e sem redução do estado de alerta. A depender da etiologia, pode ser potencialmente reversível.
Hipersonia	Estado em que o paciente dorme excessivamente, mas responde brevemente a estímulos. Quando acordado, as funções cognitivas estão normais. Pode estar relacionado a diversas etiologias que levam à sonolência excessiva, como narcolepsia e isquemia de tálamos bilaterais.
Abulia	Paciente apático, que responde aos estímulos verbais com latência e, no geral, não inicia conversação. Se mostra completamente alerta, porém com perda de iniciativa.
Mutismo acinético	Paciente que está alerta, mas permanece imóvel e não fala. Há ciclo sono-vigília preservado, porém a percepção do ambiente externo e a mobilidade espontânea estão praticamente ausentes. Os reflexos estão preservados e não há espasticidade.
Estado minimamente consciente	Prejuízo significativo da consciência, em que ainda se pode observar percepção de si e ambiental. Costuma ser um estado de recuperação do coma ou estado vegetativo, ou de evolução de doença neurológica progressiva. O paciente em alguns momentos consegue obedecer a comandos simples e responder de maneira proposital a estímulos, seja de forma verbal ou por meio de gestos e expressões faciais que demonstram emoções.
Estado vegetativo	Recuperação do estado de alerta, com o paciente desperto, porém não lúcido, ou seja, não há percepção de si ou do meio. Não exibe fala, compreensão e não obedece a comandos. Algumas funções do tronco cerebral podem estar mantidas, como bocejos, espirros e sorrisos sem significado. Há incontinência urinária e fecal e espasticidade em quatro membros. Costuma ocorrer na evolução de alguns pacientes comatosos.
Morte cerebral	Perda irreversível de todas as funções cerebrais e de tronco encefálico de etiologia bem definida.

profissionais que o trouxeram para o serviço ou acompanharam sua evolução. Muitas vezes, serão identificados possíveis fatores desencadeantes do quadro, além de fatores de risco para determinadas etiologias.

Pergunta

5. A consciência pode ser avaliada em nível, incluindo as classificações de 1. ____, e, em conteúdo, que avalia as funções de 2. ______________________________

Em seguida, será realizado o exame físico completo, buscando-se determinar o grau de alteração da consciência e possíveis pistas etiológicas.

É importante compreender que o exame neurológico completo muitas vezes não será possível, devido ao comprometimento do nível de consciência e colaboração do paciente. O Quadro 12.3 resume os pontos-chave do exame do paciente com alteração do nível de consciência, que serão detalhados nos próximos tópicos do capítulo

Após a avaliação inicial, é importante que o examinador saiba distinguir se o quadro de alteração do nível de consciência é secundário à causa **estrutural** ou à causa **metabólica**, refinando ainda mais suas hipóteses diagnósticas, bem como a propedêutica armada e condutas seguintes.

As **causas estruturais** costumam estar relacionadas a lesões focais no curso neural que mantém a vigília. Dentre as principais causas destacam-se: (1) grandes lesões supratentoriais, que comprimem estruturas diencefálicas, causando prejuízo funcional em ambos os hemisférios; (2) massas infratentoriais ou lesões destrutivas, que danificam diretamente o sistema ativador reticular ascendente.

Já as **causas metabólicas** variam entre diversas etiologias e, muitas vezes, afetam o metabolismo cerebral, com comprometimento difuso e multifocal. Entre as causas mais frequentes destacam-se: hipoglicemia, hipoxemia, hipotensão arterial relevante e intoxicações exógenas.

Vigília e seus neurotransmissores

A vigília é uma função cognitiva bastante primitiva, mantida por estruturas profundas do tronco encefálico e estruturas mediais dos tálamos. Dentre as principais estruturas, encontra-se o Sistema Ativador Reticular Ascendente (SARA): sistema de fibras originado na formação reticular (tegmento paramediano da parte superior da ponte e mesencéfalo), que atravessam o centro do tronco encefálico, com projeções para os núcleos paramediano, parafascicular, centromediano e intralaminar do tálamo (Figura 12.1).

Existe um controle importante do SARA por neurônios hipotalâmicos, cuja atividade pode ser avaliada por meio da taxa de disparos por potenciais de ação. Durante a vigília, a taxa é alta, resultando em atividade do córtex, o qual recebe aferências dos núcleos talâmicos sensitivos. Já no momento do sono, os neurônios do hipotálamo anterior (núcleo pré-óptico ventrolateral) inibem atividade dos neurônios monoaminérgicos inibindo o córtex, enquanto o núcleo reticular do tálamo inibe os núcleos talâmicos sensitivos. Para despertar, o SARA retoma os disparos e retira inibição dos núcleos talâmicos sensitivos.

As fibras do SARA envolvem diversos neurotransmissores, com destaque para as vias **serotoninérgicas**, **noradrenérgicas** e **histaminérgicas**. As demais vias são consideradas modulatórias, alterando a excitabilidade de outros sistemas; por exemplo, as vias **adrenérgicas**

Quadro 12.3 Pontos-chave do exame do paciente com alteração do nível de consciência

Nível de reatividade a estímulos *Padrão respiratório* *Avaliação pupilar* *Movimentação ocular* *Respostas motoras* *Reflexos profundos* *Sinais meníngeos*

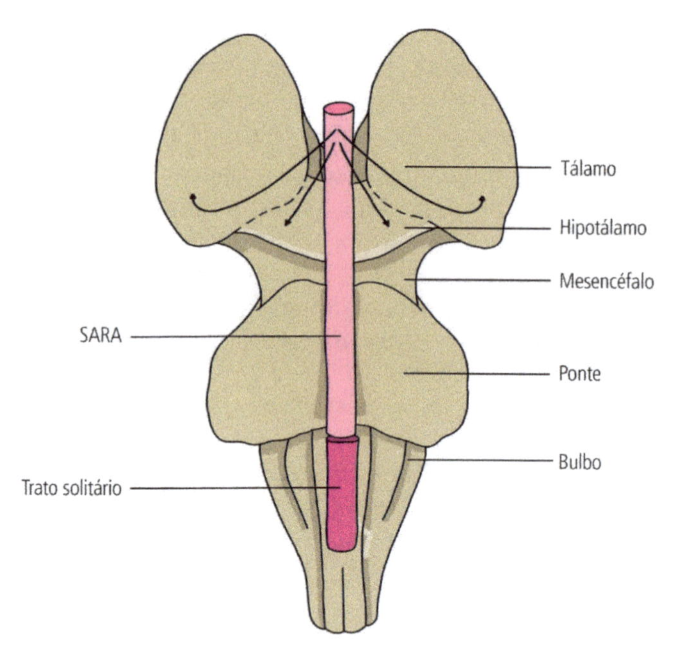

Figura 12.1 Anatomia do tálamo e do tronco encefálico.

modulam a atividade vasomotora e o controle cardiovascular, enquanto as vias **dopaminérgicas** atuam sobre o controle motor, o sistema de recompensa, a regulação endócrina e autonômica, e a via **colinérgica** é responsável pelo sono REM e atonia muscular durante o mesmo.

Os neurônios monoaminérgicos, de projeção difusa, englobam diversas vias das monoaminas: serotoninérgica, noradrenérgica, adrenérgica, dopaminérgica e histaminérgica.

Os neurônios serotoninérgicos estão na formação reticular e núcleos da rafe, que se estendem do bulbo ao mesencéfalo. A via possui trajeto ascendente para as estruturas do córtex cerebral, hipotálamo e sistema límbico, e atuam no ciclo sono-vigília. Além disso, atuam também na modulação de comportamentos motivacionais, emocionais, controle afetivo, digestão, termorregulação, comportamento sexual e analgesia.

Já os neurônios noradrenérgicos estão presentes nos núcleos na formação reticular do bulbo e ponte. O núcleo mais importante é o locus ceruleus (IV ventrículo) e suas projeções atingem todo o sistema nervoso central, ativando-o. Essas vias estão relacionadas à regulação do estado de alerta, atenção seletiva e vigília, além do envolvimento no aprendizado, memória, regulação do humor e ansiedade. Tais neurônios costumam ser ativados por estímulos sensoriais.

Por fim, os neurônios histaminérgicos, presentes no núcleo tuberomamilar do hipotálamo, com projeções por todo o córtex por meio de via extratalâmica, também estão envolvidos na vigília.

- *Curiosidade: o envolvimento de neurônios histaminérgicos na vigília explica o fato de muitos medicamentos anti-histamínicos causarem sono.*

Além dos neurônios supracitados, também são essenciais o núcleo supraquiasmático do hipotálamo e a glândula pineal, que sincronizam o **ritmo circadiano.** Este ritmo compreende o conjunto de alterações fisiológicas, metabólicas e comportamentais que oscilam e se repetem dentro de um período de 24 horas.

Pergunta

6. O SARA possui três principais neurotransmissores: 1. ________________, que modula comportamento motivacionais, emocionais, controle afetivo, comportamento sexual; 2. ________________ que estão projetados por todo o córtex através da via extratalâmica e 3. ________________ que possuem o *locus ceruleus* como núcleo mais importante.

Variações endócrinas afetam o sono e a vigília, e estão presentes em sincronia com o ritmo externo de claro e escuro. A sincronização se dá por meio das informações da luminosidade do ambiente vindas a partir do trato retino-hipotalâmico e que são enviadas aos núcleos supraquiasmáticos. A destruição desses núcleos resulta em perda dos ritmos, inclusive do ciclo sono-vigília.

Atualmente, sabe-se da existência também de outros "reguladores", como núcleos supra-óptico e arqueado.

O **hipotálamo** é fator central da regulação do sono e vigília, junto com o SARA, desde a geração até sincronização do ritmo, que se inicia no núcleo supraquiasmático, passa pelo núcleo pré-óptico ventrolateral e neurônios do hipotálamo lateral, relacionados hipocretina/orexina.

Os neurônios do núcleo pré-óptico ventrolateral inibem neurônios monoaminérgicos do SARA e resultam em sono. Ao final do sono, sob ação do núcleo supraquiasmático, a inibição é interrompida e inicia ação excitatória do neurônio orexinérgico, começando o período de vigília.

Voltando ao nosso paciente, eleapresenta uma síndrome de *Locked-in*. Devido à topografia acometida, como veremos nas próximas seções, não ocorre o acometimento do SARA, bem como das vias supracitadas. Sendo assim, o paciente mantém a vígilia, atenção e ciclo sono-vigília preservados.

Atenção

Muitas vezes, os termos vigília, alerta e atenção são usados, erroneamente, como sinônimos. É importante termos claros os conceitos de cada um deles.

A **vigília** teve sua definição vista no tópico anterior, como sendo um dos componentes de nossa consciência, como um nível extremo oposto ao coma. O **alerta**, por sua vez, se resume à capacidade de apresentar interesse e esforço nas atividades, com percepção dos estímulos sensoriais externos.

Já a **atenção** é uma função básica da cognição, que pode ser definida em dois tipos: atenção **básica** e atenção **complexa**. A primeira é à capacidade de focar e direcionar as funções cognitivas para algo, sem distrair-se com estímulos externos e internos. Já a atenção complexa refere-se à capacidade de sustentar, selecionar, dividir e alternar o foco atencional, resultando na habilidade de manipular a informação e executar tarefas de múltiplos passos.

- Lembre-se de que: se a atenção estiver comprometida, não é possível aplicar testes neuropsicológicos para avaliação de outros domínios cognitivos.

Para que o paciente mantenha a atenção preservada, precisa haver integração entre estruturas subcorticais (núcleos talâmicos e o SARA) e estruturas corticais (córtex frontoparietal dorsal). A área do córtex pré-frontal realiza a modulação da atenção complexa.

A atenção é uma função lateralizada, com predomínio do hemisfério direito, e pode ser avaliada por meio de alguns testes à beira do leito:

- *Digit span* na ordem direta: o examinador verbaliza dígitos de zero a nove, em ordem aleatória, pausadamente, um dígito por segundo, sem ritmo ou mudança de cadência; em seguida, o paciente deve repetir os dígitos na sequência dita. Inicia-se o teste com dois dígitos, com aumento de um dígito a cada vez. O paciente terá duas chances em cada quantidade de dígitos; caso erre as duas tentativas, encerra-se o teste.
- Teste de vigilância: pede-se ao paciente que aperte a mão do examinador quando o mesmo verbalizar a letra "A" em uma sequência de letras aleatórias, por exemplo, SAVEAHAART.
- Como mencionado, o paciente apresenta vigília preservada, assim como o estado de alerta e a atenção, uma vez que a lesão não acomete as regiões responsáveis por esses domínios. Entretanto, a avaliação da atenção torna-se mais complexa devido ao quadro de déficit motor e de fala.

Pergunta

7. A atenção é uma função básica, principalmente representada no hemisfério 1. ______, que precisa da integração entre estruturas subcorticais 2. ________ e 3. __________ e corticais 4. ________________ para estar preservada. Clinicamente, pode ser avaliada por testes como 5. __________________ e 6. ______________.

Diagnóstico topográfico

Após encaixar o caso clínico em um diagnóstico sindrômico e compreender as diversas definições que o permeiam, segue-se com o diagnóstico topográfico.

Em nosso caso clínico, o paciente não apresenta alteração do nível de consciência, estando vígil e atento ao longo da avaliação. Observamos também alteração de reflexos do de tronco cerebral (oculocefálico, corneopalpebral, nauseoso) e também do olhar horizontal como principal topografia a região **ventral pontina**, com preservação do SARA, logo abaixo do núcleo do nervo oculomotor.

Ponte

A ponte está localizada entre o bulbo e o mesencéfalo e faz parte do tronco encefálico. Dentre as suas principais relações anatômicas, vale destacar sua posição ventral ao cerebelo, encontrando-se sobre a parte basilar do osso occipital e dorso da sela túrcica. Ela possui uma parte ventral, também chamada de base da ponte, com estruturas diferentes de outras regiões do tronco encefálico, e uma parte dorsal, também chamada de tegmento da ponte, com estruturas semelhantes ao bulbo e mesencéfalo (Figura 12.2).

A base da ponte tem maior relação com o neocerebelo e o neocórtex e possui fibras transversais, longitudinais – trato corticoespinal, trato corticonuclear e trato corticopontino, além de núcleos pontinos.

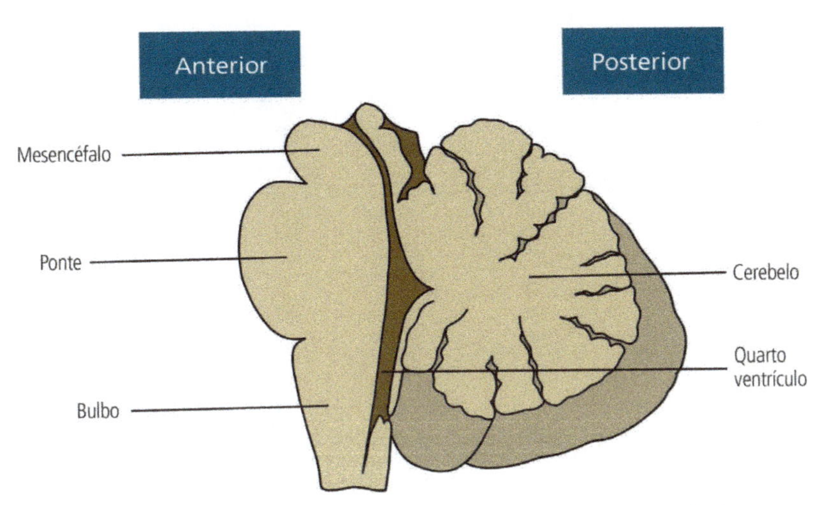

Figura 12.2 Visão longitudinal do tronco, cerebelo e IV ventrículo.

O trato corticoespinal é formado por fibras das áreas motoras do córtex cerebral, que vão para os neurônios motores da medula, e essas fibras se dissociam na base da ponte. O trato corticonuclear, por sua vez, são fibras das áreas motoras do córtex, que vão para os neurônios motores encontrados em núcleos motores dos nervos cranianos – facial, trigêmeo e abducente. O trato corticopontino são fibras originadas nas áreas do córtex cerebral e que terminam nos neurônios dos núcleos pontinos.

- Uma forma fácil de compreender os tratos é entender que cada um deles representa o local onde as fibras se originam com o local em que elas terminam.

Os núcleos pontinos são conjuntos de neurônios que se encontram por toda a base da ponte e nele terminam as fibras do trato corticopontino. As fibras transversais da ponte ou fibras pontinas ou pontocerebelares são os axônios dos neurônios dos núcleos pontinos e elas, ao cruzarem o plano mediano, entram no cerebelo pelo pedúnculo cerebelar médio, e seguem para o hemisfério correspondente.

É importante lembrar de outra estrutura presente na porção ventral da ponte – o sulco basilar, por onde passa a artéria basilar, a principal fonte de vascularização pontina.

A artéria basilar percorre o sulco basilar da ponte e termina anteriormente, onde se bifurca em artérias cerebrais posteriores, direita e esquerda.

Dentre os principais ramos da basilar (Figura 12.3), encontram-se:

- Artéria cerebelar superior, que irriga o mesencéfalo e parte superior do cerebelo.
- Artéria cerebelar inferior anterior, que irriga parte inferior do cerebelo.
- Artéria do labirinto, que penetra o meato acústico com os nervos VII e VIII e irriga estruturas do ouvido interno.

O tegmento da ponte é semelhante à sua estrutura contínua, o tegmento do mesencéfalo, possuindo fibras ascendentes, descendentes e transversais, além dos núcleos dos nervos cranianos III, V, VI, VII e VIII, e formação reticular.

Os nervos cranianos (Figura 12.4), em sua maioria, emergem de alguma região da ponte e, por isso, a região é de extrema importância e tão vulnerável a alterações, com apresentação de tantos sintomas quando acometida.

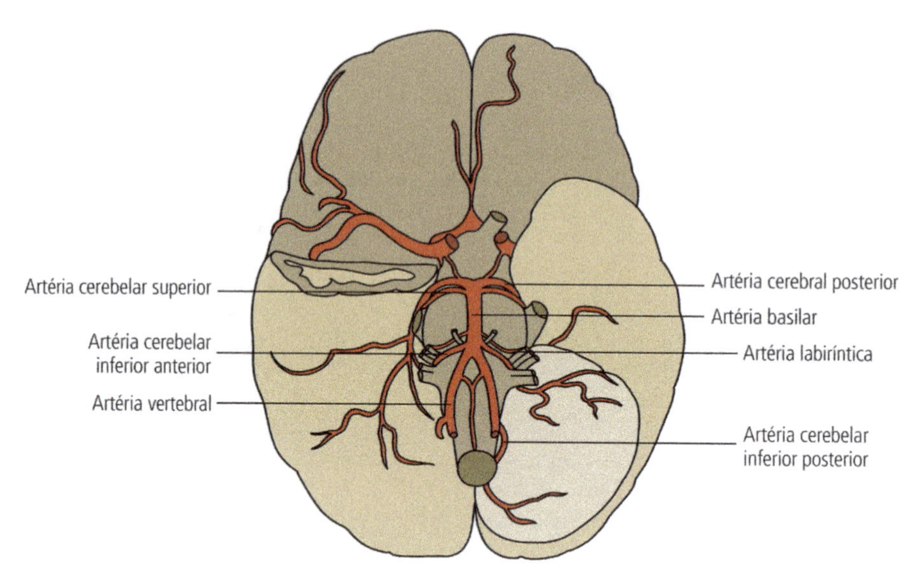

Figura 12.3 Ramos da artéria basilar.

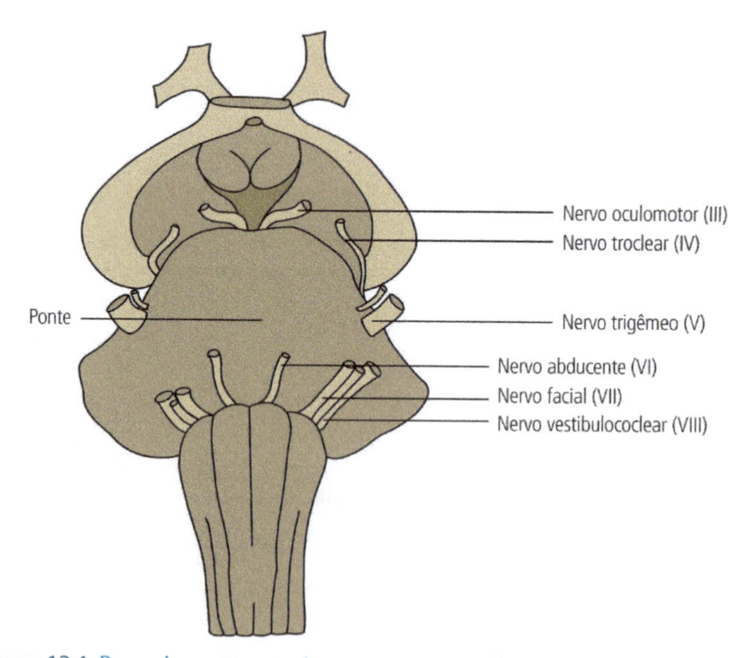

Figura 12.4 Pares de nervos cranianos e suas emergências no tronco encefálico.

O nervo trigêmeo (NC V) emerge no limite entre ponte e pedúnculo cerebelar médio. Por sua vez, os nervos abducentes (NC VI), facial (NC VII) e vestibulococlear (NC VIII), emergem da linha média do sulco bulbo-pontino.

A formação reticular da ponte (Figura 12.5) é onde se encontra o *locus ceruleus*, com neurônios noradrenérgicos, e núcleos da rafe, com neurônios serotoninérgicos. Ambos são

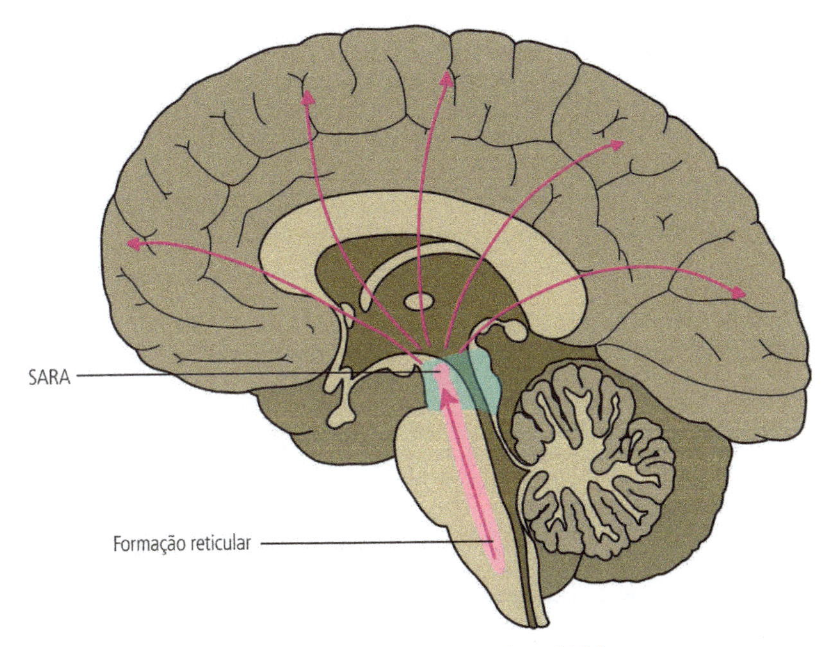

Figura 12.5 Formação reticular e SARA.

importantes por modularem a atividade do córtex cerebral, como mencionado em tópicos anteriores.

- Importante: ao passar pela ponte, o SARA assume posição mais dorsal, justificando o motivo de casos de síndrome de *Locked-in* preservarem o nível de consciência, visto ser causada por alterações em porção ventral pontina.
- Compreendemos, então, que apesar da ponte representar uma área relativamente pequena do tronco cerebral – pelo fato de englobar tratos longos, núcleos de nervos cranianos e o SARA – lesões pontinas determinam sinais e sintomas característicos, Assim, são sintomas sugestivos de lesões pontinas: rebaixamento do nível de consciência, envolvimento da musculatura da face (paralisia do nervo facial), hipo ou anestesia da face (alteração nervo trigêmeo), diplopia por paralisia dos músculos abducentes e desequilibrio ou tontura, por envolvimento das vias cerebelares ou do nervo vestibulococlear. No Capítulo 13, abordaremos o exame físico em pacientes com rebaixamento do nível de consciência com mais detalhes.

Perguntas

8. O *locus ceruleus* está localizado na ______________________.
9. Ao passar pela ponte, o SARA assume posição mais ________________.
10. A principal fonte de vascularização pontina é a artéria 1. ____________ que está localizada na porção 2. ____________ da ponte.

Diagnóstico etiológico

A síndrome do encarceramento é caracterizada por quadriplegia, anartria e disfagia, além de comprometimento de nervos cranianos baixos. É mais prevalente em pacientes do sexo masculino, com idade entre 30 e 50 anos.

Como vimos no tópico anterior (diagnóstico topográfico), a síndrome está relacionada com a lesão da face ventral da ponte, que poderá ser resultado de diversas etiologias:

- **Vascular**
  - Trata-se da etiologia mais frequente, compreendendo mais de 80% das causas em algumas séries de casos, e envolvem acidentes vasculares cerebrais tanto *isquêmicos* – principalmente por oclusões da artéria basilar – quanto *hemorrágicos*.
  - Na maioria dos casos, os pacientes já apresentam fatores de risco cardiovasculares, como HAS, tabagismo e DM, associados ou não a outras doenças ateroscleróticas e arritmias, como a fibrilação atrial.
  - Tipicamente, ocorre a instalação de um quadro hiperagudo/agudo de alteração do nível de consciência, que evolui ao longo das semanas com recuperação completa do nível de consciência, mantendo os demais achados de exame neurológico descritos correspondentes à síndrome.
- **Traumas**
  - Os traumas cranioencefálicos correspondem à segunda causa mais comum da síndrome do encarceramento, ocasionando uma cascata de eventos que levam, em última análise, a alterações vasculares com ruptura, dissecção ou oclusão trombótica da artéria basilar.

Outras etiologias, menos frequentes, porém possíveis são:

- Tumores cerebrais, que afetam a região ventral da ponte, como astrocitomas de baixo grau, sarcomas e metástases de tumores de pulmão ou melanomas.
- Infecções, como abscesso pontino por *Pseudomonas*.
- Desmielinização da região da ponte, usualmente relacionada a rápida correção de distúrbios do sódio.

Os principais **diagnósticos diferenciais** que podem simular uma síndrome do encarceramento são acometimento de nervos periféricos, como a síndrome de Guillain-Barré, botulismo e neuropatias graves do doente crítico. Além disso, não podemos deixar de mencionar as situações de bloqueio neuromuscular sem sedação adequada ao paciente.

Retornando ao caso clínico e condutas iniciais, estamos diante de instalação súbita de fraqueza generalizada e com alteração do nível de consciência, que evolui com recuperação e retorno ao estado vígil, acrescido de anartria, disfagia, alteração de nervos cranianos baixos e preservação de movimentação do olhar vertical e piscamento. Os achados correspondem primariamente à síndrome de locked-in, causada por lesões em face ventral da ponte.

Na fase aguda, a tomografia Computadorizada (TC) pode ser normal, pois as lesões isquêmicas em tronco encefálico podem aparecer apenas após alguns dias do ictus (Figura 12.6). Assim, a tomografia com hipodensidade pontina, cinco dias após o ictus do nosso caso, é compatível com a história clínica.

Na fase aguda, podemos estudar os vasos cerebrais por meio da angiotomografia de crânio; que pode demonstrar alterações na artéria basilar, sugerindo etiologia isquêmica.

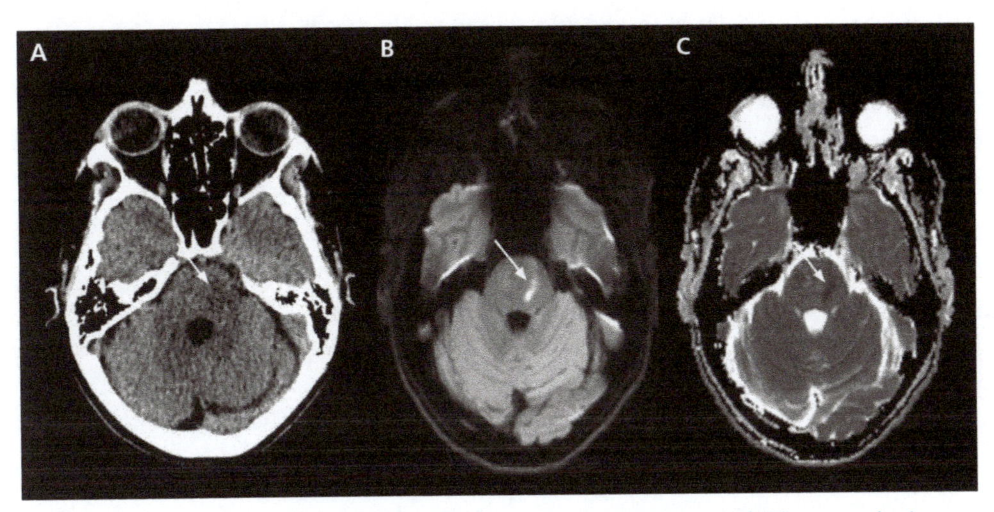

Figura 12.6 Corte de tomografia computadorizada sem contraste plano axial (**A**) e ressonância magnética planosaxial difusão (**B**) e mapa de ADC (**C**) mostram área de insulto isquêmico recente na base da ponte à esquerda. Fonte: cortesia do Hospital Israelita Albert Einstein.

Caso seja possível realizar a Ressonância Magnética de crânio na fase aguda, podemos identificar, de forma precoce, alguns padrões sugestivos de isquemia, como hipersinal na região base da ponte, nas sequências T2/FLAIR, com restrição verdadeira à difusão na mesma área. Ou seja, hipersinal em DWI *(Diffusion-weighted imaging)* com hipossinal em ADC *(Apparent diffusion coefficient)* na mesma topografia.

Em situações de alterações agudas de nível de consciência, além da TC/RM, é necessário prosseguir a investigação com hemograma, ureia, creatinina, eletrólitos e glicemia, para excluir alterações metabólicas (hiponatremia, hipocalcemia, hipomagnesemia), além de alterações no hemograma que sugiram processo infeccioso vigente.

De acordo com a avaliação inicial, pode ser necessário incluir o exame toxicológico, sob hipótese de intoxicação exógena e, em caso de possíveis processos infecciosos de sistema nervoso central, solicitar a coleta do líquido cefalorraquidiano, com análise de celularidade, parâmetros bioquímicos e pesquisas e culturas tendo em vista os agentes pertinentes.

Para recordar os principais exames a serem solicitados em alterações agudas do nível de consciência, podemos utilizar os mnemônicos "AEIOU" e "TIPSS" descritos no Quadro 12.4 e que se referem às principais etiologias:

Quadro 12.4 Etiologias de alterações agudas do nível de consciência

'AEIOU'	'TIPSS'
A = álcool. E = encefalopatia. I = insulina (hipo e hiperglicemia). O = *overdose* (intoxicação exógena). U = uremia.	T = trauma. I = infecção. P = psicose. S = *stroke* (causas vasculares). S = seizure (epilepsia).

Com a evolução clínica do paciente em nosso caso, foi realizado o diagnóstico de *Locked-in*, que pode ser complementado com a realização de um eletroencefalograma, para a análise da atividade cerebral e ciclo sono-vigília, que estão mantidos.

Comentários e conduta

Manejo na Fase Aguda

Pacientes com alterações agudas no nível de consciência, secundárias a AVC isquêmico, deverão ser avaliados quanto ao tempo transcorrido desde o ictus, NIHSS e ASPECTS, para a definição de terapias de reperfusão, como trombólise endovenosa e trombectomia mecânica, já mencionadas em capítulos anteriores.

Além disso, realiza-se a correção e o tratamento de fatores infecciosos e metabólicos que possam causar e/ou interferir no nível de consciência do paciente.

Manejo e prognóstico da síndrome de *Locked-in*

O quadro clínico instalado é, na maior parte das vezes, irreversível e, sendo assim, medidas de reabilitação e melhora de qualidade de vida devem ser o foco do acompanhamento do paciente.

O seguimento deve ser realizado de forma **multidisciplinar**, incluindo fisioterapia motora e respiratória, fonoterapia e terapia ocupacional. Devemos lembrar também do acompanhamento com equipes de saúde mental, pois pacientes em *Locked-in* apresentam quadros depressivos leves e moderados com maior frequência que a população geral.

O acompanhamento do paciente pode levar a discretos ganhos e deve-se sempre frisar a importância da prevenção de complicações, como pneumonia (secundária à aspiração e/ou déficit de deglutição), considerada a principal causa de morte desse grupo de pacientes.

Atualmente, os pacientes podem se favorecer de forma importante da tecnologia, com sensores de movimento ocular e prótese de voz modulada por computador, auxiliando na comunicação e facilitando os cuidados e interação com familiares.

Analise esse paciente

Anamnese

- Paciente do sexo masculino, 40 anos, foi trazido ao pronto-socorro há 15 dias pelo SAMU por trauma cranioencefálico frontal, resultante de colisão moto *versus* auto, em via de alta velocidade. Há relato de que o paciente apresentou perda de consciência logo após o acidente, sendo realizada intubação orotraqueal no atendimento pré-hospitalar.
- Familiares referem que paciente não apresentava comorbidades. A descrição do exame físico da admissão era a seguinte:
- Comatoso, sem sedação e intubado.
- Pupilas isocóricas, fotorreagentes. Desvio do olhar conjugado para a direita.
- Ausência de movimento ou fácies de dor ao estímulo doloroso de quatro membros.
- ROT 3+/4+ à direita e 2+/4+ à esquerda; RCP em extensão à direita e em flexão à esquerda.
- Na admissão, foi realizada TC de crânio, que evidenciou extenso hematoma extradural à direita, com drenagem neurocirúrgica precoce.

- No 10º dia de pós-operatório, o paciente apresentou abertura ocular espontânea e alguns movimentos espontâneos. Quando perguntado, em alguns momentos respondia "sim", interagindo com o examinador e em outros, não. Dessa maneira, foi considerado apto para extubação. Continência urinária e fecal preservadas.

Exame físico geral

- Neste momento, o exame fisico geral mostrava pressão arterial 156 × 97 mmHg/ Frequência cardíaca 89 bpm/Frequência respiratória 18 ipm/SatO_2 99% em ar ambiente/ Temperatura axilar 36,9 ºC.
- Bom estado geral, corado, hidratado, acianótico, anictérico.
- Bulhas cardíacas regulares, normofonéticas, em 2 tempos, sem sopros.
- Murmúrios vesiculares presentes bilateralmente, sem ruídos adventícios.
- Abdome plano, com ruídos hidroaéreos presentes, timpânico, flácido, indolor, sem massa ou visceromegalias palpáveis.
- Extremidades sem edema ou sinais de trombose venosa profunda.

Exame físico neurológico

- O exame neurológico mostrava um paciente sonolento, com abertura ocular ao chamado vigoroso. Ao despertar, fixa o olhar no examinador e observa o meio; realiza gestos com segmento cefálico de "sim" ou "não" de forma intermitente, diante das perguntas feitas. Emite em alguns momentos do exame a palavra "sim". Pupilas isocóricas, 2 mm bilateralmente e fotorreagentes; movimentação ocular extrínseca preservada, com perseguição adequada. O reflexo oculocefálico está preservado, reflexos corneopalpebral preservado. Mímica facial simétrica.
- FM mínimo grau III globalmente. ROT 2+/4+ globalmente, mantendo RCP em extensão à direita. Ausência de espasticidade.
- Sem sinais de irritação meníngea.

Perguntas

11. Quais os sintomas-guia desse paciente?
12. Quais as alterações encontradas no exame físico?

O sintoma-guia deste paciente é **alteração do nível de consciência.**

Neste caso, o paciente não se encontra vígil, porém apresenta sinais claros de alerta e percepção de si e do ambiente, sendo caracterizado como **estado minimamente consciente (EMC).**

O paciente **não** se encontra em estado vegetativo persistente, pois apresenta compreensão preservada e percepção do meio externo e de si. Além disso, mantém continência urinária e fecal e não apresenta espasticidade de quatro membros.

O EMC é, em geral, uma evolução de pacientes previamente em estado vegetativo ou coma, como ocorreu com nosso paciente, que apresentou alguma curva de melhora.

O Quadro 12.5 mostra os critérios diagnósticos clínicos para o EMC.

Quadro 12.5 Critérios diagnósticos clínicos para o estado minimamente consciente

Evidência de percepção própria e do ambiente limitada, porém clara, de maneira reprodutível ou sustentada, como demonstrada por um ou mais dos comportamentos a seguir:
• Obedece a comandos simples
• Respostas sim/não verbal ou por gestos (independente da acurácia)
• Verbalização inteligível
• Comportamento propositał que inclua movimentos ou comportamentos afetivos relacionados a um estímulo relevante. Exemplos: a. Sorriso ou choro apropriado a um estímulo visual ou linguístico b. Resposta por meio de vocalização ou gestos a um conteúdo linguístico c. Buscar objetos com direção e localização apropriada d. Tocar ou segurar objetos de acordo com formato ou tamanho e. Fixação visual sustentada ou seguir com o olhar em resposta a um estímulo com movimento

Sendo assim, trata-se de um caso clínico que também evolui com melhora do nível de consciência, porém não de forma completa como na síndrome do encarceramento, tampouco com achados característicos de tetraplegia e anartria e preservação da movimentação apenas do olhar vertical.

Finalização

Pontos-chave

- Existem alterações agudas e alterações subagudas/crônicas do nível de consciência.
- O SARA é a principal estrutura de controle da vigília, através de três principais neurotransmissores: serotonina, noradrenalina e histamina.
- A síndrome do encarceramento (SE) não corresponde a uma alteração do nível de consciência.
- Na SE, observa-se principalmente tetraplegia, anartria e preservação dos movimentos oculares verticais em paciente vígil.
- Embora tanto a SE quanto o EMC possam apresentar-se na evolução de um quadro de alteração de nível de consciência, apenas na SE encontra-se melhora completa do mesmo.

Objetivos de aprendizagem

1. Avaliar e definir o nível de consciência de um paciente.
2. Identificar etiologias e causas de alteração do nível de consciência.
3. Diferenciar vigília de atenção.
4. Compreender a função e a topografia do SARA, e conhecer seus principais neurotransmissores.
5. Reconhecer um paciente em *Locked-in*.
6. Diferenciar os diversos estados de consciência (coma, estado vegetativo persistente, estado mínimo de consciência, mutismo acinético).

Respostas

1. Fraqueza.
2. FM grau 0 globalmente. Reflexos osteotendíneos exaltados 4+/4+ globalmente, com sinal de Babinski bilateral.
3. Anartria. Paralisia do olhar horizontal bilateralmente. Reflexo oculocefálico ausente. Paralisia do andar inferior da face bilateralmente, com reflexo corneopalpebral ausente bilateralmente. O palato não eleva e o reflexo nauseoso está ausente.
4. Face ventral da ponte.
5. 1. vígil, sonolento, torporoso, comatoso; 2. linguagem, funções executivas e visuais, praxias e comportamento
6. 1. serotonina; 2. histamina; 3. noradrenalina
7. 1. direito; 2. núcleos talâmicos; 3. SARA; 4. córtex frontoparietal dorsal; 5. *digit span*; 6. teste de vigilância
8. formação reticular da ponte.
9. dorsal.
10. 1. basilar; 2. ventral
11. Alteração do nível de consciência.
12. Paciente sonolento, olhar fixo, realiza gestos com segmento cefálico de "sim" ou "não" de forma intermitente, FM grau III globalmente.

Bibliografia

Bertolucci PHF, Ferraz HB, Barsottini OGP, Pedroso JL. Neurologia: diagnóstico e tratamento. 3ª ed. São Paulo, Manole, 2021.

Campbell WW. O exame neurológico. 7ª ed. Rio de Janeiro, Guanabara, 2014.

Frota NAF, Siqueira-Neto JI, Balthazar MLF, Nitrini R. Neurologia cognitiva e do envelhecimento: do conhecimento básico à abordagem clínica. 1ª ed. São Paulo, Omnifarma, 2016.

Halan T, Ortiz JF, Reddy D, Altamimi A, Ajibowo AO, Fabara SP. Locked-In Syndrome: a systematic review of long-term management and prognosis. Cureus. 2021;13(7):e16727.

Hodelín-Tablada R. Minimally conscious state: evolution of concept, diagnosis and treatment. MEDICC Rev. 2016 Oct;18(4):43-46.

Jang S, Kim S, Lee H. Recovery from vegetative state to minimally conscious state: a case report. Am J Phys Med Rehabil. 2016. 95(5):e63-6.

M Das J, Anosike K, Asuncion RMD. Locked-in Syndrome. *In*: StatPearls Treasure Island (FL), StatPearls Publishing, July 30, 2021.

Machado A, Haertel LM. Neuroanatomia funcional. 3ª ed. São Paulo, Atheneu, 2014.

Martins Jr. CR, França Jr. MC, Faber I, Nucci A. Semiologia Neurológica. 1ª ed. Rio de Janeiro, Revinter, 2017.

Picolas C. Is the "minimally conscious state" patient minimally self-aware?. Front Psychol. 2020. 11:628618.

Posner JB, Saper CB, Schiff ND, Plum F, autores. Plum and Posner's diagnosis of stupor and coma. 4th ed. New York, Oxford University Press, 2007.

RC Tung, PW Vivar-Cruz. Locked-In Syndrome. Kans J Med. 2019. 12(2):56.

13

Caso Clínico 13

Bárbara Gomes Barbeiro
Reinilza Nunes da Gama
Diego Belandrino Swerts
Enzzo de Almeida Gallafassi

Anamnese

- Paciente do sexo feminino, 19 anos, dá entrada no pronto-socorro desacordada, trazida por uma amiga. A acompanhante refere que ambas estavam em uma festa, e que fazia 30 minutos que a paciente havia ficado sonolenta e não acordava. Relata ainda que a paciente fez uso moderado de álcool, e que se encontrava muito agitada antes do rebaixamento.
- Como antecedentes pessoais, a paciente apresenta epilepsia em uso de valproato de sódio 100 mg/dia. Anticoncepção com DIU de cobre.
- Na história familiar, há relato de mãe viva com acidente vascular cerebral prévio, e pai falecido por infarto agudo do miocárdio com 62 anos.

Exame físico geral

- Sinais vitais: pressão arterial 170 × 100 mmHg/Frequência cardíaca 105 bpm/Frequência respiratória 21 ipm/ $SatO_2$ 95%/Temperatura 38,9 °C/Glicemia capilar 92 mg/dL.
- Mau estado geral, descorada ++/4, desidratada ++/4, acianótica, anictérica, febril, com sudorese importante.
- Bulhas rítmicas, normofonéticas, em 2 tempos, sem sopros. Tempo de enchimento capilar de 2 segundos. Murmúrios vesiculares presentes bilateralmente, sem ruídos adventícios. Abdome plano, ruídos hidroaéreos presentes, timpânico, flácido, indolor, sem massas ou visceromegalias palpáveis.
- Extremidades: sem sinais de edema ou rigidez da panturrilha.

Exame físico neurológico

- Paciente comatosa, sem abertura ocular espontânea ou ao chamado, sem resposta verbal, sem resposta a comandos. Ao estímulo doloroso, apresenta postura em descerebração.

Pupilas midriáticas e fotorreativas (reflexos fotomotor direto e consensual preservados). Reflexo córneo-palpebral presente. Reflexos oculocefálico e oculovestibular presentes.

- Face simétrica, língua e palato centrados, reflexo nauseoso presente. Reflexo cutâneo-plantar em flexão bilateral. Força motora, sensibilidade e provas cerebelares de difícil avaliação pelas condições da paciente. Ausência de rigidez de nuca ou sinais meníngeos.

Perguntas

1. Qual o sintoma-guia?
2. Que alterações no exame físico são relacionadas com esse sintoma-guia?
3. Além do sintoma-guia, que outras alterações podem ser encontradas na história e no exame físico?
4. Onde está a lesão?

Diagnóstico sindrômico

Sumarização

Este é um caso de **Rebaixamento do nível de consciência.**

O primeiro passo, portanto, é tentar identificar o grau de rebaixamento e de comprometimento dos outros sistemas neurológicos. Para isso, contamos com o exame físico neurológico, cujos parâmetros mais significativos para esse tema serão abordados adiante.

Avaliação da consciência

Como vimos no Capítulo 12, a consciência possui dois componentes maiores: o conteúdo e o nível. O conteúdo da consciência engloba tanto as funções cognitivas (memória, atenção, linguagem, funções executivas, praxias, habilidades visuoespaciais) quanto as funções afetivas (empatia, afeto, humor, entre outros). Já o nível da consciência se refere ao grau de alerta do indivíduo.

Um paciente com alteração de consciência pode apresentar prejuízo em qualquer uma das funções anteriores. As alterações relativas com o conteúdo da consciência já foram contempladas no respectivo capítulo sobre cognição (Capítulos 10 e 12).

A paciente que está em anállise, portanto, apresenta rebaixamento do nível de consciência, não sendo possível avaliar o conteúdo da consciência.

Classificação do rebaixamento do nível de consciência

Contamos com a ajuda de algumas escalas para a classificação do grau de rebaixamento de consciência do paciente, visto que há um amplo espectro de alterações possíveis do estado mental.

Uma dessas escalas é a **de Coma de Glasgow**, descrita no Quadro 13.1. A Escala de Coma de Glasgow recebe pontuação de 3 a 15, sendo 3 o paciente sem resposta ocular, motora ou verbal ao estímulo externo. Enquanto o paciente com pontuação 15 seria o paciente alerta, com interação adequada ao meio ambiente.

Quadro 13.1 Escala de coma de Glasgow

Parâmetro	Pontuação	Resposta obtida
Abertura ocular	4	Espontânea
	3	Ao estímulo sonoro
	2	Ao estímulo doloroso
	1	Nenhuma
Resposta verbal	5	Orientada
	4	Confusa
	3	Verbaliza palavras soltas
	2	Verbaliza sons
	1	Nenhuma
Resposta motora	6	Obedece a comandos
	5	Localiza estímulo
	4	Movimento de retirada
	3	Flexão anormal
	2	Extensão anormal
	1	Nenhuma

Essa escala foi desenvolvida para a avaliação de pacientes vítimas de insultos neurológicos agudos, e é bem validada no cenário de trauma, portanto, seu uso é mais indicado ao atendimento desses pacientes. De acordo com essa escala, o trauma cranioencefálico (TCE) pode ser classificado em leve (Glasgow entre 13-15), moderado (Glasgow entre 9-12) e grave (Glasgow entre 3-8). Na avaliação da escala de Glasgow, duas posturas indicam grave comprometimento do nível de consciência, a postura em decorticação e em descerebração e, portanto, serão detalhadas mais adiante.

Pergunta

5. Ao aplicar a escala de coma de Glasgow à paciente, foi detectada ausência de abertura ocular espontânea ou ao chamado, sem resposta verbal, sem resposta a comandos. Ao estímulo doloroso, apresenta postura em descerebração. Assim, obtemos a pontuação de 1. __________ na abertura ocular, 2. __________ na resposta verbal e 3. __________ na resposta motora.

Outra forma de avaliação do nível de consciência do paciente é pela **Escala de Agitação e Sedação de Richmond (RASS)**, utilizada principalmente no contexto do paciente em sedação medicamentosa, porém seu uso pode ser extrapolado para o contexto de rebaixamento do nível de consciência. A escala oscila entre +4 (paciente claramente combativo, violento) até -5 (paciente sem resposta ao estímulo verbal ou físico). O Quadro 13.2 ilustra a escala de RASS.

No caso apresentado, a paciente apresenta-se em RASS -5, sem resposta ao estímulo verbal ou físico.

Quadro 13.2 Escala de agitação e sedação de Richmond (RASS)

Pontuação	Descrição	
+4	**Combativo**	Claramente combativo e inquieto. Violento, representa risco para a equipe.
+3	**Muito agitado**	Agressivo. Puxa ou remove tubos e cateteres.
+2	**Agitado**	Movimentos despropositados frequentes. Assincronia com o ventilador.
+1	**Inquieto**	Apresenta movimentos, mas não são agressivos, nem vigorosos.
0	**Alerta e calmo**	
−1	**Sonolento**	Adormecido. Acorda ao estímulo verbal e mantém contato visual por mais de 10 segundos.
−2	**Sedação leve**	Despertar precoce ao estímulo verbal, mantendo contato visual por menos de 10 segundos.
−3	**Sedação moderada**	Movimentação ou abertura ocular ao estímulo verbal, mas sem manter contato visual.
−4	**Sedação intensa**	Sem resposta ao estímulo verbal, mas apresenta movimentação ou abertura ocular a estímulo físico.
−5	**Não desperta**	Sem resposta a estímulo verbal ou físico.

Por fim, outra escala utilizada com maior acurácia é a escala de ***Full Outline of UnResponsiveness* (FOUR) *Score*** (Quadro 13.3). A escala avalia quatro componentes (olhos, reflexos de tronco, motricidade e respiração). A escala é útil para pacientes com Glasgow baixo, promovendo melhor detalhamento neurológico, reconhecimento de síndrome *Locked-in*, possuindo a habilidade de reconhecimento de diferentes estágios de herniação. A probabilidade de mortalidade intra-hospitalar foi mais fidedigna com baixos valores do FOUR score quando comparado a baixos valores da escala de Glasgow. A escala FOUR é importante no cenário de uma avaliação mais completa de um paciente com rebaixamento do nível de consciência.

Avaliação dos nervos cranianos

Durante a avaliação do paciente com rebaixamento do nível de consciência, é fundamental a realização de reflexos de tronco cerebral e a avaliação das pupilas. A seguir, discutiremos como realizar e interpretar essas manobras.

A avaliação das pupilas deve passar pela análise do contorno, sendo a sua irregularidade chamada de discoria. O aumento do diâmetro pupilar é chamado de midríase, enquanto sua redução é chamada de miose; a igualdade dos diâmetros recebe o nome de isocoria, enquanto a desigualdade, de anisocoria.

A avaliação dos reflexos pupilares à luz (ou reflexos fotomotores direto e consensual) depende da integridade de dois nervos cranianos, o nervo óptico (II nervo craniano) e o nervo oculomotor (III nervo craniano).

O nervo óptico é um nervo exclusivamente sensitivo, responsável pela visão. Os nervos ópticos são compostos por fibras aferentes visuais (que levarão a informação da imagem ao córtex occipital para sua posterior interpretação) e fibras aferentes pupilares (responsáveis por captar o estímulo luminoso).

Após emergirem da retina, os nervos ópticos direito e esquerdo se unem, na região acima da sela túrcica, formando o quiasma óptico, onde ocorre o cruzamento parcial das fibras.

Quadro 13.3 *Full Outline of UnResponsiveness* (FOUR) *score*

Pontuação	Resposta esperada
	Resposta ocular
4	Pálpebras abertas, acompanhando estímulo com o olhar ou piscando de acordo com comando.
3	Pálpebras abertas, mas não acompanham estímulo com o olhar.
2	Pálpebras fechadas, mas abrem a estímulo de som alto.
1	Pálpebras fechadas, mas abrem a estímulo doloroso.
0	Pálpebras permanecem fechadas, mesmo a estímulo doloroso.
	Resposta motora
4	Sinal do polegar, punhos cerrados ou sinal da paz.
3	Localiza o estímulo doloroso.
2	Flexão como resposta a estímulo doloroso.
1	Extensão como resposta o estímulo doloroso.
0	Ausência de resposta à dor ou estado mioclônico generalizado.
	Reflexos de tronco encefálico
4	Reflexos pupilar e corneopalpebral presentes bilateralmente.
3	Midríase fixa unilateral.
2	Reflexo pupilar OU corneopalpebral ausente.
1	Reflexos pupilar E corneopalpebral ausentes.
0	Reflexos pupilar, corneopalpebral e de tosse ausentes.
	Respiração
4	Não intubado, padrão regular de respiração.
3	Não intubado, padrão de Cheyne-Stokes de respiração.
2	Não intubado, respiração irregular.
1	Intubado, respira em ritmo acima do ritmo do ventilador.
0	Intubado, respira no ritmo do ventilador ou apneia.

A partir do quiasma, as fibras continuam pelo trato óptico até o corpo geniculado lateral. Imediatamente antes de alcançarem o corpo geniculado lateral, as fibras aferentes pupilares deixam o trato óptico e vão em direção ao mesencéfalo, na sua região pré-tectal, onde farão sinapse no núcleo de Edinger-Westphal. Devido ao cruzamento parcial das fibras na região quiasmática, as fibras pupilares do olho direito são cruzadas e não cruzadas, assim como ocorre também no olho esquerdo. Devido à bilateralidade das vias, um estímulo luminoso em um olho causa constrição pupilar nos dois olhos.

O nervo oculomotor (III nervo craniano), origina-se no mesencéfalo e é responsável pela constrição pupilar, pela elevação das pálpebras e pela maioria dos movimentos extraoculares. O complexo nuclear do nervo oculomotor possui um subnúcleo, chamado Edinger-Westphal, composto por fibras eferentes pupilares parassimpáticas, as quais, após sinapse com as fibras pupilares aferentes, seguem no terceiro nervo craniano, e inervam o músculo constritor da pupila da íris, provocando miose.

Com o uso de um feixe luminoso na pupila, deve-se observar a resposta em ambos os olhos. Recebe o nome de **reflexo fotomotor direto** a contração pupilar na qual se fez o estímulo luminoso direto e de **reflexo fotomotor consensual** a contração pupilar contralateral. Sendo assim, para o funcionamento da via, ambos os nervos devem estar íntegros (Figura 13.1). Já o reflexo de acomodação depende apenas do oculomotor, ocorrendo a contração pupilar na aproximação de algum objeto.

Pergunta

6. O aumento do diâmetro pupilar é chamado de 1. ________________, enquanto sua redução é chamada de 2. _____________; a igualdade dos diâmetros recebe o nome de 3. ____________, enquanto a desigualdade, de 4. ______________.

Em caso de lesão bilateral do trato aferente (II nervo), ambas as pupilas estarão não reagentes, e em caso de funcionalidade do III nervo, apenas o reflexo de acomodação estará presente. No caso de lesão do nervo óptico à esquerda, ao incidir um feixe de luz sobre o olho esquerdo, tanto o reflexo fotomotor direto quanto o reflexo consensual estarão ausentes. Já ao incidir um feixe de luz sobre o olho direito, tanto o reflexo fotomotor direto quanto o reflexo fotomotor consensual estarão presentes. Em caso de lesão do nervo oculomotor, não haverá contração pupilar do lado lesado.

Por meio do reflexo pupilar, é possível avaliar também o equilíbrio das vias simpáticas – músculo dilatador da pupila através de fibras musculares radiais – e parassimpáticas,

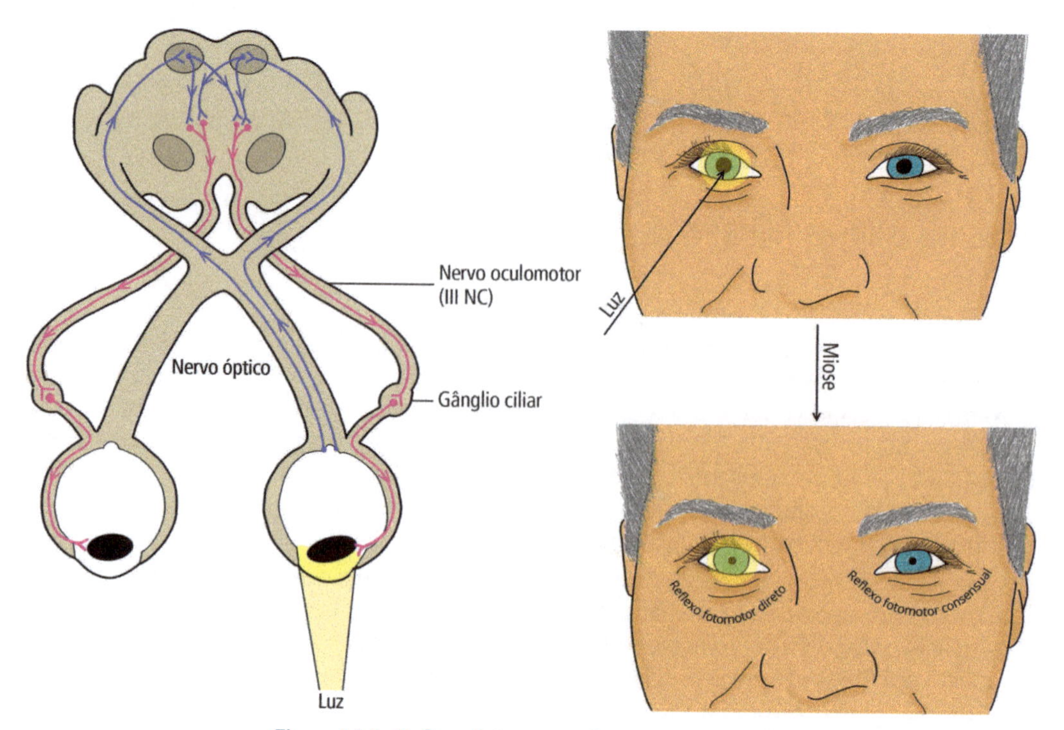

Figura 13.1 Reflexo fotomotor direto e consensual.

músculo constrictor pupilar através das fibras musculares circunferenciais. Essas vias estão relacionadas com o SARA e com a atividade do hipotálamo, principalmente pelos neurônios produtores de hipocretina (orexina), que participam da modulação do tônus simpático pupilar. Em pacientes vígeis, a atividade desses neurônios é alta e, por isso, a dilatação pupilar pode atingir seu máximo. Por causa da distribuição das fibras simpáticas e parassimpáticas no tronco cerebral, podemos encontrar repostas pupilares especificas em algumas topografias do tronco cerebral e diencéfalo. A resposta à luz das pupilas (Figura 13.2) é um grande marcador de prognóstico neurológico, trazendo ainda maior importância em sua avaliação.

Perguntas

7. No caso de lesão do nervo óptico à direita, ao incidir um feixe de luz sobre o olho direito, o reflexo fotomotor direto estará 1. _______ e o fotomotor consensual (quando estimula-se o olho esquerdo e observa-se o olho direito) estará 2. _________.
8. Já ao incidir um feixe de luz sobre o olho esquerdo, o reflexo fotomotor direto estará 1. _______ e o fotomotor consensual (quando estimula-se o olho direito e observa-se o olho esquerdo) estará 2. __________.
9. Se a lesão fosse no nervo oculomotor direito, ao estimular com luz o olho direito, o reflexo fotomotor direto estará 1. ________ e o fotomotor consensual (quando estimula-se o olho direito e observa-se o olho esquerdo) estará 2. __________.

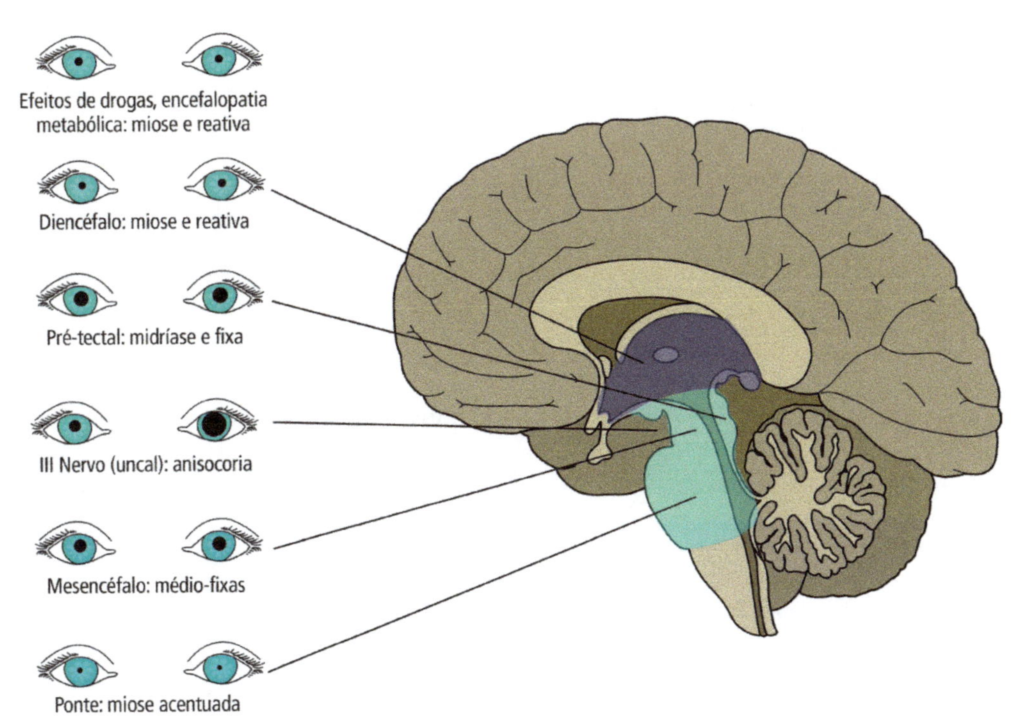

Figura 13.2 Mudanças na pupila de acordo com topografia da lesão que causou o coma.

É importante lembrar que em alterações metabólicas, raramente o reflexo é acometido. Pupilas não reativas, ou fixas, muitas vezes são indicativas de lesão estrutural do sistema nervoso, com importante diferencial em situações de pós-crise epiléptica e uso de alguns fármacos, como barbitúricos, lidocaína e aminoglicosídeos.

- **Lembre**: sempre que possível, deve-se realizar a avaliação pupilar antes da aplicação de qualquer tipo de colírio que possa levar à dilatação das pupilas, levando à perda de parâmetros do exame.

Movimentação ocular

Ao avaliar os movimentos oculares, faz-se necessário verificar tanto a parte de movimentação voluntária e espontânea (embora muitas vezes, a depender do nível de consciência, a avaliação voluntária esteja comprometida), quanto a movimentação passiva. É importante ressaltar que nessa etapa do exame físico devem ser avaliados os reflexos oculovestibular e oculocefálico, que serão descritos a seguir.

Há três principais centros motores do olhar, localizados no lobo frontal, lobo occipital e na ponte. As lesões de topografia frontal promovem desvio do olhar conjugado para o lado da lesão ('o olho olha para a lesão'), enquanto as lesões de topografia pontina promovem desvio do olhar conjugado para o lado oposto da lesão ('o olho foge da lesão').

Em pacientes com movimentação ocular assimétrica, aventamos principalmente etiologias estruturais, como causa da alteração do nível de consciência. Em alterações de causa metabólica, não se costuma observar desvios laterais do olhar conjugado.

A movimentação ocular extrínseca é resultado da interação e contração de seis músculos extraoculares que controlam cada globo ocular (Quadro 13.4).

No exame físico observaremos primeiramente a posição neutra do olhar e pálpebras, bem como movimentos espontâneos:

1. **Avaliação palpebral**

   Em pacientes comatosos, as pálpebras ficam fechadas e, ao abri-las, o examinador perceberá o retorno leve e gradual dos olhos para a posição neutra. Pacientes que se encontram letárgicos podem apresentar alguma resistência à abertura palpebral.

   O movimento de piscar é uma habilidade ausente em pacientes em coma, mas pode estar presente em pacientes em estado vegetativo e síndrome de *Locked-in*.

Quadro 13.4 Relação entre inervação, músculo e movimento ocular

Músculo	Nervo	Movimento ocular
M. reto lateral	N. abducente (VI)	Abdução
M. reto medial	N. oculomotor (III)	Adução
M. reto superior	N. oculomotor (III)	Elevação
M. reto inferior	N. oculomotor (III)	Depressão
M. oblíquo inferior	N. oculomotor (III)	Elevação, abdução e rotação lateral
M. oblíquo superior	N. troclear (IV)	Depressão, adução e rotação medial

2. **Posição neutra**

   De acordo com possíveis topografias de lesões, poderemos observar padrões de posições neutras alteradas no paciente com alteração do nível de consciência, sendo as principais:

   - Desvio do olhar conjugado lateral: indica lesão pontina contralateral ou lesão do lobo frontal ipsilateral.
   - Desvio do olhar conjugado para baixo (sinal de Parinaud): indica lesão do teto do mesencéfalo.

3. **Movimentos espontâneos**

   Ao observar o paciente, podemos identificar alguns movimentos oculares espontâneos (Quadro 13.5), que não são influenciados por manobras do examinador.

Perguntas

10. O nervo oculomotor é responsável por inervar os músculos 1. _______________, 2. _______________, 3. _______________ e 4. _______________.
11. O nervo 1. _______________ é responsável por inervar o músculo reto lateral, cuja função é realizar a 2. _______________ do olho.
12. O nervo 1. _______________ é responsável por inervar o músculo 2. _______________, cuja função é realizar a depressão, adução e rotação medial do olho.

O próximo reflexo que discutiremos é o **reflexo corneopalpebral.** Com um algodão, o examinador deve tocar levemente a córnea (de preferência na região de transição entre a córnea e a esclera), sendo que o estímulo deve ser aproximado por baixo ou lateralmente, para que o paciente não o veja. A resposta esperada é o fechamento da pálpebra. O nervo trigêmeo (V nervo craniano) é o responsável pela via aferente (sensitiva), enquanto o nervo facial (VII nervo craniano) é responsável pela via eferente.

Outro reflexo importante é a avaliação do **reflexo vestibulocular (ou teste calórico)**. Esse teste avaliará a via aferente do nervo vestibulococlear (parte do VIII craniano) e a via eferente

Quadro 13.5 Descrição e etiologias de movimentos oculares espontâneos

Movimento	Descrição	Etiologias
Olhar em varredura	Movimentos horizontais lentos e alternados	Alterações metabólicas, *status epilepticus*, estado minimamente consciente, estado vegetativo persistente
***Bobbing* ocular**	Movimentos bruscos rápidos e conjugados para baixo, com retorno lento para cima	Lesões pontinas
***Bobbing* ocular inverso**	Movimentos conjugados lentos para baixo e com retorno rápido para cima	Encefalopatia anóxico-isquêmica ou metabólica
***Bobbing* ocular reverso**	Movimentos conjugados oculares rápidos para cima, com retorno lento para baixo	Lesões pontinas, encefalopatia metabólica e intoxicações exógenas
***Mioclonus* vertical**	Movimentos pendulares verticais (2 Hz a 3 Hz)	Lesões pontinas

dos músculos responsáveis pela musculatura ocular extrínseca (III, IV e VI pares cranianos). Antes da execução desse teste, deve-se realizar a otoscopia para excluir lesão timpânica e obstrução do canal auditivo. Então, posiciona-se o paciente com a cabeça inclinada a 30°, instilar 30 mL-50 mL de soro fisiológico (SF) 0,9% próximo a 0 °C em um dos condutos auditivos externos e aguardar 1 minuto, observando os movimentos oculares. Em um paciente comatoso, dizemos que o reflexo está preservado (ou seja, o tronco encefálico está íntegro) quando ocorre desvio tônico dos olhos em direção ao lado de instilação do SF. Lesões do tronco encefálico que afetem as vias ou nervos mediadores desse reflexo podem causar resposta anormal – movimentos oculares desconjugados ou até mesmo ausência de resposta.

O **reflexo oculocefálico** (também conhecido como "olhos de boneca"; Figura 13.3) possui como via aferente o nervo vestibulococlear, e como via eferente os III, IV e VI pares cranianos. Para a realização desse teste o paciente não pode ter lesão ou suspeita de lesão cervical. A cabeça e o pescoço do paciente devem estar centrados, os olhos devem ser mantidos abertos, e então realiza-se a rotação lateral rápida da cabeça, observando-se a resposta ocular do paciente. Quando o reflexo se encontra preservado, ocorre desvio dos olhos no sentido oposto ao da orientação do movimento, em igual direção e velocidade (ou seja, o olhar se mantém centrado na linha média). Quando o reflexo está alterado, os olhos seguem a mesma direção da rotação da cabeça.

Por fim, o último teste que avalia os nervos cranianos é o **reflexo da tosse**, que se dá ao nível do bulbo. A via aferente é através do nervo glossofaríngeo (IX par craniano) e a via eferente ocorre através do nervo vago (X par craniano). Como na maioria dos casos os pacientes estão sob intubação orotraqueal e ventilação mecânica, deve-se tocar a árvore traqueobrônquica no nível da carina, sendo a resposta de preservação de função: tosse ou deglutição.

O Quadro 13.6 resume os reflexos dos nervos cranianos apresentados.

Os reflexos cranianos são de fundamental importância no exame neurológico, e sua ausência indica inatividade do tronco cerebral. Em pacientes em coma, a ausência de reflexos cranianos somada à inatividade encefálica indicam morte encefálica, ainda que a respiração e os batimentos estejam mantidos. Essa discussão será aprofundada mais adiante no capítulo.

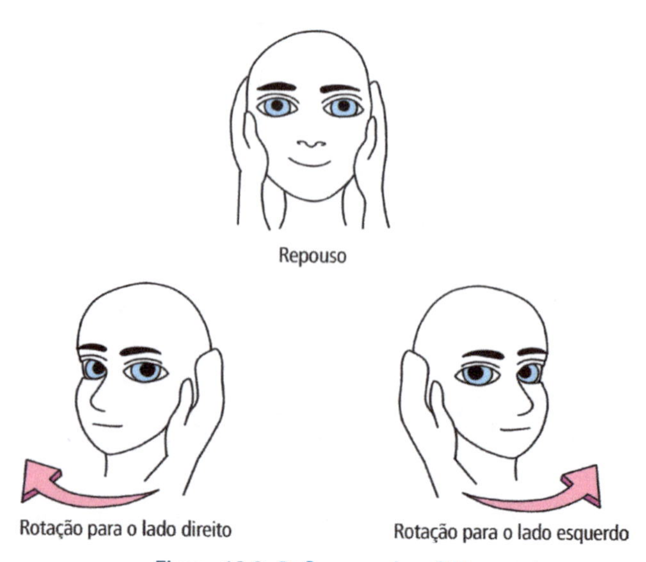

Figura 13.3 Reflexo oculocefálico.

Quadro 13.6 Testes reflexos dos nervos cranianos

Nome	Via aferente	Via eferente	Movimento reflexo	Forma de testar
Reflexo fotomotor direto	II nervo craniano ipsilateral	III nervo craniano ipsilateral	Miose do olho testado	Lança-se um feixe de luz diretamente ao olho do paciente para observar se o mesmo olho tem um reflexo de miose
Reflexo fotomotor consensual	II nervo craniano ipsilateral	III nervo craniano contralateral	Miose do olho não testado	Lança-se um feixe de luz diretamente ao olho do paciente para observar se o olho contralateral tem reflexo de miose
Reflexo corneopalpebral	V nervo craniano	VII par craniano	Piscamento bilateral	Com um algodão, toca-se levemente entre a córnea e a esclera do paciente esperando que o olho se feche em postura protetiva
Reflexo oculovestibular (ou teste calórico)	VIII nervo craniano	III, IV e VI pares cranianos	Desvio do olhar para o lado da aplicação	Após otoscopia e posicionamento correto do paciente, deve-se instilar SF 0,9% gelado no meato acústico externo buscando-se observar o desvio do olhar para o lado da aplicação
Reflexo oculocefálico	VIII nervo craniano	III, IV e VI pares cranianos	O olhar se mantém centrado na linha média	A cabeça e o pescoço do paciente devem estar centrados, realizando-se a rotação lateral rápida da cabeça. Na preservação do reflexo, o olhar se mantém centrado na linha média, enquanto na alteração o olhar acompanha a movimentação

Avaliação da função motora

Nesta etapa do exame neurológico observaremos a melhor resposta ao estímulo sensitivo. Deve-se primeiramente observar a ocorrência ou não de movimentação espontânea, procurando por assimetrias ou alterações do movimento na forma de mioclonias e clonias.

Em seguida, iniciaremos os estímulos propriamente ditos, de maneira gradual, começando com estímulos verbais fracos e depois vigorosos, evoluindo para a resposta a estímulos táteis e dolorosos (já descritos anteriormente). Quanto aos dolorosos (Figura 13.4), pode-se iniciar com estímulo lateralizado e de força moderada (compressão do leito ungueal, pressão supraorbitrária ou temporomandibular). Esses estímulos devem ser avaliados bilateralmente; na ausência de respostas, deve-se realizar pressão sobre a linha média do esterno. A pressão deve ser feita com as juntas dos dedos esfregando sobre o esterno de modo compressivo. Com esta manobra, pacientes que não estejam em coma profundo, apresentam algum tipo de resposta que indique o local da dor.

Na postura de **decorticação**, o paciente apresenta-se em postura de flexão dos membros superiores (cotovelos e punhos), com adução dos ombros. Os membros inferiores mantêm-se

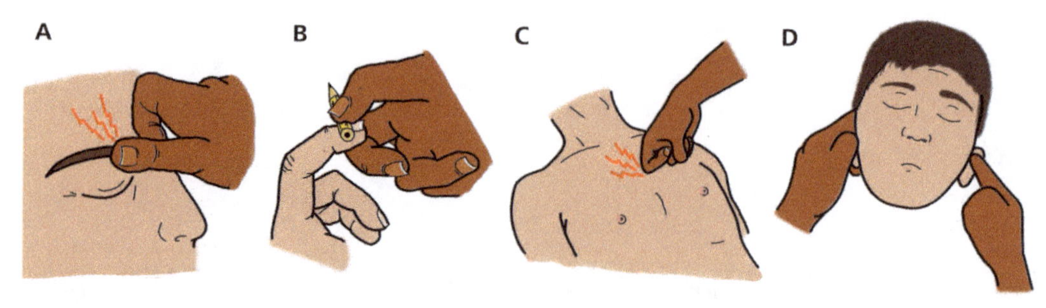

Figura 13.4 Avaliação dos estímulos dolorosos.

em extensão bilateral, rotação interna e com os pés em flexão plantar. Está relacionada com grave comprometimento do nível de consciência. Já na **descerebração** o paciente apresenta-se com postura extensora dos quatro membros, membros superiores com extensão dos cotovelos e punhos com ombros em rotação interna. Membros inferiores em extensão bilateral, com pés em flexão plantar. Este é o posicionamento da nossa paciente e indica lesão diencefálica (Figura 13.5).

Avaliação dos reflexos profundos

Os reflexos osteotendíneos profundos devem ser realizados de forma comparativa nas topografias habituais (bíceps, tríceps, quadríceps e aquileu). Devem ser avaliados sinais de liberação frontal (respostas de preensão forçada, sucção ou protusão labial) e sinais de liberação piramidal, como o reflexo cutâneo-plantar. O sinal de Babinski indica lesão da via piramidal.

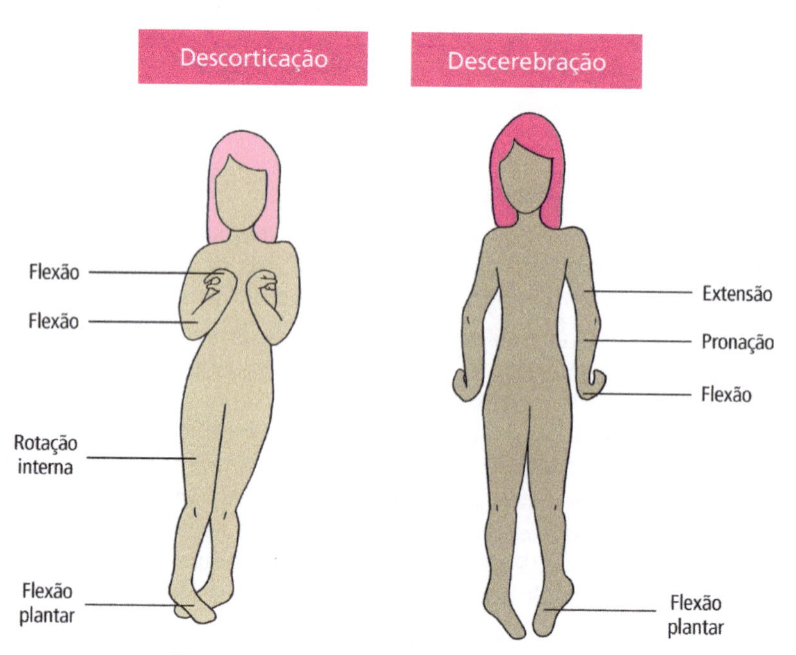

Figura 13.5 Decorticação ou descerebração.

Avaliação dos sinais meníngeos

Os testes de Kernig e Brudzinski são utilizados na avaliação de sinais meníngeos. No teste de Kernig, o paciente apresenta resistência ou dor quando o joelho é estendido com o quadril flexionado. Já o sinal de Brudzinski está positivo quando, a partir da flexão do pescoço em paciente em decúbito dorsal, ocorre flexão das coxas e dos joelhos. Entretanto, os testes podem estar ausentes mesmo com irritação meníngea em casos de coma profundo.

Diagnóstico topográfico

Conforme visto anteriormente, é imperativo testar a integridade do tronco cerebral (por meio do exame clínico dos reflexos cranianos) no paciente em coma. Para isso, é importante uma breve revisão da topografia dos nervos envolvidos nos principais reflexos.

Dos 12 pares de nervos cranianos, dez deles (do III ao XII) têm origem no tronco cerebral. De um ponto de vista geral e didático, podemos memorizar que os seus principais núcleos estão distribuídos de rostral para caudal, de maneira que o III (nervo oculomotor) e IV (nervo troclear) têm origem no mesencéfalo, o V (nervo trigêmeo), VI (nervo abducente), VII (nervo facial) e VIII (nervo vestibulococlear) na ponte e o IX (nervo glossofaríngeo), X (nervo vago), I (nervo acessório) e XII (nervo hipoglosso) no bulbo (Figura 13.6).

Essa divisão facilita a memorização, mas cabe lembrar que há outros núcleos de nervos cranianos distribuídos em outras topografias, de forma que o XI tem núcleos também na medula espinal, além do bulbo. Da mesma maneira, o trigêmeo, embora tenha seus núcleos motor e principal na parte média da ponte, também apresenta estruturas que se estendem desde o mesencéfalo até a parte rostral da medula espinal.

Os nervos olfatório (I) e óptico (II), que não estão no escopo de discussão deste capítulo, têm origem, respectivamente, no bulbo olfatório, no telencéfalo, e no corpo geniculado lateral, no diencéfalo.

Como já detalhado anteriormente neste capítulo, a avaliação do reflexo pupilar é de extrema importância no paciente em coma. A paciente do caso índice, embora apresentando midríase secundária a ativação do sistema nervoso simpático, conforme também já descrito, apresenta reflexo pupilar à luz preservado.

O III nervo craniano, o IV (nervo troclear) e o VI (nervo abducente) são os nervos responsáveis pela motricidade ocular.

No reflexo pupilar, o II nervo craniano (nervo óptico), apresentado com detalhes no Capítulo 15, é responsável por receber o estímulo luminoso que atravessa a via óptica até chegar na região mesencefálica, onde faz sinapse com os núcleos autonômicos parassimpáticos do III nervo craniano (nervo oculomotor), chamado de núcleo de Edinger-Westphal (EW). Desta região saem as fibras eferentes, que, junto com as fibras motoras do nervo oculomotor, entram na órbita para inervar o músculo constritor da pupila.

Além dos núcleos parassimpáticos de EW, o III nervo craniano tem núcleos motores cuja origem é a substância cinzenta ao redor do aqueduto mesencefálico. Saem do mesencéfalo, passando pela fossa interpeduncular (região entre os pedúnculos cerebrais) e entre as artérias cerebelar superior e cerebral posterior, seguindo paralelamente à artéria comunicante posterior, continuam até chegar no seio cavernoso, onde se relacionam com os demais nervos cranianos responsáveis pela motricidade ocular (IV e VI) que adentram a órbita.

O IV nervo craniano (nervo troclear) tem origem também no mesencéfalo, em um núcleo localizado anteriormente ao aqueduto. Este é o único nervo a emergir da região posterior do tronco (todos os outros emergem da região anterior), circunda o tronco e segue em direção ao tentório, onde penetra a dura-máter, entra no seio cavernoso e, por fim, atravessa a fissura orbital superior entrando na órbita.

O último nervo craniano envolvido na movimentação ocular é o VI nervo craniano (nervo abducente) cujo núcleo está situado na ponte, no assoalho do quarto ventrículo. O nervo sai do tronco encefálico, na junção entre a ponte e o bulbo, cruza a artéria do labirinto e segue em direção ao seio cavernoso, onde se junta ao III e IV nervos e chega à órbita.

No paciente em coma, não é possível testar a movimentação ocular voluntária. Neste caso, podem ser realizados o reflexo oculocefálico e o reflexo oculovestibular, que tem os nervos cranianos III, IV e VI como vias eferentes. A via aferente desse reflexo é o VIII nervo craniano (nervo vestibulococlear), descrito no Capítulo 6.

Na parte média da ponte, localizam-se ainda os núcleos motor e principal no V nervo craniano (nervo trigêmeo). Além disso, existem núcleos que se estendem desde o mesencéfalo até a medula espinal. O nervo trigêmeo é um nervo misto, sendo que a sua parte motora é muito menor do que a sensitiva, e inerva os músculos da mastigação. A parte sensitiva do nervo é responsável pela sensibilidade da face, e é dividida em três ramos: V1 (nervo oftálmico), V2 (nervo maxilar) e V3 (nervo mandibular).

O ramo oftálmico do V nervo (V1) corresponde à via aferente do reflexo corneopalpebral (visto anteriormente). O componente eferente deste reflexo é realizado pelo VII nervo craniano (nervo facial) descrito com detalhes no Capítulo 16.

Por fim, na região anterior do bulbo, se localizam os núcleos do IX e X nervos cranianos. O IX nervo craniano (nervo glossofaríngeo) emerge do bulbo com forma de pequenas raízes e se juntam em um só nervo, ascende pelo forame jugular e desce entre a veia jugular interna e a artéria carótida interna, até chegar à parede lateral da faringe e no músculo hioglosso. É responsável pela sensibilidade dolorosa e tátil da faringe, tonsilas e palato mole. Para sua avaliação, é possível testar o reflexo do vômito, bem como o reflexo da tosse.

O reflexo da tosse é utilizado para a verificação da integridade bulbar no exame do paciente em coma. A parte aferente do reflexo é composta pelo nervo glossofaríngeo e a parte eferente, pelo X nervo craniano (nervo vago).

O nervo vago também tem origem na região anterior do bulbo, semelhante ao glossofaríngeo, e suas pequenas raízes emergem do bulbo logo abaixo das raízes do glossofaríngeo. Também ascende pelo forame jugular e depois desce no pescoço emitindo ramos para inervar meninges, orelha, faringe, laringe e tórax e até mesmo vísceras abdominais.

A nossa paciente apresenta reflexos de tronco preservados, evidenciando integridade das funções dessa região do sistema nervoso central.

A história clínica, associada ao comprometimento das funções corticais superiores, a reatividade pupilar e a preservação dos demais reflexos cranianos sugerem um acometimento difuso e multifocal, secundário ao comprometimento do metabolismo cerebral decorrente da intoxicação exógena.

Como descrito no Capítulo 12, o sistema ativador reticular ascendente, possui fibras nervosas responsáveis pela comunicação entre o tronco encefálico com o cérebro, a medula e o cerebelo. O sistema integrado permite a diferenciação do organismo entre estar acordado (vigília) e estar dormindo (sono). Através de fibras noradrenérgicas do *locus ceruleus*, serotoninérgicas dos núcleos da rafe e colinérgicas da formação reticular da ponte, o sistema entra

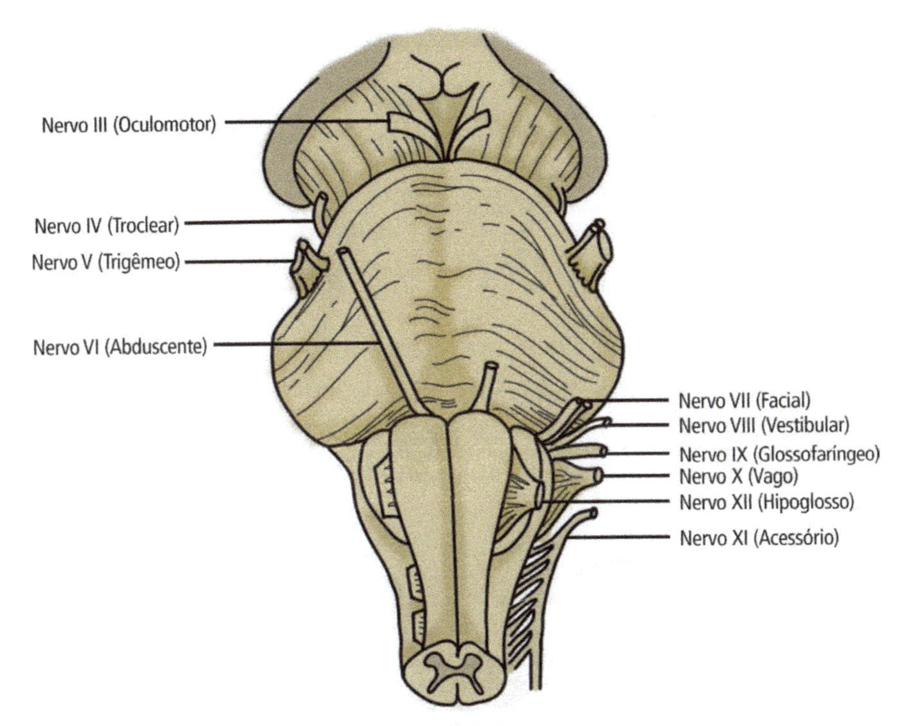

Figura 13.6 Saída dos pares cranianos.

em funcionamento, conforme também detalhado no Capítulo 12. Alterações nesse sistema causadas, por exemplo, por acidente vascular cerebral, tumores ou distúrbios metabólicos podem resultar em alterações do nível de consciência.

Diagnóstico etiológico

Voltando ao caso clínico, concluímos que a paciente apresenta rebaixamento do nível de consciência, e conforme discutido, devido à não abertura ocular ao estímulo doloroso ou ao chamado, com a preservação de reflexos dos nervos cranianos, concluímos que a paciente está em **coma.** Além disso, dada a evolução do quadro clínico em cerca de 30 minutos, conforme informado pela acompanhante, sabemos que estamos diante de um quadro **agudo** de rebaixamento do nível de consciência.

Sendo assim, é fundamental executar uma anamnese detalhada visando à queixa principal, ao modo de instalação e à duração dos sintomas, ao ambiente em que se deu o acontecimento agudo, à história pregressa da paciente, além de antecedentes familiares e pessoais, medicações de uso contínuo e alergias, hábitos e vícios. Uma ferramenta utilizada no contexto de emergência é a **SAMPLE** (Quadro 13.7), que visa à obtenção de uma história mais direcionada no contexto de emergência.

As principais causas de coma podem ser agrupadas a seguir e o Quadro 13.8 exemplifica algumas outras etiologias:

a. vasculares (hipóxia/anóxia pós-parada cardíaca, acidentes vasculares cerebrais isquêmicos e hemorrágicos, trombose venosa cerebral, hemorragia subaracnóidea).

Quadro 13.7 Ferramenta SAMPLE

Letra	Descrição
S	Sinais e Sintomas
A	Alergias
M	Medicamentos de uso contínuo
P	Passado Médico (Patologias e cirurgias)
L	Líquidos/Alimentos ingeridos na última hora
E	Eventos/Ambiente relacionado com o trauma/acontecimento agudo

Quadro 13.8 Principais causas de coma

Anóxia/Isquemia global	
Doença cerebrovascular	Infarto extenso de hemisfério cerebral AVCi de tronco cerebral, com oclusão de artéria basilar Hemorragia de tronco cerebral Hematoma ou infarto cerebelar com efeito de massa Hemorragia subaracnóidea Trombose venosa cerebral
Trauma	Lesão axonal difusa Edema cerebral e hipertensão intracraniana Hematoma epidural ou subdural Contusão cerebral hemorrágica com efeito de massa Embolia gordurosa
Infecção	Meningite bacteriana aguda Encefalite viral aguda Meningoencefalite fúngica ou por mycobacteria Abcesso cerebral Empiema
Inflamatória	Encefalite autoimune Encefalopatia posterior reversível (PRES) Vasculite Desmielinização aguda disseminada
Tumor	Grandes tumores hemisféricos com edema e efeito de massa Tumores do tronco encefálico Tumores cerebelares com efeito de massa Tumores infiltrativos Apoplexia pituitária
Hidrocefalia aguda	
Crises epilépticas	
Tóxicas	*Overdose* de droga prescrita *Overdose* de droga recreacional Interação medicamentosa Envenenamento
Anomalias endócrinas e metabólicas	Hipo e hiperglicemia Hipo e hipernatremia Hipercalcemia Acidose Falência renal e uremia Falência hepática e hiperamonemia Mixedema Insuficiência adrenal
Hipotermia	

b. traumáticas (tanto por um êmbolo gorduroso de uma fratura óssea com a tríade de rebaixamento do nível de consciência, petéquias e hipóxia, quanto traumas cranianos ocasionados com efeito de massa ou sangramento).
c. infecciosas (que podem ter evolução aguda, como no caso de uma meningite bacteriana, ou podem ter evolução mais insidiosa, como no caso de um empiema ou abscesso cerebral).
d. tóxico-metabólicas (como distúrbios hidroeletrolíticos e intoxicações exógenas).
e. inflamatórias (vasculites e encefalites autoimunes).
f. crises epilépticas.
g. neoplásicas (geralmente com evolução crônica/insidiosa, com o aparecimento de outros sintomas antes do rebaixamento do nível de consciência, que podem variar de acordo com a localização do tumor).
h. Intoxicações exógenas (morfina, tricíclicos, benzodiazepínicos), como nos casos de *overdose* por drogas recreacionais (cocaína, álcool, LSD, *ecstasy*).

Retomando o caso da nossa paciente, observamos que ela não apresenta alergias, porém faz uso de medicação para controle de epilepsia com valproato de sódio.

Considerando o ambiente e o contexto, as principais causas para o RNC da paciente, portanto, seriam crise epiléptica, intoxicação exógena e trauma. As demais etiologias seriam menos prováveis conforme a anamnese coletada. Analisando o exame físico, notamos taquicardia, hipertensão, com sudorese profusa, hipertermia e midríase, indicando um quadro de estimulação do eixo simpático, compatível com uma síndrome tóxica adrenérgica (simpatomiméticas).

Comentários e conduta

Na abordagem do coma, devemos afastar inicialmente causas infecciosas, metabólicas e lesões encefálicas estruturais. Assim, a conduta inicial é solicitar hemograma e PCR, eletrólitos (sódio, potássio, cálcio, e magnésio), função renal (ureia e creatinina), função hepática (bilirrubinas, INR, albumina, TGO e TGP) gasometria arterial, além de ECG para descartar alterações metabólicas com repercussão cardíaca. Neste caso, a amônia pode ser dosada pensando em hiperamonemia como consequência do uso de valproato.

A tomografia de crânio é importante para descartar causas estruturais do coma, como hemorragias. Demais exames complementares a serem realizados seriam eletroencefalograma, ressonância de crânio e liquor, que habitualmente são decididos a partir dos resultados dos exames iniciais citados. Devido à suspeita de intoxicação alcoólica, é importante a administração de tiamina, enquanto não houver mais dados.

O Quadro 13.9 sumariza os resultados dos exames solicitados. Observamos hiponatremia importante, que pode causar rebaixamento do nível de consciência. Entretanto, por qual motivo a paciente estaria fazendo hiponatremia?

Na investigação de hiponatremia (Quadro 13.10), o primeiro passo é analisar a volemia. O paciente com hiponatremia pode estar hipovolêmico, euvolêmico ou hipervolêmico, como por exemplo aqueles com insuficiência cardíaca. Uma vez que nossa paciente não apresenta turgência jugular, edema de extremidades, estertores na ausculta respiratória, hepatomegalia ou esplenomegalia e não há sinais clínicos de desidratação (mucosas secas, tempo de enchimento capilar reduzido), podemos dizer que ela apresenta uma hiponatremia euvolêmica.

Quadro 13.9 Resultado de exames do paciente

Exame	Resultado
Glicemia capilar	92 mg/dL
ECG	Ritmo sinusal, sem presença de sobrecargas, sem presença de desnivelamentos do segmento ST, sem outras alterações
Hemograma	Leucócitos: 7.345; Hemoglobina: 14; Hematócrito: 43; Volume corpuscular médio (VCM): 84; Plaquetas: 242.000
PCR	2
Eletrólitos	Na: 108; K: 5,4; Ca: 1,04; Mg: 1,8; Cl: 102
Função renal	Creatinina: 0,9; Ureia: 22.
Função hepática	INR: 1,04; Bilirrubina total: 0,2; Albumina plasmática: 3,8
Lesão hepática	TGO(AST): 20; TGP(ALT): 24
Amônia	Dentro de parâmetros normais
Gasometria arterial	pH: 7.38; PCO_2: 42/HCO3 20
Urina 1	Sem alterações
TC de crânio	Sem alterações

Quadro 13.10 Etiologias de hiponatremia

Hiponatremia Euvolêmica	Hiponatremia Hipervolêmica
SIADH Tumores Induzida por drogas Doenças pulmonares Alterações do SNC	Insuficiência Cardíaca Congestiva
Hipotireoidismo	Cirrose
Insuficiência Adrenal	Síndrome Nefrótica
Polidipsia Primária	Insuficiência Renal

Vamos entender melhor como funciona o sistema regulador de água no organismo, conhecido como sistema renina/angiotensina aldosterona, que influencia o hormônio antidiurético (ADH).

O sistema renina/angiotensina aldosterona é responsável pelo equilíbrio dos fluidos no corpo, tendo impacto na osmolaridade sérica e no manejo da pressão arterial. Quando o corpo reconhece um cenário de hipovolemia (redução de perfusão renal), o sistema é acionado, a liberação de renina atua na conversão de angiotensinogênio em angiotensina I, sendo metabolizada nos rins e nos pulmões em angiotensina II, que atua no córtex das glândulas suprarrenais, desencadeando a liberação de aldosterona, responsável por aumentar a reabsorção de sódio nos túbulos renais, em troca de depleção de potássio. Além disso, a angiotensina II atua no hipotálamo de modo a aumentar a sensação de sede, ocorrendo ao mesmo tempo a estimulação de secreção do hormônio antidiurético (ADH), responsável pela retenção de mais água.

O exame toxicológico de urina da paciente é positivo para anfetaminas, compatível com MDMA (*ecstasy*), o que explica o quadro clínico como um todo, uma vez que o MDMA é uma causa de hiponatremia euvolêmica e justificaria a ativação simpática da paciente (taquicardia, hipertensão, midríase).

Assim, o diagnóstico etiológico do caso clínico apresentado é finalizado em SIADH induzida pelo uso de *ecstasy*, sendo necessária reposição de sódio cautelosa.

Analise esse paciente

Anamnese

- Paciente masculino, 25 anos, é trazido ao pronto-socorro por familiares que relatam queda de escada de cerca de 3 metros de altura, há cerca de 20 minutos.
- É referido histórico pessoal de enxaqueca, sem história de internações prévias ou cirurgias. Seu pai é hígido e sua mãe é diagnosticada com HAS desde os 55 anos de idade.

Exame físico geral

- Pressão arterial 100 × 60 mmHg/Frequência cardíaca 115 bpm/Frequência respiratória 12 ipm/$SatO_2$ 94%/Temperatura 36,5 °C/Glicemia capilar 81 mg/dL.
- Mau estado geral, descorado +++/4, desidratado ++++/4, acianótico, anictérico.
- Bulhas rítmicas, normofonéticas, em 2 tempos, sem sopros. Tempo de enchimento capilar de 4 s.
- Murmúrios vesiculares presentes bilateralmente, sem ruídos adventícios.
- Abdome plano, ruídos hidroaéreos presentes, timpânico, flácido, indolor, sem massas ou visceromegalias palpáveis.
- Extremidades: sem sinais de edema ou rigidez da panturrilha.

Exame físico neurológico

- Neurológico: lesão corto-contusa em região temporal esquerda. Paciente não apresenta abertura ocular, sem reação ao estímulo doloroso, pupilas fixas, reflexos fotomotor e consensual ausentes bilateralmente, reflexo córneo-palpebral ausente, reflexos oculo-cefálico, reflexos de tosse, ausentes. O paciente é prontamente intubado e levado ao hospital, onde é realizada tomografia de crânio, que mostra múltiplas áreas de contusão frontal e occipital, com importante edema cerebral, sem indicação neurocirúgica.
- Após 24 horas, o paciente apresenta pressão arterial 90 × 60 mmHg/Frequência cardíaca 110 bpm/Frequência respiratória12 ipm (não apresenta qualquer sinal de ventilação espontânea)/$SatO_2$ 94%/Temperatura 36,5 ºC/Glicemia capilar 81 mg/dL.
- Mau estado geral, descorado +++/4, desidratado ++++/4, acianótico, anictérico. Bulhas rítmicas, normofonéticas, em 2 tempos, sem sopros. Tempo de enchimento capilar de 4 s
- O exame físico neurológico está mantido com ausência de abertura ocular espontânea e ausência de reflexos de tronco cerebral. A prova calórica com água gelada confirma a ausência de movimentos oculares. O paciente é incluído no protocolo de morte encefálica.

Perguntas

13. O sintoma-guia deste paciente é: 1. ____________________ e os sinais de exame físico indicam 2. ____________________ (ausência/presença) de reflexos do tronco cerebral.
14. A presença dos reflexos de tronco cerebral em um paciente afasta a possibilidade de ____________________.

Aspectos legais da morte encefálica

Para determinar a morte encefálica (ME) são necessários alguns pré-requisitos, conforme resolução do Conselho Federal de Medicina (CFM), que devem ser testados em todos os pacientes que apresentem coma não perceptivo, aliado à ausência de reatividade supraespinal e apneia.

Os pré-requisitos para a realização dos procedimentos de determinação de ME são:

- Presença de lesão encefálica de causa conhecida, irreversível e capaz de causar morte encefálica.
- Ausência de fatores tratáveis que possam confundir o diagnóstico de morte encefálica.
- Tratamento e observação em hospital pelo período mínimo de seis horas (quando a causa primária do quadro for encefalopatia hipóxica-isquêmica, esse período de tratamento e observação deverá ser de, no mínimo, 24 horas).
- Temperatura corporal (esofagiana, vesical ou retal) superior a 35° C, saturação arterial de oxigênio acima de 94% e pressão arterial sistólica maior ou igual a 100 mmHg ou pressão arterial média maior ou igual a 65 mmHg para adultos, ou conforme a tabela a seguir para menores de 16 anos.

Idade	Pressão Arterial	
	Sistólica (mmHg)	PAM (mmHg)
Até 5 meses incompletos	60	43
De 5 meses a 2 anos incompletos	80	60
De 2 anos a 7 anos incompletos	80	60
De 7 a 15 anos	90	65

É obrigatória a realização mínima dos seguintes procedimentos para a determinação da morte encefálica:

a. **Dois exames clínicos** que confirmem coma não perceptivo e ausência de função do tronco encefálico.
   - O exame clínico deve demonstrar, de forma inequívoca, a existência das seguintes condições:
     - **Coma não perceptivo**;
     - **Ausência de reatividade supraespinal** manifestada pela ausência dos reflexos fotomotor, córneo-palpebral, oculocefálico, oculovestibular e de tosse.
   - Os exames clínicos devem ser realizados por médicos diferentes, especificamente capacitados para a determinação de morte encefálica.
   - São considerados capacitados médicos com no mínimo **um ano de experiência** no atendimento de pacientes em coma e que tenham acompanhado ou realizado **pelo menos dez determinações de ME** ou **curso de capacitação para determinação em ME**.
   - Um dos médicos especificamente capacitados deverá ser especialista em uma das seguintes especialidades: medicina intensiva, medicina intensiva pediátrica, neurologia, neurologia pediátrica, neurocirurgia ou medicina de emergência. Na indisponibilidade de qualquer um dos especialistas anteriormente citados, o procedimento deverá ser concluído por outro médico especificamente capacitado.
   - Na presença de alterações morfológicas ou orgânicas, congênitas ou adquiridas, que impossibilitem a avaliação bilateral dos reflexos fotomotor, córneo-palpebral, oculocefálico ou oculovestibular, sendo possível o exame em um dos lados e constatada ausência de reflexos do lado sem alterações morfológicas, orgânicas, congênitas ou adquiridas, dar-se-á prosseguimento às demais etapas.

- Em crianças com menos de 2 (dois) anos de idade, o intervalo mínimo de tempo entre os dois exames clínicos varia conforme a faixa etária:
  - Dos sete dias completos (recém-nascido a termo) até dois meses incompletos: o intervalo será de 24 horas.
  - De dois meses a 24 meses incompletos: o intervalo será de 12 horas.
  - Acima de 2 (dois) anos de idade: o intervalo mínimo será de 1 (uma) hora.

b. **Teste de apneia** que confirme ausência de movimentos respiratórios após estimulação máxima dos centros respiratórios.
   - O teste de apneia deverá ser realizado uma única vez por um dos médicos responsáveis pelo exame clínico e deverá comprovar ausência de movimentos respiratórios na presença de hipercapnia ($PaCO_2$ superior a 55 mmHg).
   - É importante salientar que nas situações clínicas que cursam com ausência de movimentos respiratórios de causas extracranianas ou farmacológicas é vedada a realização do teste de apneia, até a reversão da situação.

c. **Exame complementar** que comprove a ausência de atividade encefálica.
   - O exame complementar deve comprovar, de forma inequívoca, uma das condições:
     - Ausência de **perfusão sanguínea encefálica** (mostrada pelo ultrassom doppler transcraniano, por exemplo) ou
     - Ausência de **atividade elétrica** encefálica (mostrado pelo eletroencefalograma, por exemplo) ou
     - Ausência de **atividade metabólica** encefálica (mostrado pela cintilografia/spect cerebral, porém é pouco usado na prática em comparação aos outros dois exames).
   - A escolha do exame complementar levará em consideração a situação clínica e a disponibilidade local. Na realização do exame complementar escolhido deverá ser utilizada a metodologia específica para a determinação de morte encefálica. O laudo do exame complementar deverá ser elaborado e assinado por médico especialista no método em situações de morte encefálica.

É válido ressaltar que nenhum dos médicos envolvidos no diagnóstico de ME pode fazer parte da equipe de remoção ou transplantes, para evitar possíveis conflitos éticos. Outros detalhes legais da determinação da ME podem ser encontrados na Resolução CFM nº 2.173/2017 (QR code).

A partir da confirmação diagnóstica, a equipe médica deve fazer o registro adequado conforme as normas nacionais, comunicar à família e atestar o óbito. Caso o paciente seja um potencial doador de órgãos, a equipe local de captação de órgãos deve ser comunicada sobre o diagnóstico de morte encefálica, e as medidas para preservação dos órgãos orientadas para a equipe assistente.

Finalização

Pontos-chave

- Há diferentes níveis de consciência. Alterações agudas: alerta/vigilância, sonolência, obnubilação, estupor, coma. Alterações subagudas/crônicas: hipersonia, estado de mínima consciência, estado vegetativo, estado vegetativo persistente e morte encefálica.
- A avaliação de alterações agudas do nível de consciência pode se basear em escalas: Glasgow, RASS, FOUR.

- É importante a avaliação dos reflexos dos nervos cranianos do paciente em coma.
- É fundamental pensar nas causas reversíveis de coma.

Objetivos de aprendizagem

1. Definir estado de Coma.
2. Conhecer os exames físicos no coma e as causas reversíveis e irreversíveis.
3. Definir morte encefálica.

Respostas

1. Rebaixamento do nível de consciência.
2. Paciente comatosa, sem abertura ocular espontânea ou ao chamado, sem resposta verbal, sem resposta a comandos.
3. Ao estímulo doloroso, apresenta postura em descerebração. Pupilas midriáticas
4. Substância ativadora reticular ascendente (tegumento pontomesencefálico).

15. 1. 1 ponto; 2. 1 ponto; 3. 2 pontos
6. 1. midríase; 2. miose; 3. isocoria; 4. anisocoria
7. 1. ausente; 2. ausente
8. 1. presente; 2. ausente
9. 1. ausente; 2. presente
10. 1. reto medial; 2. reto superior; 3. reto inferior; 4. oblíquo inferior
11. 1. abducente (IV); 2. abdução
12. 1. troclear (VI); 2. oblíquo superior
13. 1. rebaixamento do nível de consciência; 2. ausência
14. morte encefálica

Bibliografia

Baehr F. Duus Diagnóstico topográfico em neurologia. 5ª ed. Editora Di Livros, 2014.

Ball S. Hyponatremia. In: Feingold KR, Anawalt B, Boyce A, Chrousos G, de Herder WW, Dhatariya K, et al. South Dartmouth (MA), 2000.

Brazis PW, Masdeu JC, Biller J. Localização em Neurologia Clínica. 6ª ed. Di Livros, 2013.

Campbell WW. Dejong: o exame neurológico. 7ª ed. Editora Guanabara Koogan, 2014.

Faria AC, Carmo H, Carvalho F, Silva JP, Bastos M de L, Dias da Silva D. Drinking to death: hyponatraemia induced by synthetic phenethylamines. Drug Alcohol Depend. 2020;212(April).

Guerrero Lira M. Cuidados paliativos. ARS MEDICA. Rev Ciências Médicas. 2018;23(3).

Hernandez E, Rodrigues R, Torres T. Manual de Toxicologia Clínica. 1a ed. São Paulo: Secretaria Municipal da Saúde, 2017; p. 465.

Machado A, Haertel LM. Neuroanatomia Funcional. 3ª ed. São Paulo, Atheneu, 2014.

Martins Jr CR, França Jr MC, Martinez ARM, Faber I, Nucci A. Semiologia Neurológica. Editora Revinter, 2017.

Porto CC. Semiologia Médica. 8ª ed. Rio de Janeiro, Guanabara, 2019.

Posner JB, Saper CB, Schiff ND, Plum F. Plum and Posner's diagnosis of stupor and coma. 4th ed. New York, Oxford University Press, 2007.

Rabinstein AA. Coma and brain death. Contin lifelong. Learn Neurol. 2018;24(6):1708–31.

Wijdicks EFM, Bamlet WR, Maramattom B V, Manno EM, McClelland RL. Validation of a new coma scale: The FOUR score. Ann Neurol.2005;58(4):585–93.

Caso Clínico 14

Luís Otávio Sales Ferreira Caboclo
Rafael Trindade Tatit

Anamnese

- Paciente do sexo masculino, 18 anos, é trazido pelos pais à consulta com neurologista por episódio de perda de consciência há um dia.
- Após privação de sono, os pais presenciaram uma perda de consciência com contração tônica bilateral e, em seguida, abalos clônicos das pernas e braços, com liberação esfincteriana e perda de consciência. Paciente relatou que ficou bastante sonolento e com dores musculares após o episódio.
- Dois anos e meio antes, procurou neurologista por dois episódios semelhantes de perda de consciência. Em ambos teve mal-estar, náuseas, sensação de desmaio e em seguida perdeu a consciência, com queda ao solo. Não houve liberação esfincteriana ou mordedura de língua. Teve pronta recuperação da consciência poucos segundos após, sem confusão.
- Sem antecedentes pessoais médicos. Quanto aos antecedentes familiares, pai teve crises epilépticas (sugestivas de crises tônico-clônicas) esparsas dos 12 aos 19 anos, chegou a usar fenobarbital e carbamazepina.

Exame físico geral

- Pressão arterial 105 × 75 mmHg/Frequência cardíaca 76 bpm/Frequência respiratória 16 ipm/SatO_2 97%/Temperatura 36,6 °C/Glicemia capilar 92 mg/dL.
- Bom estado geral, corado, hidratado, acianótico, anictérico.
- Bulhas rítmicas, normofonéticas, em 2 tempos, sem sopros (BRNF, em 2T, S/S), tempo de enchimento capilar de 2 s.
- Murmúrios vesiculares presentes bilateralmente, sem ruídos adventícios (MV+ e sim, s/RA).

- Abdome plano, ruídos hidroaéreos presentes, timpânico, flácido, indolor, sem massas ou visceromegalias.
- Extremidades sem sinais de edema ou rigidez de panturrilha.

Exame físico neurológico

- Consciente, orientado no tempo e espaço. Fluência e linguagem preservadas. Pupilas isocóricas e fotorreagentes, musculatura ocular extrínseca preservada. Sem desvio de rima. Língua e palato centrados. Força muscular preservada. Reflexos profundos 2+. Reflexo cutâneo-plantar em flexão. Sensibilidade preservada. Coordenação preservada. Sem rigidez de nuca ou sinais meníngeos.

Perguntas

1. Qual o sintoma-guia?
2. O sintoma-guia ocorreu uma vez há 1 dia e outras duas vezes há 2 anos e meio. O episódio que ocorreu há 1 dia é sugestivo de que etiologia? E os episódios que ocorreram há 2 anos e meio?

Exames complementares

Foi realizado um Eletroencefalograma (EEG), que mostrou atividade epileptiforme generalizada frequente, ativada pela hiperpneia (Figura 14.1).

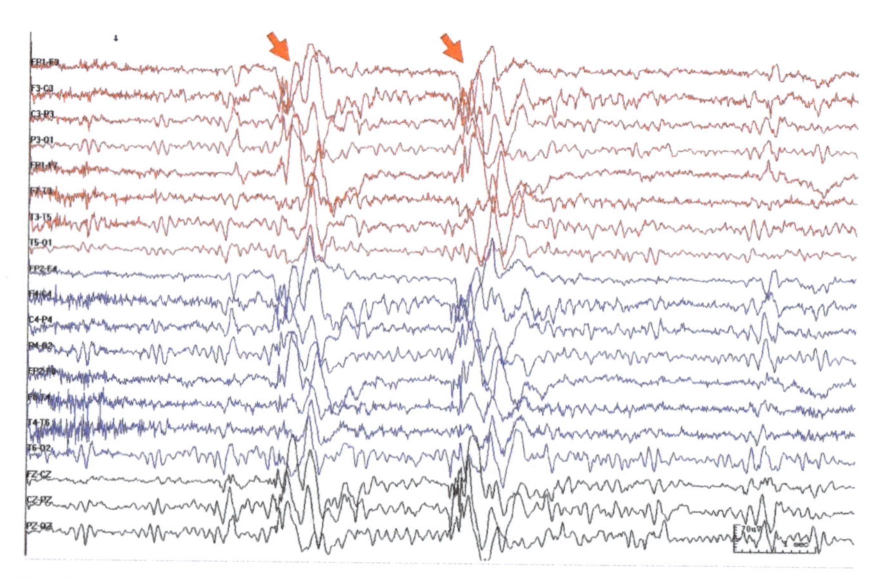

Figura 14.1 **Página de eletroencefalograma em vigília.** Montagem bipolar longitudinal em dupla banana. Durante prova de ativação pela hiperpneia, são observados paroxismos epileptiformes com morfologia de complexo espícula onda, de projeção generalizada (*setas*).

Diagnóstico sindrômico

Sumarização

Este é um caso de **Síndrome de perda de consciência.**

O primeiro passo para identificar um caso de Síndrome de perda de consciência é descrever a alteração do nível da consciência – sintoma-guia – por meio de uma anamnese cuidadosa, visto que o diagnóstico frequentemente se baseará apenas em dados clínicos. Assim, é fundamental questionar se este foi o primeiro episódio do tipo, se apresentou confusão ou dores musculares após o episódio, se houve liberação esfincteriana, se há histórico familiar de eventos parecidos, assim como investigar fatores predisponentes a crises epilépticas – como consumo aumentado de álcool, drogas ou privação do sono. O objetivo primário dessa avaliação é identificar se houve uma crise epiléptica em vez de algum outro tipo de evento paroxístico (Quadro 14.1), como síncope ou até crise psicogênica não epiléptica, para em seguida determinar a causa e estabelecer se ocorreu uma crise provocada ou não provocada. Com isso, espera-se poder determinar, ou estimar, a probabilidade de novas crises semelhantes.

No caso apresentado, a clínica sugeriu o diagnóstico de síncope – provavelmente vasovagal – para os dois primeiros episódios, ocorridos há dois anos e meio. Neles, houve relato de perda transitória de consciência com pródromos de mal-estar, náuseas, sensação de desmaio ou "cabeça rodando", assim como nenhuma confusão após o evento, com pronta recuperação da

Quadro 14.1 Diagnóstico diferencial das crises epilépticas

Síncope Síncope vasovagal Arritmia cardíaca Cardiopatia vascular Insuficiência cardíaca Hipotensão ortostática	**Migrânea** Migrânea confusional Migrânea basilar
Transtornos psicológicos Crise psicogênica não epiléptica Hiperventilação Ataque de pânico	**Ataque Isquêmico Transitório (AIT)** AIT da artéria basilar
Distúrbios metabólicos Desmaios (*blackouts*) alcoólicos *Delirium tremens* Hipoglicemia Hipóxia	**Distúrbios do sono** Terror noturno Distúrbio do sono REM Narcolepsia Paralisia do sono
Drogas psicoativas Alucinógenos Ayahuasca	**Distúrbios do movimento** Coreia Balismo Distonias Blefaroespasmo Espasmo hemifacial Tiques Síndromes startle

consciência. Não houve liberação esfincteriana ou mordedura de língua, nem sintomas pós-ictais (pós-crise) como cefaleia, sono profundo, dores musculares, ou alterações perceptivas.

Entretanto, mais de dois anos depois, aos 18 anos, o paciente teve crise tônico-clônica generalizada inequívoca, o que levou à indicação de tratamento. Na ocasião, o paciente teve contração tônica bilateral e, em seguida, contração clônica bilateral das pernas e braços, com liberação esfincteriana e perda de consciência. Além disso, apresentou sintomas pós-ictais, como sonolência e dores musculares, e relatou a privação de sono, fator predisponente conhecido para crises. Com isso, dado o registro de uma crise não provocada e uma condição associada a maior risco de recorrência após a primeira crise não provocada (EEG com anormalidade epileptiforme, nesse caso), esse paciente fechou um dos possíveis critérios que definem o diagnóstico de epilepsia. O Quadro 14.2 mostra os critérios para o diagnóstico de epilepsia.

Nesse caso, o diagnóstico foi definido pelo segundo critério – uma crise não provocada e risco elevado (estimado em > 60% devido ao achado do EEG) – sendo indicada a prescrição de fármacos anticrise.

No caso em particular, iniciou-se o tratamento com Levetiracetam 500 mg 12/12 horas. Porém, novo EEG mostrou descargas epileptiformes generalizadas muito frequentes; a dose do Levetiracetam foi, então, aumentada para 1.000 mg 12/12 horas. Assim, o paciente evoluiu sem crises desde então, mantendo seguimento há mais de seis anos.

Revisão

A síncope vasovagal, popularmente chamada de "desmaio comum", é a causa mais comum de síncope (cerca de 35% a 70% dos casos, dependendo da faixa etária), particularmente em pacientes sem doença cardiovascular ou neurológica aparente. Sua causa é um reflexo neural que resulta em hipotensão sistêmica, geralmente autolimitada, por bradicardia (redução dos batimentos cardíacos) e/ou vasodilatação/venodilatação periférica. Pode estar associada a diversos gatilhos, como estresse emocional ou ortostático, estímulos dolorosos, medo, posição em pé prolongada, exposição ao calor ou após esforço físico. Nesses casos, o reflexo vasovagal causa um hipofluxo cerebral, levando o paciente a perder a consciência por esse fator.

Por outro lado, na crise epiléptica, por exemplo, uma crise tônico-clônica generalizada, o fenômeno é totalmente diferente. Ela é decorrente da atividade neuronal excessiva ou síncrona anormal em estruturas subcorticais, corticais, ou ambas, que se iniciam de redes neurais bilaterais ou que rapidamente se distribuem bilateralmente, podendo ser assimétricas. Os indivíduos, durante uma crise tônico-clônica, apresentam uma sequência que consiste em uma fase tônica seguida por uma fase clônica.

Durante a fase de contração tônica, alguns achados podem ser observados, como a rigidez muscular (paciente com extensão dos membros e arqueamento das costas), grito ictal ou epilético (contração dos músculos expiratórios e da laringe causam a emissão de um alto som/grito), contração dos músculos mastigatórios (o que pode acarretar mordedura da língua)

Quadro 14.2 Definição de epilepsia

Quando **qualquer um** dos seguintes critérios é atendido:

- Pelo menos duas crises não provocadas (ou reflexas) ocorrendo com diferença de mais de 24 horas.
- Uma crise não provocada (ou reflexa) e uma probabilidade de novas convulsões, semelhante ao risco geral de recorrência após duas crises não provocadas (≥ 60%), ocorrendo nos próximos 10 anos.
- Diagnóstico de uma síndrome epiléptica.

e aumento do tônus simpático (aumento da frequência cardíaca, pressão arterial e pupila/midríase). Já durante a fase clônica, que sucede a tônica, são observados abalos rítmicos sustentados, que normalmente mostram uma diminuição regular da frequência ao longo do evento. Importante: durante uma crise tônico-clônica, a consciência é perdida antes ou concomitantemente aos movimentos de enrijecimento e espasmos.

Perguntas

3. Um episódio de perda de consciência causado por hipotensão transitória, bradicardia e vasodilatação é uma ________________________.
4. Já um episódio de perda de consciência causado por uma atividade neuronal excessiva e síncrona cerebral é uma ________________________.

Diagnóstico topográfico

O caso em questão foi uma crise tônico-clônica generalizada, portanto, de acometimento generalizado de ambos os hemisférios cerebrais. Em tais eventos, a atividade neuronal excessiva, ou síncrona anormal, envolve redes em ambos os hemisférios já no início da crise.

Diagnóstico etiológico

Quanto ao diagnóstico etiológico, no caso em questão, a suspeita é de que se trate de uma síndrome epiléptica generalizada de origem genética familiar, ou simplesmente *epilepsia generalizada genética*. Epilepsia de origem genética pode ser conceituada como aquela que é consequência direta de uma mutação – conhecida ou presumida, em que as crises são a manifestação principal da desordem.

É importante salientar que origem genética não é sinônimo de origem familiar (ou herdada), visto que diversas mutações *de novo* podem causar epilepsias genéticas, que no caso, não são herdadas. Outra observação relevante é que uma etiologia genética não exclui contribuições ambientais, sendo bem aceitos alguns contribuintes para crises em pacientes com epilepsia, como a privação de sono, estresse ou enfermidades.

Portanto, no caso apresentado, a etiologia é presumidamente genética e hereditária, sendo a privação de sono um papel contribuinte para a crise.

Comentários e conduta

Crises epilépticas são definidas como a "ocorrência temporária de sinais e/ou sintomas decorrentes de atividade neuronal excessiva ou síncrona anormal no cérebro", sendo um evento relativamente comum, que afeta cerca de 8% a 10% da população ao longo da vida e que são responsáveis por 1% a 2% de todas as visitas ao departamento de emergência. Dessa maneira, diante de uma possível crise, o objetivo inicial pode ser didaticamente dividido em três passos: primeiro, identificar se de fato se trata de uma crise epiléptica, e não de outro tipo de evento mimetizando uma (Quadro 14. 2); segundo, em se tratando de uma crise epiléptica, determinar a causa, ou seja, se foi uma crise provocada – crise sintomática aguda (Quadro 14.3), ou não provocada (Quadro 14.4); terceiro, determinar a probabilidade de novas crises semelhantes (Quadro 14.5).

Quadro 14.3 Características e critérios de uma crise sintomática aguda

Crise Sintomática Aguda
Ocorre no momento de um insulto sistêmico ou em associação temporal próxima com um insulto cerebral documentado
Exemplos de insultos: • Distúrbios metabólicos • Abstinência de drogas ou álcool • AVC • Encefalite • Traumatismo craniano
Recomendações de janela de tempo na qual pode ser considerada crise sintomática aguda: • Dentro de uma semana de AVC, lesão cerebral traumática, encefalopatia anóxica ou cirurgia intracraniana • Na primeira identificação de hematoma subdural • Durante a fase ativa de uma infecção do SNC • Dentro de 24 horas após uma grave perturbação metabólica

Quadro 14.4 Fatores relacionados com as crises não provocadas

• Etiologia desconhecida ou • Lesão cerebral preexistente (p. ex., tumores, infecção prévia do SNC, AVC no passado) ou • Desordens progressivas do SNC (p. ex., doença de Alzheimer, outras desordens neurodegenerativas)
Apresentam maior risco de epilepsia futura em comparação às crises sintomáticas agudas.

Quadro 14.5 Condições associadas a maior risco de recorrência após a primeira crise não provocada

Lesões cerebrais prévias (ou distúrbio cerebral subjacente): • AVC • Tumor cerebral • Traumatismo cranioencefálico com perda de consciência • Infecção anterior do SNC • Anóxia neonatal
Alterações no exame neurológico
Anormalidade na neuroimagem relacionada com a ocorrência de crises
Eletroencefalograma com anormalidade epileptiforme
Uma primeira convulsão que ocorre durante o sono

Para o primeiro passo, algumas pistas clínicas podem ser bastante úteis na avaliação inicial, como, por exemplo, se há relato de perda transitória de consciência com pródromos de tontura, sensação de calor ou frio, sudorese, palpitações, palidez, assim como nenhuma ou mínima confusão após o evento, o que sugere um quadro de síncope.

Por outro lado, favorece um quadro de crise epiléptica se há relato de sintomas motores ou visuais (sobretudo positivos), como tremores, luzes piscando, distorção visual ou amnésia completa.

Além disso, outras dicas valiosas podem ser os sintomas pós-ictais, que aumentam o grau de suspeita para crises epilépticas, como confusão após o evento, cefaleia, sono profundo, dores musculares, alterações perceptivas, entre outras. Dessa forma, uma anamnese que caracterize o evento e fatores de risco, assim como que investigue eventos prévios similares, tanto pessoais, quanto familiares, são de fundamental importância. Percorrendo-se esse caminho, se pesquisam, portanto, infecções, traumatismos, intoxicações, doenças sistêmicas, anormalidades neurocutâneas, doenças vasculares e uso de medicamentos, já que alguns fármacos podem diminuir o limiar convulsivo (p. ex., agentes alquilantes, antimaláricos, antimicrobianos beta-lactâmicos, meperidina e outros anestésicos e analgésicos). Por fim, nessa etapa clínica de investigações, o exame físico geral, em se tratando de uma crise epiléptica, frequentemente não apresenta comemorativos, embora possa ser de grande valor no descarte de outros quadros, apresentados no Quadro 14.2. No exame neurológico, avaliar assimetrias e desproporções de força, reflexo e sensibilidade se faz imperativo.

Outros achados podem chamar a atenção para outros diagnósticos diferenciais, como: rápida perda da função neurológica (com instalação máxima já de início), com sintomas que respeitam um território vascular e que tipicamente são "negativos" (p. ex., fraqueza, dormência, afasias, perda visual), indicam possível ataque isquêmico transitório (AIT); sintomas neurológicos positivos e/ou negativos, na maior parte das vezes visuais e sensoriais, que evoluem gradualmente, ao longo de cinco minutos ou mais, e finalizando com quadro de cefaleia, indicam possível migrânea com aura; atividade motora assíncrona e flutuante, com movimentação da cabeça ou do corpo de um lado para o outro, até mesmo com impulsão pélvica e estando total ou parcialmente alerta – apesar da atividade motora bilateral, geralmente com os olhos fechados e na maior parte das vezes na frente de uma testemunha – levantam a suspeita para possível crise psicogênica não epiléptica.

Após a avaliação inicial eminentemente clínica, o uso de exames subsidiários é de grande importância, tanto para confirmar e classificar, como para descartar com maior segurança quadros miméticos. Nesse sentido, os seguintes exames devem ser considerados: exames laboratoriais, eletroencefalograma, exames de neuroimagem e eletrocardiograma (na suspeita de síncope de origem cardíaca). Seguem, em mais detalhes, as indicações e particularidades de cada um deles.

Exames laboratoriais: eletrólitos, glicose, cálcio, magnésio, hemograma completo, testes de função renal e hepática, urinálise e exames toxicológicos – sobretudo quando não é identificado nenhum fator precipitante – são considerados, sobretudo na avaliação de uma primeira crise, embora a probabilidade de se encontrarem anormalidades seja baixa em pacientes não selecionados. O lactato sérico pode ser útil, já que níveis elevados nas primeiras duas horas após o início do quadro sugere que a causa foi uma crise generalizada, em vez de síncope ou crise psicogênica não epiléptica. Punção lombar para coleta de líquido cefalorraquidiano (LCR) está indicada em casos suspeitos de infecção do SNC (p. ex., meningite, encefalite), sendo, porém, obrigatória nos pacientes imunossuprimidos ou imunodeprimidos, mesmo na ausência de sintomas e sinais de infecção. Importante lembrar que a punção lombar somente deve ser realizada após se descartar a presença de lesão expansiva, com o uso de exames de neuroimagem.

Eletroencefalograma: esse exame detectará a atividade elétrica cerebral, por meio de eletrodos fixados ao couro cabeludo, obtendo-se traçados eletrográficos que podem auxiliar no diagnóstico e na classificação do quadro. Dessa forma, todos os pacientes com provável crise devem ser avaliados, assim que possível, com um eletroencefalograma (EEG), tratando-se de um estudo essencial na avaliação diagnóstica de crises epilépticas.

A detecção de atividade epileptiforme eletrográfica durante a crise, claramente estabelece o diagnóstico. Contudo, a ausência da anormalidade epileptiforme não exclui uma crise. De maneira análoga, um EEG interictal com anormalidades epileptiformes focais ou com descargas generalizadas (p. ex., complexo de espícula-onda), apoia e auxilia na classificação do tipo de epilepsia, porém sua ausência não exclui seu diagnóstico.

Exames de neuroimagem: pacientes adultos com início recente de crises epilépticas devem ser avaliados quanto à presença de alguma anormalidade estrutural, sendo que, na ausência de contraindicações (p. ex., marcapasso, aparelhos auditivos não removíveis), a ressonância magnética é o exame preferido. Isso se dá pela sua maior sensibilidade na detecção de uma série de insultos agudos e remotos, que podem causar crises epilépticas, como infartos cerebrais, tumores, esclerose mesial temporal, anormalidades da migração neuronal, entre outros. Porém, devido a fatores como o mais fácil acesso e a maior agilidade na obtenção de imagens, a tomografia é por vezes o primeiro exame a ser realizado, sobretudo no contexto de emergência. Por fim, é importante salientar que embora a RM e a TC possam sugerir que uma anormalidade estrutural esteja associada, achados nesses exames não devem ser interpretados de forma isolada.

Eletrocardiograma: é recomendado para todos os pacientes com perda da consciência, visto que uma síncope cardiogênica pode se manifestar como uma crise epiléptica secundária à hipóxia. Dessa maneira, um ECG atende à proposta de tentar identificar arritmias cardíacas que possam ter sido a causa do quadro. Um exemplo de achado eletrocardiográfico que pode sugerir isso é um alargamento do intervalo QT, o qual pode ser tanto congênito, quanto adquirido – situação que pode estar associada a sérias intoxicações por drogas, como por antidepressivos tricíclicos (Quadro 14.3).

O segundo passo se concentra na confirmação da causa e da natureza da crise epiléptica – provocada ou não provocada. A partir desse estágio, o que se deseja saber é o risco de recidivas. As crises sintomáticas agudas em que ocorre reversão completa do motivo da crise, como por exemplo hipoglicemia ou intoxicação medicamentosa, têm um menor risco de recorrência. Já crises sintomáticas agudas que provocam uma condição crônica ou sequelar, como uma doença degenerativa pós-traumatismo craniano, podem evoluir para um estado de aumento de crises futuras. A partir de então, caso ocorram novas crises, essas serão consideradas como não provocadas, tornando-se critério para diagnosticar um quadro de epilepsia propriamente dita (Quadro 14.2 e Quadro 14.4).

A epilepsia é um distúrbio cerebral caracterizado por predisposição duradoura a crises epilépticas, sendo uma condição bastante heterogênea, com vários tipos de crises e síndromes possíveis, o que reflete também a variedade de etiologias. Com isso, sua classificação é de grande importância e pode impactar diretamente na compreensão prognóstica, isto é, no conhecimento de comorbidades associadas (p. ex., psiquiátrica, cognitivas) e na mortalidade (p. ex., risco de morte súbita). Além disso, para conduzir e otimizar a escolha de medicações, a classificação acurada é fundamental. Nesse sentido, a ILAE (International League Against Epilepsy) propôs, em 2010, importantes mudanças ao sistema de classificação de 1989, emitindo sua última revisão em 2017. Nessa atualização, é possível realizar o diagnóstico em três níveis – tipos de crises, tipos de epilepsia e síndromes epilépticas. Porém, é necessário frisar que talvez tão importante quanto classificar o tipo de epilepsia e de síndrome epiléptica, é tentar identificar a provável etiologia dela, sendo hoje reconhecidos seis grandes grupos de etiologias possíveis: genética, estrutural, metabólica, imunológica, infecciosa e desconhecida.

No **primeiro nível de diagnóstico**, a avaliação do tipo de crise começa determinando as manifestações clínicas iniciais dessa crise em focais ou generalizadas. Porém, quando a forma de início não for clara, a crise é denominada de início desconhecido.

Nas crises focais, pode-se incluir na classificação o nível de consciência (ou *awareness*, do original) – esta se refere à percepção ou conhecimento de si próprio, do ambiente, ou de eventos ocorrendo ao redor. Dessa maneira, caso o indivíduo demonstre que consegue se recordar de toda a crise, presume-se que houve preservação da consciência (crises focais *perceptivas*). Caso haja comprometimento durante qualquer momento do episódio, presume-se que houve uma crise focal com comprometimento do nível de consciência (crises focais *disperceptivas*).

Prosseguindo na classificação das crises focais, esta pode ainda ser subdividida quanto aos sinais e sintomas que primeiro se manifestaram, motores ou não motores. Já na classificação das crises generalizadas, estas podem ser divididas em motoras ou não motoras (crises de ausência). Caso haja dúvidas quanto ao início da crise, deve-se classificá-la como de início desconhecido, seguindo a recomendação da força-tarefa da ILAE de classificar uma crise como de início focal ou generalizado somente quando houvesse alto nível de convicção na acurácia dessa determinação. Isso também vale para a classificação do nível de perceptividade (*awereness*) das crises focais, que podem ser classificadas como perceptividade desconhecida (*unknown awareness*).

As crises que antes eram denominadas "de início parcial com generalização secundária" são agora denominadas "crise focal evoluindo para tônico-clônica bilateral", refletindo o caráter de propagação da crise.

Já **no segundo nível de diagnóstico**, baseado nos tipos de crises, segue-se a classificação do tipo de epilepsia em quatro grupos possíveis: focal; generalizada; focal e generalizada combinadas; desconhecida.

Na epilepsia focal, as crises são focais ou multifocais, iniciando em apenas um dos hemisférios, mas podendo se espalhar para envolver redes bilaterais (crise focal evoluindo para bilateral tônico-clônica). Na epilepsia focal, o EEG interictal tipicamente apresenta anormalidade epileptiforme focal.

Na epilepsia generalizada, o paciente tipicamente apresenta EEG interictal com descargas de complexo espícula-onda generalizadas e com grande variedade de tipos de crises possíveis – de ausência, mioclônicas, atônicas, tônicas e/ou tônico-clônicas.

Na epilepsia focal e generalizada combinadas, temos ambos os tipos de crises, focais e generalizadas, e o EEG interictal pode demonstrar descargas de complexo espícula-onda generalizadas e focais.

Por fim, o termo epilepsia "desconhecida" é utilizado nos casos em que há o diagnóstico de epilepsia (ver os critérios descritos no Quadro 14.2), mas que, pela falta de informações clínicas, de acesso a EEG, ou outro motivo (como quando as informações do EEG não foram elucidativas), não foi possível determinar o tipo.

No **terceiro nível**, o diagnóstico sindrômico representa várias características clínicas, sinais e sintomas, que, em conjunto, definem um distúrbio convulsivo clínico distinto e reconhecível. Geralmente, apresentam características dependentes da idade (p. ex., idade de início e remissão), podendo ter gatilhos conhecidos para as crises, assim como uma distribuição típica ao longo do dia, isto é, caráter circadiano, e até prognósticos específicos associados a determinadas síndromes. Diferentes comorbidades, como distúrbios intelectuais ou psiquiátricos, também podem estar presentes.

Após essa discussão a respeito do diagnóstico em três níveis – tipos de crises, tipos de epilepsia e síndromes epilépticas – podemos introduzir o conceito dos Fármacos anticrise (FACs). Esses fármacos são o pilar do tratamento das epilepsias, tendo-se dezenas deles disponíveis no mercado. Com tantas opções de FACs, torna-se indispensável o conhecimento do perfil farmacológico dessas medicações para seu correto manejo.

A escolha do FAC para o início do tratamento da epilepsia deve considerar os seguintes fatores: risco de recorrência de crises; relação risco/benefício individualizada; tipo, frequência e gravidade das crises; tipo de síndrome epiléptica, idade e sexo; comorbidades associadas; profissão/atividades diárias; impacto de potenciais efeitos adversos das medicações na qualidade de vida; perfil farmacocinético do fármaco; comedicação e custo. Por conta dessa grande complexidade, a prescrição de FAC para uso contínuo são de competência do especialista. No Quadro 14.6 pode-se consultar a eficácia de alguns medicamentos de acordo com o tipo ou tipos de crise.

Como regra geral, o tratamento deve ser iniciado com um único fármaco, em dose baixa e com gradual aumento, até que a dose de manutenção desejada seja atingida. No Quadro 14.7 foram elencados os princípios do tratamento medicamentoso das epilepsias.

Quadro 14.6 Espectro terapêutico de fármacos anticrise de acordo com o tipo de crise

Amplo espectro (medicamentos para tratar uma ampla gama de crises – focal e generalizada)
• Brivaracetam ¥ • Clobazam • Felbamato ¥ • Lamotrigina * • Levetiracetam • Perampanel • Rufinamida ¥ • Topiramato • Valproato • Zonisamida ¥
Espectro estreito (medicamentos principalmente para crises de início focal – incluindo crise focal evoluindo para tônico-clônica bilateral)
• Carbamazepine Δ • Cenobamato ¥ • Eslicarbazepina ¥ ◊ • Gabapentina◊ • Lacosamida • Oxcarbazepina◊ • FenobarbitalΔ • FenitoínaΔ • Pregabalina • PrimidonaΔ • Estiripentol ¥ • Tiagabine ¥ ◊ • Vigabatrin◊ • Estiripentol
Espectro estreito (medicamento somente para crises generalizadas não motoras – ausência)
• Etossuximida

Observações:

* Pode piorar ou precipitar convulsões mioclônicas.

¥ Fármacos não disponíveis no Brasil.

Δ Algumas evidências para crises tônico-clônicas de início generalizado, mas também podem piorar certos tipos de crises generalizadas.

◊ Potencial para agravar certos tipos de crises generalizadas.

Fonte: Adaptado de UpToDate, Inc. 2022.

Quadro 14.7 Princípios no tratamento medicamentoso das epilepsias

1. Controle de crises: • Manter o paciente livre de crises quando possível. • O controle não deve ser alcançado a qualquer custo; os FACs podem ter efeitos colaterais importantes e o paciente não deve sofrer mais devido a esses efeitos do que da doença propriamente dita. • Caso não seja possível manter o paciente totalmente livre de crises, o objetivo do tratamento deve ser procurar manter o mínimo possível de crises e os efeitos adversos dos FACs dentro de limites aceitáveis.
2. Diminuição da gravidade das crises: • As manifestações ictais podem ser potencialmente prejudiciais e serem um importante determinante da qualidade de vida. • Nos pacientes em que o controle completo das crises não pode ser atingido, é razoável buscar o controle das crises mais incapacitantes.
3. Evitar efeitos adversos: • A prescrição de FACs implica um risco significativo de efeitos adversos. • Em doses mais baixas produzem efeitos adversos. geralmente leves a moderados, muitas vezes transitórios. • Em doses mais altas podem levar a efeitos adversos graves, podendo levar a comprometimento significativo da qualidade de vida. • Estratégias para minimizar a toxicidade dos FACs devem sempre ser instituídas.
4. Diminuição da morbidade e da mortalidade relacionadas às crises epilépticas: • Nos casos em que as crises são desencadeadas por patologia tratável, como tumor, sua remoção é essencial para a diminuição da morbidade/mortalidade associadas. • As crises estão associadas a um risco aumentado de lesões físicas, como fraturas, traumatismo cranioencefálico e queimaduras, podendo inclusive ser fatais. • Os pacientes com crises convulsivas frequentes estão sob um maior risco de morte súbita e inesperada relacionada à epilepsia (SUDEP – *sudden unexpected death in epilepsy*).
5. Tratamento das comorbidades: • Muitas epilepsias são relacionadas a malformações, neoplasias, doenças vasculares, degenerativas, inflamatórias ou metabólicas, que afetam o sistema nervoso central, e o manejo apropriado dessas condições deve fazer parte da assistência a esses pacientes. • Distúrbios neuropsiquiátricos, como transtorno de ansiedade, depressão, entre outros, são muito comuns nos pacientes com epilepsia, e devem ser ativamente pesquisados e tratados.
6. Evitar interações medicamentosas: • As interações medicamentosas não estão restritas àquelas entre diferentes FACs, mas também podem ocorrer devido ao uso de medicações para outras condições. • Muitas interações entre as drogas podem ser previsíveis devido ao conhecimento de como elas influenciam nas isoenzimas metabolizadoras hepáticas, podendo ser feitos ajustes de doses e monitorização da concentração plasmáticas dos FACs.
7. Evitar obstáculos à vida do paciente: • Preferir FACs que podem ser tomadas 1 ou 2 vezes ao dia, minimizando, assim, possíveis constrangimentos psicossociais e aumentando a adesão à medicação.

Analise esse paciente

Anamnese

- Paciente de 48 anos, sexo masculino, é internado para realização de cirurgia eletiva de artroplastia de joelho esquerdo. De antecedentes, possui grave artrose de joelho esquerdo e doença do refluxo gastresofágico. Antecedentes familiares, nada digno de nota. De hábitos e vícios, relatou ser tabagista (5 anos-maço) e etilista diário há aproximadamente 23 anos. O procedimento cirúrgico foi realizado sem intercorrências e o paciente se manteve internado para recuperação pós-operatória. Porém, aproximadamente 24 horas após a admissão, o paciente teve episódio de perda da consciência, acompanhado de rigidez dos membros, hiperextensão da coluna e, em seguida, abalos rítmicos. O evento todo durou cerca de um minuto. Foi imediatamente avaliado pelo médico plantonista, que averiguou um CIWA-Ar (Clinical Institute Withdrawal Assessment for Alcohol Scale) de 23. O paciente relatou cefaleia e confusão mental por alguns minutos após o evento. Referiu também náuseas desde que acordou da cirurgia.

Exame físico geral

- Pressão arterial 155 × 90 mmHg/Frequência cardíaca 120 bpm/Frequência respiratória 23 ipm/SatO_2 99%/Temperatura 36,7 °C/Glicemia capilar 105 mg/dL.
- Bom estado geral, corado, hidratado, acianótico, anictérico.
- Bulhas rítmicas, normofonéticas, em 2 tempos, sem sopros (BRNF, em 2T, S/S). tempo de enchimento capilar de 2 s.
- Murmúrios vesiculares presentes bilateralmente, sem ruídos adventícios (MV+ e sim, s/RA).
- Abdome plano, ruídos hidroaéreos presentes, timpânico, flácido, indolor, sem massas ou visceromegalias.
- Extremidades sem sinais de edema ou rigidez de panturrilha.

Exame físico neurológico

- Consciente, parcialmente orientado no tempo e espaço (errou por dois dias a data atual). Apresenta-se um pouco agitado, com tremores nas mãos e sudorese intensa, podendo-se observar roupas encharcadas de suor. Fluência e linguagem preservadas. Pupilas isocóricas e fotorreagentes, com moderada fotossensibilidade, musculatura ocular extrínseca preservada. Sem desvio de rima. Língua e palato centrados. Força muscular preservada. Reflexos profundos 2+. Reflexo cutâneo-plantar em flexão. Apresenta parestesias difusas, sem topografia, com restante da sensibilidade preservada. Coordenação preservada. Sem rigidez de nuca ou sinais meníngeos.

Perguntas

5. Qual o sintoma-guia do paciente?
6. Pela história clínica, esse sintoma-guia foi mais sugestivo de que tipo de evento?
7. Qual a causa desse evento?

O sintoma guia-deste paciente é **perda de consciência.**

Neste caso, levando-se em conta o histórico de alcoolismo, retirada de acesso ao álcool recente (por estar internado) e quadro de perda da consciência acompanhado de rigidez dos membros, hiperextensão da coluna e, em seguida, abalos rítmicos, sugere-se como principal hipótese uma crise tônico-clônica generalizada por abstinência alcoólica. Vencida essa primeira etapa, de identificar se se tratou de uma crise epiléptica ou de algum outro tipo de evento, devemos suceder ao segundo passo, determinar a causa, ou seja, se foi uma crise provocada ou não. Com a realização de exames laboratoriais, e de imagem que afastem outras etiologias, podemos dizer que foi uma **crise provocada** pela retirada do álcool, representando um evento único e diretamente associado a esse fator, ou seja, uma **crise sintomática aguda**. Terceiro passo: devemos determinar a probabilidade de novas crises semelhantes, que nesse caso, estão estritamente associadas ao insulto imposto, ou seja, a abstinência ao álcool em um paciente etilista crônico. Portanto, esse paciente não fecha critérios de epilepsia. O que exigirá cuidado é a abstinência ao álcool, devendo ser manejada para não causar novos eventos ou agravamento do quadro.

Finalização

Pontos-chave

- Crises epilépticas são a "ocorrência temporária de sinais e/ou sintomas decorrentes de atividade neuronal excessiva ou síncrona anormal no cérebro".
- Diante de um episódio de perda de consciência, a investigação pode ser organizada em três passos:
  1. identificar se se trata de crise epiléptica ou de outro tipo de evento;
  2. em se tratando de uma crise epiléptica, determinar a causa (se foi uma crise provocada ou não);
  3. determinar a probabilidade de novas crises semelhantes.
- Na atualização da ILAE, de 2017, é possível realizar o diagnóstico em três níveis: tipos de crises; tipos de epilepsia; síndromes epilépticas.
- Tão importante quanto classificar o tipo de epilepsia e de síndrome epiléptica, é tentar identificar a provável etiologia dela: genética; estrutural; metabólica; imunológica; infecciosa; desconhecida.

Objetivos de aprendizagem

1. Saber iniciar a investigação de um episódio de perda de consciência.
2. Identificar as principais causas e diferencias de perda de consciência, gerando hipóteses para esses eventos.
3. Compreender e definir uma crise epiléptica.
4. Diferenciar uma crise não provocada de uma crise provocada (ou sintomática aguda).
5. Definir Epilepsia e elencar fatores que aumentam a probabilidade de novas crises.
6. Compreender o conceito de Síndrome Epiléptica.

Respostas

1. Perda de consciência.
2. O que ocorreu há um dia é sugestivo de crise epiléptica. Os que ocorreram há dois anos e meio são sugestivos de síncope.

3. síncope vasovagal
4. crise epiléptica
5. Perda de consciência.
6. Crise epiléptica.
7. Abstinência alcoólica.

Bibliografia

Annegers JF, Hauser WA, Lee JR, Rocca WA. Incidence of acute symptomatic seizures in Rochester, Minnesota, 1935-1984. Epilepsia [Internet]. 1995 Apr;36(4):327-33. Disponível em: https://onlinelibrary.wiley.com/doi/10.1111/j.1528-1157.1995.tb01005.x.

Beghi E, Carpio A, Forsgren L, Hesdorffer DC, Malmgren K, Sander JW et al. Recommendation for a definition of acute symptomatic seizure. Epilepsia [Internet]. 2010 Apr;51(4):671-5. Disponível em: https://onlinelibrary.wiley.com/doi/10.1111/j.1528-1167.2009.02285.x.

Berg AT. Risk of recurrence after a first unprovoked seizure. Epilepsia [Internet]. 2008 Jan 2;49:13-8. Disponível em: https://onlinelibrary.wiley.com/doi/10.1111/j.1528-1167.2008.01444.x.

Cavus I, Pan JW, Hetherington HP, Abi-Saab W, Zaveri HP, Vives KP et al. Decreased hippocampal volume on MRI is associated with increased extracellular glutamate in epilepsy patients. Epilepsia [Internet]. 2008 Aug;49(8):1358-66. Disponível em: https://onlinelibrary.wiley.com/doi/10.1111/j.1528-1167.2008.01603.x.

Doğan EA, Ünal A, Ünal A, Erdoğan Ç. Clinical utility of serum lactate levels for differential diagnosis of generalized tonic–clonic seizures from psychogenic nonepileptic seizures and syncope. Epilepsy Behav [Internet]. 2017 Oct;75:13-7. Disponível em: https://linkinghub.elsevier.com/retrieve/pii/S1525505017304821.

Dreifuss FE, Martinez-Lage M, Johns RA. Proposal for Classification of Epilepsies and Epileptic Syndromes. Epilepsia [Internet]. 1985 Jun;26(3):268-78. Disponível em: https://onlinelibrary.wiley.com/doi/10.1111/j.1528-1157.1985.tb05417.x.

Epilepsy C on C and T of the ILA. Proposal for Revised Classification of Epilepsies and Epileptic Syndromes. Epilepsia [Internet]. 1989 Aug;30(4):389-99. Disponível em: https://onlinelibrary.wiley.com/doi/10.1111/j.1528-1157.1989.tb05316.x.

Fisher RS, Acevedo C, Arzimanoglou A, Bogacz A, Cross JH, Elger CE et al. ILAE Official Report: A practical clinical definition of epilepsy. Epilepsia [Internet]. 2014 Apr;55(4):475-82. Disponível em: https://onlinelibrary.wiley.com/doi/10.1111/epi.12550.

Fisher RS, Cross JH, D'Souza C, French JA, Haut SR, Higurashi N et al. Instruction manual for the ILAE 2017 operational classification ofseizure types. Epilepsia [Internet]. 2017 Apr 8;58(4):531-42. Disponível em: https://onlinelibrary.wiley.com/doi/10.1111/epi.13671.

Fisher RS, Cross JH, French JA, Higurashi N, Hirsch E, Jansen FE et al. Operational classification of seizure types by the International League Against Epilepsy: Position Paper of the ILAE Commission for Classification and Terminology. Epilepsia [Internet]. 2017 Apr 8;58(4):522-30. Disponível em: https://onlinelibrary.wiley.com/doi/10.1111/epi.13670.

Fountain NB, Van Ness PC, Swain-Eng R, Tonn S, Bever CT. Quality improvement in neurology: AAN epilepsy quality measures: Report of the Quality Measurement and Reporting Subcommittee of the American Academy of Neurology. Neurology [Internet]. 2011 Jan 4;76(1):94-9. Disponível em: http://www.neurology.org/cgi/doi/10.1212/WNL.0b013e318203e9d1.

Hauser WA, Annegers JF, Kurland LT. Incidence of epilepsy and unprovoked seizures in Rochester, Minnesota: 1935-1984. Epilepsia [Internet]. 1993 May;34(3):453-8. Disponível em: https://onlinelibrary.wiley.com/doi/10.1111/j.1528-1157.1993.tb02586.x.

Hauser WA, Rich SS, Annegers JF, Anderson VE. Seizure recurrence after a 1st unprovoked seizure: an extended follow-up. Neurology [Internet]. 1990 Aug 1;40(8):1163-1163. Disponível em: http://www.neurology.org/cgi/doi/10.1212/WNL.40.8.1163.

Huff JS, Morris DL, Kothari RU, Gibbs MA. Emergency Department Management of Patients with Seizures: A Multicenter Study. Acad Emerg Med [Internet]. 2001 Jun;8(6):622-8. Disponível em: https://onlinelibrary.wiley.com/doi/10.1111/j.1553-2712.2001.tb00175.x.

Kim LG, Johnson TL, Marson AG, Chadwick DW. Prediction of risk of seizure recurrence after a single seizure and early epilepsy: further results from the MESS trial. Lancet Neurol [Internet]. 2006 Apr;5(4):317-22. Disponível em: https://linkinghub.elsevier.com/retrieve/pii/S1474442206703830.

Krumholz A, Wiebe S, Gronseth G, Shinnar S, Levisohn P, Ting T et al. Practice parameter: evaluating an apparent unprovoked first seizure in adults (an evidence-based review): [RETIRED]. Neurology [Internet]. 2007 Nov 20;69(21):1996-2007. Disponível em: http://www.neurology.org/lookup/doi/10.1212/01.wnl.0000285084.93652.43.

Lizana JR, Garcia EC, Marina LLC, Lopez MV, Martin Gonzalez M, Hoyos AM. Seizure recurrence after a first unprovoked seizure in childhood: a prospective study. Epilepsia [Internet]. 2000 Aug;41(8):1005-13. Disponível em: https://onlinelibrary.wiley.com/doi/10.1111/j.1528-1157.2000.tb00286.x.

Magnusson C, Herlitz J, Höglind R, Wennberg P, Edelvik Tranberg A, Axelsson C et al. Prehospital lactate levels in blood as a seizure biomarker: a multi-center observational study. Epilepsia [Internet]. 2021 Feb 8;62(2):408-15. Disponível em: https://onlinelibrary.wiley.com/doi/10.1111/epi.16806.

Marson A, Jacoby A, Johnson A, Kim L, Gamble C, Chadwick D. Immediate versus deferred antiepileptic drug treatment for early epilepsy and single seizures: a randomised controlled trial. Lancet [Internet]. 2005 Jun;365(9476):2007-13. Disponível em: https://linkinghub.elsevier.com/retrieve/pii/S0140673605666949.

Matz O, Heckelmann J, Zechbauer S, Litmathe J, Brokmann JC, Willmes K et al. Early postictal serum lactate concentrations are superior to serum creatine kinase concentrations in distinguishing generalized tonic–clonic seizures from syncopes. Intern Emerg Med [Internet]. 2018 Aug 12;13(5):749-55. Disponível em: http://link.springer.com/10.1007/s11739-017-1745-2.

Musicco M, Beghi E, Solari A, Viani F. Treatment of first tonic-clonic seizure does not improve the prognosis of epilepsy. Neurology [Internet]. 1997 Oct;49(4):991-8. Disponível em: http://www.neurology.org/lookup/doi/10.1212/WNL.49.4.991.

Scheffer IE, Berkovic S, Capovilla G, Connolly MB, French J, Guilhoto L et al. ILAE classification of the epilepsies: position paper of the ILAE Commission for Classification and Terminology. Epilepsia [Internet]. 2017 Apr 8;58(4):512-21. Disponível em: https://onlinelibrary.wiley.com/doi/10.1111/epi.13709.

Seizure F. Randomized clinical trial on the efficacy of antiepileptic drugs in reducing the risk of relapse after a first unprovoked tonic-clonic seizure. Neurology [Internet]. 1993 Mar 1;43(3, Part 1):478-478. Disponível em: http://www.neurology.org/cgi/doi/10.1212/WNL.43.3_Part_1.478.

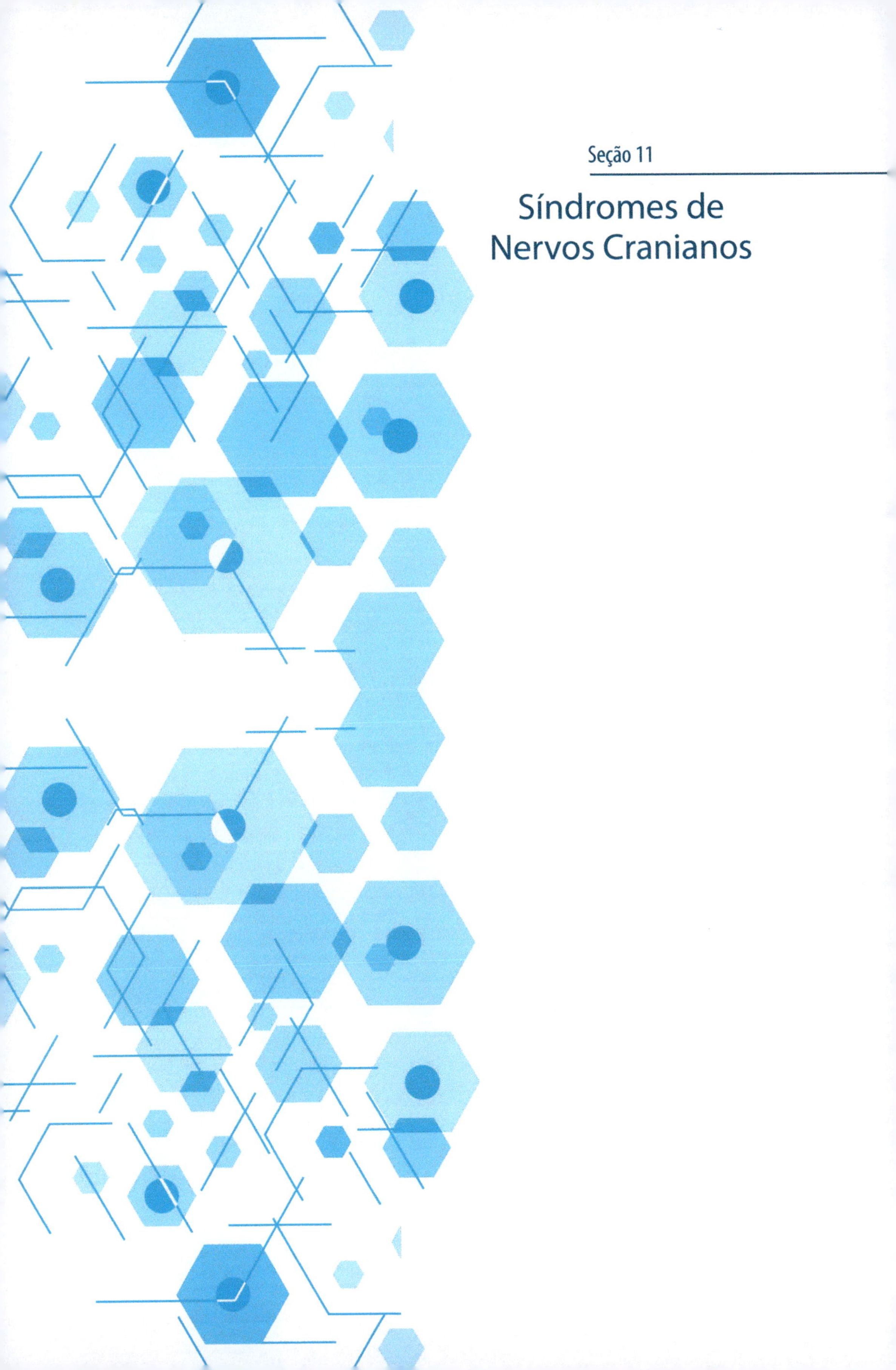

Seção 11

Síndromes de Nervos Cranianos

15

Caso Clínico 15

Victor Rebelo Procaci
Thiago Gebrin Garcia

Anamnese

- Paciente do sexo feminino, 25 anos, se apresenta no pronto-socorro com queixa de dor e "visão borrada" no olho direito há oito dias.
- Refere surgimento de dor 4/10 e escotoma central de pequena dimensão no olho direito, ambos em progressão. A paciente também relata ter a impressão de que "o vermelho das coisas está mais fraco". Ao ser questionada ativamente sobre sintomatologia de via aérea superior, confirma que, há duas semanas, apresentou tosse e coriza hialina, com resolução do quadro em quatro dias. Nega febre, tosse secretiva, rinorreia purulenta ou fétida e dor facial.
- Apendicectomia aos 7 anos de idade. O pai tem *diabetes mellitus*, e a mãe, hipertensão.
- Nega alergias, nega uso de medicamentos contínuos, nega vícios.

Exame físico geral

- Pressão arterial 122 × 78 mmHg/Frequência cardíaca 80 bpm/Frequência respiratória 18 irpm/$SatO_2$ 98%/Temperatura 36,6 °C/Glicemia capilar 90 mg/dL.
- Bom estado geral, corada, hidratada, acianótica, anictérica, afebril ao toque, eupneica.
- Bulhas rítmicas normofonéticas em dois tempos, sem sopros, tempo de enchimento capilar <3 s (BRNF em 2T S/S, TEC <3 s).
- Murmúrios vesiculares presentes bilateralmente sem ruídos adventícios (MV+ bilateralmente s/RA).
- Abdome plano, flácido, sem lesões, ruídos hidroaéreos presentes nos quatro quadrantes, indolor à palpação, sem massas ou visceromegalias notadas, timpânico.
- Extremidades sem sinais de edema, sem sinais de trombose venosa profunda.

- Órbita e olho direitos e esquerdos sem sinais de trauma, sem sinais flogísticos e sem secreção ou hemorragia ativas.
- Otoscopia mostra membrana timpânica transparente e normotensa. Rinoscopia mostra mucosa trófica, sem alterações. Oroscopia sem hiperemia e sem pus.

Exame físico neurológico

- Consciente, orientada no tempo e espaço, Glasgow 15. Mobilidade ocular extrínseca preservada bilateralmente. Acuidade visual: 20/20 (esquerda); 20/60 (direita). Reflexos fotomotor direto e consensual normais à esquerda; lentificados à direita. À campimetria visual por confrontação, campo visual esquerdo normal; campo visual direito com área visual central prejudicada e áreas visuais periféricas normais. Ao exame de fundo de olho: à direita, disco óptico hiperemiado e edemaciado, de bordas menos nítidas e veias algo distendidas; à esquerda, papila sem alterações, com bordas bem delimitadas.

Perguntas

1. Qual o sintoma-guia?
2. Sublinhe, no exame neurológico, os achados compatíveis com esse sintoma-guia.
3. Onde você acha que está a lesão que explica esse sintoma?
4. Consegue pensar em um diagnóstico etiológico?

Diagnóstico sindrômico

Sumarização

Este é um caso de **Síndrome de baixa acuidade visual**.

O caso clínico apresentado evidencia uma paciente com quadro agudo de dor ocular, escotoma central e discromatopsia, associados a histórico de infecção de via aérea superior recente, provavelmente de etiologia viral. Neste caso, se evidenciou uma síndrome de baixa acuidade visual **monocular**, dado que apenas um dos olhos é afetado; em contraste, as síndromes de baixa acuidade visual **globais** são caracterizadas pela afecção de ambos os olhos. O sintoma-guia, aqui, é a **diminuição da acuidade visual**, refletida pelo surgimento de uma área visual central circunferencial turva, denominada escotoma central.

O termo **escotoma** (derivado do grego, escuridão) pode ser tomado como uma área visual contendo uma região de comprometimento circundada por uma região de visão normal. Os escotomas podem representar apenas um prejuízo visual sem ausência de visão na porção do campo visual em que estão localizados, quando são denominados escotomas **relativos**, até cegueira total na região que circunscrevem, quando são denominados escotomas **absolutos**.

Escotomas que causam escuridão ou sensação de "bloqueio" visual, como se houvesse um obstáculo à frente, são classificados como **positivos**; podem ser causados por exsudatos ou hemorragias retinianos ou por opacidade dos meios. Em contraste, os escotomas **negativos** causam uma região branca, com ausência de visão, como se parte do campo visual tivesse sido "desligada"; podem ser causados por doenças do nervo óptico ou de estruturas posteriores e nem sempre são percebidos até que seja realizado o exame do campo visual. O Quadro 15.1 contém uma síntese destas classificações.

Naturalmente, os demais sinais e sintomas contribuirão para a definição do diagnóstico; entretanto, a definição de um sintoma-guia é fundamental para o estabelecimento do contexto que norteará o raciocínio clínico e para a enumeração dos principais diagnósticos diferenciais.

Na **anamnese**, foi relatado pela paciente dor ocular e "visão borrada", que faz referência à diminuição da acuidade visual provocada pela turvação do escotoma central. Além disso, a paciente relatou também uma percepção subjetiva de que a cor vermelha não apresenta a mesma intensidade que o habitual – a discromatopsia.

A dor ocular se justifica pelo processo inflamatório local em progresso. Já a tríade escotoma central, diminuição da acuidade visual e discromatopsia se justificam pois, a priori, a fundoscopia evidencia um processo inflamatório ativo na papila óptica. E, como será visto adiante, aproximadamente 90% das fibras que formam o nervo óptico se originam da mácula, região da retina cuja acuidade visual e capacidade de percepção de cores são as maiores de todo este neuroepitélio. Assim, ficam evidentes os motivos de surgirem falha do campo visual (escotoma), diminuição da nitidez da visão (diminuição da acuidade visual) e diminuição do contraste de cor vermelha (discromatopsia).

No **exame físico geral**, verificou-se, inicialmente, que as órbitas e os olhos não apresentam sinais patológicos evidentes. Este dado é importante para afastar etiologias como trauma, conjuntivite viral e bacteriana, corpo estranho, dentre várias outras. Em um segundo momento, verificou-se otoscopia, oroscopia e rinoscopia sem comemorativos. Se o paciente teve uma infecção relacionada com o sintoma-guia, ela provavelmente já foi resolvida. Isso justifica a importância de se questionar o paciente sobre quadros infecciosos pregressos.

No **exame físico neurológico**, foi possível observar acuidade visual, reação pupilar e campimetria visual alteradas à direita e sinais de inflamação da papila ao exame do fundo do olho direito. A acuidade visual foi testada em primeiro lugar, pois, se prejudicada (como neste caso), pode haver comprometimento de outros testes, como os de mobilidade ocular, já que o paciente apresentará dificuldade em fixar o olhar.

Por ser uma baixa acuidade visual monocular, com escotoma central, reação pupilar e campimetria visual alteradas à direita, bem como inflamação da papila óptica à direita, localizamos essa lesão no nervo óptico direito. Para chegarmos a esse diagnóstico, precisamos entender os diversos pontos que a luz passa até chegar ao sulco calcarino, localizado no lobo occipital do cérebro, para dar sentido ao que é visto, conforme veremos nas próximas seções.

Quadro 15.1 Classificação de escotoma

Absoluto	Relativo
Ausência de visão	Visão presente com prejuízo
Positivo	**Negativo**
"Obstáculo" à visão Mais sugestivo de doença retiniana (especialmente macular ou coróidea)	**"Desligamento" desta parte do campo visual** Mais sugestivo de doença do nervo óptico ou estruturas posteriores

Fonte: Nervo óptico. *In*: Campbell WW. O exame neurológico [livro eletrônico]. 7ª ed. Rio de Janeiro: Guanabara Koogan; 2014:115-41.

Papila óptica

Ao exame do fundo do olho direito, pode-se observar **papilite**, enquanto o exame do fundo do olho esquerdo é normal. A papilite unilateral direita, nesta paciente manifestada com hiperemia, edema, opacificação das bordas e distensão venosa, deriva do processo inflamatório em curso.

Acuidade visual

Acuidade visual é a mensuração da capacidade do olho em perceber detalhes – ela inclui, mas não se restringe, à capacidade do sistema visual em distinguir dois pontos próximos. Neste sentido, uma pessoa cuja retina não apresenta sensibilidade adequada à luz, ou que não percebe com definição áreas pequenas do campo visual, também apresenta diminuição da acuidade visual.

Classicamente, a acuidade visual é mensurada com a **tabela de Snellen** – uma tabela com letras em tamanhos progressivamente menores, que uma pessoa com acuidade visual normal deve poder ler sem dificuldade a uma distância de seis metros (20 pés), refletindo uma acuidade visual de 20/20 (o paciente, colocado a 20 pés de distância da tabela de Snellen, consegue ler o que uma pessoa com acuidade visual normal conseguiria se colocada também a 20 pés de distância). No caso apresentado, a paciente demonstrou acuidade visual 20/20 no olho esquerdo (portanto, preservada) e **20/60 no olho direito** (ou seja, ela precisa estar a 20 pés de distância para ler o que uma pessoa com acuidade visual normal conseguiria se colocada a 60 pés de distância).

Pergunta

5. Uma pessoa com acuidade visual de 20/50 precisa ficar a 1. __________ (20 pés/50 pés) para conseguir enxergar o que uma pessoa com acuidade visual normal consegue enxergar a 2. __________ (20 pés/50 pés).

Mobilidade ocular extrínseca

A mobilidade ocular extrínseca consiste, basicamente, em testar a capacidade de ambos os olhos em fixar o olhar e percorrer os espaços entre seis pontos distintos do campo visual, marcados em geral pelo dedo indicador do examinador. Neste contexto, o examinador se coloca à frente do paciente e desenha lentamente um grande "H" no ar com o dedo, lanterna, caneta ou apontador, que deve ser acompanhado pelo paciente. É possível acrescentar, no centro do "H", os olhares para cima, para baixo e central, totalizando nove pontos.

A depender do resultado do teste, é possível começar a topografar a lesão apresentada pelo paciente – um indivíduo que não consegue mover o olho esquerdo para a esquerda (do paciente) mas consegue mover o olho direito para a esquerda, por exemplo, pode apresentar disfunção do nervo abducente esquerdo (impedindo o movimento para a esquerda do olho esquerdo), mas não deverá apresentar disfunção do nervo oculomotor (pois o olho direito é capaz de se mover para a esquerda).

A paciente do caso **não apresentou alterações** nesta parte do exame neurológico. A mobilidade ocular extrínseca é abordada com maior profundidade no Capítulo 12.

Reação pupilar

O **defeito pupilar aferente relativo**, também conhecido como pupila de Marcus Gunn, é mais bem evidenciado pelo **teste da luz alternante**. Neste teste, estimula-se o olho não acometido com um foco de luz; como esperado, ocorre constrição pupilar bilateralmente – ipsilateralmente devido ao reflexo fotomotor direto e contralateralmente devido ao reflexo fotomotor consensual. Após três a cinco segundos, a luz é desviada rapidamente ao olho afetado. Na vigência de um nervo óptico doente, em vez de miose (constrição pupilar), ocorre midríase (dilatação pupilar), pois o encéfalo detecta, erroneamente, iluminação diminuída – em razão da lentificação da condução do sinal elétrico da retina ao mesencéfalo pelo nervo óptico. Ao retornar o foco luminoso ao olho não acometido, ocorre miose (como esperado), pois aqui o nervo óptico é saudável e transmite adequadamente o sinal correspondente à iluminação.

Retornando ao olho afetado, ocorre midríase, pelo mesmo motivo apresentado anteriormente – o reflexo fotomotor direto não possui a mesma capacidade que o reflexo fotomotor consensual em causar miose nesta pupila. Alternando-se rapidamente o foco de luz entre os olhos, observa-se progressivamente miose no olho não afetado e midríase no olho afetado (à iluminação direta de cada olho) – **anisocoria dinâmica**. Por mais contraintuitivo que possa parecer, ao longo do tempo, a pupila do olho saudável tenderá à constrição, e a do olho doente, à dilatação, mesmo estando ambas sujeitas à mesma estimulação luminosa.

Seguem, no Quadro 15.2, algumas etiologias do defeito pupilar aferente relativo. Tente escolher uma ou duas mais prováveis para este caso.

Campo visual

A campimetria visual, por sua vez, avalia a presença de limitações do campo visual do paciente. O campo visual consiste na área contida dentro dos limites da visão periférica – ou seja, a área que permite observar um objeto mantendo o olho fixo. A forma mais prática de se avaliar o campo visual de um paciente é a **campimetria visual por confrontação.** Nela, paciente e avaliador devem se posicionar um de frente para o outro; ambos devem cobrir o olho que não será avaliado e fixar o olhar centralmente. O médico, então, passa a movimentar sutilmente os dedos da mão livre ao longo de seu próprio campo visual, ao mesmo tempo em que confirma, junto ao paciente, se este consegue observar os movimentos; posteriormente, as manobras são repetidas, mas agora bilateralmente (sem cobrir qualquer olho), pois algumas lesões sutis podem apenas ser detectadas desta forma.

Quadro 15.2 Etiologias de defeito pupilar aferente relativo

Etiologias
Doença retiniana avançada
Ambliopia ou hemorragia vítrea (raramente)
Doença unilateral do nervo óptico
Doença bilateral assimétrica do nervo óptico
Doença do trato óptico contralateral
Lesão pré-tectal sem déficit de campo visual (neste caso, o defeito pupilar aferente relativo é contralateral)

Observação: déficit visual por catarata, doença da córnea ou dificuldades do meio não causam defeito pupilar aferente relativo.
Fonte: Visual pathways. *In*: Brazis PW, Masdeu JC, Biller J. Localization in clinical neurology. 7th ed. Philadelphia, Wolters Kluwer, 2017. 143-85.

Presumindo que o avaliador não apresente prejuízos em seu campo visual, um paciente com campo visual normal afirmará que viu todos os movimentos que o avaliador conseguiu ver. O racional deste exame é utilizar o campo visual do avaliador como "padrão-ouro", de forma que, se um movimento em uma determinada região tiver sido observada pelo avaliador, mas não pelo paciente, então este pode apresentar algum distúrbio do campo visual nesta região da visão. Anormalidades detectadas pela campimetria visual por confrontação ou algum diagnóstico visual prévio ou provável demandam exames mais sofisticados do campo visual.

As principais alterações do campo visual incluem os escotomas, as anopsias, as hemianopsias heterônimas bitemporais, as hemianopsias nasais, as hemianopsias homônimas direita e esquerda, e as quadrantanopsias homônimas, que se dividem nas quatro combinações de superior e inferior e direita e esquerda. Essas alterações do campo visual serão abordadas detalhadamente no próximo tópico, quando se começará a localizar a lesão. Ressalte-se que as descrições apresentadas neste capítulo são simplificações, que servirão de base para um eventual estudo mais aprofundado com fontes específicas sobre o assunto.

Perguntas

6. Um paciente normal recebe um estímulo visual no olho esquerdo. A pupila do olho esquerdo ficará 1.____________________ (midriática/miótica) devido ao reflexo 2.____________________. A pupila do olho direito ficará 3.____________________ (midriática/miótica) devido ao reflexo 4.____________________.
7. Um paciente com uma lesão no nervo óptico direito recebe um estímulo visual no olho esquerdo. A resposta pupilar será ____________________ (presente apenas no olho esquerdo/presente apenas no olho direito/ausente nos dois olhos).
8. Um paciente com uma lesão no nervo óptico esquerdo recebe um estímulo visual no olho esquerdo. A resposta pupilar será ____________________ (presente apenas no olho esquerdo/presente apenas no olho direito/ausente nos dois olhos).

Diagnóstico topográfico

Para a melhor compreensão dessas síndromes, se faz fundamental a compreensão da anatomia e da fisiologia da **via óptica**.

Inicialmente, a luz atravessa um filme de lágrima, a córnea, e propaga-se pelo humor aquoso, cristalino e humor vítreo, até atingir a **retina**, um neuroepitélio. A retina contém a **mácula lútea**, que, por sua vez, contém uma depressão denominada **fóvea central** – a mácula é a região da retina que permite a visão mais detalhada, e é onde os pontos de interesse da visão são fixados pelos movimentos reflexos dos globos oculares. Este neuroepitélio pode ser dividido em dez camadas, que podem ser agrupadas, por simplicidade, em quatro camadas distintas (de posterior para anterior): **camada pigmentar**, **camada das células fotossensíveis**, **camada das células bipolares** e **camada das células ganglionares**. O **nervo óptico** é formado pelos axônios das células ganglionares.

Quando um **fotorreceptor** (cone ou bastonete) é estimulado por um fóton, em contraste aos potenciais de ação despolarizantes comumente observados em outros contextos, ocorre **hiperpolarização** da célula fotorreceptora e **redução na liberação de neurotransmissores** (glutamato) – seu potencial de membrana torna-se menor ("mais negativo") do que o potencial de repouso, mantido no escuro, e os neurotransmissores, assim, passam a ser liberados em menor quantidade.

De forma sintética, no escuro, um dado fotorreceptor mantém a corrente de escuro entre seus segmentos interno e externo, mantida principalmente pelo influxo de Na+ por canais indiretamente sensíveis à luz no seu segmento externo e pelo efluxo de K+ por canais não regulados pela luz no seu segmento interno. À absorção de fótons, mediada principalmente pela **rodopsina**, os canais indiretamente responsivos à luz, que mantêm a corrente de Na+ no segmento externo, são fechados (quanto mais fótons são absorvidos, mais canais são fechados); entretanto, os canais que mantêm a corrente de K+ no segmento interno mantêm-se abertos, provocando a hiperpolarização da célula fotorreceptora e reduzindo a quantidade de neurotransmissores liberados – como consequência, o sinal visual é transmitido adiante.

A transducina, componente do complexo do qual faz parte a rodopsina, é a responsável por **transduzir** o sinal luminoso em sinal elétrico. A hiperpolarização é importante, porque controla diretamente a quantidade de neurotransmissores liberados da célula fotorreceptora para os neurônios pós-sinápticos. Este mecanismo implica os fotorreceptores do ser humano, apesar de contraintuitivo à primeira vista, serem mais ativos no escuro. Vale destacar a capacidade extraordinária de amplificação de sinal do sistema visual: apenas de cinco a sete fótons agindo, cada um em um bastonete, são suficientes para desencadear uma percepção visual no ser humano.

Assim, os raios luminosos atravessaram as nove camadas da retina e atingiram as células fotorreceptoras (cones ou bastonetes). A partir desse ponto, o sinal luminoso, transduzido na forma de um sinal elétrico, transita anteriormente pela camada das células fotossensíveis, das células bipolares e, por fim, das células ganglionares, sendo, então, transmitido pelo **nervo óptico** até o **córtex visual** no lobo occipital (Figura 15.1). É oportuno destacar que a estrutura rotineiramente referida como "nervo óptico", em realidade, não é um nervo periférico verdadeiro, mas sim uma extensão (ou trato) do sistema nervoso central. Neste contexto, a designação "nervo óptico" faz referência à porção deste trato localizada entre o olho e o quiasma óptico.

A via óptica

Os raios luminosos dos campos visuais temporais atingem as retinas nasais, e os dos campos visuais nasais, as retinas temporais, sendo, neste neuroepitélio, transduzidos em sinais elétricos. Estes são carreados pelos nervos ópticos até o quiasma óptico. Os feixes de fibras provenientes das retinas nasais cruzam a linha média e atingem os tratos ópticos contralaterais, enquanto os feixes de fibras provenientes das retinas temporais mantêm sua lateralidade e atingem os tratos ópticos ipsilaterais. Os tratos ópticos fazem sinapse com as radiações ópticas no nível dos corpos geniculados laterais, sendo o sinal elétrico, então, carreado até o córtex visual.

Os nervos ópticos convergem no **quiasma óptico**, localizado superiormente à glândula hipófise. Neste ponto, é necessário detalhar os caminhos percorridos por conjuntos distintos de fibras dos nervos ópticos. Busque sempre localizar as descrições textuais na Figura 15.4.

Pergunta

9. As fibras da retina 1. ______________ (nasal/temporal) do olho esquerdo contribuirão com o trato óptico 2. ______________ (direito/esquerdo), diferentemente das fibras da retina 3. __________ (nasal/temporal), que contribuirão com o trato óptico esquerdo.

Os raios luminosos provenientes dos **campos visuais nasais** – ou seja, localizados medialmente – são projetados nas **retinas temporais** – ou seja, as metades laterais das retinas.

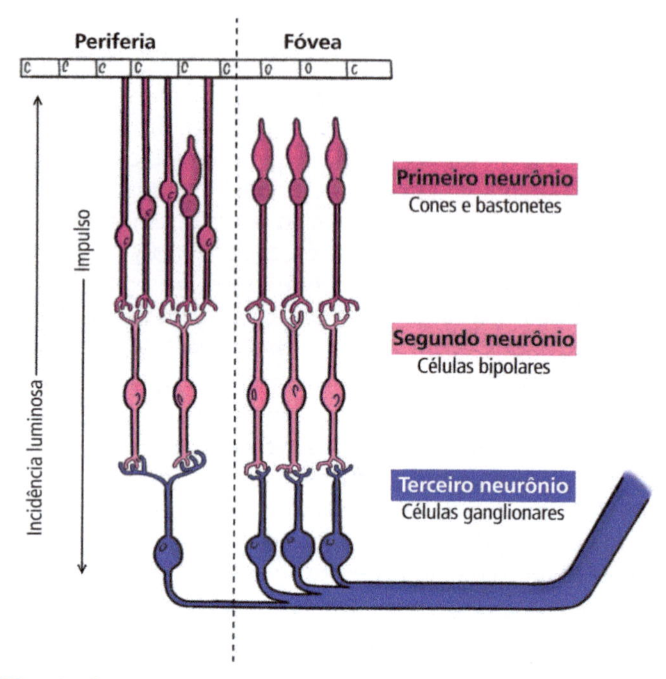

Figura 15.1 **Simplificação dos tipos celulares da retina.** Os raios luminosos atingem a retina e atravessam suas camadas celulares, passando, em sequência, pelas células ganglionares, bipolares e fotorreceptoras até atingir a camada pigmentar. Nos cones e bastonetes, os raios luminosos são transduzidos em sinais elétricos, que percorrerão, então, o sentido oposto, sendo carreados das células fotorreceptoras até as células bipolares, e destas para as células ganglionares, cujos axônios formarão o nervo óptico. Note que nas regiões periféricas da retina a proporção de bastonetes em relação à de cones é maior, diminuindo conforme se progride à mácula; na fóvea central, que se localiza na mácula, há apenas cones. Além disso, observe também que, na periferia, várias células fotorreceptoras fazem sinapse com cada célula bipolar, e várias destas com as células ganglionares, de forma que cada fibra do nervo óptico originária destas regiões pode receber sinais de até 100 células fotorreceptoras. Já na mácula, de forma geral, cada cone se relaciona a apenas uma célula bipolar, e esta a apenas uma célula ganglionar, de maneira que cada fibra do nervo óptico originária desta região recebe sinal de apenas um cone. Isso justifica a maior acuidade visual, o maior número de fibras e a maior representação cortical da mácula, em comparação ao restante da retina.

As fibras da retina temporal do olho esquerdo seguem ao quiasma óptico, e, deste ponto, ao corpo geniculado lateral esquerdo, **sem cruzar a linha média**. As fibras da retina temporal do olho direito, por sua vez, também seguem ao quiasma óptico, e ao corpo geniculado lateral direito, também **sem cruzar a linha média**. Dos corpos geniculados laterais, as fibras contribuirão com a formação das radiações ópticas (tratos geniculocalcarinos) ipsilaterais, atingindo os córtices visuais ipsilaterais.

Pergunta

10. As fibras da retina 1. __________ (nasal/temporal) do olho direito contribuirão com o trato óptico direito, diferentemente das fibras da retina 2. __________ (nasal/temporal), que contribuirão com o trato óptico 3. __________ (direito/esquerdo).

Os raios luminosos provenientes dos **campos visuais temporais** – ou seja, localizados lateralmente – são projetados nas **retinas nasais** – ou seja, as metades mediais das retinas. As fibras da retina nasal do olho direito seguem ao quiasma óptico, mas, **decussam** (cruzam a linha média), dirigindo-se ao corpo geniculado lateral esquerdo. As fibras da retina nasal do olho esquerdo, por sua vez, também seguem ao quiasma óptico e **decussam**, dirigindo-se ao corpo geniculado lateral direito. Dos corpos geniculados laterais, as fibras contribuirão para a formação das radiações ópticas (tratos geniculocalcarinos) ipsilaterais, atingindo os córtices visuais ipsilaterais.

Notar que cada trato óptico (e, portanto, cada radiação óptica) é formado por fibras provenientes dos **dois olhos** – o trato óptico direito é formado por fibras provenientes da retina nasal do olho esquerdo e da retina temporal do olho direito, enquanto o trato óptico esquerdo é formado por fibras provenientes da retina nasal do olho direito e da retina temporal do olho esquerdo.

Das particularidades anatômicas da via óptica, derivam-se as diversas alterações que podem surgir de lesões de topografias específicas desta via – os escotomas, as anopsias, hemianopsias e quadrantanopsias. As descrições a seguir constituem uma simplificação, pois não consideram a superposição de parte dos campos visuais dos olhos e outras nuances da via óptica.

Os **escotomas**, na maior parte das vezes, representam doença da retina ou do nervo óptico (Figuras 15.2 e 15.3); entretanto, podem derivar de lesões cerebrais ou mesmo de doenças não estruturais, como enxaqueca (escotomas cintilantes), ou então serem achados sem significado patológico, como as miiodopsias (moscas volantes). Assim, as topografias das lesões estruturais que geram escotomas não são tão específicas quanto as de lesões que geram anopsias, hemianopsias e quadrantanopsias, como será visto adiante.

Lesões completas do nervo óptico (pré-quiasmáticas) levam à **anopsia** (cegueira total) do olho acometido, pois nenhum sinal proveniente deste olho chegará ao córtex visual ipsilateral.

Lesões centrais do quiasma óptico originam as **hemianopsias heteronôminas bitemporais** – "hemianopsia", pois ocorre perda visual apenas na metade do campo visual; "heteronômina", porque os déficits se localizam em lados distintos dos campos visuais, acometendo apenas as porções temporais; e "bitemporal", pelo mesmo motivo. Uma lesão que atinja simplesmente a porção central do quiasma óptico comprometerá apenas as fibras provenientes

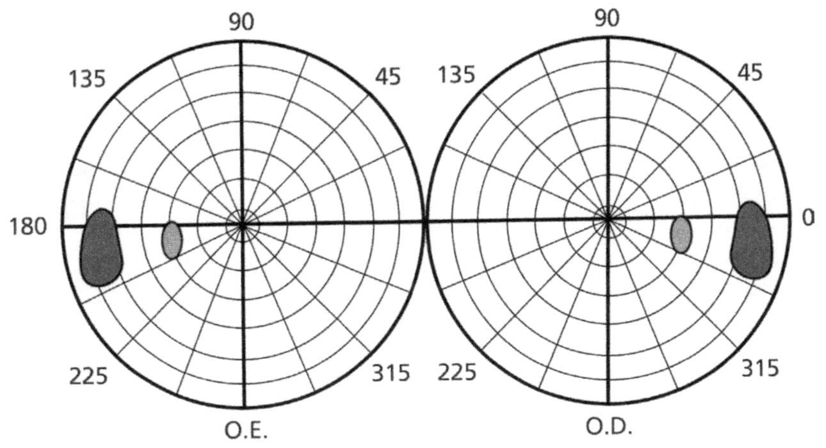

Figura 15.2 Campimetria visual normal. Os defeitos indicados são fisiológicos.

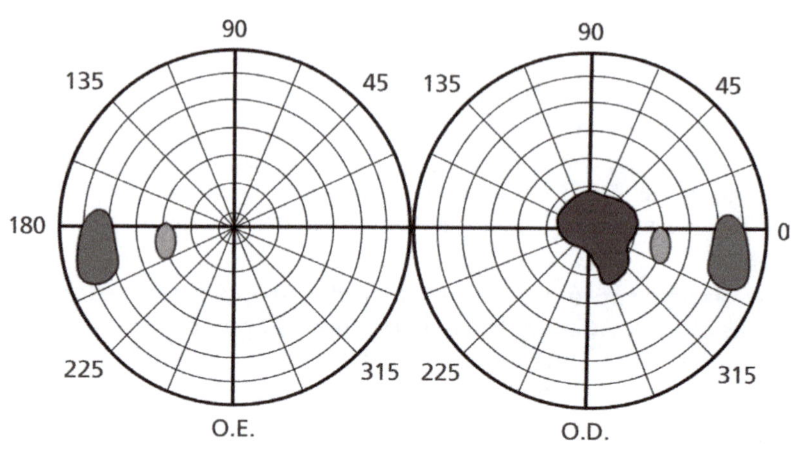

Figura 15.3 Campimetria visual da paciente do caso apresentado, com escotoma central à direita.

das retinas nasais – notar que nas retinas nasais são projetados os raios luminosos provenientes dos campos visuais temporais.

Como apenas a região central do quiasma óptico terá sido acometida, as fibras que não decussam (as fibras originadas das retinas temporais) serão poupadas, poupando, assim, os campos visuais nasais. Desta maneira, o indivíduo acometido terá apenas a visão do campo visual nasal em cada olho.

Já **lesões periféricas do quiasma óptico** originam as **hemianopsias nasais** – "hemianopsia", porque ocorre perda visual apenas na metade do campo visual; e "nasal", pois apenas o campo visual nasal é acometido. Uma lesão que atinja apenas a porção periférica de um lado do quiasma óptico comprometerá somente as fibras provenientes da retina temporal ipsilateralmente – notar que nas retinas temporais são projetados os raios luminosos provenientes dos campos visuais nasais.

Como apenas a região periférica do quiasma óptico terá sido acometida, as fibras que decussam (as fibras originadas das retinas nasais) serão poupadas, poupando, assim, os campos visuais temporais. Desta forma, o indivíduo acometido terá prejudicado o campo visual nasal no olho ipsilateral à lesão quiasmática.

Perceba como, de forma geral, as **hemianopsias heterônimas** derivam de lesões do quiasma óptico (**quiasmáticas**), enquanto, como será visto, as **hemianopsias homônimas** derivam de lesões entre o quiasma óptico e o córtex visual (**retroquiasmáticas**).

As **lesões completas dos tratos ópticos**, por sua vez, resultam nas **hemianopsias homônimas direitas ou esquerdas** – "hemianopsia", porque ocorre perda visual apenas na metade do campo visual; e "homônima", pois os déficits se localizam em lados correspondentes dos campos visuais, acometendo ambos os campos visuais contralaterais ao trato óptico acometido. Uma lesão que atinja apenas um dos tratos ópticos em sua totalidade comprometerá as fibras não decussantes ipsilaterais e as fibras decussantes contralaterais – se o trato óptico direito for lesionado, por exemplo, então serão interrompidos os sinais provenientes das retinas nasal esquerda e temporal direita, responsáveis, respectivamente, pelos campos visuais temporal esquerdo e nasal direito.

Antes de abordar as lesões das radiações ópticas, é necessário mencionar brevemente a retinotopia existente na via óptica. Denomina-se "retinotopia" a correspondência entre as regiões da retina, do corpo geniculado lateral, da radiação óptica e da área visual (lábios do sulco calcarino) responsáveis pela captação, transmissão e processamento de um determinado sinal.

Assim, por exemplo, as fibras correspondentes às regiões mais superiores das retinas estão posicionadas mais inferiormente nas radiações ópticas, enquanto as correspondentes às regiões mais inferiores das retinas estão posicionadas mais superiormente nas radiações ópticas.

As **lesões das radiações ópticas**, a depender de serem **parciais** ou **totais**, podem provocar alterações distintas. Como exemplo, uma lesão das fibras superiores da radiação óptica direita afetará apenas as fibras responsáveis pela porção inferior das retinas nasal esquerda e temporal direita. Desta forma, serão afetadas apenas as porções inferiores dos campos visuais temporal esquerdo e nasal direito.

Assim, somente um quarto do campo visual estará prejudicado em cada olho, gerando uma **quadrantanopsia homônima inferior esquerda** – "quadrantanopsia", pois unicamente a quarta parte do campo visual é afetada em cada olho; "homônima", pois os déficits se localizam em lados correspondentes dos campos visuais; "inferior", pois as lesões se restringem aos campos visuais inferiores; e "esquerda", porque, em cada olho, a lesão está à esquerda no campo visual. Já uma lesão total da radiação óptica direita ou esquerda produzirá a mesma alteração que a lesão do trato óptico direito ou esquerdo – uma **hemianopsia homônima esquerda ou direita**, por motivos similares.

Por fim, as **lesões completas do hemicórtex visual primário** de um lado originam defeitos do campo visual idênticos aos originados por lesões completas da radiação óptica ipsilateral. Já uma **lesão parcial**, como do lábio superior do sulco calcarino esquerdo, por exemplo, gera uma quadrantanopsia homônima inferior direita.

A Figura 15.4 e o Quadro 15.3 sintetizam as principais lesões da via óptica.

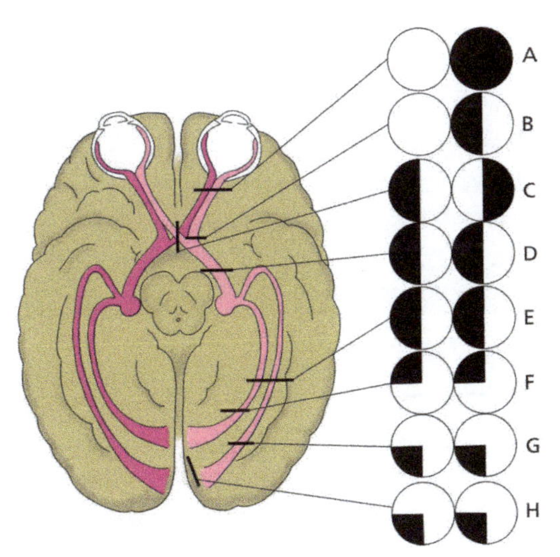

Figura 15.4 **Lesões da via óptica e respectivos déficits de campo visual.** (**A**) anopsia direita por lesão completa do nervo óptico direito; (**B**) hemianopsia nasal direita por lesão da porção periférica direita do quiasma óptico; (**C**) hemianopsia heterônima bitemporal por lesão da porção central do quiasma óptico; (**D**) hemianopsia homônima esquerda por lesão completa do trato óptico direito; (**E**) hemianopsia homônima esquerda por lesão completa da radiação óptica direita; (**F**) quadrantanopsia homônima superior esquerda por lesão da porção inferior da radiação óptica direita; (**G**) quadrantanopsia homônima inferior esquerda por lesão da porção superior da radiação óptica direita e (**H**) quadrantanopsia homônima inferior esquerda por lesão incompleta do córtex visual.

Quadro 15.3 Características de lesões agudas de diferentes topografias da via óptica

	Etiologias de defeito pupilar aferente relativo[2,3]				
	Acuidade visual	Visão de cores	Déficit do campo visual	Função papilar	Disco óptico
Mácula	Reduzida	Reduzida	Escotoma central ipsilateral	± Defeito pupilar aferente relativo	Normal
Nervo óptico (papilopatia*)	Reduzida	Reduzida	Escotoma central ipsilateral	Defeito pupilar aferente relativo	Edemaciado
Nervo óptico (retrobulbar*)					Normal
Quiasma óptico	Normal	Normal	Hemianopsia heterônima bitemporal	Normal	Normal
Trato óptico	Normal	Normal	Hemianopsia homônima contralateral	Defeito pupilar aferente relativo contralateral	Normal
Radiação óptica (porção parietal)	Normal	Normal	Quadrantanopsia inferior contralateral	Normal	Normal
Radiação óptica (porção temporal)			Quadrantanopsia superior contralateral		
Córtex visual	Normal	Normal	Hemianopsia homônima contralateral	Normal	Normal

*A neurite óptica pode cursar com inflamação da papila óptica (papilopatia com papilite à fundoscopia, em cerca de um terço dos casos) ou inflamação retrobulbar (sem alterações à fundoscopia, em cerca de dois terços dos casos).

Perguntas

11. Um paciente que não consegue ver o campo lateral (temporal) de ambos os olhos provavelmente tem uma lesão no ________________.
12. Um paciente com uma lesão no córtex visual direito, localizado no lobo occipital direito do cérebro, apresenta um déficit visual do tipo ______________.

Diagnóstico etiológico

Diante do quadro clínico apresentado, é possível diagnosticar uma **neuropatia óptica direita**. Entre as causas mais comuns de neuropatia óptica, pode-se elencar neurite óptica, neuropatias ópticas isquêmicas arterítica e não arterítica, neuropatia óptica hereditária de Leber e neurorretinite.

É possível afastar, a *priori*, as neuropatias ópticas isquêmicas, pois são mais frequentes na população acima de 50 anos e costumam estar associadas a sinais não presentes no caso apresentado, como defeito altitudinal de campo visual (em ambas) e cefaleia, dor em couro cabeludo e claudicação de mandíbula (estas na forma arterítica). Já a neuropatia óptica hereditária de Leber atinge predominantemente homens, não costuma se manifestar com dor e apresenta evolução mais prolongada, de semanas a meses. Por fim, a neurorretinite atinge principalmente crianças, e o acometimento é muitas vezes bilateral.

Assim, tomamos **neurite óptica** como hipótese diagnóstica principal. De fato, o quadro clínico sugere fortemente esta hipótese diagnóstica: instalação pós-infecciosa de dor monocular associada a escotoma central e discromatopsia, com papilite (apesar de esta não ser uma manifestação comum da doença), diminuição da acuidade visual e defeito pupilar aferente relativo.

A neurite óptica possui mais de uma etiologia. A forma mais é a **neurite óptica idiopática**, uma doença desmielinizante primária, sem etiologia conhecida. Apesar de poder ocorrer de forma isolada, possui alta associação com **esclerose múltipla**, manifestando-se em algum momento da evolução desta doença em metade dos pacientes (em geral, é a primeira manifestação). Quando isolada, a neurite óptica é tomada como um tipo frustro de esclerose múltipla; acredita-se que a causa desta condição é a mesma que a da esclerose múltipla. Outras causas incluem **doenças autoimunes sistêmicas**, como lúpus eritematoso sistêmico, sarcoidose, doença de Behçet e síndrome de Sjögren. Ela também pode ser uma manifestação da **neuromielite óptica** (doença de Devic) ou surgir após **infecções** (como no caso apresentado) ou **vacinação.** Com menos frequência, pode derivar de doenças como tuberculose, sífilis (em que a neurite óptica permite evidenciar clinicamente neurossífilis de forma independente) e doença de Lyme.

De maneira geral, a neurite óptica é **diagnosticada clinicamente.** Ainda assim, o principal exame de imagem neste contexto é a **ressonância magnética nuclear de encéfalo e órbitas com gadolíneo** (contraste), que permite não só suportar o diagnóstico, mas também excluir outras etiologias de lesão do nervo óptico e avaliar o risco de desenvolvimento de esclerose múltipla. Uma ressonância compatível com a hipótese de neurite óptica pode ser vista na Figura 15.5.

Assim, sintetizando o exposto, a paciente do caso apresenta como **diagnóstico etiológico** uma **neurite óptica direita pós-infecciosa.**

Comentários e conduta

A neurite óptica é um tipo de neuropatia óptica que consiste, de forma geral, na **inflamação e desmielinização do nervo óptico.** Atentar que a expressão é, por vezes, utilizada no contexto de outras doenças do nervo óptico, mas, nesses casos, pode-se utilizar a expressão neuropatia óptica, de forma genérica. Como já exposto, possui forte associação com esclerose

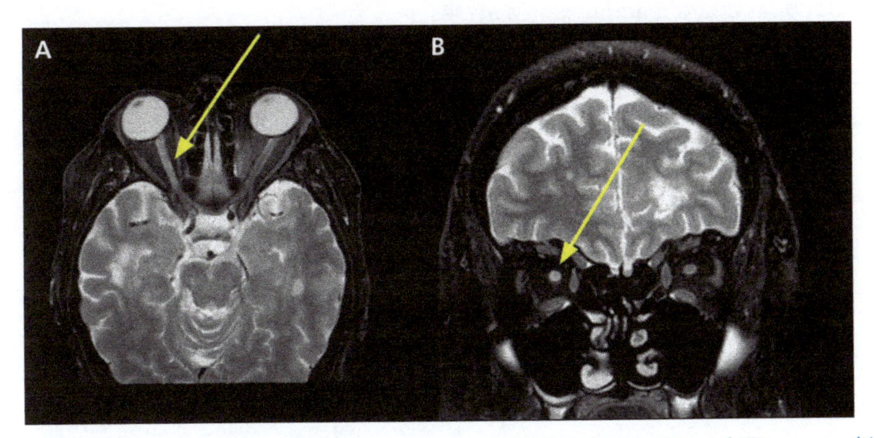

Figura 15.5 **Ressonância Magnética de Crânio.** Imagens ponderadas em T2 axial (**A**) e coronal (**B**) mostrando hipersinal na porção intraorbitária do nervo óptico direito, compatível com a hipótese clínica de lesão desmielinizante. Fonte: cortesia do Hospital Israelita Albert Einstein.

múltipla. Os principais fatores de risco incluem idade entre 20 e 40 anos, sexo feminino, etnia branca e fator genético.

A neurite óptica pode ser classificada em **aguda** e **crônica**. De forma sintética, em geral a neurite óptica **aguda** inclui acometimento monocular, diminuição da acuidade visual associada a escotoma (principalmente central), dor ocular, defeito pupilar aferente relativo, papilas normais (a papilite ocorre em aproximadamente um terço dos pacientes, enquanto cerca de dois terços apresentarão neurite retrobulbar, com papilas normais; independentemente do acometimento da papila, o quadro clínico sugestivo demanda continuar a investigação) e discromatopsia (especialmente da cor vermelha); fotopsias (luzes piscando ou *flashes* de luz) podem estar presentes.

Já a neurite óptica **crônica,** em geral, consiste na persistência de componentes de uma neurite óptica aguda prévia resolvida (os pacientes que relatam nunca terem sido acometidos por neurite óptica aguda possivelmente já tiveram episódios subclínicos da doença). Podem estar incluídos persistência de perda visual, do defeito pupilar aferente relativo, da discromatopsia, atrofia óptica e alteração da resposta evocada visual.

A neurite óptica aguda costuma ser **autolimitada**. O tratamento da doença aguda almeja recuperação visual e prevenir ou mitigar a instalação de esclerose múltipla. Direcionado a pacientes selecionados, se baseia, em geral, em **pulso de corticoide intravenoso**. Terapias como imunoglobulina intravenosa, plasmaférese e tratamentos imunomodulatórios são utilizadas à luz das particularidades de cada caso ou conforme a etiologia da neurite óptica. Esses tratamentos se justificam pelo caráter inflamatório-imunológico da neurite óptica.

Para a paciente do caso apresentado, dada a ausência de evidências que suportem correlação com esclerose múltipla e de prejuízo visual grave, não será instituído tratamento farmacológico.

No Quadro 15.4, resumem-se as características de um quadro típico de neurite óptica.

Analise esse paciente

Anamnese

- Paciente do sexo masculino, 75 anos, se apresenta no consultório com queixa de "esbarrar nas coisas quando anda" há três meses.

Quadro 15.4 Características de neurite óptica típica

Quadro clínico	Prognóstico
Dor ocular: extremamente comum (90%); associada à mobilização ocular	Recuperação visual: progressiva; pode durar de meses até 1 ano
Déficit visual: agudo, geralmente unilateral	Déficit visual: melhora eventualmente
Acuidade visual: normal ou alterada	Acuidade visual: 90% têm recuperação total ou quase total
Campo visual: déficits variados	Pode haver déficits residuais (sensibilidade ao contraste, visão colorida, estereopsia, percepção de brilho de luz, acuidade visual ou campo visual)
Defeito pupilar aferente relativo: sempre presente (se outro olho saudável)	Déficits de percepção de movimento costumam permanecer
Fundoscopia: normal (⅔) ou alterada (⅓)	

- Refere que, ao caminhar em ambientes fechados, tem, com frequência crescente, esbarrado em objetos. Tem a impressão de que a "visão está mais estreita". Utiliza óculos para miopia há décadas, mas refere que os graus das lentes foram revisados pelo oftalmologista há duas semanas. Nega dor ocular, escotomas e diminuição da acuidade visual. Nega outras queixas.
- Hipertensão arterial sistêmica, *diabetes mellitus* tipo 2 insulino-dependente, Doença Pulmonar Obstrutiva Crônica (DPOC), obesidade grau 2. Pai faleceu devido a um câncer de cólon aos 72 anos; mãe faleceu por causas naturais aos 79 anos.
- Tabagista (165 maços-ano), etilista (uma lata de cerveja a cada três dias, em média). Em uso de captopril 25 mg 2×/dia; anlodipino 2,5 mg 1×/dia; clortalidona 12,5 mg 1×/dia; insulina NPH 15 UI antes de dormir, e insulina regular 20 UI pré-prandial. Nega alergias.

Exame físico geral

- Pressão arterial 136 × 89 mmHg/Frequência cardíaca 86 bpm/Frequência respiratória 19 ipm/$SatO_2$ 92%/Temperatura 36,8 °C/Glicemia capilar 96 mg/dL.
- Bom estado geral, corado, hidratado, acianótico, anictérico, afebril ao toque, eupneico.
- Bulhas rítmicas normofonéticas em dois tempos, sem sopros, tempo de enchimento capilar <3 s (BRNF em 2T S/S, TEC <3 s).
- Murmúrios vesiculares diminuídos bilateralmente com estertores crepitantes discretos em bases (MV diminuídos bilateralmente c/ EC em bases).
- Abdome plano, flácido, com áreas focais de rigidez, ruídos hidroaéreos presentes nos quatro quadrantes, indolor à palpação, sem massas ou visceromegalias notadas, timpânico.
- Extremidades sem sinais de edema, sem sinais de trombose venosa profunda.
- Órbita e olho direitos e esquerdos sem sinais de trauma, sem sinais flogísticos e sem secreção ou hemorragia ativas.
- Otoscopia mostra membrana timpânica transparente e normotensa. Rinoscopia mostra mucosa trófica, sem alterações. Oroscopia sem hiperemia e sem pus.

Exame físico neurológico

- Consciente, orientado em tempo e espaço, Glasgow 15. Mobilidade ocular extrínseca preservada bilateralmente. Acuidade visual (com óculos): 20/20 (esquerda); 20/20 (direita). Reflexos fotomotores direto e consensual normais bilateralmente. À campimetria visual por confrontação, campos visuais temporais prejudicados bilateralmente. Ao exame de fundo de olho: papilas normais; microaneurismas de capilares retinianos e exsudatos duros.

Perguntas

13. Qual o sintoma-guia?
14. Qual a alteração no exame físico compatível com esse sintoma-guia?
15. Onde você localizaria a lesão?
16. Consegue pensar em uma etiologia?

O sintoma-guia, neste caso, é o **déficit de campo visual**. Isso se justifica pois, diferentemente do primeiro caso clínico, o paciente não apresenta artefatos visuais como escotomas, mas sim uma restrição bitemporal nos campos visuais. Contrastando com o primeiro caso, deve ser ressaltado que neurite óptica não é um dos diagnósticos diferenciais, seja pela história (ausência de dor ocular, escotoma, diminuição da acuidade visual e discromatopsia), seja pelo sintoma-guia (neurites ópticas não costumam causar hemianopsias). As alterações no exame físico geral em nada se relacionam com seu diagnóstico neurológico, mas sim às suas comorbidades (como a baixa saturação de oxigênio e os murmúrios vesiculares diminuídos bilateralmente, pela DPOC secundária a uma elevada carga tabágica, e as áreas de rigidez abdominais, pelas aplicações repetidas de insulina) ou por ser idoso (como os estertores crepitantes discretos em bases, que podem estar presentes fisiologicamente em parte da população idosa).

Com relação à topografia, de início é possível descartar regiões retroquiasmáticas, pois lesões nas estruturas que se localizam posteriormente ao quiasma causam, de forma geral, hemianopsias homônimas e quadrantanopsias. Assim, a lesão pode estar na retina, no nervo óptico ou no quiasma óptico. Descarta-se lesão retiniana, pois os sinais evidentes à fundoscopia (microaneurismas e exsudatos duros), além de não poderem ser causa do déficit apresentado, são típicos de retinopatia diabética,não justificando, portanto, o quadro apresentado pelo paciente. Também é possível descartar lesões completas nos nervos ópticos, pois, se fosse esse o caso, o paciente apresentaria anopsia ipsilateral à lesão.

Assim, a lesão está no **quiasma óptico**. Como o paciente apresenta uma hemianopsia heterônima bitemporal, é possível topografar a lesão na região mediana do quiasma. Pois é onde as fibras responsáveis por captar os sinais luminosos dos campos visuais temporais decussam – lesão localizada na periferia do quiasma óptico gera hemianopsia nasal ipsilateral à lesão (ou hemianopsia heterônima binasal, se houver lesões bilateralmente). Assim, determinada a topografia, a etiologia mais provável dentre as apresentadas é **tumor de hipófise** (Figura 15.6). A glândula hipófise se situa inferiormente ao quiasma óptico, na sela

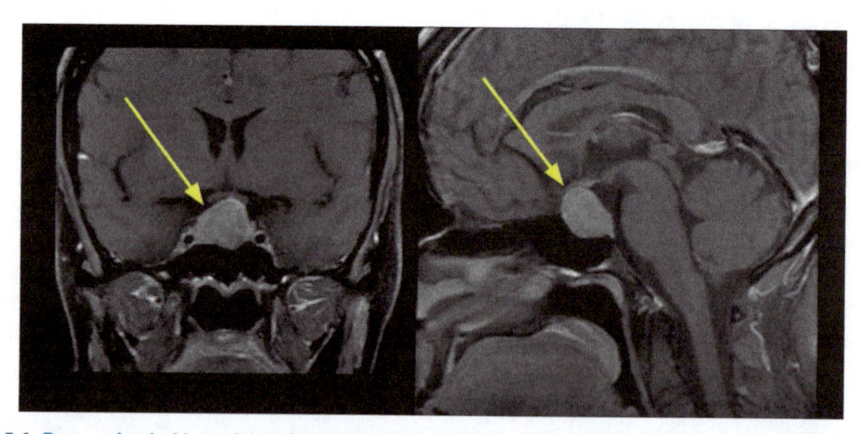

Figura 15.6 **Ressonância Magnética de Crânio.** Formação expansiva centrada na adeno-hipófise, medindo 2,6 × 1,8 × 1,5 cm (LL × CC × AP), apresentando discreto hipersinal em T2 e hiporrealce pelo contraste. Determina ampliação da sela túrcica, com infradesnivelamento do assoalho selar à esquerda. Determina supradesnivelamento do diafragma selar à direita, moldando o quiasma óptico, que apresenta características de sinal preservada e desloca para a esquerda a haste hipofisária. Lateralmente, insinua-se ao aspecto superior do seio cavernoso direito, cruzando a linha intercarotídea lateral (Knosp 3A). Fonte: cortesia do Hospital Israelita Albert Einstein.

túrcica, e quaisquer processos expansivos podem comprimir o quiasma óptico e repercutir clinicamente.

Ressalte-se que as hemianopsias heterônimas bitemporais têm como causa mais frequente os adenomas de hipófise, e o paciente apresenta idade avançada. De forma bastante sintética, sua confirmação poderia se dar por ressonância nuclear magnética de crânio e sela túrcica sem contraste. E e as opções incluiriam desde tratamento clínico até ressecção endoscópica transesfenoidal da lesão (ressecção vídeo-assistida, passando-se os instrumentos por uma das narinas e utilizando como via de acesso uma parte do osso esfenoidal para atingir a sela túrcica). Essas opções que podem ser realizados em associação e cujas indicações variam a depender de cada tipo tumoral e de cada caso.

Finalização

Pontos-chave

- A neurite óptica é mais comum em mulheres brancas jovens e pode se associar a quadros diversos, desde esclerose múltipla até pós-infecções e pós-vacinações.
- O diagnóstico da neurite óptica é basicamente clínico, mas podem ser necessários exames complementares, como a ressonância nuclear magnética de encéfalo e órbitas com gadolíneo.
- A via óptica apresenta retinotopia, de forma que cada região do campo visual tem seus sinais luminosos transmitidos por feixes específicos de fibras.
- Lesões pré-quiasmáticas e quiasmáticas geram as anopsias (lesão completa do nervo óptico), as hemianopsias heterônimas bitemporais (lesão da porção mediana do quiasma óptico) e as heminanopsias nasais unilaterais ou bilaterais (lesão de uma ou ambas as porções periféricas do quiasma óptico).
- Lesões retroquiasmáticas geram as hemianopsias homônimas (lesão completa do trato óptico, lesão completa da radiação óptica e lesão completa do córtex visual) e as quadrantanopsias (lesão parcial da radiação óptica e lesão parcial do córtex visual)

Objetivos de aprendizagem

1. Defina neurite óptica e diferencie sucintamente suas classificações.
2. Cite três sintomas de neurite óptica.
3. Cite a apresentação mais frequente da papila do olho acometido à fundoscopia.
4. Descreva brevemente os princípios de diagnóstico e tratamento da neurite óptica.
5. Desenhe a via óptica, incluindo todas as estruturas anatômicas pertinentes entre a retina e o córtex visual, distinguindo as fibras associadas aos campos visuais nasais e temporais.
6. Insira na figura as alterações de campo visual resultantes de lesões completas no nervo óptico.
7. Insira na figura as alterações de campo visual resultantes de (a) lesões na porção mediana do quiasma óptico e (b) lesões unilaterais e bilaterais da periferia do quiasma óptico.
8. Insira na figura as alterações de campo visual resultantes de (a) lesões completas do trato óptico, (b) lesões parciais da radiação óptica, (c) lesões completas da radiação óptica e (d) lesões do córtex visual.

Respostas

1. Baixa acuidade visual.
2. Acuidade visual 20/60 (direita). Reflexos fotomotor direto e consensual lentificados à direita. Campo visual direito com área visual central prejudicada. Ao exame de fundo de olho: à direita, disco óptico hiperemiado e edemaciado, de bordas menos nítidas e veias algo distendidas.
3. Nervo óptico direito.
4. Neurite óptica.
5. 1. 20 pés; 2. 50 pés
6. 1. miótica; 2. fotomotor direito; 3. miótica; 4. consensual
7. ausente nos dois olhos
8. presente apenas no olho esquerdo
9. 1. nasal; 2. direito; 3. temporal
10. 1. temporal; 2. nasal; 3. esquerdo
11. quiasma óptico
12. hemianopsia homônima esquerda
13. Baixa acuidade visual do tipo déficit de campo visual.
14. À campimetria visual por confrontação, campos visuais temporais prejudicados bilateralmente.
15. No quiasma óptico.
16. Tumor, isquemia, sangramento.

Bibliografia

Bennett JL. Optic neuritis. Continuum (Minneap Minn). 2019;25(5):1236-64.

Connors BW. Transdução sensorial. *In*: Boron WF, Boulpaep EL. Fisiologia médica. 2ª ed. Rio de Janeiro, Elsevier, 2015:371-407.

Constantinescu CS, Bosley TM. Neurite óptica. BMJ Publishing Group Ltd, 2021. Disponível em: https://bestpractice.bmj.com/topics/pt-br/966/pdf/966/Neurite%20%C3%B3ptica.pdf (07 jan. 2022).

Fraser CE, D'Amico DJ. Diabetic retinopathy: classification and clinical features. UpToDate, 2020. Disponível em: https://www.uptodate.com/contents/diabetic-retinopathy-classification-and-clinical-features (22 dez. 2021).

Fuchs FD. Hipertensão arterial sistêmica. In: Duncan BB, Schmidt MI, Giugliani ER, Duncan MS, Giugliani C. Medicina ambulatorial: condutas de atenção primária baseadas em evidências [livro eletrônico]. 4ª ed. Porto Alegre, Artmed, 2014:1370-400.

Grandes vias aferentes. *In*: Machado AB, Haertel LM. Neuroanatomia funcional. 3ª ed. São Paulo, Editora Atheneu, 2014:275-96.

Nervo óptico. *In*: Campbell WW. O exame neurológico [livro eletrônico]. 7ª ed. Rio de Janeiro, Guanabara Koogan, 2014:15-41.

Nervos motores oculares. *In*: Campbell WW. O exame neurológico [livro eletrônico]. 7ª ed. Rio de Janeiro, Guanabara Koogan, 2014:142-77.

Osborne B, Balcer LJ. Optic neuritis: prognosis and treatment. UpToDate, 2021. Disponível em: https://www.uptodate.com/contents/optic-neuritis-prognosis-and-treatment (21 dez. 2021).

Osborne B, Balcer LJ. Optic neuropathies. UpToDate, 2021. Disponível na Internet: https://www.uptodate.com/contents/optic-neuropathies (01 jan. 2022).

Osborne B, Balcer LJ. Optic neuritis: pathophysiology, clinical features, and diagnosis. UpToDate, 2021. Disponível na Internet: https://www.uptodate.com/contents/optic-neuritis-pathophysiology-clinical-features-and-diagnosis (07 jan. 2022).

Putz C, Castagno V, Burmann TG, D'Almeida AP, Moro J, Colossi CG et al. Anatomia, citologia, histologia, fisiologia e bioquímica ocular. *In*: Putz C. Oftalmologia: ciências básicas [livro eletrônico]. 3ª ed. Rio de Janeiro, Elsevier, 2017. p. 223-412.

Visual pathways. *In*: Brazis PW, Masdeu JC, Biller J. Localization in clinical neurology. 7th ed. Philadelphia, Wolters Kluwer, 2017:143-85.

16

Caso Clínico 16

Livia Almeida Dutra
Isadora Santos Ferreira
Bruna de Freitas Dias
Cristiane Andres de Castro

Anamnese

- Paciente JHM, do sexo masculino, 55 anos, admitido no pronto-socorro com quadro progressivo de "boca torta" há dois dias. O paciente refere que os sintomas iniciaram com desconforto na região posterior da orelha esquerda, e após 24 horas evoluiu com alteração do paladar, caracterizada por um gosto metálico, além de maior dificuldade para fechar o olho esquerdo. Também observou que o olho está seco.
- Nega cefaleia, náusea, vômitos, disfagia ou disfonia. Nega diminuição de força nos quatro membros. Nega eventos semelhantes prévios.
- Antecedente pessoal: Hipertensão arterial sistêmica.
- Medicações em uso: Losartana 50 mg a cada 12 horas.
- Antecedente familiar: Mãe com hipertensão arterial. Sem outros antecedentes relevantes.

Exame físico geral

- Pressão arterial 120 × 78 mmHg/Frequência cardíaca 80 bpm/Frequência respiratória 15 ipm/SpO_2 98% em ar ambiente/Glicemia capilar de 230 mg/dL.
- Bom estado geral, corado, hidratado, acianótico, anictérico.
- Otoscopia: sem alterações.
- Murmúrios vesiculares presentes bilateralmente, sem ruídos adventícios.
- Ritmo cardíaco regular, normofonese de bulhas, em 2 tempos, sem sopros.
- Abdome globoso, flácido, ruídos hidroaéreos presentes, indolor à palpação.
- Extremidades: tempo de enchimento capilar < 2 s.
- Ausência de edema ou empastamento de panturrilhas.

Exame físico neurológico

- Vígil, orientado no tempo e espaço.
- O paciente fala, compreende, lê, escreve, nomeia e repete, indicando linguagem preservada.
- Pupilas isocóricas e fotorreagentes, musculatura ocular extrínseca normal. Campimetria visual sem alterações.
- Apagamento de sulcos frontais e nasogeniano à esquerda.
- Lagoftalmo à esquerda.
- Lacrimação prejudicada à esquerda.
- Gustação nos dois terços anteriores esquerdos da língua prejudicada.
- Sensibilidade da face normal.
- Língua e palato centrados.
- Força muscular grau V nos quatro membros.
- Reflexos profundos normais (2+/4) e simétricos.
- Reflexo cutâneo-plantar em flexão bilateralmente.
- Sensibilidade superficial e profunda preservada nos quatro membros.
- Provas cerebelares normais.
- Ausência de sinais meníngeos.

Perguntas

1. Qual o sintoma-guia desse paciente?
2. Quais achados alterados do exame físico que permitem topografar a lesão?
3. Onde é a topografia da lesão?

Diagnóstico sindrômico

Sumarização

- Este é um caso de **Paralisia Facial**.

A paralisia facial é causada pelo comprometimento da função do sétimo par de nervo craniano, o nervo facial (NC VII). Este é considerado um nervo misto por apresentar um componente motor e outro sensitivo. Do ponto de vista motor, o sétimo par craniano é responsável pela inervação da musculatura da mímica facial e do couro cabeludo. Outros músculos inervados por este nervo incluem o estilo-hióideo, digástrico (ventre posterior), estapédio, platisma, bucinador e o da musculatura do ouvido. Por sua vez, a parte sensitiva do nervo facial está relacionada com a gustação, a função das glândulas lacrimais e salivares e a percepção sensorial exteroceptiva do canal auditivo externo.

O primeiro passo para identificar a **paralisia facial** é descrever a alteração neurológica do paciente – o sintoma-guia. No caso desse paciente, o sintoma-guia é a **fraqueza da face**.

A melhor maneira de reconhecer uma fraqueza da face é por meio da inspeção. Em pacientes acometidos é possível notarmos o apagamento de sulcos frontais ou nasogenianos. A avaliação da mímica facial nos oferece dados importantes no exame físico. Pacientes com paralisia facial podem apresentar assimetrias nas linhas faciais, no sorriso e lagoftalmo (dificuldade para fechar os olhos).

Ao identificarmos um quadro de fraqueza de face devemos definir se estamos diante de uma paralisia facial do tipo periférica ou do tipo central. Mas como diferenciá-las?

Fibras eferentes especiais do nervo facial estimulam a musculatura da metade superior e inferior da face ipsilateral. Para exercer a sua respectiva função, as fibras do nervo facial recebem estímulo dos neurônios originados no córtex motor contralateral (Figura 16.1). Estes neurônios são chamados de supranucleares, pois emergem do córtex cerebral e fazem sinapse na ponte, no núcleo do nervo facial. A inervação supranuclear da metade inferior da hemiface é constituída apenas por fibras contralaterais.

Por outro lado, a inervação supranuclear da metade superior da hemiface é realizada por fibras bilaterais, provenientes de ambos os hemisférios cerebrais. Deste modo, entende-se que, em uma paralisia facial decorrente de uma lesão supranuclear (lesão central), haverá acometimento apenas da metade inferior da hemiface contralateral. Em contrapartida, em uma paralisia facial decorrente da lesão de fibras do nervo facial ou do seu núcleo (lesão periférica), haverá acometimento da hemiface completa ipsilateral. A partir destes conceitos definimos uma paralisia facial como central ou periférica.

O Quadro 16.1 sumariza as principais diferenças entre a paralisia facial de padrão periférico e central. A Figura 16.1 ilustra a inervação facial supranuclear e os padrões de lesão central ou periférica.

Pergunta

4. A fraqueza de padrão 1. ________________ apresenta fraqueza no andar superior e inferior da face, enquanto a de padrão 2. ______________ apresenta fraqueza apenas em metade inferior.

Avaliação do paciente

Para avaliar a fraqueza da face, o primeiro passo é a inspeção estática. Nessa etapa, observamos os músculos faciais e procuramos possíveis assimetrias na face, atrofias, fasciculações ou espasmos. Na inspeção dinâmica, avalia-se a movimentação da boca e dos olhos enquanto o paciente fala e realiza o piscamento.

Podemos solicitar ao paciente que execute algumas mímicas faciais para avaliar a função motora do NC VII. Neste momento, solicita-se que o paciente levante as sobrancelhas, feche os olhos com força, encha a boca de ar e abra a boca com os dentes cerrados. Durante a tentativa de fechar os olhos, a ação é mediada pelo músculo orbicular da pálpebra. Portanto, uma lesão do nervo facial inviabiliza este movimento. O acometimento do sétimo par também impede a função dos músculos risório e mentual, com consequente comprometimento da abertura da boca.

Quadro 16.1 Diferenças entre a paralisia facial de padrão periférico e central

Característica da paralisia	Paralisia facial periférica	Paralisia facial central
Fraqueza na metade *superior* da face	Presente	Ausente
Fraqueza na metade *inferior* da face	Presente	Presente

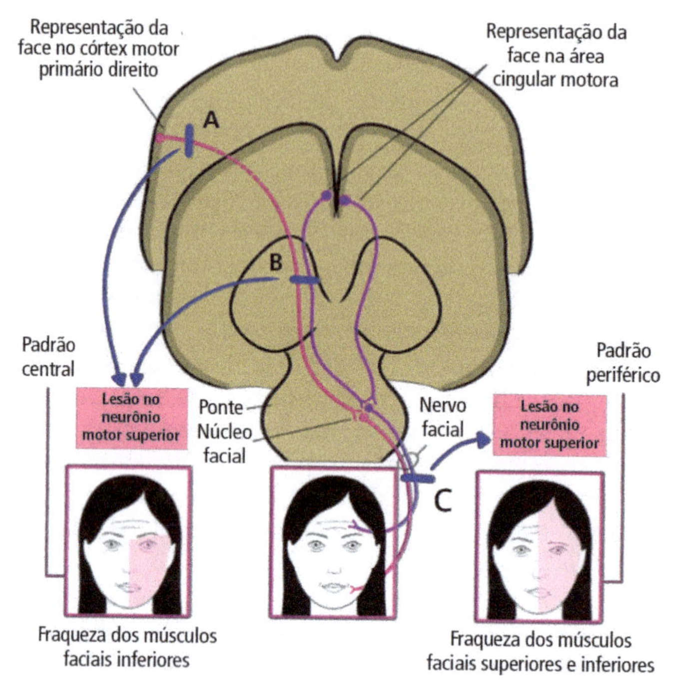

Figura 16.1 **Inervação supranuclear do nervo facial e os padrões de lesão central e periférica.** A inervação da metade superior da face é realizada por neurônios supranucleares de ambos os hemisférios cerebrais. Já a inervação da metade inferior é realizada por neurônios supranucleares apenas do hemisfério contralateral.

A Figura 16.2 ilustra três ações que avaliamos nos pacientes com fraqueza da face e os músculos envolvidos nas funções correspondentes.

O desvio de rima labial é descrito de forma frequente nos pacientes com paralisia facial. É importante salientar que o desvio da rima é sempre evidenciado no lado da face não acometido. Na tentativa de abrir a boca ou sorrir, o paciente com fraqueza facial tem a rima labial desviada para o lado contrário da fraqueza, cuja musculatura não foi acometida. O nosso paciente apresentava desvio de rima labial para a direita, então concluímos que a fraqueza facial é observada no lado esquerdo.

Além da paralisia facial de padrão periférico, o paciente do caso clínico apresenta alteração de paladar, caracterizada pelo gosto metálico na boca. A gustação dos dois terços anteriores da língua é mediada pelo nervo facial, enquanto a do terço posterior é mediada pelo nervo glossofaríngeo. Por este motivo, o acometimento de fibras do nervo facial pode se apresentar com alteração do paladar. A perda completa do paladar pode ocorrer, porém é frequente a queixa de sensação de sabores distintos e incomuns, como o gosto metálico. Para avaliar o paladar, estimulamos os dois terços anteriores da língua com substâncias de sabor ácido, doce, azedo e salgado. Cada lado da língua deve ser avaliado separadamente. É esperado que o paciente identifique os sabores testados de forma independente.

O paciente também apresenta sensação de olho seco à esquerda. O nervo facial, como mencionado anteriormente, é responsável pela inervação das glândulas lacrimais. Para

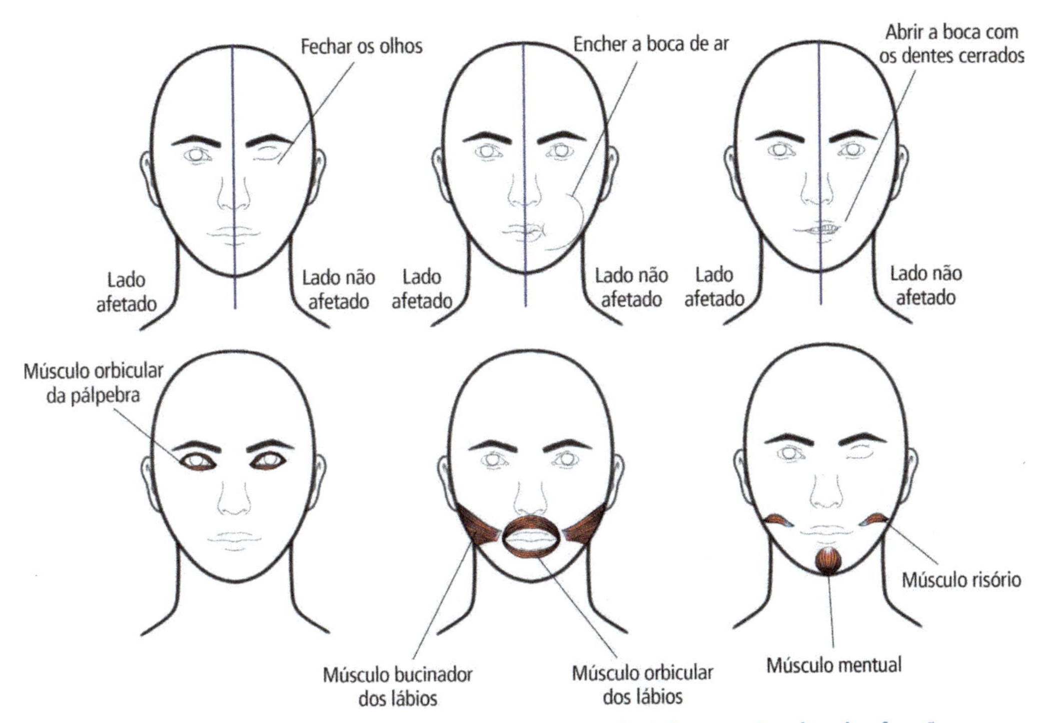

Figura 16.2 **Ações avaliadas nos pacientes com fraqueza facial e os músculos das funções correspondentes.** Um paciente com paralisia facial periférica não consegue fechar o olho ipsilateral, pelo acometimento do músculo orbicular da pálpebra; é incapaz de encher a boca de ar, pela fraqueza dos músculos bucinador e orbicular dos lábios; e é impedido de abrir a boca com os dentes cerrados, devido à fraqueza dos músculos risório e mentual.

avaliar a lacrimação, devemos questionar ao paciente durante a anamnese sobre a sensação de olhos ou boca secos.

Outra forma de avaliar a lacrimação é por meio do teste de Schirmer, muito utilizado no diagnóstico diferencial de doenças reumatológicas. Este teste consiste na aplicação de um papel filtro específico sob a pálpebra inferior e consequente avaliação da produção de lágrimas. A queixa de olho seco do paciente do caso pode ser decorrente de um comprometimento direto da lacrimação ou da dificuldade em fechar os olhos. Sabemos que o piscamento intermitente dos olhos permite a sua constante lubrificação e, na paralisia facial periférica, o fechamento dos olhos está comprometido.

A dor retroauricular referida pelo paciente do caso pode ser decorrente da compressão do nervo facial ao longo do seu trajeto no meato acústico interno. Essa característica clínica sugere um quadro de inflamação do sétimo par. Apesar de esta dor poder estar relacionada com uma lesão do nervo facial, a inspeção da região retroauricular e a otoscopia são indispensáveis nestes casos. Os principais sinais e sintomas encontrados em um caso típico de paralisia facial periférica estão resumidos no Quadro 16.2.

A avaliação dos reflexos mediados pelo nervo facial também faz parte do exame neurológico. De forma geral, o sétimo par é componente eferente de diversos reflexos da face. Dentre eles, o reflexo corneopalpebral e o orbicular dos lábios. A ausência desses reflexos pode refletir uma lesão do nervo facial (Quadro 16.3).

Quadro 16.2 Principais achados da paralisia facial periférica

Apagamento dos sulcos frontais e nasogenianos do lado acometido.
Fraqueza da face do lado acometido.

- Incapacidade de fechar o olho acometido.
- Incapacidade de encher a boca de ar.
- Desvio da rima labial para o lado normal da face.

Perda ou alteração de paladar nos dois terços anteriores da língua.
Boca e olhos secos.
Dor atrás da orelha.
Hiperacusia.

Quadro 16.3 Reflexos mediados pelo nervo facial

Reflexos	Forma de avaliação	Resultado esperado
Reflexo corneopalpebral	Estímulo da córnea com um chumaço de algodão	Piscamento dos olhos após esse estímulo
Reflexo estapediano	Aplicação de estímulo sonoro intenso	Audição normal (sem incômodo ou dor)
Reflexo glabelar	Percussão da glabela	Piscamento dos olhos
Reflexo orbicular da boca	Percussão acima do lábio superior	Contração do músculo mentual e protrusão da boca
Reflexo nasolacrimal	Estímulo da mucosa nasal ipsilateral	Lacrimejamento

Diante da história clínica e dos achados no exame físico neurológico, podemos dizer que estamos diante de uma síndrome do nervo facial.

Pergunta

5. Um paciente com paralisia facial periférica à esquerda tem uma fraqueza de fechar o olho esquerdo pelo acometimento do músculo 1. __________________, não consegue encher a boca de ar pela fraqueza dos músculos 2. ____________________ e 3. ____________________ e não consegue abrir a boca com dentes cerrados devido aos músculos 4. _________________ e 5. _________________.

Diagnóstico topográfico

Para determinarmos o diagnóstico topográfico, o primeiro passo já foi dado. Foi definido na seção anterior que a paralisia facial do nosso paciente é de padrão periférico. Portanto, podemos concluir que a lesão acomete o núcleo do nervo facial ou suas fibras nervosas. Estas fibras do nervo facial podem ser acometidas ao longo do seu trajeto no tronco encefálico ou após a sua emergência. Mas como diferenciar esses dois locais de lesão?

Se existe a suspeita de lesão do nervo facial após a sua emergência do tronco encefálico, é preciso investigar se diferentes funções deste nervo estão acometidas. Avaliamos, então, a lacrimação, a gustação e a função de glândulas salivares. Torna-se necessário também avaliar se há hiperacusia associada ao quadro. Essa investigação adicional permite definir qual segmento do nervo facial está acometido, o que facilita o diagnóstico topográfico. Os segmentos do nervo facial serão discutidos em detalhes a seguir.

Diante da suspeita de lesão no tronco encefálico, é preciso investigar achados que justifiquem o comprometimento de outras estruturas da ponte. Sinais e sintomas adicionais do paciente devem ser avaliados de forma detalhada e direcionada. Devido à proximidade das estruturas que compõem o tronco encefálico, lesões nesta região costumam apresentar diferentes manifestações clínicas. Portanto, mais adiante apresentamos estruturas da ponte que podem estar acometidas em uma paralisia facial de padrão periférico por lesão em tronco encefálico.

Nervo facial

O nervo facial é formado pela junção de uma parte motora, principal, e uma parte sensitiva e visceral. Esta segunda parte recebe o nome de nervo intermédio. A parte motora tem origem no núcleo motor do nervo facial, localizado na ponte, em região lateral ao núcleo do abducente. A parte visceral do nervo facial tem origem no núcleo salivatório superior e a parte sensitiva do nervo facial é composta por fibras aferentes, que se dirigem ao núcleo solitário e ao núcleo espinal do trigêmeo, localizados na ponte. (Figura 16.3).

O nervo intermédio e o componente motor do nervo facial emergem da ponte e adentram o canal acústico interno, juntamente ao nervo vestibulococlear (NC VIII). Neste canal,

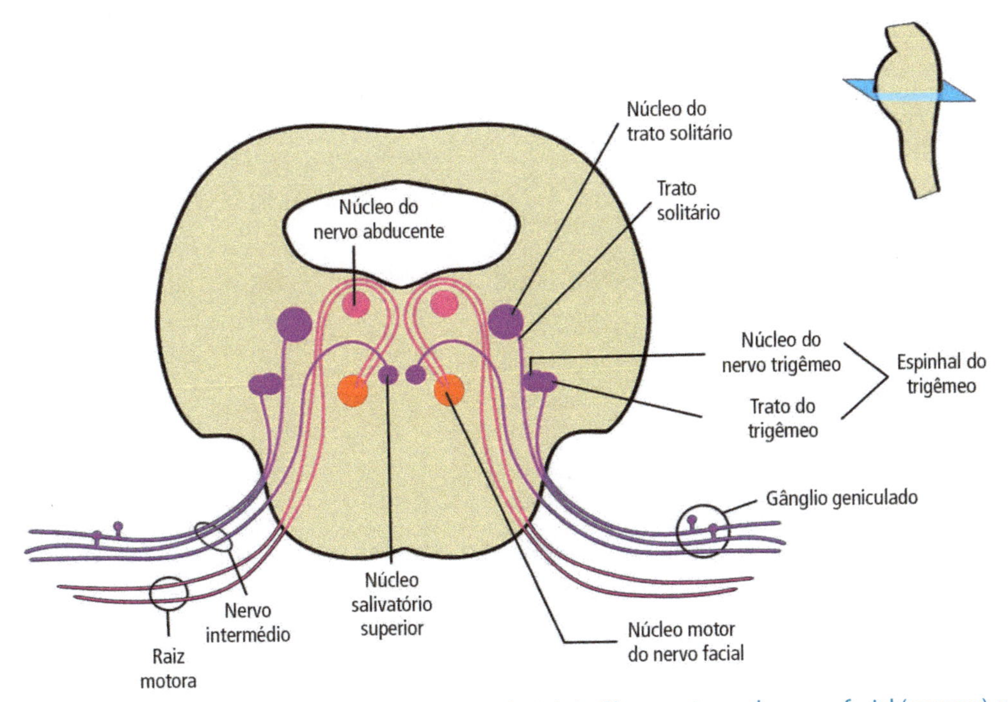

Figura 16.3 **Fibras eferentes e aferentes do nervo facial.** As fibras motoras do nervo facial (*cor rosa*) se originam no tegmento da ponte e fazem uma curva ao redor do núcleo do nervo abducente antes de emergirem. As fibras sensitivas e viscerais (*cor roxa*) são direcionadas aos núcleos salivatório superior, espinal do trigêmeo e do trato solitário.

o nervo intermédio e o componente motor se unem para formar um feixe nervoso único, que passa pelo gânglio geniculado. Nesta região, o nervo facial emite a sua primeira divisão, o ramo petroso superficial maior, responsável pela lacrimação.

Após esta ramificação, há a separação de outros dois ramos intracranianos, o ramo do estapédio e o ramo corda do tímpano. Estes são responsáveis pela inervação do músculo estapédio (orelha média) e das glândulas salivares, respectivamente. Em sua porção extracraniana, o nervo facial perfura a glândula parótida e emite cinco ramos com função motora exclusiva: temporal, zigomático, bucal, marginal e cervical (Figura 16.4).

As paralisias faciais de padrão periférico podem se apresentar de diferentes formas. O nervo facial pode ser acometido no seu trajeto ao longo da ponte ou após a sua saída do tronco encefálico. Para cada segmento acometido do nervo facial existem apresentações clínicas distintas. Lesões do NC VII ao longo do seu trajeto intracraniano, antes da emissão do ramo petroso maior, acometem todas as funções do nervo, sensitivas e motoras.

Enquanto isso, lesões localizadas entre o ramo petroso maior e o ramo corda do tímpano preservam a lacrimação, mas comprometem as demais funções (salivação, gustação e motricidade da face). O acometimento do nervo facial nesta topografia também pode causar um quadro de hiperacusia, justificado pelo envolvimento do ramo do estapédio. Por sua vez, lesões distais ao ramo corda do tímpano comprometem a mímica facial de forma isolada. A Figura 16.5 ilustra a topografia das principais lesões no trajeto do nervo facial e suas repercussões clínicas.

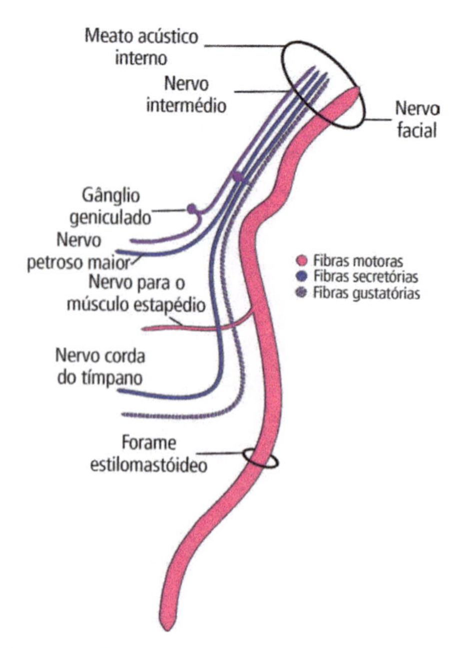

Figura 16.4 **Componentes do nervo facial e seus segmentos**. Após a passagem pelo gânglio geniculado, o nervo facial emite o ramo petroso maior, o ramo do estapédio e o ramo corda do tímpano, nesta ordem. As fibras que seguem pelo forame estilomastóideo são exclusivamente motoras.

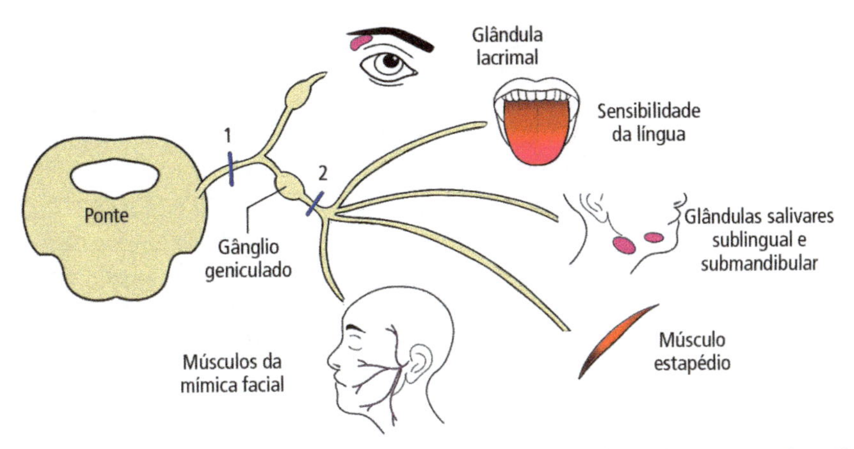

Figura 16.5 **Topografia das lesões de nervo facial e suas repercussões**. 1. Lesões anteriores à emissão do ramo petroso maior: comprometem todas as funções do nervo facial; 2. Lesões entre o ramo petroso maior e o ramo corda do tímpano: preservam a lacrimação, mas comprometem a gustação, salivação e mímica facial. Podem se associar a hiperacusia.

Tronco encefálico

O núcleo do nervo facial está localizado na ponte, porção intermediária do tronco encefálico. O tegmento da ponte é composto por núcleos de pares cranianos, tratos ascendentes da medula espinal, fibras do sistema reticular ativador ascendente, dentre outras estruturas (Figura 16.6).

O núcleo do nervo facial se encontra lateral e em íntima relação com o núcleo do nervo abducente. Em posição lateral ao núcleo do NC VII, situa-se o núcleo espinal do trigêmeo, que recebe fibras aferentes somáticas gerais da face e do couro cabeludo. Em posição caudal ao

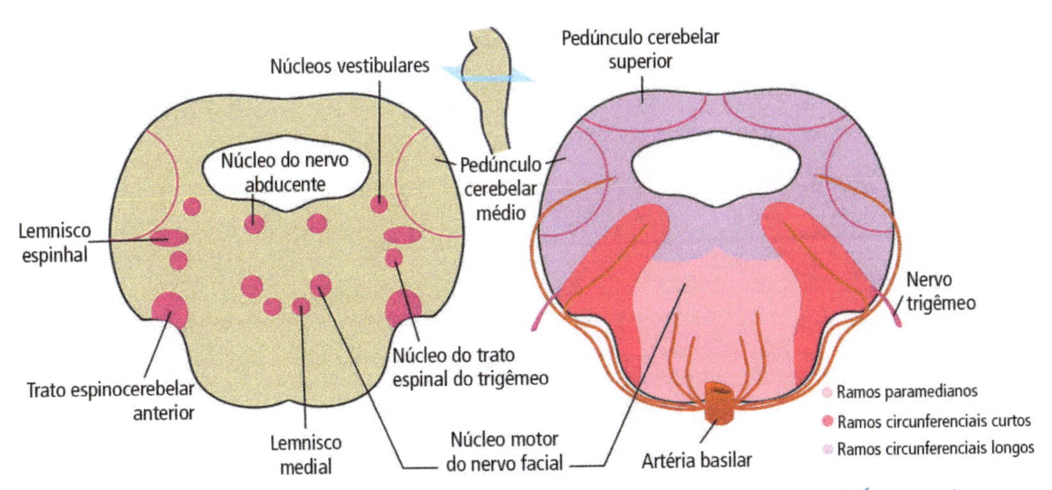

Figura 16.6 **Estruturas do tegmento pontino próximas ao núcleo do nervo facial**. É possível notar a proximidade entre o núcleo motor no nervo facial com o núcleo do nervo abducente, núcleo espinal do trigêmeo, núcleos vestibulares, lemniscos medial e espinal, trato espinocerebelar anterior e pedúnculo cerebelar médio, o que justifica o acometimento simultâneo dessas estruturas, em um caso de lesão de tegmento pontino.

núcleo motor do sétimo par, encontra-se o núcleo salivatório superior, componente motor visceral do próprio nervo facial responsável pela inervação das glândulas salivares. Os núcleos vestibulares também se localizam próximos a essas estruturas e apresentam como função o controle do equilíbrio e dos movimentos oculares. Neste nível da ponte, também passam fibras das vias simpáticas e dos lemniscos espinal e medial (Figura 16.6).

Lesões que acometem o núcleo do nervo facial ou suas fibras intrapontinas podem comprometer estruturas adjacentes que justificam uma variedade de apresentações clínicas. Por exemplo, uma lesão de causa vascular no tronco encefálico pode levar a um quadro de paralisia facial de padrão periférico associado a nistagmo e ataxia. O Quadro 16.4 resume os principais sinais e sintomas que podem se associar a uma paralisia facial de padrão periférico causada por lesão em tronco encefálico.

Qual a topografia da lesão?

O paciente do caso não apresenta sintomas que sugerem comprometimento de outras estruturas pontinas adjacentes ao núcleo do nervo facial. Portanto, a hipótese de lesão em tronco encefálico é pouco provável.

Os principais achados clínicos do paciente incluíram dor retroauricular, paralisia facial de padrão periférico e prejuízo da gustação e da lacrimação. Estes achados combinados indicam um comprometimento de nervo facial periférico, após a sua emergência do tronco encefálico. Devido ao comprometimento da lacrimação, da gustação e da mímica facial, concluímos que a lesão se encontra proximal à emissão do ramo petroso superficial maior. A dor retroauricular sugere uma compressão do nervo facial no meato acústico interno, aspecto que também auxilia na topografia da lesão.

Perguntas

6. O nervo facial, além de ser responsável pela musculatura da mímica do rosto, também inerva as glândulas 1. _______________ e 2. _______________, além de ser responsável pela sensibilidade da 3. _____________________.
7. O núcleo do nervo facial se localiza na ________________.

Quadro 16.4 Sinais e sintomas após lesão de estruturas do tegmento pontino

Estrutura acometida	Sinais e sintomas
Fascículo longitudinal medial	Nistagmo e diplopia
Núcleo do nervo facial	Paralisia facial de padrão periférico ipsilateral; comprometimento da lacrimação, gustação e salivação; hiperacusia
Núcleo do nervo abducente	Estrabismo convergente e diplopia
Núcleo do nervo trigêmeo	Hipoestesia/anestesia da hemiface ipsilateral
Núcleos vestibulares	Nistagmo; náusea e vômitos; vertigem
Lemnisco espinal	Hipoestesia/anestesia térmica e dolorosa do hemicorpo contralateral
Lemnisco medial	Hipo/apalestesia e artrestesia contralateral
Pedúnculo cerebelar médio	Ataxia ipsilateral; tremor de intenção; disdiadococinesia
Via simpática central	Miose, ptose parcial e anidrose facial (síndrome de Horner)

Diagnóstico etiológico

O acometimento do nervo facial em seu trajeto pode ocorrer por diferentes causas, como trauma, infecção e tumores. O neuroma do acústico, por exemplo, é um tumor benigno que acomete o sistema vestibular e pode promover compressão do nervo facial.

Para estabelecer a etiologia de um caso neurológico é necessário definir o tempo de evolução da apresentação clínica. Trata-se de um quadro agudo ou crônico? A resposta a esta pergunta diferencia grupos de doenças neurológicas.

O quadro deste paciente teve um início insidioso, com evolução progressiva dos sintomas. Essa característica torna pouco provável a suspeita de condições neurológicas de instalação súbita, como as de etiologia vascular. O paciente não apresenta história de trauma ou achados no exame neurológico que sugiram compressão de estruturas adjacentes por massa expansiva. Portanto, hipóteses importantes neste momento incluem etiologia infecciosa ou inflamatória. Pelas características do caso discutidas, ficamos com a principal suspeita de uma afecção comum e benigna, chamada de Paralisia de Bell.

Comentários e conduta

A Paralisia de Bell é uma condição clínica comum, em que há inflamação do nervo facial, com consequente compressão no seu canal ósseo. Em muitos casos, tem etiologia desconhecida, mas pode estar relacionada a infecções virais e reação pós-vacinal. Dentre as causas infecciosas, o vírus herpes simples é o principal causador. Os achados clínicos mais frequentes incluem a paralisia facial periférica, perda da gustação, hiperacusia e ressecamento de boca e olhos.

A Paralisia de Bell costuma apresentar resolução espontânea e tem curso variável, podendo estender-se por mais de seis meses. Alguns pacientes persistem com sequelas ou apresentam regeneração aberrante, principalmente quando há relação com infecção pelo vírus herpes-zóster.

O diagnóstico da Paralisia de Bell é clínico, não sendo necessária a realização de exames complementares, que ficam restritos aos casos em que o paciente demora a apresentar melhora dos sintomas. Podem ser realizadas sorologias para alguns vírus e bactérias, como Herpes simples, nos casos em que houver suspeita de uma infecção. O exame de eletromiografia pode ser utilizado em casos refratários ao tratamento, a fim de avaliar a condição do nervo afetado.

O tratamento deve ser iniciado precocemente, entre dois a três dias do início do quadro, para diminuir o tempo de sintomas e a possibilidade de sequelas. Vale ressaltar que o tratamento não leva à cura da paralisia, mas auxilia na diminuição e no tempo dos sintomas. O principal tratamento medicamentoso utilizado são os corticoides, que auxiliam na diminuição da inflamação do nervo e na resolução dos sintomas. Estes podem ser associados a medicamentos antivirais (como o Aciclovir), em casos de paralisia grave em que há forte suspeita ou confirmação laboratorial de infecção viral.

Além desses medicamentos, alguns cuidados específicos devem ser tomados. A lagoftalmia, ou dificuldade de fechar os olhos, pode levar a prejuízos permanentes na córnea, devido à falta de lubrificação, proporcionada pelo piscar dos olhos. Por isso, é imprescindível o uso de lubrificantes oculares, a fim de manter o olho úmido. Também podem ser utilizados protetores oculares para ocluir os olhos durante a noite e óculos de sol durante o dia para proteger da iluminação excessiva.

Analise esse paciente

Anamnese

- Paciente MML, 55 anos, apresentou quadro súbito de dificuldade para falar e "boca torta", há duas horas da admissão no pronto-socorro. Nega diminuição de força ou sensibilidade nos membros. Nega cefaleia, náusea, vômitos, alteração na fala. Nega eventos cerebrovasculares prévios.
- Antecedente pessoal: *Diabetes mellitus* tipo 2, hipertensão arterial sistêmica não controlada, dislipidemia e obesidade.
- Medicações em uso: insulina NPH e sinvastatina 20 mg/dia.
- Antecedente familiar: mãe viva com *diabetes mellitus* tipo 2. Pai faleceu aos 68 anos por infarto agudo do miocárdio.

Exame físico geral

- Pressão arterial 180 × 100 mmHg/Frequência cardíaca 80 bpm/Frequência respiratória 17 ipm/SatO_2 95%/Temperatura 36,6 °C/Glicemia capilar 230 mg/dL.
- Bom estado geral, corada, hidratada, acianótica, anictérica.
- Ritmo cardíaco regular, normofonese de bulhas, em 2 tempos, sem sopros.
- Murmúrios vesiculares presentes bilateralmente, sem ruídos adventícios.
- Abdome globoso, flácido, ruídos hidroaéreos presentes, indolor à palpação.
- Extremidades: tempo de enchimento capilar de 2 s, sem sinais de edema ou empastamento de panturrilha.

Exame físico neurológico

- Vígil, orientado no tempo e espaço.
- Fala disártrica, porém fluente. Compreende, lê, escreve, nomeia e repete.
- Pupilas isocóricas e fotorreagentes, musculatura ocular extrínseca normal. Campimetria visual sem alterações.
- Musculatura da pálpebra e fronte preservados.
- Apagamento de sulco nasogeniano à direita, com desvio de rima para a esquerda ao pedir para sorrir.
- Sensibilidade da face normal.
- Língua e palato centrados.
- Força muscular grau V nos quatro membros.
- Reflexos profundos normais (2+/4) e simétricos.
- Reflexo cutâneo-plantar em flexão bilateralmente.
- Sensibilidade superficial e profunda preservada nos quatro membros.
- Provas cerebelares normais
- Ausência de sinais meníngeos.

Perguntas

8. Qual o sintoma-guia desse paciente?
9. Quais alterações do exame físico são observadas a partir desse sintoma-guia?
10. Qual a topografia da lesão?
11. Cite um diagnóstico etiológico possível.

Assim como no caso anterior, quando estamos diante de um quadro de fraqueza de face, suspeitamos do comprometimento do nervo facial, responsável pela inervação da musculatura da mímica facial. No entanto, diferentemente do outro caso, além da "boca torta" o paciente refere dificuldades para falar.

O paciente apresenta apagamento apenas do sulco nasogeniano à direita, sem apagamento dos sulcos frontais. Como mencionado anteriormente, quando estamos analisando um quadro de paralisia facial, devemos nos atentar se a paralisia ocorre somente na metade inferior da face ou nas metades superior e inferior. Nesse caso, estamos diante de um quadro de paralisia apenas da metade inferior da face. Como vimos no Capítulo 11, o fato de o paciente ter fluência, compreensão, leitura, escrita, nomeação e repetição preservadas afasta um acometimento de linguagem. No caso do nosso paciente, está ocorrendo apenas uma fraqueza motora das estruturas responsáveis pelos sons da fala.

A dificuldade de fala ocorre por fraqueza dos músculos responsáveis pela articulação dos sons, no lábio, na língua e no palato. Eles são controlados por nervos que têm origem no córtex motor primário contralateral (sulco central).

Portanto, esse quadro de apagamento apenas dos sulcos nasogenianos, associado a um comprometimento da fala, nos leva a concluir que se trata de uma paralisia facial de padrão central. Em uma paralisia facial central, a lesão ocorre nos neurônios supranucleares ao núcleo do nervo facial, ou, em outras palavras, nos neurônios corticais, no cérebro. Essa lesão gerou comprometimento da área cortical responsável pela motricidade da face e simultaneamente de uma das regiões da fala.

Isso, associado ao início súbito dos sintomas, nos leva a suspeitar de um quadro de etiologia vascular, como um AVC, que pode ter prejudicado a irrigação dessas duas regiões corticais simultaneamente.

O Quadro 16.5 resume as principais diferenças entre um caso de paralisia de Bell e um caso de paralisia facial decorrente de AVC.

Quadro 16.5 Diferenças entre paralisia facial decorrente de AVC e Paralisia de Bell

Aspectos	Paralisia facial decorrente de AVC	Paralisia de Bell
Início	Súbito	Pode ser insidioso
Achados associados	Depende do território vascular acometido (alterações visuais, hipoestesia, parestesia, alterações de fala etc.)	Depende das funções acometidas do nervo facial (hiperacusia, diminuição da sensibilidade gustatória etc.)
Fatores de risco	Alto risco cardiovascular (dislipidemias, *diabetes mellitus*, hipertensão arterial, doenças cerebrovasculares prévias, histórico familiar)	*Diabetes mellitus* para as causas infecciosas

Finalização

Pontos-chave

- A paralisia facial que acomete a hemiface completa ipsilateral é decorrente de lesão de fibras do nervo facial ou do seu núcleo (lesão periférica).
- A instalação e a evolução do quadro são dicas importantes na avaliação de uma paralisia facial de padrão periférico.
- Os casos de paralisia facial de padrão periférico exigem a avaliação de todas as funções do nervo facial.
- O diagnóstico de Paralisia de Bell é clínico e a conduta inclui um tratamento precoce e orientações específicas.
- Paralisia facial de padrão periférico associada a qualquer outro déficit neurológico focal indica investigação complementar com exame de imagem do crânio.

Objetivos de aprendizagem

1. Demonstre como avaliar uma paralisia facial no exame neurológico.
2. Defina quais são as funções do nervo facial.
3. Explique como diferenciar uma paralisia facial de padrão periférico e de padrão central.
4. Cite os principais diagnósticos diferenciais de paralisia facial de padrão periférico.
5. Explique a conduta diante de um caso de Paralisia de Bell.
6. Cite os principais aspectos que diferenciam AVC de tronco encefálico e Paralisia de Bell.

Respostas

1. Paralisia facial.
2. Apagamento de sulcos frontais e nasogeniano à esquerda, lagoftalmo à esquerda, lacrimação prejudicada à esquerda, gustação nos dois terços anteriores esquerdos da língua prejudicada.
3. Nervo facial à esquerda (topografia periférica).
4. 1. periférico; 2. central
5. 1. orbicular da pálpebra; 2. bucinador; 3. orbicular dos lábios; 4. risório; 5. mentual
6. 1. lacrimal; 2. salivares; 3. língua
7. ponte
8. Paresia facial.
9. Fala disártrica, porém fluente.

   Musculatura da pálpebra e fronte preservados.

   Apagamento de sulco nasogeniano à direita, com desvio de rima para a esquerda ao pedir para sorrir.
10. Córtex motor primário à esquerda (sulco central à esquerda), do lobo frontal do cérebro.
11. O sintoma-guia deste paciente é a **fraqueza da face direita**.

Bibliografia

Baher M, Frotscher M. Diagnóstico Topográfico em Neurologia. 6ª ed. Rio de Janeiro, Dilivros, 2021.

Campbell WW. DeJong – O Exame Neurológico. 6ª ed. Rio de Janeiro, Guanabara Koogan, 2013.

JR CRM, JR MCF, Martinez ARM, Nucci, A. Semiologia Neurológica. 1ª ed. Campinas, Revinter, 2016.

Machado A, Haertel, LM. Neuroanatomia Funcional. 3ª ed. São Paulo, Atheneu. 2014.

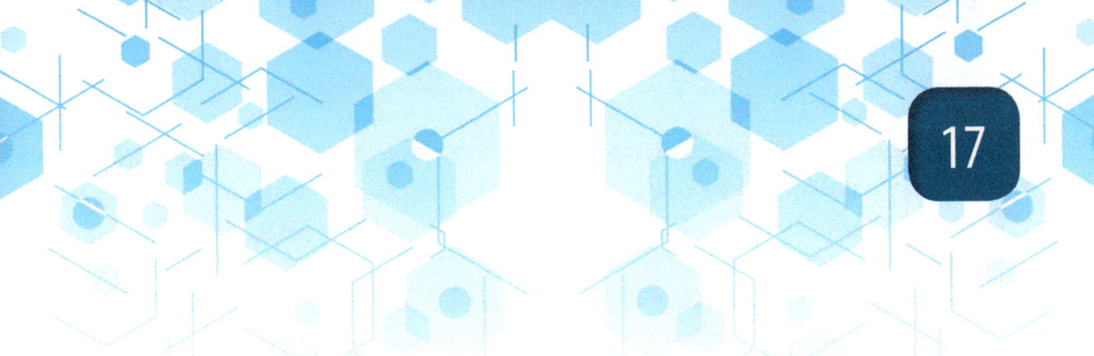

17

Caso Clínico 17

Rene de Araújo Gleizer
Rafael Bernhart Carra
Lucas D'Andréa Pereira Sousa
Adriano de Medeiros Barbosa Rodrigues

Anamnese

- A.M.R., sexo masculino, 68 anos, dá entrada no pronto-atendimento acompanhado de sua esposa, após queixa de dormência súbita em hemiface esquerda e hemicorpo direito, há duas horas.
- Paciente refere que estava tomando o café da tarde, sozinho, quando repentinamente engasgou-se com um pedaço de pão. Relata que logo após o ocorrido resolveu enxaguar o rosto e notou que a metade esquerda de sua face, e também sua mão direita, pareciam adormecidas ao toque e à temperatura da água. Preocupado com o que estava acontecendo, chamou a esposa, que referiu muita dificuldade para compreendê-lo, pois sua voz parecia lenta e diferente. Além disso, a esposa revela que, enquanto se dirigiam à garagem, o marido estava "cambaleando e caindo para o lado esquerdo o tempo inteiro", associado a náusea e tontura, que persistem até o momento da avaliação.
- Nega síncope ou perdas de memória. Nega dispneia ou dor torácica. Nega alterações em hábitos urinários ou intestinais.
- Hipertenso crônico e dislipidêmico, em uso de Anlodipino 10mg/dia há 3 meses. Nega diabetes, alergias ou quaisquer outras doenças de base.
- Pai faleceu aos 50 anos de infarto agudo do miocárdio. Mãe faleceu aos 55 anos de AVC.
- Tabagista crônico (50 anos-maço). Dieta hipercolesterolêmica e hipercalórica. Nega uso de álcool ou drogas.

Exame físico geral

- Pressão arterial 130 × 80 mmHg/Frequência cardíaca 78 bpm/Frequência respiratória 17 ipm/$SatO_2$ 98%/Temperatura 36,7 °C/Glicemia capilar 135 mg/dL/Tempo de enchimento capilar inferior < 3 s.
- Bom estado geral, corado, hidratado, afebril, acianótico, anictérico.

- Bulhas rítmicas, normofonéticas, em 2 tempos e sem sopros (BRNF em 2T, BNF, S/S).
- Murmúrios vesiculares presentes, bilateralmente, sem ruídos adventícios (MV + e sim, s/ RA).
- Abdome plano, flácido, com ruídos hidroaéreos presentes, percussão timpânica, indolor à palpação superficial e profunda dos 4 quadrantes, sem massas ou visceromegalias.
- Extremidades sem sinais de edema ou empastamento da panturrilha.

Exame físico neurológico

- Paciente consciente e orientado, disartria presente e linguagem preservada. Pupilas anisocóricas, direita > esquerda, com semiptose à esquerda, nistagmo horizontorrotatório com fase rápida para a direita, musculatura ocular extrínseca e campimetria preservadas. Fundo de olho com estreitamento vascular e cruzamento arteriovenoso patológicos. Face e língua simétricos. Diminuição da elevação do palato à esquerda, com deslocamento da úvula para a direita. Disfagia e disfonia. Tosse ineficaz.
- Força muscular grau 5 global, tônus e trofismo preservados. Reflexos osteotendíneos 2+/4+ global, reflexo cutâneo-plantar em flexão bilateralmente.
- Sensibilidade térmico-dolorosa reduzida em hemiface esquerda e hemicorpo direito. Sensibilidade profunda (artrestesia e palestesia) preservada. Ataxia apendicular à esquerda (index-index e index-nariz com dismetria, decomposição de movimento e tremor de intenção). Equilíbrio estático e dinâmico com queda ao fechar olhos com latência.

Perguntas

1. Qual o sintoma-guia?
2. Quais alterações encontradas no exame físico são compatíveis com esse sintoma-guia?
3. Onde provavelmente está a lesão que causou esses sintomas?

Diagnóstico sindrômico

Sumarização

- Este é um caso de **Síndrome Wallenberg** ou **Síndrome Bulbar Dorsolateral**.

O primeiro passo para identificar um caso de Síndrome de Wallenberg é descrever os sintomas-guia que apontam para um quadro de acometimento da porção dorsolateral do bulbo. No paciente em questão, o sintoma-guia traduz-se em **disfagia**.

A apresentação da síndrome de Wallenberg pode ser bastante diversificada, tanto devido à progressão temporal do déficit neurológico, quanto devido aos sinais e sintomas propriamente ditos, posto que diferentes manifestações clínicas são capazes de se exteriorizar, a depender do grau de extensão do dano romboencefálico. *(Rombencéfalo é o nome que se dá à porção embrionária do sistema nervoso central que originará o bulbo, a ponte e o cerebelo).*

A fim de facilitar o raciocínio diagnóstico, exploraremos, passo a passo, os achados obtidos por meio de nosso caso clínico, correlacionando cada um deles com seus devidos correspondentes neuroanatômicos. Ao final do capítulo, a Figura 17.6 e o Quadro 17.1 contemplarão todas as estruturas anatômicas passíveis de dano nesta síndrome, bem como as respectivas manifestações sintomatológicas associadas.

"Redução da elevação do palato à esquerda, com úvula deslocada para a direita" + "Disfagia" + "Disfonia" + "Tosse ineficaz" + "Reflexo nauseoso reduzido à esquerda"

As frases destacadas no subitem anterior fazem referência à parte do exame físico neurológico que evidencia o acometimento de duas estruturas extremamente importantes: o **núcleo ambíguo** e o **núcleo do trato solitário.**

O **núcleo ambíguo** corresponde a um aglomerado de corpos celulares situados no nível do tronco encefálico, que se traduz em um núcleo comum para os componentes motores dos nervos glossofaríngeo (IX) e vago (X), responsáveis pela inervação dos músculos da faringe, laringe, esôfago superior e véu palatino ipsilaterais. Além disso, ele recebe aferências de neurônios vizinhos, originando o chamado reflexo nauseoso, cuja porção sensorial é mediada pelo IX par craniano, que efetua sinapses nos núcleos do trato solitário e espinal do trigêmio, e a porção motora pelo nervo vago (principalmente) e pelo nervo glossofaríngeo, promovendo a movimentação da língua e dos músculos do palato mole após a estimulação tátil da base da língua ou da faringe.

O **núcleo do trato solitário**, como já introduzido no parágrafo anterior, está diretamente ligado à manifestação do reflexo nauseoso, mas não somente. Este núcleo representa uma importante estrutura cerebral, tendo em vista que – além de ser o receptor de todas as aferências viscerais e gustativas por meio dos nervos facial (VII), glossofaríngeo (IX) e vago (X) – exerce também um papel fundamental na integração e iniciação de uma grande variedade de reflexos que comandam a função cardiovascular, respiratória e gastrintestinal.

Dessa forma, enquanto a lesão do núcleo ambíguo resulta na manifestação de disfagia, disfonia, tosse ineficaz e disartria pela paralisia ipsilateral dos músculos responsáveis pela deglutição e pela fala, a lesão do núcleo do trato solitário compromete, além do reflexo nauseoso, a gustação para a língua e o palato mole, e a sensibilidade geral para tonsilas, faringe e orelha média ipsilaterais – sendo, estas últimas, não avaliadas em nosso paciente.

A Figura 17.1 fornece uma visualização esquemática dessa discussão.

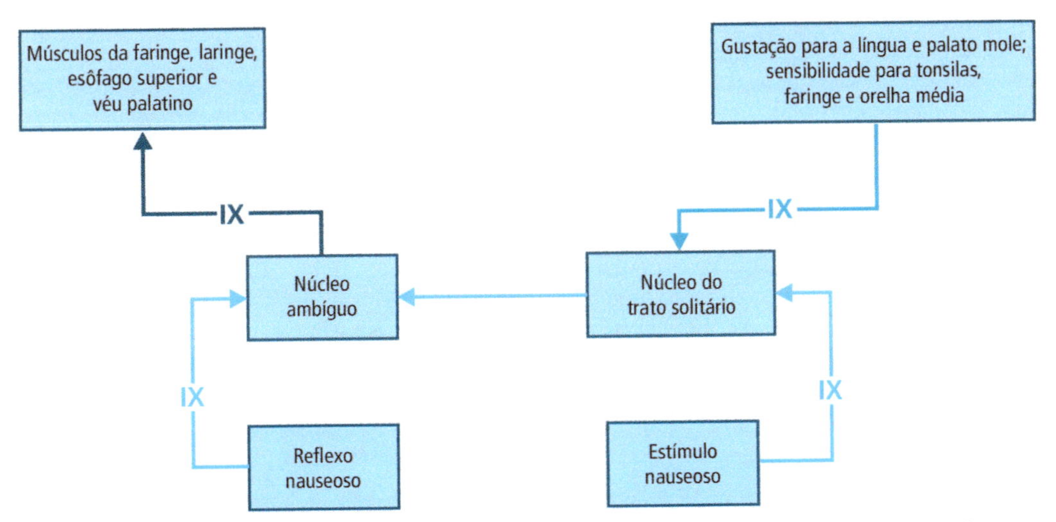

Figura 17.1 Representação esquemática das vias aferentes e eferentes associadas ao núcleo ambíguo e núcleo do trato solitário.

Perguntas

4. A lesão do núcleo ______________________ resulta em disfagia, disfonia, disartria e tosse ineficaz.
5. A lesão do núcleo ______________________ altera o reflexo nauseoso e a gustação da língua e do palato mole.

"Sensibilidade térmico-dolorosa reduzida em hemiface esquerda e hemicorpo direito"

A frase destacada no subitem anterior faz referência à parte do exame físico neurológico que evidencia o acometimento de duas estruturas extremamente importantes: **o trato e núcleo espinal do nervo trigêmeo** e o **trato espinotalâmico lateral**, os quais fornecem o principal achado da síndrome de Wallenberg – a hipoestesia alterna.

O nervo trigêmeo, ou quinto par craniano, corresponde a um nervo misto (sensitivo-motor) que se origina a partir de um núcleo motor e três núcleos sensoriais (Figura 17.2), situados entre o mesencéfalo e a porção cranial da medula espinal cervical (C3-C4).

No nível da ponte, os núcleos sensoriais do nervo trigêmeo se fundem para conceber uma raiz sensorial, que se expande e origina o gânglio trigeminal de Gasser, onde se encontram os corpos celulares dos neurônios sensoriais, e de onde partem, em seu segmento mais periférico, três ramos: oftálmico (V1), maxilar (V2) e mandibular (V3), cada um responsável pela sensibilidade somática de um território específico da face (Figura 17.3).

Na síndrome de Wallenberg, caracterizada por lesão da porção dorsolateral do bulbo, o trato e o núcleo espinal do nervo trigêmeo (em sua porção descendente) são algumas das

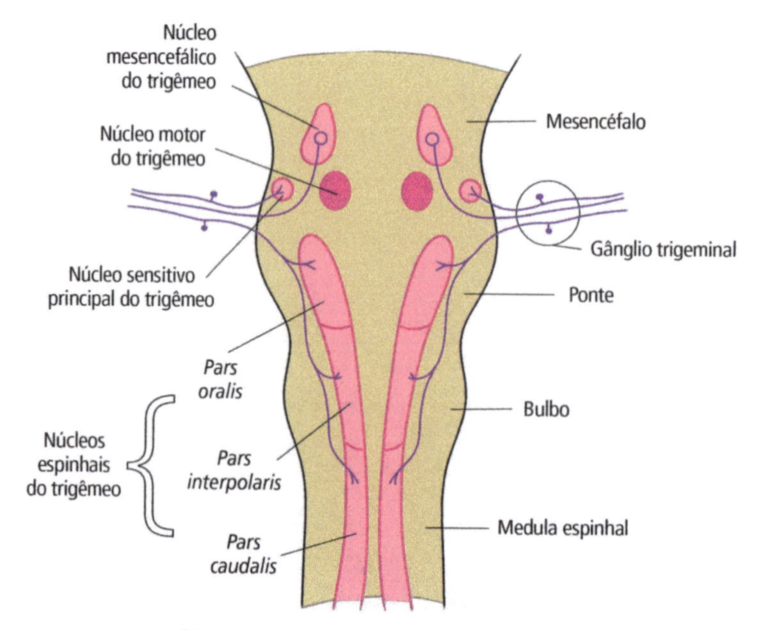

Figura 17.2 Núcleos do nervo trigêmeo.

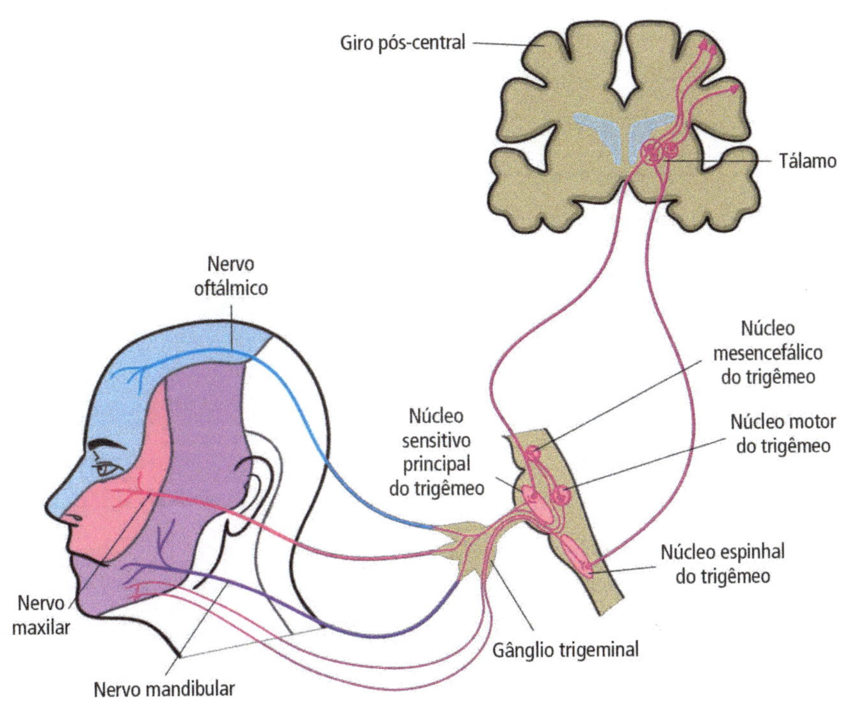

Figura 17.3 Aferências e eferências do nervo trigêmeo.

Obs.: Apesar de, coincidentemente, o número de ramos e de núcleos sensitivos ser igual, não há correspondência direta entre eles do ponto de vista funcional. Dessa forma, cada um é responsável por uma modalidade sensorial distinta: o núcleo sensitivo principal, na ponte, responsável pela sensibilidade tátil e barestésica (tato e pressão); o núcleo mesencefálico, no mesencéfalo, responsável pela sensibilidade proprioceptiva; e o **núcleo espinal**, no bulbo, responsável pela sensibilidade térmica e dolorosa, se estendendo até a medula cervical.

estruturas acometidas, o que justifica a ausência de sensibilidade térmico-dolorosa em hemiface ipsilateral à lesão, ao mesmo tempo em que se verifica a manutenção de sensibilidade tátil, barestésica e proprioceptiva. Ademais, a via cruza no bulbo baixo, inferior à área irrigada pela Artéria cerebelar inferior posterior (ACIP), cruza e sobe até o tálamo pelo lemnisco trigeminal (via trigeminotalâmica).

Assim como para o núcleo espinal do nervo trigêmeo, a lesão do território dorsolateral do bulbo, comumente associada ao acometimento vascular da ACIP, também compromete o **trato espinotalâmico lateral**, impedindo que as informações aferentes relativas à sensibilidade térmico-dolorosa sejam conduzidas até o tálamo e interpretadas pelo córtex sensorial. É importante ressaltar que, uma vez que os axônios dos neurônios de segunda ordem (isto é, aqueles que recebem o estímulo para dor e temperatura por meio dos neurônios sensitivos) cruzam o plano mediano na medula, a perda de sensibilidade dolorosa e térmica se manifesta no hemicorpo contralateral à lesão, conduzindo, pois, a uma síndrome sensitiva cruzada (Figura 17.4).

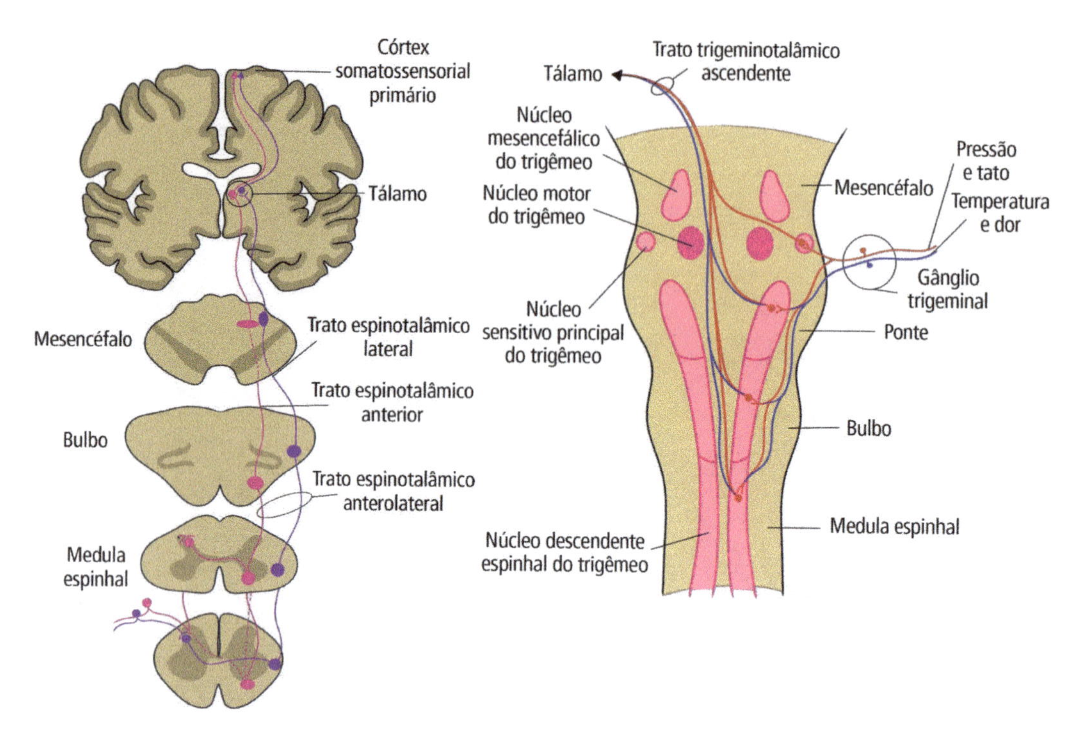

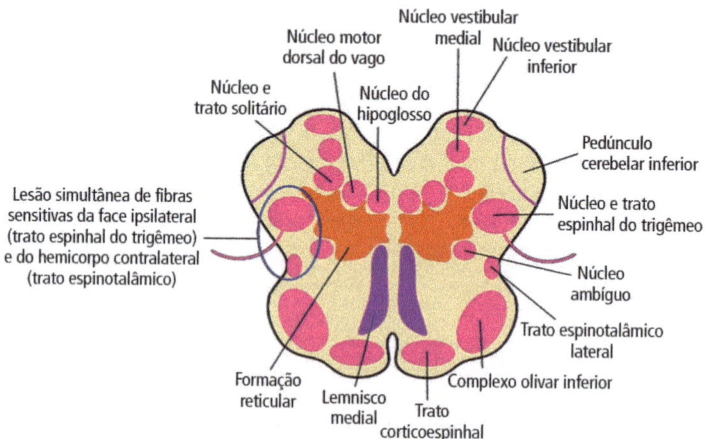

Figura 17.4 Via espinotalâmica anterolateral e vias trigeminoespinal e trigeminotalâmica.

Perguntas

6. O comprimetimento do trato e núcleo espinal do nervo trigêmeo resultam em hemi-hipoestesia facial ________________ (ipsilateral/contralateral).
7. O comprimetimento do feixe espinotalâmico lateral resulta em hemi-hipoestesia do hemicorpo ________________ (ipsilateral/contralateral).

"Ataxia apendicular à esquerda (index-index e index-nariz com dismetria, decomposição de movimento e tremor de intenção)"

A frase destacada no subitem faz referência à parte do exame físico neurológico que evidencia o acometimento do **pedúnculo cerebelar inferior**.

Genericamente falando, três pares de pedúnculos conectam o cerebelo ao tronco encefálico, notadamente, os pedúnculos cerebelares superior, médio e inferior, que se ligam, respectivamente, ao mesencéfalo, à ponte e ao bulbo – conduzindo uma série de informações, sobretudo, aferentes, de diversas partes do corpo.

O Pedúnculo Cerebelar Inferior (PCI), também chamado de corpo restiforme, abriga uma série de fibras aferentes, dentre as quais:

- O trato espinocerebelar dorsal (ou posterior), que se origina no nível do núcleo dorsal de Clarke (C8-L2) e carrega informações proprioceptivas inconscientes do tronco e dos membros inferiores ipsilaterais.
- O trato cuneocerebelar, que se origina no núcleo cuneiforme acessório e carrega informações proprioceptivas inconscientes do pescoço e dos membros superiores ipsilaterais.
- O trato olivocerebelar, que se origina no núcleo olivar inferior contralateral e retransmite informações somatossensoriais provenientes do córtex cerebral.
- O trato vestibulocerebelar, que se origina no complexo nuclear vestibular e conduz informações proprioceptivas especiais para a posição da cabeça.
- O trato reticulocerebelar, que se origina em vários níveis da formação reticular e retransmite informações recebidas de partes disseminadas do sistema nervoso central.
- O trato trigeminocerebelar, que se origina nos núcleos espinal e sensorial principal, e conduz informações proprioceptivas inconscientes da hemiface ipsilateral.
- E o trato arqueadocerebelar, que se origina no núcleo arqueado e é considerado uma extensão deslocada dos núcleos pontinos.

Dessa forma, o infarto da porção dorsolateral do bulbo, que leva em última instância ao acometimento do pedúnculo cerebelar inferior e dos feixes axonais a ele associados – responsáveis pela manutenção do equilíbrio, da postura, do tônus muscular, da aprendizagem motora e do controle dos movimentos voluntários – resulta na manifestação de ataxia apendicular ipsilateral à lesão, caracterizada por dismetria, tremor de intenção e decomposição de movimento. No caso do nosso paciente, uma vez que a lesão está situada do lado esquerdo, todos estes sinais se manifestarão, também, à esquerda – como evidenciado por meio do exame físico neurológico – uma vez que lesões cerebelares estão comumente relacionadas a sintomas ipsilaterais pelo cruzamento duplo das vias cerebelares no sistema nervoso central.

Pergunta

8. A lesão da porção dorsolateral do bulbo resulta em ataxia ________________ (ipsilateral/contralateral) à lesão.

"Pupilas anisocóricas, D>E + Presença de semiptose à esquerda"

As frases destacadas fazem referência à parte do exame físico neurológico que evidencia o acometimento das **fibras simpáticas descendentes**, conduzindo a um conjunto de sinais e sintomas característicos que, agrupados, dão nome a uma síndrome, chamada síndrome de Horner.

Ao se verificar anisocoria em uma situação em que ambas as pupilas respondem normalmente à luz, isto é, em que tanto o reflexo fotomotor quanto o consensual encontram-se bilateralmente preservados, precisamos avaliar se a anisocoria piora no escuro. Caso isso ocorra, é bastante provável que a pupila com o menor diâmetro seja a anormal, o que pode ser compatível com quadro de síndrome de Horner. Para confirmar a hipótese diagnóstica, é necessário valer-se de colírios específicos: Cocaína a 10% ou Apraclonidina. O colírio de cocaína a 10% inibe a recaptação de noradrenalina na fenda sináptica, o que acarretaria uma dilatação pupilar em pacientes hígidos. No entanto, nos casos de síndrome de Horner, por lesão na via simpática, não há liberação de noradrenalina na fenda ou há uma redução de sua liberação, acarretando uma ausência ou um atraso de dilatação ao ser pingado o colírio. No caso do colírio de apraclonidina, por se tratar de um agonista adrenérgico, ele ativa o receptor pós-sináptico, realizando a dilatação pupilar. Caso o teste dos colírios seja positivo, temos o diagnóstico de síndrome de Horner.

Na síndrome de Horner, a sintomatologia decorre do comprometimento dos feixes simpáticos descendentes originados no hipotálamo, que atravessam a porção dorsolateral do bulbo e regulam o tônus simpático dos músculos dilatador da íris e tarsal superior (Figura 17.5), conduzindo a uma semiptose (queda parcial da pálpebra) e a uma miose (redução do diâmetro pupilar).

Pergunta

9. Na síndrome de Horner por lesão da região dorsolateral do bulbo, ocorre uma 1. _______________ do diâmetro pupilar e uma 2. _______________ da pálpebra.

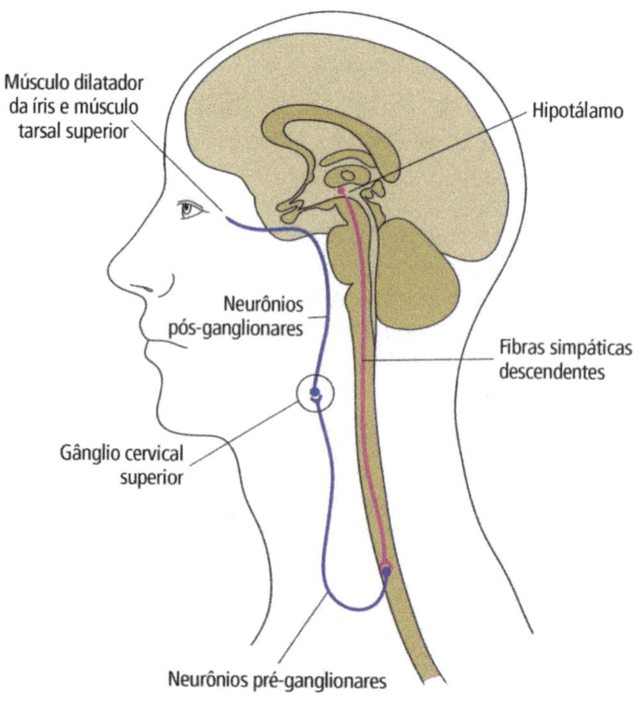

Figura 17.5 Via de regulação simpática dos músculos dilatador da íris e tarsal superior.

"Nistagmo horizontorrotatório, com fase rápida para a direita" + "Equilíbrio estático e dinâmico com queda preferencial para a esquerda com pseudoromberg positivo"

A frase destacada faz referência à parte do exame físico neurológico que evidencia o acometimento do **núcleo vestibular e suas conexões.**

A fisiologia da vertigem, do desequilíbrio e do nistagmo é bastante densa e complexa. A fim de não desviar o foco principal deste capítulo, cujo tema é a síndrome bulbar dorsolateral, recomendamos que retornem ao Capítulo 6, para estudar com maior grau de profundidade a anatomia e a fisiologia associada a essas manifestações clínicas. Dessa forma, trataremos aqui apenas dos aspectos mais importantes e que são essenciais para uma melhor compreensão da síndrome abordada.

Conceitualmente, a vertigem e o desequilíbrio correspondem a uma ilusão de movimento ocasionada pela desinformação da orientação corticoespacial a partir de um desequilíbrio do tônus vestibular, geralmente associado a doenças do labirinto (periféricas) ou de suas conexões centrais, gerando uma sensação de lateropulsão, de vertigem rotatória e de tendência a queda para o lado hipoativo dos labirintos. O nistagmo, por sua vez, consiste em movimentos oculares oscilatórios rítmicos, bifásicos, que ocorrem na posição primária ou com desvio ocular, e cuja manifestação também sucede a presença de lesões periféricas ou centrais, na maioria dos casos. Dessa forma, é de extrema importância que se saiba diferenciar os padrões de nistagmo entre si.

Tipicamente, pacientes com síndrome vestibular periférica apresentam as seguintes manifestações clínicas: nistagmo espontâneo, ou provocado, dos tipos horizontal, torsional (rotatório) ou horizontorsional, com tempo de latência entre os testes provocativos e que tende a desaparecer com a fixação do olhar. Em contraste, indivíduos com lesão central apresentam diversos tipos de nistagmo, sendo o mais típico o evocado pelo olhar (fase rápida para o sentido do olhar).

No caso do nosso paciente, o nistagmo sugere um acometimento infranuclear da via vestibular (padrão de nistagmo periférico), o que pode confundir o profissional de saúde no raciocínio topográfico. Dessa forma, é de extrema importância a avaliação dos demais sinais e sintomas apresentados pelo indivíduo, que sinalizam a presença de uma lesão central (quadro ictal de vertigem e náusea, contínuos, prolongados, associados aos demais sintomas explorados em nosso caso clínico).

Quadro 17.1 Manifestações clínicas da Síndrome de Wallenberg e suas respectivas correlações topográficas

Características clínicas		Estrutura afetada
Ipsilateral	Hemi-hipoestesia térmico-dolorosa da hemiface	Trato e núcleo espinal do nervo trigêmeo (NC V)
	Miose, semiptose e anidrose em hemiface (síndrome de Horner)	Fibras simpáticas descendentes
	Ataxia apendicular à esquerda	Pedúnculo cerebelar inferior
	Disfonia, disfagia e disartria	Núcleo ambíguo (NC IX e X)
	Vertigem, nistagmo, equilíbrio estático e dinâmico, com queda preferencial para a esquerda com pseudoromberg positivo. Marcha do soldado prussiano com desvio para a esquerda	Núcleo vestibular e conexões (NC VIII)
	Redução do paladar (NC VII e IX), diminuição do reflexo nauseoso (NC IX), náuseas e vômitos	Núcleo do trato solitário (NC VII, IX, X)
Contralateral	Hemi-hipoestesia térmico-dolorosa do hemicorpo	Trato espinotalâmico lateral

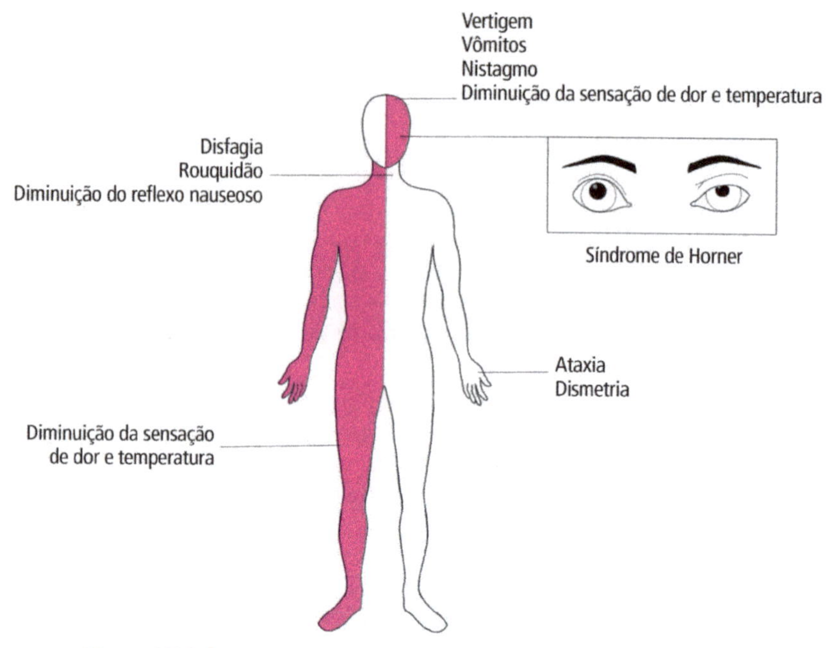

Figura 17.6 Representação ilustrativa da Síndrome de Wallenberg.

Diagnóstico topográfico

Uma vez discutido em detalhes o diagnóstico sindrômico, podemos partir para o próximo passo: topografar a lesão do nosso paciente. Para facilitar o raciocínio a seguir, recomendamos a visualização da Figura 17.7, que fornece uma vista completa dos núcleos e tratos que atravessam o bulbo.

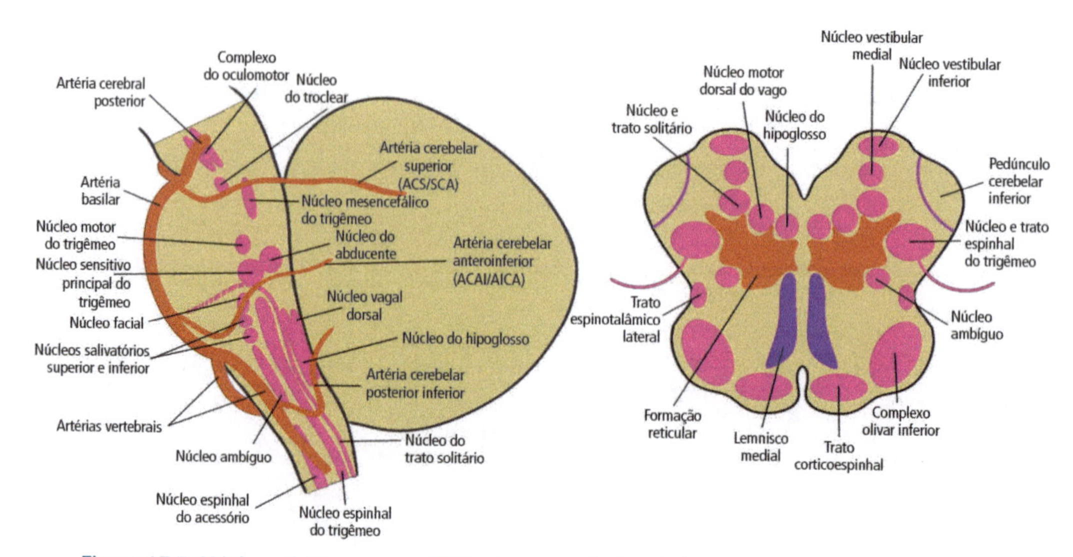

Figura 17.7 Núcleos do tronco encefálico (corte sagital) e do bulbo médio (corte transversal).

Passo nº 1: Em qual nível do SNC está situada a lesão?

A presença de lesões no nível do tronco encefálico cursa, em grande parte das vezes, com a manifestação de sinais e sintomas cruzados, isto é, déficits ipsilaterais e contralaterais à lesão, concomitantemente. Dessa forma, a presença de sensibilidade térmico-dolorosa, reduzida em hemiface esquerda e hemicorpo direito, nos fornece uma ótima pista topográfica inicial, sinalizando com elevada probabilidade para uma lesão no **tronco encefálico**, para o qual devemos voltar nosso raciocínio e hipótese diagnósticas (Figura 17.8).

A título de curiosidade, o Quadro 17.2 resume brevemente outras síndromes cruzadas por lesão de tronco encefálico.

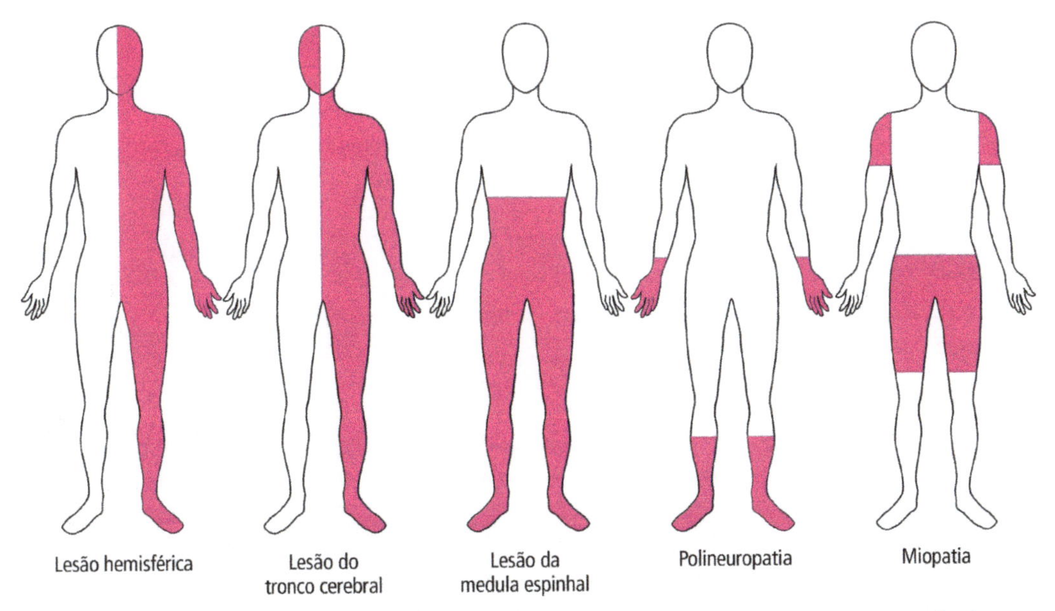

Figura 17.8 Padrões topográficos comumente observados em lesões com acometimento do sistema nervoso.

Quadro 17.2 Síndromes cruzadas por lesões de tronco

Localização e epônimo	Achados	Estruturas envolvidas
Mesencéfalo anterior Weber	Hemiparesia completa (incluindo face inferior) contralateral. Paresia do NC III ipsilateral (paresia dos músculos reto medial, reto superior, reto inferior e oblíquo inferior; ptose e midríase).	Trato corticoespinal e fascículo do NC III.
Mesencéfalo paramediano Benedikt e Claude	Hemiparesia completa (incluindo face inferior) contralateral. Paresia do NC III ipsilateral e/ou hemiataxia contralateral (Claude) ou hemiataxia, tremores ou movimentos involuntários contralaterais (Benedikt).	Núcleo rubro e vias cerebelares. Trato corticoespihal. Fascículo do NC III.
Ponte medial Foville	Paralisia facial de hemiface ipsilateral (padrão periférico). Paresia do músculo reto lateral ipsilateral (perda de abdução). Frequentemente há hemiparesia contralateral.	Lesão do NC VII e par NC VI. Trato corticoespihal.
Bulbo ântero-medial Dejerine	Fraqueza de língua ipsilateral, hemiparesia incompleta contralateral. Frequentemente há perda de sensibilidade profunda contralateral.	Lesão do par NC XII. Trato corticoespinal. Fascículo longitudinal medial.

Pergunta

10. Quando um paciente apresenta um déficit cruzado, isto é, alteração da hemiface de um lado e do hemicorpo do outro lado, devemos tipicamente pensar em uma lesão de _______________.

Passo nº 2: Em qual porção do tronco encefálico está situada a lesão?

Associando a informação obtida no tópico anterior ao conhecimento neuroanatômico, é possível determinarmos em qual segmento do tronco encefálico se localiza a lesão. Para isso, é necessário correlacionarmos cada um dos sinais e sintomas expressos por nosso paciente com os respectivos núcleos e tratos situados no mesencéfalo, ponte e bulbo. O Quadro 17.3 nos auxiliará neste processo.

Como observado, parte dos sinais e sintomas extraídos a partir de nosso caso clínico não se vinculam a estruturas mesencefálicas ou pontinas capazes de explicá-los. Sendo assim, podemos concluir que estamos diante de uma **lesão bulbar**.

Pergunta

11. Disfonia, disfadia, disartria e redução do reflexo nauseoso com deslocamento da úvula são típicos de lesão do _____________.

Quadro 17.3 Correlação clínico-topográfica entre os sinais e sintomas expressos pelo paciente e divisões do tronco encefálico

Sinais e sintomas	Porção do tronco encefálico		
	Mesencéfalo	Ponte	Bulbo
Hemi-hipoestesia térmico-dolorosa da hemiface esquerda	–	Trato e núcleo espinal do NC V	Trato e núcleo espinal do NC V
Síndrome de Horner à esquerda	Fibras simpáticas descendentes	Fibras simpáticas descendentes	Fibras simpáticas descendentes
Ataxia apendicular esquerda	Conexões cerebelares*	Conexões cerebelares	Conexões cerebelares
Vertigem, nistagmo, náusea e vômitos	–	Núcleo vestibular e conexões	Núcleo vestibular e conexões
Hemi-hipoestesia térmico-dolorosa do hemicorpo direito	Trato espinotalâmico	Trato espinotalâmico	Trato espinotalâmico
Disfonia, disfagia e disartria	–	–	Núcleo ambíguo (NC IX, X e XI)
Redução do reflexo nauseoso Úvula deslocada para a direita	–	–	Núcleo do trato solitário (NC VII, IX, X)

*Embora as fibras cerebelares passem pelo mesencéfalo (decussação dos pedúnculos cerebelares superiores e núcleo rubro), a ataxia apendicular pode se manifestar no hemicorpo contralateral a depender da altura de acometimento mesencefálico.

Passo nº 3: Em qual porção do bulbo está situada a lesão?

Além do trato piramidal, responsável pelo componente voluntário da motricidade, a porção medial do bulbo abriga outras duas estruturas extremamente importantes: o lemnisco medial e o núcleo hipoglosso, cujo dano conduz, respectivamente, à diminuição contralateral da sensibilidade vibratória e proprioceptiva consciente, e paresia ipsilateral da língua. Dessa forma, uma vez que nosso paciente não manifesta qualquer grau de prejuízo motor (tanto por parte da língua ipsilateral, quanto por parte membros contralaterais, via trato corticoespinal e/ou corticobulbar), vibratório ou proprioceptivo (sensibilidade profunda), podemos concluir, por exclusão, que se trata de uma **lesão bulbar dorsolateral**.

Pergunta

12. A motricidade, a sensibilidade vibratória e proprioceptiva consciente e a movimentação ipsilateral da língua são conduzidas pela porção ___________ do bulbo.

Passo nº 4: Qual é a lateralidade da lesão?

Uma vez que o trato espinotalâmico lateral cruza o plano mediano através da comissura branca anterior, a perda da sensibilidade térmico-dolorosa se manifesta no hemicorpo contralateral à lesão bulbar. Dessa forma, podemos concluir que nosso paciente apresenta um acometimento do seguinte aspecto topográfico: **porção dorsolateral do bulbo, à esquerda** – tendo em vista que a hemi-hipoestesia térmico-dolorosa se dá, neste caso, à direita.

A Figura 17.9 ilustra de forma esquemática o raciocínio clínico desempenhado até aqui.

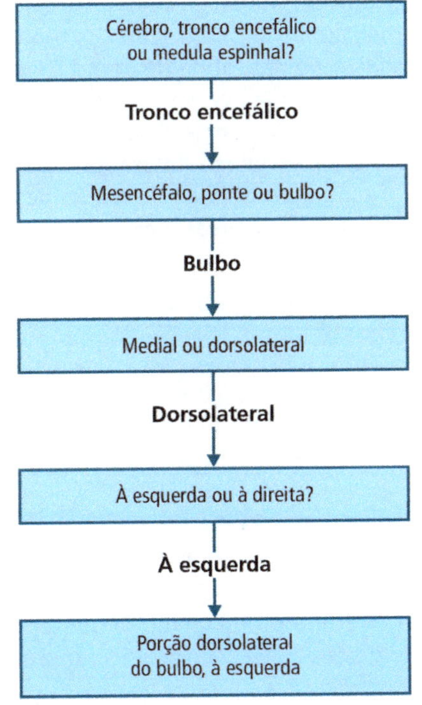

Figura 17.9 Passo a passo do diagnóstico topográfico.

Uma vez definidos os diagnósticos sindrômico e topográfico, partiremos agora para o diagnóstico etiológico.

Pergunta

13. Nas lesões bulbares, os sintomas e sinais da face são 1. ____________ (ipsilaterais/contralaterais) à lesão, enquanto os sintomas e sinais dos membros são 2. ______________ (ipsilaterais/contralaterais) à lesão.

Diagnóstico etiológico

O primeiro aspecto a ser considerado ao se buscar definir a etiologia de uma síndrome neurológica é se certificar de que ela corresponde a um fenômeno **agudo ou crônico**, o que pode ser facilmente determinado mediante a análise do intervalo de tempo entre o início dos sintomas e o momento da avaliação pelo médico. Dessa forma, um déficit neurológico iniciado há minutos reflete, com grandes chances, a manifestação de um evento agudo, ao passo que um déficit neurológico iniciado há dias, desenvolvendo-se progressivamente, desde então, revela um quadro crônico.

Tal como para a maioria das complicações cardiovasculares, um paciente típico, com síndrome de Wallenberg, tende a apresentar idade avançada e múltiplos fatores de risco cardiovasculares, dentre os quais: hipertensão, tabagismo, diabetes, alcoolismo, dislipidemia, aterosclerose, entre outros.

O nosso paciente, além de idoso, hipertenso, tabagista e dislipidêmico, apresenta um quadro de início ictal (súbito), com ictus há duas horas, de um quadro clínico compatível com o acometimento da porção dorsolateral do bulbo. À luz dos múltiplos fatores de risco vinculados a este paciente e da manifestação repentina de déficit neurológico, podemos presumir, com elevada probabilidade pré-teste, que houve a oclusão de ao menos uma das seguintes estruturas vasculares à esquerda: artéria cerebelar inferior posterior (AICP/PICA) esquerda ou sua artéria de origem, a vertebral esquerda. Dessa forma, o próximo passo deve consistir na abordagem de exame de imagem para confirmação da hipótese diagnóstica, isto é, de **isquemia aguda** das regiões irrigadas por essas artérias.

Obs.: Apesar de o infarto de grandes vasos ser a causa mais comum de síndrome bulbar lateral (50% dos casos), a dissecção arterial (15%), o infarto de pequenos vasos (síndromes lacunares) (13%) e o cardioembolismo (5%) também são manifestações concorrentes com esta síndrome, sendo, inclusive, a dissecção de artéria vertebral a causa mais comum de síndrome de Wallenberg em pacientes jovens, especialmente naqueles com histórico de trauma, manipulação cervical ou distúrbios de colágeno subjacentes (p. ex., síndrome de Marfan).

A tomografia computadorizada (TC) de crânio corresponde ao teste de imagem inicial para o diagnóstico de etiologias isquêmicas do sistema nervoso central, todavia, sua imagem fornece uma visualização pouco expressiva das estruturas da fossa posterior, devido ao obscurecimento ocasionado por artefatos, de tal forma que as alterações isquêmicas iniciais podem não ser visíveis através deste exame. Vale destacar que a tomografia inicial tem maior importância para afastar contraindicações à terapia de reperfusão trombolítica, como sangramentos ou tumorações.

Por outro lado, a **ressonância magnética com imagem ponderada em difusão** (DWI) (Figura 17.10) se traduz no melhor teste diagnóstico para confirmação de infarto da porção dorsolateral do bulbo, uma vez que a região apresentará uma restrição à difusão, adquirindo um hipersinal em relação às estruturas adjacentes.

Ademais, tanto a angiografia por tomografia computadorizada, como por ressonância magnética, são muito úteis, na medida em que propiciam a identificação topográfica da oclusão vascular, além de auxiliarem na investigação etiológica, descartando outras causas, como a dissecção de artéria vertebral.

Comentários e conduta

Em qualquer acidente vascular isquêmico **agudo** do sistema nervoso central, devemos levar em consideração o seguinte preceito: **"tempo é cérebro"**. Em outras palavras, quanto maior o tempo de isquemia, maiores as sequelas por ela provocadas. Dessa forma, é essencial que haja rapidez e assertividade na condução da hipótese diagnóstica, a fim de que a evolução para melhores desfechos clínicos seja alcançada com maior probabilidade de sucesso.

O primeiro aspecto a ser examinado nos indivíduos acometidos com esse tipo de injúria é o **monitoramento dos sinais vitais**, visando a identificar e corrigir possíveis deficiências circulatórias e de oxigenação tecidual, que tendem a causar danos ao sistema nervoso. Deve-se acompanhar também, é claro, o controle glicêmico e a temperatura corpórea, que se correlacionam positivamente com a manifestação de acidose lática e morte neuronal. Sendo assim, nas primeiras 24 horas o paciente deve ser mantido em sala de emergência.

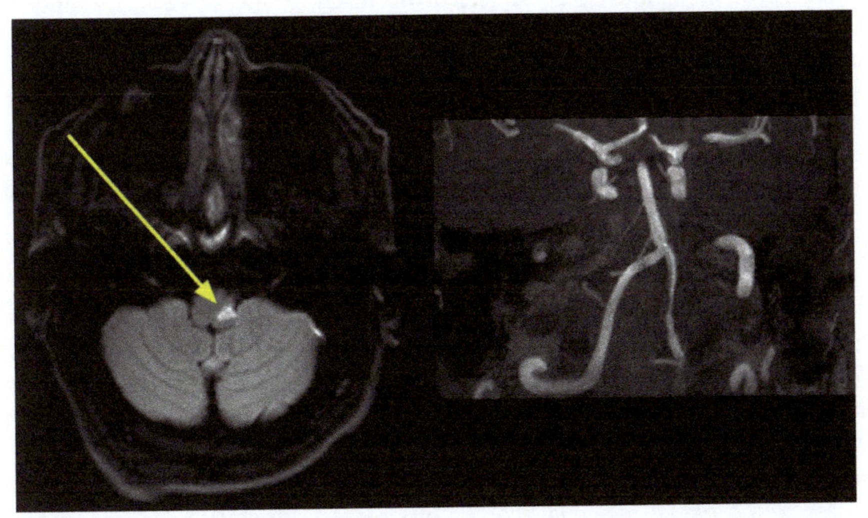

Figura 17.10 **Ressonância magnética de crânio ponderada em DWI**. Pequena área de restrição à difusão na região dorsolateral esquerda do bulbo, compatível com isquemia recente no território de distribuição de ramos do grupo lateral (fossa bulbar lateral) da artéria vertebral esquerda/artéria cerebelar posteroinferior. Espessamento parietal excêntrico com hipersinal em T1 (meta-hemoglobina) no terço médio do segmento V4 da artéria vertebral esquerda, com correspondente efeito de suscetibilidade magnética, determinando acentuada redução do calibre da luz do vaso por extensão de cerca de 0,5 cm. Fluxo distal presente e com calibre preservado. Os achados são compatíveis com dissecção arterial recente com hematoma mural. Fonte: cortesia do Hospital Israelita Albert Einstein.

Outro detalhe importante é que, em torno dos primeiros 15 dias, a síndrome de Wallenberg conta com uma particularidade extremamente importante: **o comprometimento dos feixes simpáticos e do complexo pré-Botzinger**, que podem acarretar, respectivamente, disautonomia e mal de Ondine, requerendo monitorização dos pacientes em Unidade de Terapia Intensiva.

Obs.: O mal de Ondine refere-se à perda do ritmo respiratório automático, que é gerado pelo complexo pré-Botzinger bulbar, durante o sono, acarretando uma apneia de origem central, que pode levar os pacientes a óbito.

O segundo passo, por sua vez, deve consistir na desobstrução do vaso acometido, o que pode ser feito mediante **trombólise intravenosa desde que haja tempo hábil**, atualmente através do fator do plasminogênio tecidual recombinante (alteplase). É interessante ressaltar que, apesar de o prognóstico para pacientes com síndrome de Wallenberg depender do tamanho do infarto, em geral, a maioria dos indivíduos apresenta melhores resultados quando comparados com as demais síndromes de AVC isquêmico.

Ademais, por se tratar de uma doença relacionada com múltiplos fatores de risco cardiovasculares, em grande parte das vezes, modificáveis, como hipertensão arterial sistêmica, *diabetes mellitus*, tabagismo e dislipidemia, é de suma importância que sejam estabelecidas condutas, a fim de se controlar essas variáveis e evitar a manifestação futura de novos eventos tromboembólicos (**profilaxia secundária**). Dentre essas, destacam-se: cessação do tabagismo; farmacoterapia para controle adequado do diabetes (p. ex., antidiabéticos orais e, em alguns casos, insulinoterapia), colesterol (estatinas) e hipertensão (anti-hipertensivos); dieta e estilo de vida saudáveis, com prática de exercícios físicos regulares; anticoagulação oral, nos casos de mecanismo cardioembólico evidente. Eventualmente, ainda, devido à disfagia, disfonia e desbalanço vestibular, alguns indivíduos podem requerer acompanhamento fonoaudiólogo específico, além de fisioterapia e terapia ocupacional precoces, com um bom plano de reabilitação.

Analise esse paciente

Anamnese

- A.Z.B., sexo feminino, 62 anos, previamente hígida, é encaminhada ao hospital de referência para internação, há uma semana, após manifestações frequentes de síncope, náuseas e soluços persistentes.
- No primeiro hospital em que passou, realizou os seguintes exames complementares: hemograma completo, endoscopia, TC abdominal, RM cerebral (Figura 17.11), ECG, EEG e testes de inclinação para avaliação de hipotensão ortostática, não sendo observado, em nenhum deles, qualquer anormalidade, exceto pela ressonância magnética, a qual revelou uma pequena lesão situada na porção dorsal do bulbo e área postrema. Um ensaio imuno-histoquímico com células foi positivo para anticorpos anti-AQP4 séricos. O exame de LCR revelou leve pleocitose mononuclear (16/mm^3), com uma banda oligoclonal negativa. Por fim, um Holter 24 horas elucidou eventos recorrentes de assistolia cardíaca, revelando que estas eram induzidas imediatamente após a manifestação de soluços ou vômitos.

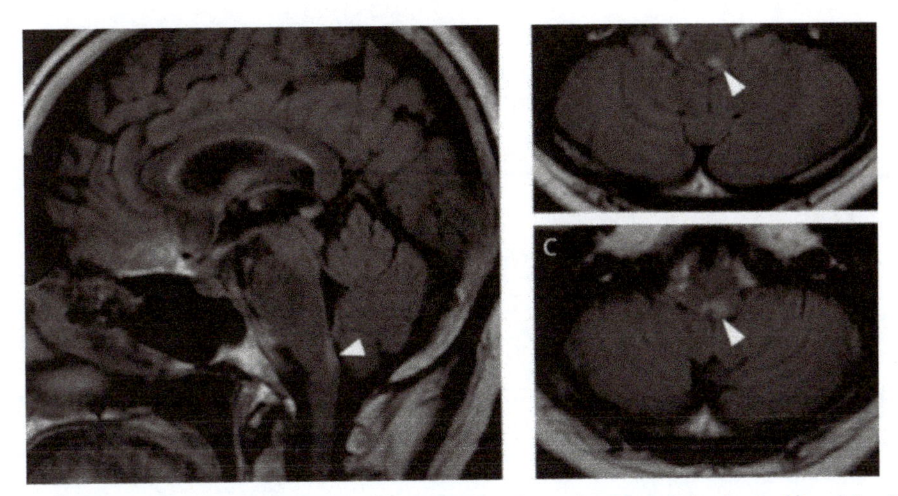

Figura 17.11 **Ressonância magnética de crânio ponderada em T2.** Supressão do sinal liquórico (FLAIR): No corte sagital (figura da esquerda), a seta mostra uma lesão se estendendo ao longo da face dorsal do bulbo. No corte axial em nível de complexo olivar (canto superior direito) e em nível de obex (canto inferior direito), vemos uma lesão no tegmento bulbar em região de área postrema e núcleo do trato solitário apontada pelas setas. Fonte: cortesia do Hospital Israelita Albert Einstein.

- Nega cefaleia ou perdas de memória. Nega dispneia ou dor torácica.
- Câncer na mama esquerda há um ano, sendo submetida a mastectomia, radioterapia e terapia de manutenção baseada em uso de Tamoxifen para remissão completa. Nega hipertensão, diabetes, dislipidemia, alergias ou quaisquer outras doenças de base.
- Pai faleceu aos 70 anos de infarto agudo do miocárdio. Mãe faleceu aos 60 anos de câncer de mama.
- Nega tabagismo, etilismo ou uso de drogas ilícitas.

Exame físico geral

- Pressão arterial 130 × 80 mmHg/Frequência cardíaca 75 bpm/Frequência respiratória 20 ipm/SatO_2 96%/Temperatura 36,7 °C/Glicemia capilar 135 mg/dL/Tempo de enchimento capilar inferior < 3 s.
- Bom estado geral, corada, hidratada, afebril, acianótica, anictérica.
- Bulhas rítmicas, normofonéticas, em 2 tempos e sem sopros (BRNF em 2T, BNF, S/S).
- Murmúrios vesiculares presentes, bilateralmente, sem ruídos adventícios (MV + e sim, s/RA).
- Abdome plano, flácido, com ruídos hidroaéreos presentes, percussão timpânica, indolor à palpação superficial e profunda dos 4 quadrantes, sem massas ou visceromegalias.
- Extremidades sem sinais de edema ou empastamento da panturrilha.

Exame físico neurológico

- Paciente vígil, orientada no tempo e espaço, atenção básica e sustentada preservadas, ausência de déficits de linguagem, praxias, memória, funções visuoespaciais e visuoperceptivas.

- Amplitude e velocidade de movimentos simétricos, ausência de quedas às manobras piramidais, força motora grau 5 globalmente, tônus e trofismo preservados. Reflexos profundos normoativos e reflexo cutâneo-plantar em flexão, bilateralmente.
- Sensibilidade superficial, profunda e cortical preservadas.
- Provas cerebelares normais.
- Pares cranianos sem alterações.
- Ausência de rigidez nucal ou sinais meníngeos.

Perguntas

14. Qual o sintoma-guia desse paciente?
15. Qual o local mais provável da lesão?

Os sintomas-guia desta paciente são **vômitos e soluços incoercíveis**.

Quando nos deparamos com um paciente apresentando o quadro clínico com sintomas importantes de disautonomia (vômitos, soluços, síncopes, taquicardia, dentre outros), devemos ter em mente que ele pode estar apresentando um acometimento do nervo vago, independentemente de sua etiologia. No caso em questão, nota-se o surgimento de vômitos e soluços incoercíveis associados a síncopes (com correlato em exame de Holter de 24 horas). Quando essa sintomatologia perdura por pelo menos 48 horas, mas usualmente mais do que 7 dias, devemos suspeitar de uma **síndrome de área postrema**, típica do **transtorno do espectro da Neuromielite óptica (NMOSD)**.

O transtorno do espectro de neuromielite óptica corresponde a uma doença inflamatória imunomediada, que tem como alvos os nervos ópticos, o tronco encefálico e a medula espinal, principalmente. Recentemente, a descoberta de seu marcador sorológico específico, a anti-aquaporina 4 (anti-AQP4), tornou-se um novo critério diagnóstico para tal doença, passando a incluir, como potenciais estruturas-alvo, o diencéfalo, o tronco cerebral, os hemisférios cerebrais e a chamada área postrema, cujo acometimento conduz a uma apresentação neurológica bastante incomum (síndrome de área postrema), caracterizada por ataques inexplicáveis de náuseas, vômitos e soluços persistentes.

A área postrema, além de ser reconhecida como o centro do vômito, fazendo parte do complexo vagal dorsal, pode ser compreendida como um órgão circunventricular repleto de neurônios sensoriais, altamente vascularizado, que admitem a dupla função de detectar mensageiros químicos circulantes no sangue e transduzir tais informações em uma série de sinais autonômicos e redes neurais responsáveis pela coordenação do vômito, da salivação, da deglutição e de funções respiratórias, cardiovasculares e gastrointestinais, de maneira estruturada.

O tratamento da NMOSD, atualmente, é realizado com associação entre **pulsoterapia com corticoesteroides e plasmaférese**, na fase aguda, e com imunobiológicos, na fase de manutenção, com destaque para o **Rituximab (anti-CD20)**.

Sendo assim, é importante ressaltar que um acometimento dorsal do bulbo pode apresentar uma sintomatologia diferente daquela em uma síndrome de Wallenberg. Para se diferenciar o diagnóstico nosológico e etiológico, devemos sempre nos atentar aos pontos propedêuticos e laboratoriais que guiarão o nosso raciocínio clínico. No caso dessa paciente, embora

Quadro 17.4 Critérios diagnósticos da NMOSD em adultos segundo consenso internacional**

AQP4 positivo	Pelo menos uma síndrome clínica típica* Teste positivo de AQP4-IgG usando o melhor método de detecção disponível Exclusão de diagnósticos alternativos
AQP4 negativo ou desconhecido	Pelo menos duas síndromes clínicas típicas* como resultado de um ou mais surtos clínicos e seguindo as características: Teste negativo de AQP4-IgG usando o melhor método de detecção disponível, ou teste indisponível Exclusão de diagnósticos alternativos
Síndromes clínicas típicas	Neurite óptica Mielite aguda Síndrome de áreas postrema Síndrome aguda de tronco encefálico Narcolepsia sintomática ou síndrome diencefálica aguda com lesões diencefálicas à RNM típicas de NMOSD Síndrome cerebral sintomática com lesões de NMOSD típicas à RNM

**Fonte: International consensus diagnostic criteria for neuromyelitis optica spectrum disorders. Dean M. Wingerchuk, MD, FRCP(C) et al. Neurology. 2015 Jul 14; 85(2):177-189.

haja um acometimento dorsolateral bulbar, a sintomatologia referida norteia nosso raciocínio para um acometimento predominante do nervo vago, o que, associado à evolução clínica, nos faz pensar mais em um quadro autoimune/inflamatório do que vascular, diferentemente do nosso paciente inicial, o qual apresentava uma sintomatologia ictal com múltiplos pares cranianos e fatores de risco cardiovascular importantes, sugerindo uma nosologia vascular. Em outras palavras, apesar de ambas as patologias acometerem a região dorsal do bulbo com sintomas relacionados ao nervo vago, a síndrome de Wallenberg normalmente possui mais sintomas neurológicos, por envolver também a região lateral bulbar e, consequentemente, estruturas relacionadas com a sensibilidade, sistema vestibular, coordenação e deglutição.

Finalização

Pontos-chave

- A síndrome bulbar dorsolateral abarca uma constelação de sinais e sintomas, tendo em vista o acometimento de uma série de tratos e núcleos que se situam ou atravessam esta região.
- Lesões no tronco-encefálico cursam, em grande parte das vezes, com a manifestação de sinais e sintomas cruzados (ipsilaterais e contralaterais à lesão).
- A perda de sensibilidade térmico-dolorosa em hemiface ipsilateral sugere o acometimento do trato e núcleo espinal do nervo trigêmeo, enquanto a perda de sensibilidade térmico-dolorosa em hemicorpo contralateral indica lesão sobre o trato espinotalâmico lateral.
- A ataxia apendicular ipsilateral está associada ao comprometimento do pedúnculo cerebelar inferior e suas conexões.
- A lesão das fibras simpáticas descendentes conduzem a um conjunto de sinais e sintomas que dão nome a uma síndrome, chamada síndrome de Horner, caracterizada por semiptose e miose ipsilaterais. O comprometimento dos núcleos vestibulares e de suas conexões se traduz na manifestação de vertigem, nistagmo, desequilíbrios e tendência à queda preferencial para um lado específico (o mais hipoativo dos labirintos).

- A manifestação de disfonia, disfagia e disartria está diretamente ligada ao acometimento do núcleo ambíguo e núcleo do trato solitário (núcleos bulbares).
- O acometimento bulbar dorsolateral evidenciado por imagem radiológica deve vir acompanhado de uma boa história clínica e um bom exame físico neurológico, a fim de afunilar o leque diagnóstico, uma vez que podemos ter causas distintas para o mesmo acometimento e com tratamentos diferentes.
- A NMOSD é uma doença autoimune, comumente associada ao anticorpo anti-AQP4 IgG e apresenta seis síndromes clínicas típicas, com destaque para as três mais importantes: Neurite óptica, Mielite aguda longitudinalmente extensa e Síndrome da Área postrema.

Objetivos de aprendizagem

1. Nomear as estruturas acometidas no infarto da porção dorsolateral do bulbo.
2. Descrever as manifestações clínicas associadas ao comprometimento da porção dorsolateral do bulbo.
3. Nomear as principais artérias associadas à manifestação da síndrome de Wallenberg.
4. Correlacionar os achados clínicos da síndrome de Wallenberg com as respectivas estruturas lesionadas.
5. Aprender os principais pontos de atenção ao se deparar com uma síndrome de Wallenberg e o tratamento a ser realizado.
6. Diferenciar o raciocínio clínico entre quadros vasculares e quadros autoimunes/inflamatórios.

Respostas

1. Disfagia (dificuldade de deglutição).
2. Diminuição da elevação do palato à esquerda, com deslocamento da úvula para a direita. Disfagia e disfonia. Redução do reflexo nauseoso.
3. Bulbo dorsolateral.
4. ambíguo
5. do trato solitário
6. ipsilateral
7. contralateral
8. ipsilateral
9. 1. redução; 2. queda
10. tronco encefálico
11. bulbo
12. medial
13. 1. ipsilaterais; 2. contralaterais
14. Vômitos e soluços incoercíveis.
15. Área postrema.

Bibliografia

AbuAlrob MA, Tadi P. Neuroanatomy, Nucleus Solitarius. 2021 Jul 31. *In*: StatPearls [Internet]. Treasure Island (FL): StatPearls Publishing; 2022 Jan. PMID: 31751021.

Alberstone CD. Anatomic Basis of Neurologic Diagnosis. 1st ed. New York: Thieme; 2009.

Blumenfeld H. Neuroanatomy through Clinical Cases. 2nd ed. Sunderland: Sinauer Associates; 2010.

Brazis PW. Localization in Clinical Neurology. 7th ed. Philadelphia: Lippincott Williams and Wilkins; 2016.

Dean M, Wingerchuk, MD, FRCP(C) et. al. International consensus diagnostic criteria for neuromyelitis optica spectrum disorders. Neurology. 2015 Jul 14; 85(2): 177–189. doi: 10.1212/WNL.0000000000001729.

Felten DL, Maida ME. Netter 's Neuroscience Coloring Book. 1st ed. Rio de Janeiro: Elsevier; 2019.

Gaillard F, Iqbal S. Lateral medullary syndrome. Reference article, Radiopaedia.org. Disponível em: https://doi.org/10.53347/rID-12193. Acesso em 10 jan. 2022.

Gasca-González OO, Pérez-Cruz JC, Baldoncini M, Macías-Duvignau MA, Delgado-Reyes L (2020) Bases neuroanatómicas del síndrome de Wallenberg. Cir Cir. https://doi.org/10.24875/CIRU.19000801.

Kazumasa O. Neuromyelitis optica spectrum disorder with area postrema syndrome Neurol Clin Pract. 2019 Apr; 9(2):173-175. doi: 10.1212/CPJ.0000000000000586.

Louis ED, Mayer SA, Rowland LP. Merritt's Neurology. 13th ed. Philadeplphia: Wolters Kluwer; 2016.

Lui F, Tadi P, Anilkumar AC. Wallenberg Syndrome. 2022 May 8. *In*: StatPearls [Internet]. Treasure Island (FL): StatPearls Publishing; 2022 Jan. PMID: 29262144.

Miao H-L, Zhang D-Y, Wang T, Jiao X-T, Jiao L-Q (2020). Clinical importance of the posterior inferior cerebellar artery: a review of the literature. Int J Med Sci. 202017:3005-3019.

Mirza M, M Das J. Neuroanatomy, Area Postrema. 2021 Aug 11. *In*: StatPearls [Internet]. Treasure Island (FL): StatPearls Publishing; 2022 Jan. PMID: 31334969.

Petko B, Tadi P. Neuroanatomy, Nucleus Ambiguus. 2021 Jul 31. *In*: StatPearls [Internet]. Treasure Island (FL): StatPearls Publishing; 2022 Jan. PMID: 31613524.

Saleem F, Das JM. Lateral Medullary Syndrome. StatPearls Publishing 2022 Jan. Available from: https://www.ncbi.nlm.nih.gov/books/NBK551670/.

Walker HK. Cranial Nerves IX and X: The Glossopharyngeal and Vagus Nerves. In: Walker HK, Hall WD, Hurst JW, editors. Clinical Methods: The History, Physical, and Laboratory Examinations. 3rd ed. Boston: Butterworths; 1990. Chapter 63. PMID: 21250227.

18

Caso Clínico 18

Marcos Vinicius Tadao Fujino
Rachel Marin de Carvalho
Elberth José dos Santos
Gabriel Junqueira Seara de Morais
Larissa dos Santos Izabel

Anamnese

- Paciente masculino, 68 anos, vem ao pronto-atendimento por queixa de alteração visual iniciada há 36 horas. Refere ter notado dificuldade principalmente para ler um livro e para descer as escadas. Ao inclinar a cabeça para a direita, sentia uma melhora discreta do quadro. Nega flutuação dos sintomas ao longo do dia. Essa é sua única queixa no momento.
- Nega febre, dor torácica, dispneia, palpitações. Nega alterações em hábitos urinário e intestinal. Nega fraqueza nos membros ou alteração de sensibilidade.
- Antecedentes pessoais: hipertenso, diabético tipo 2, já sofreu dois infartos agudos do miocárdio e apresenta doença aterosclerótica grave. Toma regularmente suas medicações, fazendo acompanhamento com cardiologista e endocrinologista que referem quadro estável no momento.
- Antecedentes familiares: Mãe falecida aos 88 anos por embolia pulmonar. Pai falecido aos 76 anos por infarto agudo do miocárdio.

Exame físico geral

- Bom estado geral, corado, hidratado, acianótico, anictérico, afebril e eupneico. Orientado no tempo e espaço.
- Pressão arterial 135 × 90 mmHg/Frequência cardíaca 82 bpm/Frequência respiratória 17 ipm/$SatO_2$ 98%/Temperatura 36,2 °C/Glicemia capilar 120 mg/dL.
- Bulhas rítmicas normofonéticas, em 2 tempos, sem sopros (BRNF, em 2T, S/S), tempo de enchimento capilar de 2 s.
- Murmúrios vesiculares presentes bilateralmente, sem ruídos adventícios (MV + e sim, s/RA).
- Abdome plano, ruídos hidroaéreos presentes, timpânico, flácido, indolor, sem massas ou visceromegalias
- Extremidades: sem sinais de edema ou rigidez da panturrilha.

Exame físico neurológico

- Vígil, atento, orientado no tempo e espaço, euártrico, fluente, compreende, repete, nomeia, lê e escreve.
- Pares cranianos: pupilas isocóricas e fotorreagentes, campimetria visual por confrontação preservada.
- Motricidade ocular extrínseca: dificuldade para depressão do olho esquerdo em adução ao tentar olhar para baixo, demais sem anormalidades (supraversão, infraversão, adução e abdução preservado).
- Teste de inclinação da cabeça de Bielschowsky positivo: melhora da diplopia com a inclinação da cabeça para a direita e piora com a inclinação para a esquerda.
- Face simétrica, elevação simétrica de palato, língua centrada.
- Motricidade: força muscular grau V globalmente, eutonia, normorreflexia globalmente.
- Sensibilidade tátil-dolorosa preservada.
- Eumétrico, eudiadococinético.
- Marcha e equilíbrio sem alterações.
- Sem rigidez de nuca ou sinais meníngeos.

Perguntas

1. Qual o sintoma-guia desse paciente?
2. Que alterações no exame físico são compatíveis com esse sintoma-guia?
3. Qual a topografia que justifica esse achado?

Diagnóstico sindrômico

Sumarização

Este é um caso de Síndrome de nervos cranianos.

Podemos dizer que o sintoma-guia do caso é diplopia (visão dupla). Lembrando que existem dois tipos de diplopia, a monocular e a binocular. Na diplopia monocular, o paciente continua tendo visão dupla mesmo que oclua um dos olhos (geralmente patologias oftalmológicas). Na diplopia binocular, a visão dupla se resolve com a oclusão de qualquer um dos olhos (devido ao desalinhamento ocular, geralmente por patologias neurológicas).

Neste caso, o paciente apresenta visão dupla devido à dificuldade de depressão do olho esquerdo em adução, formando duas imagens distintas nas retinas por desalinhamento ocular. Pode-se topografar a lesão no nervo troclear, no músculo oblíquo superior ou até mesmo na fenda sináptica. Como o paciente em questão apresenta uma queixa súbita, temos que pensar principalmente em causas vasculares. Como os sintomas não são flutuantes, torna-se pouco provável que a patologia esteja na fenda sináptica. A partir dessa lógica e considerando que o nervo troclear inerva o músculo oblíquo superior, o local mais provável de acometimento seria no trajeto do nervo troclear, apresentando como consequência a dificuldade de depressão do olho esquerdo em adução.

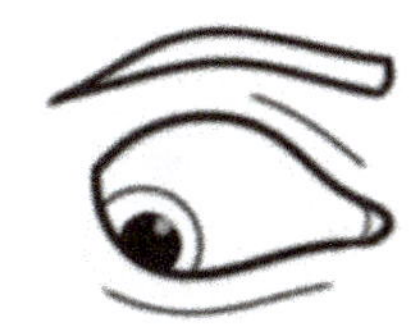
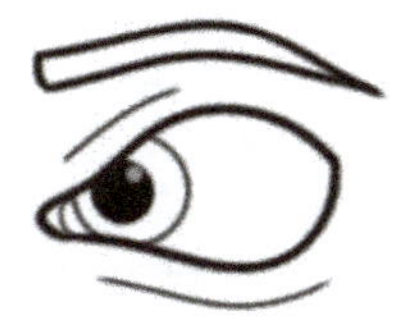

Figura 18.1 Perda de habilidade em deprimir o olho, à abdução.

No exame físico, ilustrado na Figura 18.1, está demonstrada a perda da habilidade do paciente em deprimir o olho em adução. Comparando-se ambos os olhos, pode-se observar que, enquanto o olho esquerdo do paciente da imagem é capaz de deprimir o olho e realizar adução, o olho direito apenas realiza a adução sem depressão.

Considerando que não se trata de um déficit dimidiado e no exame neurológico é possível topografar o quarto nervo craniano, sem quaisquer outras alterações, ficamos com as hipóteses diagnósticas de lesão isolada do IV nervo (troclear) esquerdo.

Revisão de conceitos anatômicos e fisiológicos

A musculatura ocular extrínseca é composta basicamente por seis músculos, que são inervados por três nervos cranianos de cada lado (Figuras 18.2 e 18.3). São eles:

- Reto superior – movimenta o olho superiormente – inervado pelo III nervo craniano (oculomotor).
- Reto inferior – movimenta o olho inferiormente – inervado pelo III nervo craniano (oculomotor).
- Reto medial – movimenta o olho medialmente – inervado pelo III nervo craniano (oculomotor).
- Reto lateral – movimenta o olho lateralmente – inervado pelo VI nervo craniano (abducente).
- Oblíquo inferior – movimenta o olho no sentido superomedial – inervado pelo III nervo craniano (oculomotor).
- Oblíquo superior – movimenta o olho no sentido inferomedial – inervado pelo IV nervo craniano (troclear).

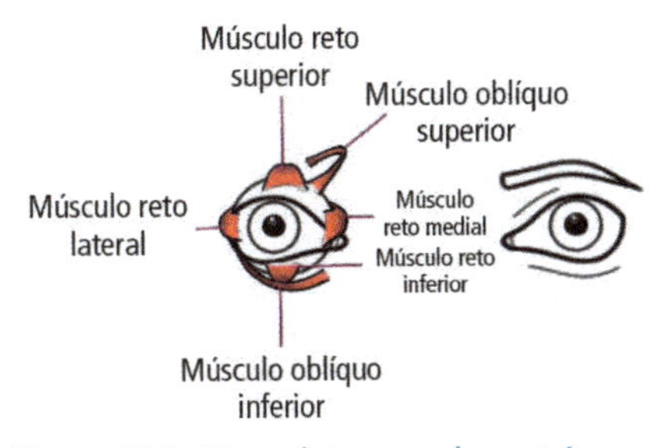

Figura 18.2 Musculatura ocular extrínseca.

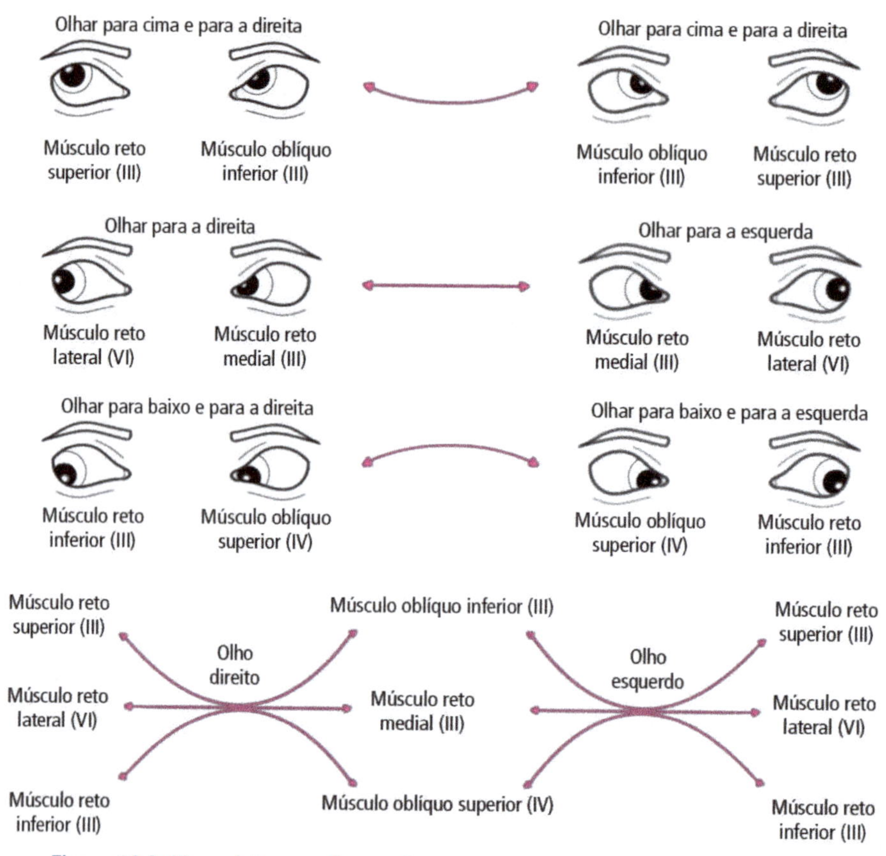

Figura 18.3 Musculatura ocular extrínseca e seus respectivos nervos cranianos.

De acordo com o exame físico neurológico, a única alteração encontrada foi a dificuldade no rebaixamento do globo ocular esquerdo, enquanto em adução, correspondente ao movimento realizado pelo músculo oblíquo superior, inervado pelo nervo troclear.

Em um indivíduo saudável, ao inclinar a cabeça, os olhos sofrem uma torção como compensação do movimento da cabeça, denominado de contra rotação ocular. Ao virar a cabeça para a esquerda, por exemplo, o olho esquerdo sofre uma rotação interna (para a direita) e o olho direito uma rotação externa (também para a direita). Neste movimento, no olho esquerdo, os músculos atuantes são o reto superior e o oblíquo superior. Como o reto superior levanta o globo e o oblíquo superior o abaixa e medializa, o movimento no eixo vertical é anulado e o olho apenas gira medialmente. No olho direito a mesma lógica se aplica, mas para os músculos reto inferior e oblíquo inferior, que rotacionam o globo externamente.

No teste de Bielschowsky, o paciente deverá inclinar a cabeça para ambos os lados visando a identificar em qual destes ocorre piora do desalinhamento ocular, permitindo identificação do lado afetado em conjunto com o exame físico e neurológico. No caso do paciente, como seu IV nervo à esquerda está paralisado, ao inclinar a cabeça para o mesmo lado lesado, o músculo oblíquo superior não consegue contrair e o reto superior faz o olho se mover superiormente, sendo o momento de maior desalinhamento ocular. Por outro lado, ao inclinar a cabeça para o lado contralateral à lesão, o músculo oblíquo superior não tem função na movimentação e, com isso, este é o momento em que os olhos se encontram mais alinhados. Este caso demonstra como o teste de Bielschowsky positivo é patognomônico da paralisia do IV nervo.

Perguntas

4. O músculo reto lateral é inervado pelo 1. _____________ e faz a 2. _____________.
5. O músculo oblíquo superior é inervado pelo 1. _____________________ e deprime o olho quando ele está em 2. _____________ (abdução/adução).
6. Todos os outros músculos oculares extrínsecos são inervados pelo _____________.

Diagnóstico topográfico

Dentre as possibilidades de topografia para a lesão estão o núcleo do nervo troclear, o próprio nervo troclear, a junção neuromuscular ou o músculo oblíquo superior. É pouco provável que a lesão esteja na junção neuromuscular, porque não há flutuação dos sintomas (será discutido futuramente neste capítulo). Sem nenhum outro sintoma ou trauma aparente, somado ao fato de que não se costuma observar lesão direta do músculo, descarta-se lesão no músculo oblíquo superior.

Não é possível diferenciar, pelo exame físico, um acometimento do núcleo do nervo troclear, na parte posterior do mesencéfalo, ou no trajeto do nervo. É mais comum que a lesão esteja localizada no próprio trajeto do nervo troclear, gerado por algum infarto ou alteração vascular. Só é possível localizar com precisão com o auxílio de exames de imagem. Ademais, como os nervos trocleares decussam logo ao saírem pela parte posterior do mesencéfalo, é mais provável que a lesão seja ipsilateral ao olho que manifesta o sinal. Dessa forma, seguindo a clínica apresentada pelo paciente e ressonância magnética (Figura 18.4), conclui-se que a lesão está topografada no **nervo troclear à esquerda (IV par de nervos cranianos)** (Figura 18.5).

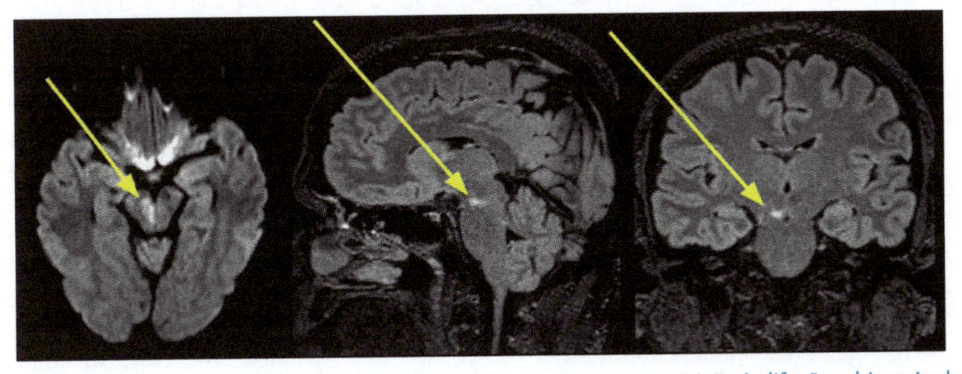

Figura 18.4 Ressonância magnética de encéfalo evidencia área com restrição à difusão e hipersinal em T2/FLAIR no mesencéfalo paramediano direito (terço inferior/médio), aproximadamente triangular e com ápice dirigido ao aqueduto cerebral e base voltada à cisterna interpeduncular e à substância negra e pedúnculo cerebral direitos (inclui emergência do nervo oculomotor direito e topografia aproximada do núcleo do nervo troclear, fascículo longitudinal medial e decussação dos pedúnculos cerebelares superiores e transição com o pedúnculo cerebral homolateral). Outros focos menores similares delineiam a porção subpial anterior direita do mesencéfalo. Não apresentam contrastação ou efeito compressivo evidentes. São compatíveis com eventos isquêmicos recentes (presumivelmente agudos). Fonte: cortesia do Hospital Israelita Albert Einstein.

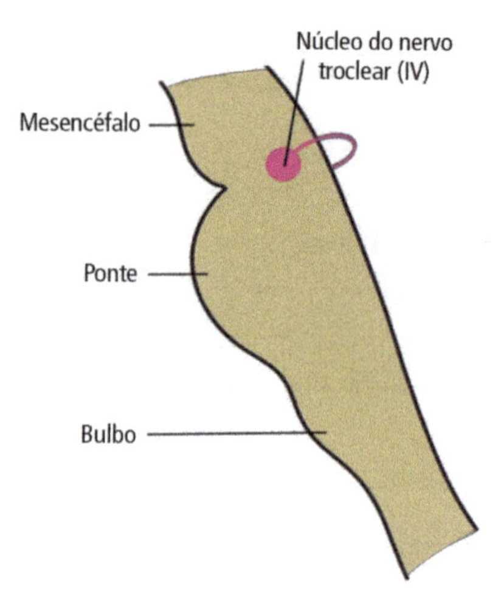

Figura 18.5 Localização anatômica do nervo troclear.

Diagnóstico etiológico

Por tratar-se de um quadro agudo, pelo histórico de dois infartos agudos do miocárdio, doença aterosclerótica grave, hipertensão arterial sistêmica e diabetes tipo II, além da epidemiologia, em conjunto com o surgimento agudo dos sintomas do paciente, o principal diagnóstico etiológico é um quadro de alteração vascular, provavelmente isquemia microvascular. Um conjunto de fatores pode estar causando a condição. O diabetes é sabidamente responsável por lesões de microvasculatura, por exemplo, de vasa nervorum (vaso dos nervos), podendo acometer a irrigação do IV par craniano. A aterosclerose e hipertensão geram lesão endotelial e a liberação de substâncias e fatores que estimulam a coagulação sanguínea. Associando-se um possível componente genético, esses fatores de risco em conjunto podem levar a formação de coágulos que diminuem ou bloqueiam a perfusão da região acometida, levando à perda de função.

É imprescindível lembrar que o nervo troclear tem origem no mesencéfalo posteriormente, suas fibras decussam, e, então, realiza o maior trajeto intracraniano dentre os pares cranianos até chegar em seu destino, o músculo oblíquo superior. Além disso, por ser um nervo delgado, torna-se muito susceptível a lesões. Ainda que, epidemiologicamente, seja mais comum a paralisia do IV nervo por trauma cranioencefálico e aumento da pressão intracraniana, a paralisia isolada e a anamnese do paciente e exame de imagem revelam etiologia vascular isquêmica.

Nos casos de patologia isolada do nervo troclear, que tem como destino o músculo oblíquo superior, 23,3% apresentam etiologia vascular, enquanto 38,3% têm origem congênita e cerca de 7,5% origem idiopática, e mais raramente *diabetes mellitus*. Na Figura 18.4, apresentamos a imagem de uma ressonância magnética de encéfalo demonstrando uma restrição à difusão, uma etiologia ainda mais incomum, de lesão no trajeto do IV par à esquerda secundário a um trombo venoso.

Comentários e conduta

Devido ao pouco tempo de surgimento do quadro, pode-se optar pela conduta expectante, como é comum em paresias recentes. Todavia, considerando as causas etiológicas mais frequentes e os antecedentes pessoais do paciente, foi orientado o controle rigoroso da pressão arterial e do *diabetes mellitus* na Unidade Básica de Saúde, como parte da conduta expectante quanto à correção cirúrgica do músculo oblíquo.

Nesse contexto, também é possível realizar exercícios para os olhos, que podem ser eficientes, concomitantemente ao uso de óculos prismáticos. Esses óculos possuem lentes mais delgadas na parte superior e mais espessas na parte inferior. Dessa maneira, a luz passa mais lentamente pela base da lente, inclinando o feixe e corrigindo a imagem dupla provocada pela paralisia do nervo troclear.

Ocorrendo persistência dos sintomas, no futuro pode haver necessidade de correção cirúrgica, realizada por meio do fortalecimento do músculo oblíquo superior, enfraquecimento do músculo oblíquo inferior ipsilateral, ressecção do músculo reto inferior contralateral ou ressecção do reto superior ipsilateral

Analise esse paciente

Anamnese

- Paciente do sexo feminino, 26 anos, vem ao consultório de neurologia. Refere que nos últimos dois anos sente que sua voz está muito mais fraca ao final do dia, além de visão dupla e fraqueza. Em alguns dias, enxerga um objeto em cima do outro; em outros, um objeto ao lado do outro; às vezes o olho direito está pior e em outros dias sente que seu olho esquerdo fica com a visão duplicada.
- A paciente se queixa de dificuldade para abrir os olhos, com uma sensação de queda da pálpebra, o que dificulta sua leitura, e que por vezes sente que a visão fica embaçada. Refere piora em dias quentes.
- Nega febre, dor torácica, palpitações, dispneia. Nega alterações do hábito urinário ou gastrointestinal. Refere miopia leve em ambos os olhos acompanhada por oftalmologista.
- Antecedente pessoal de dispositivo intrauterino (DIU) de cobre há 3 anos.
- Antecedentes familiares: Mãe viva, nega patologias. Pai hipertenso.

Exame físico geral

- Paciente em bom estado geral. Corada, hidratada, anictérica, acianótica, afebril ao toque e eupneica.
- Pressão arterial 110 × 70 mmHg/Frequência Cardíaca 72 bpm/Frequência Respiratória 15 ipm/SatO_2 100%.
- Bulhas rítmicas, normofonéticas, em 2 tempos, sem sopros (BRNF, em 2T, S/S). Tempo de enchimento capilar de 2 s.
- Murmúrios vesiculares presentes bilateralmente, sem ruídos adventícios (MV+ e sim, s/RA).
- Abdome plano, ruídos hidroaéreos presentes, timpânico, flácido, indolor, sem massas ou visceromegalias.
- Extremidades: sem sinais de edema ou rigidez da panturrilha.

Exame físico neurológico

- Vígil, atenta, orientada no tempo e espaço, discreta disfonia, fluente, compreende, repete, nomeia.
- Pares cranianos: motricidade ocular intrínseca preservada, campimetria visual por confrontação preservada.

- Motricidade ocular extrínseca: dificuldade para abdução do olho direito e supraversão do olho esquerdo. Demais sem alterações, convergência preservada.
- Semiptose palpebral bilateral, pior à esquerda.
- Face simétrica, elevação simétrica de palato, língua centrada.
- Motricidade: força muscular grau V global, tônus normal.
- Manobra dos braços estendidos: queda dos membros superiores após 30 segundos de sustentação.
- Prova de contagem até número 60: evolução da disfonia.
- Teste do gelo: após a realização do teste, a paciente retoma a capacidade de abdução do olho direito.
- Teste da Neostigmina: após a realização do teste, retoma a capacidade de abdução do olho direito, assim como melhora da disfonia.
- Sensibilidade tátil-dolorosa preservada.
- Eumétrica, eudiadococinética.
- Marcha sem alterações.
- Sem rigidez de nuca ou sinais meníngeos.

Perguntas

7. Qual o sintoma-guia desse paciente?
8. Esse sintoma-guia está constante ou intermitente?
9. Quais achados no exame físico estão alterados?
10. Onde você topografia a lesão?

O sintoma-guia desse paciente é a diplopia **flutuante**.

Nesse caso, a diplopia é acompanhada por sintomas como semiptose e fraqueza, apesar da paciente apresentar força muscular normal e tônus preservado no exame neurológico. A sensibilidade e os reflexos estão normais. O fato que mais chama a atenção no exame neurológico da paciente, portanto, é a **fatigabilidade**. Isto é, ao pedir para a paciente realizar o mesmo movimento de forma repetitiva ou sustentada, ocorre fraqueza na realização do movimento. Esse sintoma é flutuante, havendo melhora após um período de repouso ou oscilando conforme os dias. Considerando a história clínica relatada, e os sinais e sintomas, estamos diante de uma **síndrome de junção neuromuscular**.

As síndromes de junção neuromuscular podem ser causadas por múltiplas doenças na qual a fisiopatologia comum consiste em acometimento da junção neuromuscular, resultando na diminuição da atividade nervosa da célula levando à fraqueza muscular.

A junção neuromuscular (Figura 18.6) é o local no qual uma terminação nervosa comunica-se a uma das múltiplas fibras nervosas do seu músculo receptor. Nesta estrutura, temos a presença da **placa motora**, local no qual a fibra nervosa forma um complexo de terminais nervosos ramificados que se invaginam na superfície da fibra muscular, sendo recobertas por células de Schwann, isolando-as do líquido externo.

A **fenda sináptica**, neste sistema, corresponde, portanto, ao espaço entre a fibra nervosa terminal e a membrana da fibra muscular, o qual possui canais de cálcio dependente de voltagem. Quando um impulso nervoso atinge a junção neuromuscular, os íons de cálcio se difundem na fenda sináptica até o interior do terminal nervoso. Isso leva à ativação da proteína quinase dependente de Ca^{2+} (calmodulina) e ocorre a fosforilação de proteínas sinapsinas que ancoram as vesículas de acetilcolina ao terminal pré-sináptico. As moléculas de acetilcolina são então liberadas na fenda sináptica.

Na membrana da fibra muscular, a partir dos receptores de acetilcolina e dos canais de sódio dependentes de voltagem, os canais iônicos são então abertos permitindo a transmissão da entrada de íons de sódio (Na^{+}) para o interior da fibra, causando uma mudança de potencial positiva, denominada potencial da placa motora. O potencial da placa motora causa despolarização de canais de sódio dependentes de voltagem vizinhos, permitindo maior influxo de sódio nas células, culminando no início do potencial de ação que se propagará na membrana muscular, causando a contração muscular.

Por fim, uma pequena quantidade de acetilcolina pode se difundir para fora da fenda sináptica não exercendo mais nenhuma ação. No fim do processo, porém, a enzima acetilcolinesterase degrada a acetilcolina na fenda sináptica, de forma rápida.

As doenças que afetam o sistema de junção neuromuscular podem prejudicar, portanto, a liberação pré-sináptica de acetilcolina, os receptores pós-sinápticos ou, ainda, a degradação da acetilcolina na fenda.

O paciente do caso apresentava disfonia leve, alterações na motricidade ocular extrínseca e alterações em testes específicos.

A prova de contagem até o número 60 permite avaliar a fala, que se torna mais baixa e mais dificultosa. No caso da paciente exposta, houve disfonia conforme avançava a contagem dos números. A prova dos braços estendidos consiste em pedir para que o paciente

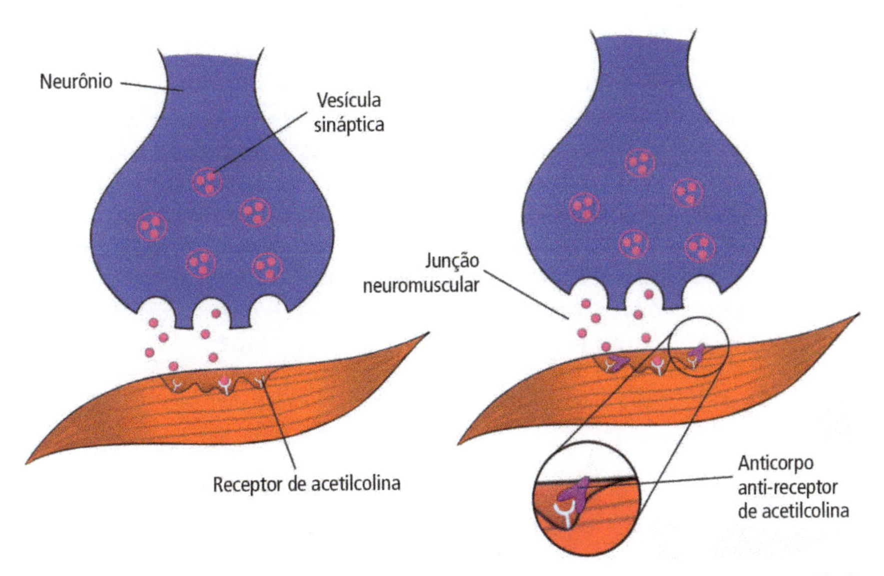

Figura 18.6 **Junção neuromuscular e fenda sináptica.** Junção neuromuscular: é possível observar na imagem a conexão realizada entre fibra muscular e axônio mielinizado. No terminal axonal, observamos a presença de vesículas sinápticas, bem como canais de cálcio. Fenda Sináptica: nesse desenho mais aproximado da fenda sináptica é possível observar a conexão íntima entre o terminal axonal e a membrana muscular.

mantenha ambos os braços estendidos na altura do ombro por cerca de 60 segundos e visa a avaliar a fatigabilidade, característico das alterações na junção neuromuscular.

No teste do gelo, quando colocada uma bolsa com gelo no olho ptótico por 1 a 2 minutos, ocorre melhora da ptose, por inibição da atividade da acetil-colinesterase que degrada a acetilcolina na fenda sináptica.

Na Figura 18.7, o paciente realiza inicialmente um olhar vertical sustentado e o mantém por alguns segundos, após esse período é possível notar ptose ou desalinhamento ocular além de pseudo-nistagmo. Nessa prova, assim como as manobras já citadas na anamnese do paciente, que incluem a manutenção dos braços estendidos e contagem até 60, há avaliação da fatigabilidade do paciente.

Na manobra dos braços estendidos ou Mingazzini dos membros superiores, o paciente deve manter os braços estendidos na frente do corpo, horizontalmente, com os dedos abduzidos e os olhos abertos. Na manobra de Mingazzini, o paciente deve permanecer em decúbito dorsal e fletir o quadril sobre o tronco, o joelho e o tornozelo, todos a 90º. Ambas as provas constituem manobras para testar a sustentação do paciente na posição, sendo possível avaliar a fatigabilidade causada em síndromes de junção neuromuscular (Figuras 18.8A e B).

Somando-se as queixas clínicas da paciente com o exame neurológico, e levando-se em conta a epidemiologia, a doença mais provável é miastenia *gravis* com diagnóstico diferencial com uso impróprio de bloqueadores neuromusculares, botulismo, síndrome de Eaton Lambert, intoxicações, esclerose lateral amiotrófica (ELA), lesões intracranianas com efeito de massa, síndrome de Horner, paralisia do III nervo, sendo estas últimas menos prováveis. Uma vez que a paciente não apresenta outros sintomas ou história clínica que poderiam caracterizar as demais doenças citadas, como intoxicação por organofosforados, consumo de alimentos contaminados ou água não tratada no caso de botulismo, ou aumento da pressão intracraniana, que poderiam sugerir o efeito de massa, além de um teste da Neostigmina positiva, o diagnóstico final é de miastenia *gravis*.

A miastenia *gravis* é uma doença autoimune mediada por anticorpos no qual o anticorpo anti-Achr (antirreceptor de acetilcolina) agem na placa motora da junção neuromuscular bloqueando a ligação da acetilcolina nos receptores. Os sintomas mais clássicos da doença incluem um grau de flutuação e combinação variada de fraqueza nos músculos oculares, bulbares, dos membros e respiratórios. Para que haja contração muscular, o neurônio da placa motora é obrigado a liberar quantidades aumentadas de acetilcolina na junção neuromuscular, uma vez que a disponibilidade de receptores colinérgicos nicotínicos está reduzida.

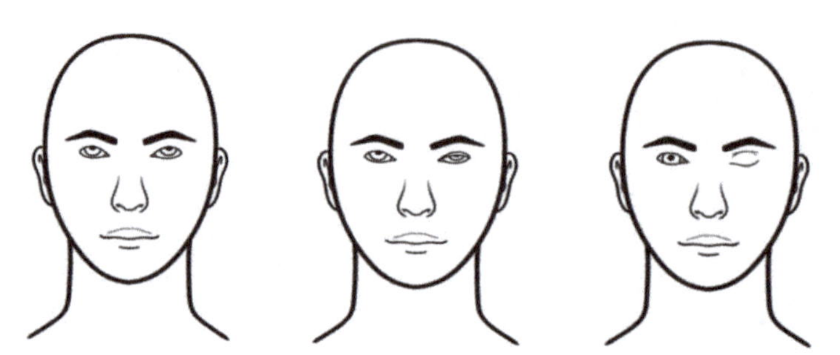

Figura 18.7 **Prova de fatigabilidade ocular.** Paciente é solicitado a olhar para cima durante 60 segundos. Pela fatigabilidade ocular em pacientes com miastenia *gravis*, ocorre uma ptose (queda de pálpebra) e desalinhamento ocular após esse tempo, com melhora dos sintomas com o repouso.

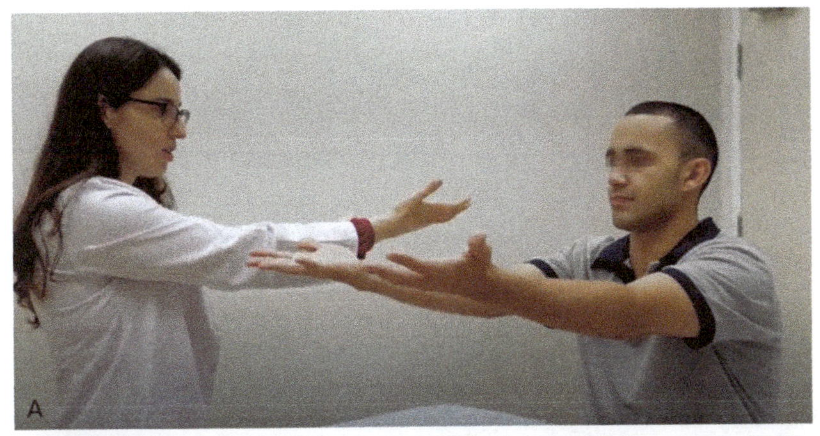

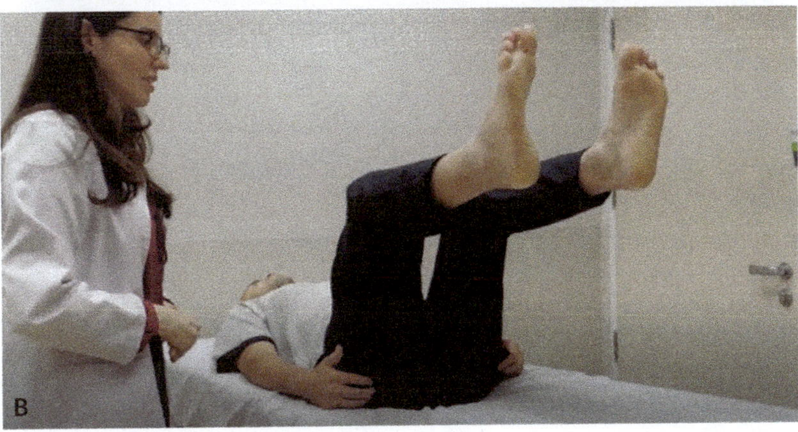

Figura 18.8 **Manobras deficitárias.** (**A**) Na manobra dos braços estendidos ou Mingazzini dos membros superiores, o paciente deve manter os braços estendidos na frente do corpo, horizontalmente, com os dedos abduzidos. (**B**) Na manobra de Mingazzini, o paciente deve permanecer em decúbito dorsal e fletir o quadril sobre o tronco, o joelho e o tornozelo, todos a 90º.

Dessa maneira, os neurônios rapidamente esgotam sua capacidade de liberar acetilcolina na fenda e a produção no pericário não é rápida e intensa o suficiente para suprir a demanda. Portanto, os sintomas tendem a piorar com a repetição de movimentos e no decorrer do dia. Na manhã seguinte, após o tempo do período noturno para repor a acetilcolina, os sintomas estão atenuados. O calor também piora a sensação de cansaço e exaustão provocados pela fisiopatologia da doença.

O diagnóstico pode ser realizado somando-se a anamnese, o exame neurológico e a detecção de anticorpos, sendo este último o exame mais específico. Testes como o exame de eletroneuromiografia com estimulação repetitiva ou ainda estimulação de fibra única, teste da Neostigmina ou do Edrofônio são comuns, mas não confirmatórios, haja visto o excesso de resultados falso-positivos, podendo auxiliar em situações nas quais a detecção de anticorpos não está disponível.

O tratamento é realizado com anticolinesterásicos e imunossupressão (corticosteroides, azatioprina), uma vez que a doença tem origem autoimune. Os anticolinesterásicos agem como um tratamento sintomático, melhorando a ação periférica da acetilcolina, impedindo a degradação da acetilcolina pela enzima acetilcolinesterase, aumentando a concentração de acetilcolina na placa motora. Já os imunossupressores atuam evitando a progressão da doença.

Finalização

Pontos-chave

A musculatura ocular extrínseca é composta basicamente por seis músculos. São eles:

- Reto superior – movimenta o olho superiormente – inervado pelo III nervo craniano (oculomotor).
- Reto inferior – movimenta o olho inferiormente – inervado pelo III nervo craniano (oculomotor).
- Reto medial – movimenta o olho medialmente – inervado pelo III nervo craniano (oculomotor).
- Reto lateral – movimenta o olho lateralmente – inervado pelo VI nervo craniano (abducente).
- Oblíquo inferior – movimenta o olho no sentido superomedial – inervado pelo III nervo craniano (oculomotor).
- Oblíquo superior – movimenta o olho no sentido inferomedial – inervado pelo IV nervo craniano (troclear).

Sobre junção neuromuscular:

- Junção neuromuscular é comunicação entre a terminação nervosa e as múltiplas fibras nervosas do seu músculo receptor.
- Síndromes de junção neuromuscular —> acometimento da junção neuromuscular → diminuição da atividade nervosa da célula —> fraqueza muscular.
- Miastenia *gravis* é uma doença autoimune, que cursa com síndrome de junção neuromuscular, na qual a presença do anticorpo anti -eceptor de acetilcolina causa fatigabilidade e flutuação como principais sintomas do paciente.
- Na contração muscular: Acetilcolina na fenda → receptor → contração.
- Se tem antirreceptor de acetilcolina: Acetilcolina está na fenda, mas é disfuncionante → ausência de contração.

Objetivos de aprendizagem

1. Nomeie a anatomia da musculatura ocular extrínseca.
2. Explique como a musculatura ocular extrínseca afeta a movimentação ocular.
3. Explique como funciona a junção neuromuscular.
4. O que é fenda sináptica? Qual a sua importância?
5. Defina síndrome da junção neuromuscular.
6. Demonstre como doenças podem afetar a junção neuromuscular.
7. Quais são os principais sintomas das doenças que cursam com síndrome da junção neuromuscular?

Respostas

1.. Diplopia (visão dupla).
2. Dificuldade para depressão do olho esquerdo em adução ao tentar olhar para baixo, demais sem anormalidades (supraversão, infraversão, adução e abdução preservado). Teste de inclinação da cabeça de Bielschowsky positivo: melhora da diplopia com a inclinação da cabeça para a direita e piora com a inclinação para a esquerda.
3. Nervo troclear esquerdo (quarto nervo craniano), acometendo o músculo oblíquo inferior esquerdo.
4. 1. nervo abducente; 2. abdução do olho
5. 1. nervo troclear; 2. adução
6. nervo oculomotor
7. Diplopia.
8. Intermitente (flutuante).
9. Dificuldade para abdução do olho direito e supraversão do olho esquerdo.
   Semiptose palpebral bilateral, pior à esquerda.
   Manobra dos braços estendidos: queda dos membros superiores após 30 segundos de sustentação.
   Prova de contagem até número 60: evolução da disfonia.
   Melhora dos sintomas com o teste do gelo e o teste da neostigmina.
10. Junção neuromuscular.

Bibliografia

Bird SJ, Shefner JM, Goddeau RP. Overview of the treatment of myasthenia gravis [artigo eletrônico]; Disponível em: https://www.uptodate.com/contents/overview-of-the-treatment-of-myasthenia-gravis?search=miasthenia%20gravis&source=search_result&selectedTitle=1~150&usage_type=-default&display_rank=1.

Bird SJ, Shefner JM, Goddeau RP. Diagnosis of myasthenia gravis [artigo eletrônico]; Disponível em: https://www.uptodate.com/contents/diagnosis-of-myasthenia-gravis?search=miasthenia%20 gravis&source=search_result&selectedTitle=2~150&usage_type=default&display_rank=2.

Campbell WW. DeJong – O exame neurológico. 7ª ed. Rio de Janeiro, Guanabara-Koogan, 2014.

CONITEC. Relatório de Recomendação – Protocolos Clínicos e Diretrizes Terapêuticas [recurso eletrônico]. Disponível em: http://conitec.gov.br/images/Consultas/Relatorios/2020/Relatorio_PCDT_Miastenia_Gravis_CP_27_2020.pdf.

Costa IPS, França TT, Gouvêa ACGA de, Cunha IR de C, Bosso FLS. Paresia do IV nervo com sinal de Bielschowsky positivo: um relato de caso. Health Residencies Journal – HRJ. 13 de março de 2021;2(10):1–7.

Nervo Troclear (NC IV)| Colunistas – Sanar Medicina [Internet]. [citado 7 de janeiro de 2022]. Disponível em: https://www.sanarmed.com/nervo-troclear-nc-iv-colunistas.

Paralisia do quarto nervo craniano (nervo troclear) – Distúrbios cerebrais, da medula espinal e dos nervos [Internet]. Manual MSD Versão Saúde para a Família. [citado 10 de janeiro de 2022]. Disponível em: https://www.msdmanuals.com/pt-br/casa/dist%C3%BArbios-cerebrais,-da-medula-espinal-e-dos-nervos/doen%C3%A7as-dos-nervos-cranianos/paralisia-do-quarto-nervo-craniano-nervo-troclear.

Toy EC, Simpson E, Tintner R; Casos clínicos em Neurologia [livro eletrônico]. Tradução da 2ª edição. Disponível em: https://bookshelf.vitalsource.com/#/books/9788580552911/cfi/0!/4/4@0.00:54.2.

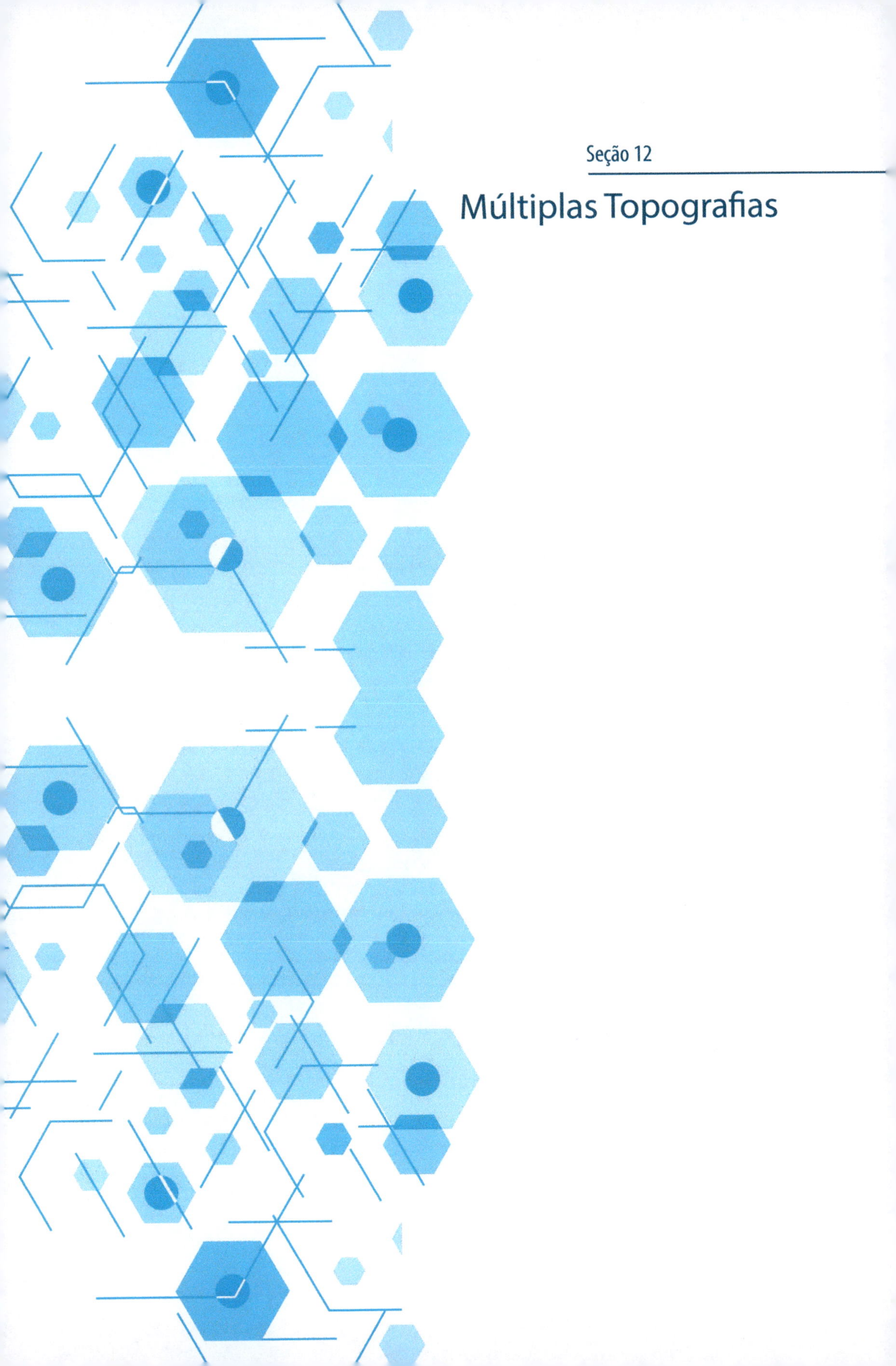

Seção 12

Múltiplas Topografias

19

Caso Clínico 19

Rodrigo Barbosa Thomaz
Denison Alves Pedrosa
Lucas Kallás Silva

Anamnese

- Paciente do sexo feminino, 30 anos, branca, advogada, referenciada por ortodontista, procura atendimento neurológico com história de dor na porção inferior da face, com duração de aproximadamente uma semana, caracterizada por paroxismos múltiplos de dor lancinante, com duração de segundos a minutos, associado a disestesia (perda de sensibilidade) na região malar esquerda.
- A paciente refere também que os episódios de dor são desencadeados principalmente pela mastigação ou pelo toque na região. A investigação odontológica realizada foi negativa e a paciente foi submetida a uma intervenção endodôntica, que também não revelou anormalidades.
- Antecedente de hipoestesia (perda de sensibilidade) em membro inferior esquerdo (MIE) há dois anos, com recorrência do quadro há 10 meses, sem investigação complementar e com resolução completa espontânea.
- Pais vivos, sem comorbidades. Possui três irmãos saudáveis.

Exame físico geral

- Pressão arterial 130 × 80 mmHg/Frequência cardíaca 88 bpm/Frequência respiratória 16 irpm/SatO_2 98%/Temperatura 36,8 °C/Glicemia capilar 94 mg/dL.
- Bom estado geral, hidratada, acianótica, anictérica.
- Bulhas regulares, normofonéticas, em 2 tempos, sem sopros (BRNF, em 2T, S/S). Tempo de enchimento capilar de 2 s.
- Murmúrios vesiculares presentes bilateralmente, sem ruídos adventícios (MV+ e sim, s/RA).
- Abdome plano, ruídos hidroaéreos presentes, timpânico, flácido, indolor, sem massas ou visceromegalias.
- Extremidades: sem sinais de edema ou rigidez de panturrilha.

Exame físico neurológico

- Consciente, orientada no tempo e espaço. Linguagem preservada. Pupilas isocóricas e fotorreagentes, musculatura ocular extrínseca preservada. Hipoestesia em região mandibular à esquerda. Face simétrica, com mímica preservada. Língua e palato centrados. Força muscular grau V nos quatro membros. Reflexos profundos 4+/4+ global. Reflexo cutâneo-plantar em flexão à direita e extensão à esquerda. Sensibilidade nos quatro membros preservada. Provas cerebelares sem alterações. Sem rigidez de nuca ou sinais meníngeos.

Perguntas

1. Qual o sintoma-guia encontrado?
2. Quais alterações do exame físico são compatíveis com o exame físico?
3. Onde provavelmente está a lesão?

Diagnóstico sindrômico

Sumarização

Este é um caso de neuralgia trigeminal (NT). Antes de entendermos a fisiopatologia desta condição, vamos revisar a anatomia e fisiologia do nervo trigêmeo.

Pelo caso descrito, sabemos que há comprometimento da sensibilidade na face, mais especificamente na região mandibular à esquerda. Isso porque a paciente apresenta dor e perda de sensibilidade nesta região. Como visto no Capítulo 16, grande parte da motricidade dos músculos da face vem da inervação pelo nervo facial (NC VII). Diferentemente da motricidade, grande parte da inervação da sensibilidade da face é feita pelo nervo trigêmeo (NC V).

Anatomia e fisiologia do nervo trigêmeo

O nervo trigêmeo é um nervo misto, ou seja, tem raízes sensitivas e motoras. Mesmo assim, o componente sensitivo é consideravelmente maior que o motor.

Um primeiro conceito importante de se entender é o de gânglio, um grupo de corpos celulares localizados no sistema nervoso periférico (SNP). O gânglio trigeminal, localizado na parte petrosa do osso temporal, dá origem a três ramos: o ramo oftálmico (V1), o ramo maxilar (V2) e o ramo mandibular (V3). Esses ramos vão compor os três prolongamentos periféricos originados do gânglio do trigêmeo e cada um tem um trajeto diferente, mas são, em geral, responsáveis pela sensibilidade somática de uma importante porção da cabeça. A correlação entre os ramos do nervo trigêmeo e a porção que cada um inerva é mostrada no Quadro 19.1. A Figura 19.1 mostra o caminho percorrido pelas fibras periféricas de sensibilidade da face e a região da face que cada ramo inerva.

A inervação motora é feita principalmente pelo nervo mandibular, e suas fibras inervam os músculos responsáveis pela mastigação (temporal, masseter, pterigóideo lateral e pterigóideo medial).

Quadro 19.1 Ramos do nervo trigêmeo, nervos originados e inervação sensitiva

Ramos do nervo trigêmeo	Nervos originados por cada ramo	Funções
Oftálmico (V1)	Nervo lacrimal	Inervação de couro cabeludo, testa, pálpebra superior, conjuntiva e córnea subjacentes, nariz (exceto asa nasal), seio frontal, dura-máter e alguns vasos meníngeos.
	Nervo frontal	
	Nervo nasociliar	
Maxilar (V2)	Ramo craniano	Pálpebra inferior, região zigomática, narinas, mucosa nasal, lábio superior, dentes superiores, gengiva superior, palato, teto da faringe.
	Ramos extracranianos	
	Ramos orbitários	
	Ramos pterigopalatinos	
	Ramos alveolares anteriores superiores	
Mandibular (V3)	Nervo bucal	Lábio inferior, dentes inferiores, gengiva inferior, queixo, mandíbula (exceto ângulo da mandíbula), parte da orelha externa, parte das meninges, ⅔ anteriores da língua (sensibilidade geral).
	Nervo alveolar inferior	
	Nervo lingual	

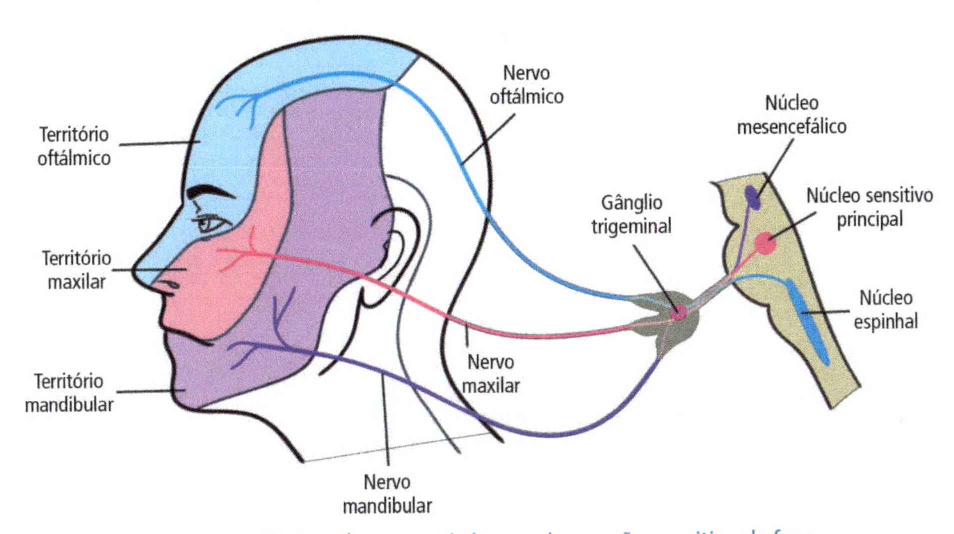

Figura 19.1 Trajeto do nervo trigêmeo e inervação sensitiva da face.

Os impulsos recebidos pelas fibras periféricas de V1, V2 ou V3 são, então, encaminhadas para o gânglio do nervo trigêmeo. Dele, também saem fibras que se encaminham para o tronco cerebral. Essas fibras podem se direcionar para três diferentes núcleos no tronco cerebral:

1. Núcleo espinal (núcleo caudal do trigêmeo). É localizado no bulbo e é o principal responsável pela sensibilidade de toda a face. O núcleo controla as sensibilidades de toque, dor, temperatura, pressão e propriocepção.
2. Núcleo sensitivo principal. É localizado na ponte e é responsável, também, pelo toque e propriocepção, principalmente da mandíbula.
3. Núcleo mesencefálico. É localizado no mesencéfalo e, é responsável, também, pela propriocepção.

Os núcleos localizados no tronco cerebral geram fibras que se direcionam ao tálamo e, então, ao córtex. As fibras aferentes relacionadas ao toque se direcionam para o giro pós-central. A sensibilidade correspondente à face está localizada na região mais lateral do giro, como demonstrado pela Figura 19.2. A sensibilidade relacionada à dor se direciona ao tálamo e, então, ao córtex cingulado anterior e ao córtex insular.

Perguntas

4. O nervo trigêmeo tem três ramos, 1.________________, 2.________________ e 3.________________.
5. Os núcleos do trigêmeo são o 1.____________, 2.____________ e 3.____________.

Exame físico

- O exame físico do nervo trigêmeo envolve três partes: teste da inervação sensitiva, teste da inervação motora e teste do reflexo trigeminal.

Para testar a inervação sensitiva, avaliamos a sensibilidade ao toque e à dor nas três regiões correspondentes aos ramos do trigêmeo. Para isso, pedimos para o paciente fechar os olhos e utilizamos um objeto pontiagudo (p. ex., agulha) para testar a sensibilidade à dor e um objeto macio (p. ex., algodão) para testar a sensibilidade ao toque. Quando colocamos algum dos objetos em contato com a face do paciente, pedimos para ele descrever se teve uma sensação de toque ou de "picada". Fazemos esse teste na testa (inervada pelo ramo V1),

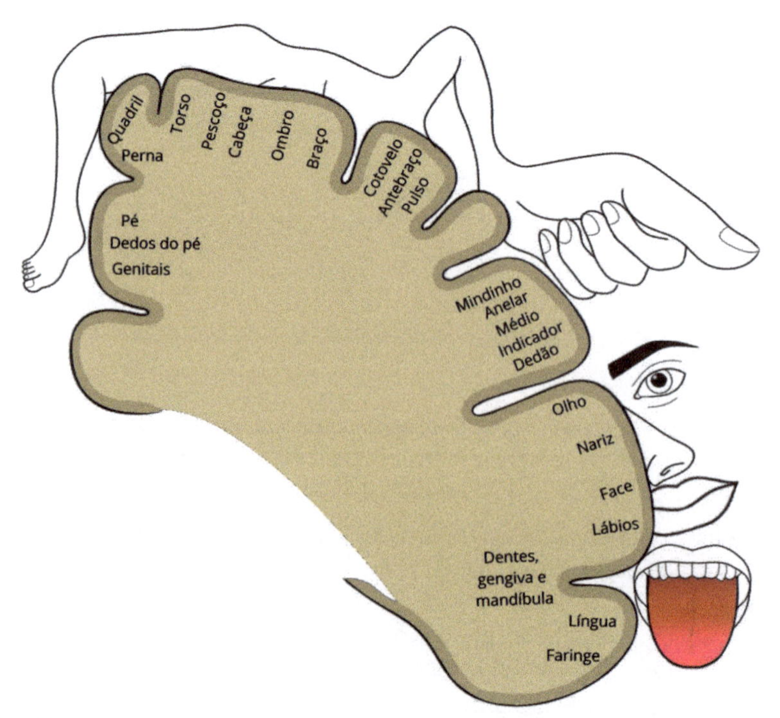

Figura 19.2 Corte coronal do córtex pós-central, mostrando o homúnculo sensorial de Penfield.

na região zigomática (inervada pelo ramo V2) e na região mentual (inervada pelo ramo V3), do lado direito e esquerdo, uma região por vez, e simultaneamente em cada lado.

O teste da inervação motora envolve duas manobras principais. A primeira é a palpação do masseter, enquanto o paciente fecha os dentes. Na segunda manobra, pedimos para o paciente abrir a boca contra resistência. Se houver fraqueza no músculo pterigóideo, a mandíbula desvia para o lado correspondente à fraqueza quando o paciente abre a boca.

Por fim, o reflexo trigeminal, ou reflexo corneano, testa o nervo trigêmeo e o nervo facial (VII). Para realizá-lo, estimulamos a córnea gentilmente com uma gaze. Estimula-se a conjuntiva/córnea com pequeno objeto macio (p. ex., cotonete, algodão) com um leve toque e observa-se o piscamento palpebral imediato ao estímulo. Se estiver preservado, o paciente piscar ábilateralmente. O trajeto correspondente é o seguinte: o toque na córnea é captado pelo ramo V1 do nervo trigêmeo, que é encaminhado para o gânglio trigeminal e, finalmente, as fibras se direcionam ao núcleo espinal e ao núcleo sensitivo principal. Desses núcleos, saem as fibras que se direcionam ao núcleo do nervo facial. Esse núcleo origina as fibras do nervo facial responsáveis pelo fechamento dos olhos.

Perguntas

6. O teste do trigêmeo envolve os testes de 1. ________________, 2. ________________ e 3. ________________.
7. No reflexo corneano, o nervo responsável por fechar a pálpebra após o toque da córnea é o ________________.

Diagnóstico topográfico

A paciente apresentava dor e perda de sensibilidade na face, principalmente na mandíbula, à esquerda. Como revisamos, a sensibilidade dessa região é inervada pelo NC V, mais especificamente pelo seu ramo mandibular. Como seus sintomas são dor e perda da sensibilidade, infere-se que são as fibras sensitivas deste nervo que estão acometidas.

A paciente também apresentou, há 2 anos, um quadro de hipoestesia em Membro inferior esquerdo (MIE). Podemos, então, sugerir outra topografia envolvida para um sintoma anterior relatado pela paciente. Nesse caso, correspondente à área somestésica do MIE.

Diagnóstico etiológico

Como podemos observar, a dor segue um padrão intermitente, no qual a paciente intercala dias com e sem dor. As crises dolorosas surgem de forma repentina, de curta duração (menos de 2 minutos), de forte intensidade, em choques, e desencadeada por movimentos (ao mastigar) ou toque na região.

Esse padrão de dor em crises agudas intermitentes, desencadeadas principalmente após um estímulo na região facial, é típico de um caso de Neuralgia trigeminal (NT). Essa é uma condição com incidência de 4-13 casos/100.000 pessoas, com predominância em mulheres (3:2). Embora ela se torne mais comum após os 50 anos, podem existir casos na segunda e terceira décadas de vida, geralmente secundários a alguma outra condição clínica. O diagnóstico da NT é principalmente clínico, com base nos sintomas e na evolução do quadro. Os critérios diagnósticos para neuralgia trigeminal, de acordo com o "International

Classification of Headache Disorders, 3rd Edition" (ICHD-3) – Acesso: pelo QR code <https://ichd-3.org/> são:

a. Paroxismos recorrentes de dor facial unilateral na distribuição de um ou mais ramos do nervo trigêmeo, sem radiação e que preencha os critérios B e C.
b. Dor que siga as seguintes características:
   - Durando de menos de 1 segundo até 2 minutos.
   - Intensidade severa.
   - Dor de tipo choque elétrico, tiro, facada ou pontada.
c. Precipitada com estímulo inócuo na distribuição do nervo trigêmeo afetada.
d. Não melhor explicada por algum outro diagnóstico do ICHD-3.

A paciente preenche os critérios para o diagnóstico de NT. Agora, devemos determinar a etiologia, que consiste em um processo de avaliação da história clínica e exames, com foco na neuroimagem, principalmente pela ressonância magnética (RM). O ICHD-3 define a neuralgia trigeminal por meio de subclassificações que explicam suas possíveis etiologias:

1. Clássica: explicada por uma compressão neurovascular, demonstrada também por por exames de neuroimagem.
2. Secundária: explicada por alguma outra causa que não compressão neurovascular. As duas etiologias principais são esclerose múltipla (doença desmielinizante) neoplasia cerebelo-pontina, causando uma compressão na raiz do nervo trigêmeo.
3. Idiopática: não demonstra alterações significativas nos exames de neuroimagem e na avaliação eletrofisiológica.

A Figura 19.3 apresenta um resumo para diagnóstico etiológico de NT.

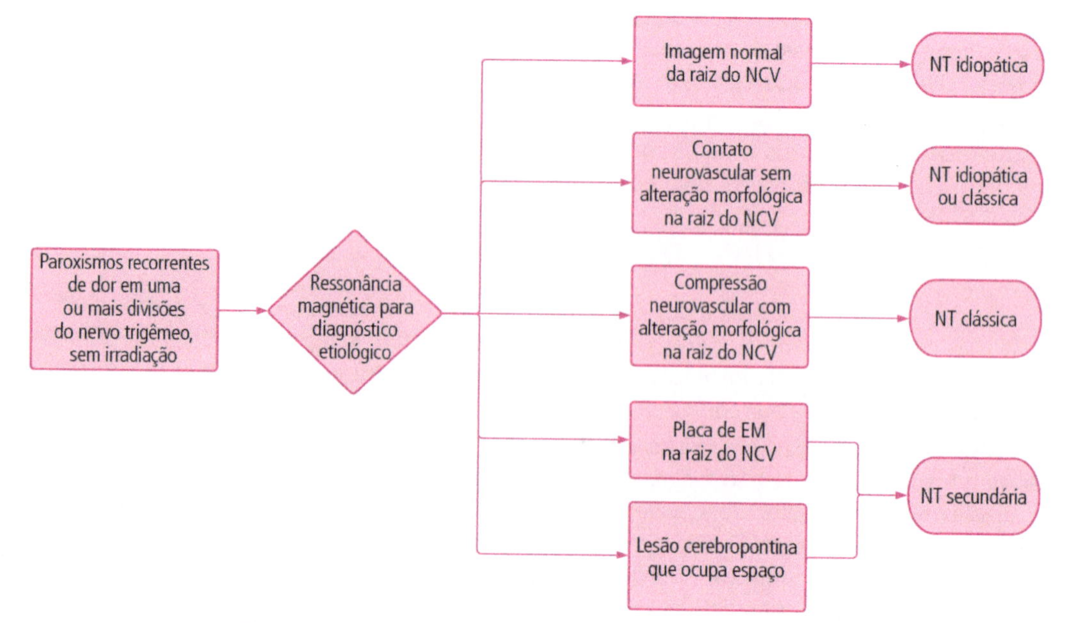

Figura 19.3 Fluxograma para diagnóstico etiológico de NT.

Buscando as principais causas de NT para estabelecermos o diagnóstico etiológico, o exame com maior sensibilidade para encontrar uma compressão neurovascular é a ressonância magnética. No caso desta paciente (Figura 19.4), o exame não demonstrou tratar-se de uma NT tipo "clássica", e sim, haver uma alteração como um hipersinal na sequência T2 na raiz do trigêmeo com captação de contraste paramagnético (quebra da barreira hematoencefálica e ocorrência de processo inflamatório ativo). Além disso, pela história pregressa da paciente, com o relato de um episódio de redução da sensibilidade no MIE com resolução espontânea, sugere-se uma lesão com topografia no giro pós-central na área somestésica correspondente à perna esquerda.

Agora, preste atenção para nunca mais esquecer: em um paciente do sexo feminino, entre 20 e 40 anos, branca, com lesões que topografam em duas ou mais regiões do sistema nervoso central (SNC), um diagnóstico que não pode passar despercebido é o da esclerose múltipla (EM).

Veja bem: a EM é uma doença crônica, autoimune, inflamatória que afeta o SNC, na qual linfócitos $TCD4^+$/Th17, $TCD8^+$, linfócitos B e macrófagos atacam a bainha de mielina produzida pelos oligodendrócitos. Com o tempo, além desse processo inflamatório de desmielinização, há também um processo de neurodegeneração com dano axonal irreversível (Figura 19.5) em vários locais do SNC, que são os responsáveis pelos múltiplos sintomas presentes na EM (Figura 19.6).

Para o diagnóstico de EM, como falamos anteriormente, precisamos de pelo menos duas lesões em locais típicos de EM (Quadro 19.2). Neste caso, a paciente topografa em dois deles (infratentorial, no caso, a ponte, e justacortical), o que caracteriza uma disseminação de lesões no espaço (DE) (indicando um processo multifocal no SNC). Além disso, a paciente apresenta disseminação no tempo (DT) (caracterizado pela presença de outros dois surtos clínicos prévios). Dessa forma, de acordo com essa equação (DE + DT = EM), e observando o Quadro 19.3, compreendemos por que o diagnóstico de EM é tão preponderante.

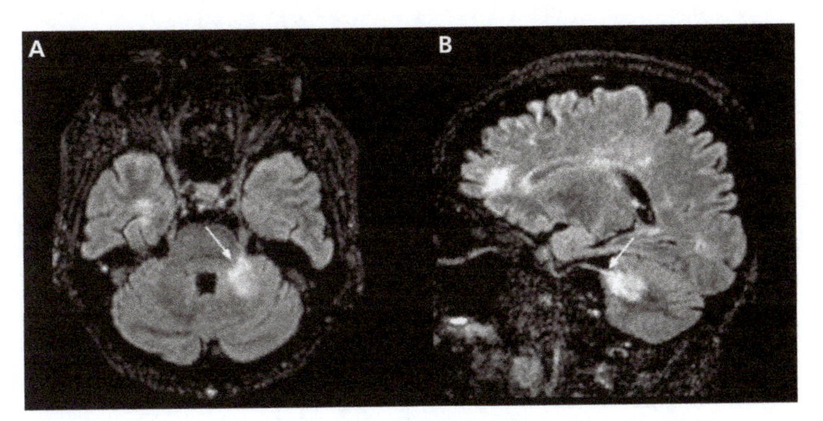

Figura 19.4 Ressonância magnética (RM) ponderada em FLAIR (do inglês, *fluid attenuated inversion recovery*) nos planos axial (**A**) e sagital (**B**) evidenciando lesão desmielinizante no pedúnculo cerebelar médio esquerdo, estendendo-se à origem aparente do nervo trigêmeo em um paciente portador de esclerose múltipla. Fonte: cortesia do Hospital Israelita Albert Einstein.

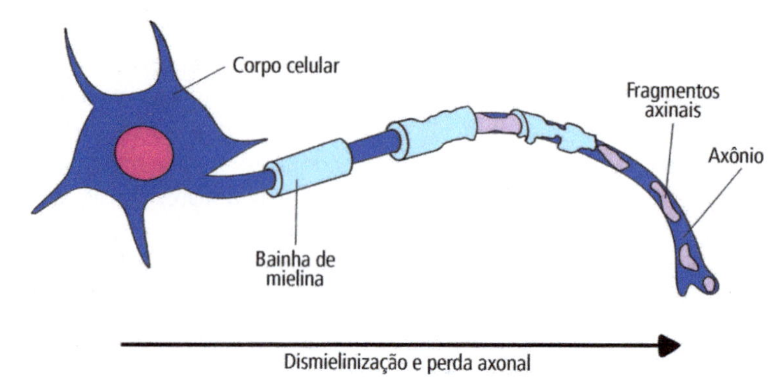

Figura 19.5 Processo contínuo de desmielinização levando a um dano axonal irreversível.

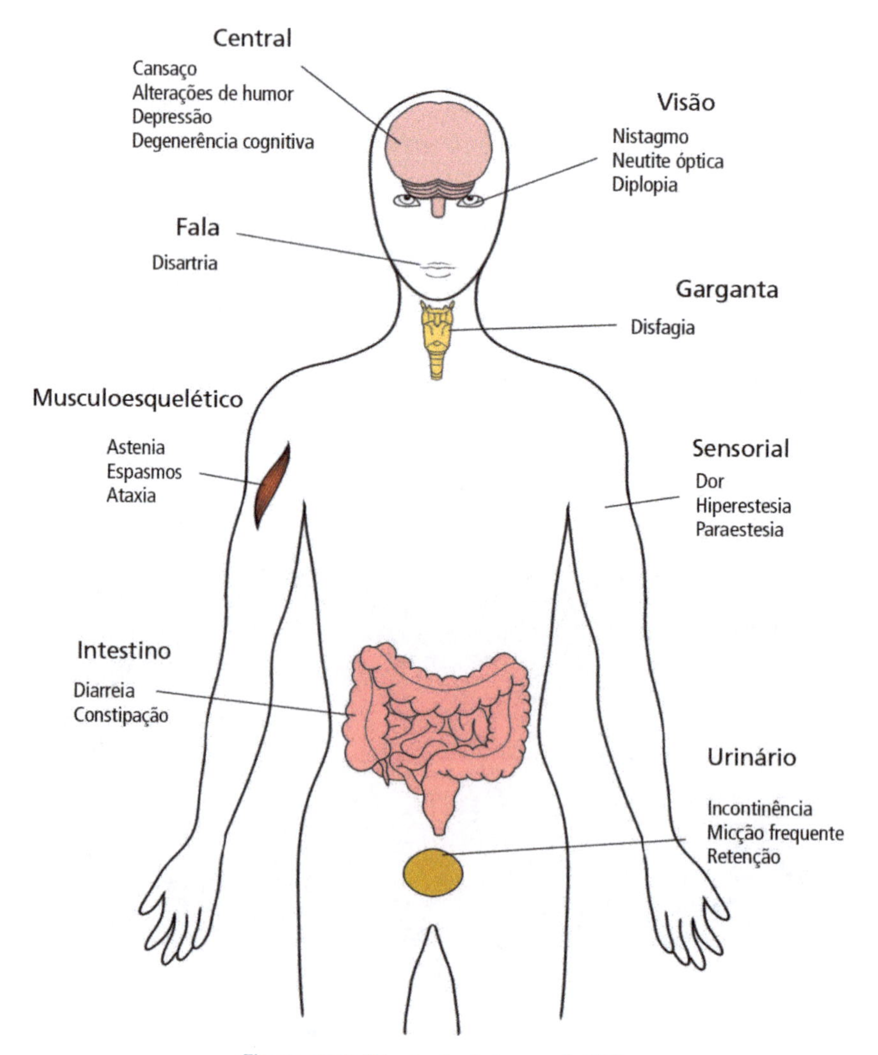

Figura 19.6 Principais sintomas da EM.

Quadro 19.2 Padrão das lesões da esclerose múltipla no SNC

Locais típicos	Características
Periventricular	Perpendiculares ao corpo caloso
Justacortical	Adjacentes ao córtex e não separadas dele pela substância branca
Infratentorial	Localizadas no tronco cerebral, pedúnculos cerebrais ou no cerebelo
Medula cervical	Localizadas mais na periferia da medula, não longitudinalmente extensa

Quadro 19.3 Critérios de McDonald para esclerose múltipla

Número de eventos clínicos	Número de lesões com evidência clínica objetiva	Dados adicionais para diagnóstico de EM
≥ 2 eventos clínicos	≥ 2	Nenhum
≥ 2 eventos clínicos	1 (evidências históricas claras de um ataque anterior envolvendo uma lesão em topografia distinta)	Nenhum
≥ 2 eventos clínicos	1	Disseminação no espaço, demonstrado, evidenciado por ataque clínico que implique uma topografia diferente do SNC ou por RM
1 evento clínico	≥ 2	Disseminação no espaço demonstrado, evidenciado por ataque clínico que implique uma topografia diferente do SNC ou por RM ou demonstração de bandas oligoclonais no liquor
1 evento clínico	1	Disseminação no espaço demonstrado evidenciado por ataque clínico que implique uma topografia diferente do SNC ou por RM **E** Disseminação no espaço demonstrado evidenciado por ataque clínico que implique uma topografia diferente do SNC ou por RM ou demonstração de bandas oligoclonais no liquor

Comentários e conduta

A esclerose múltipla é a segunda maior causa de incapacidade neurológica em adultos jovens no mundo, e por isso a sua abordagem, principalmente nos primeiros anos de início dos sintomas, deve ser eficaz e o mais precoce possível, a fim de reduzir a carga lesional, taxa anualizada de surtos e incapacidade.

Neste sentido, muito se tem avançado na terapêutica da EM no decorrer das últimas três décadas, de forma que aumentamos as possibilidades de medicações a fim de proporcionar um tratamento individualizado que leve em consideração a agressividade da doença e o perfil do paciente.

As terapias modificadoras do curso da doença atualmente compõem um leque, que vão desde imunomoduladores de aplicação subcutânea (betainterferona 1-b; betainterferona 1-a e acetato de glatirâmer), a imunomoduladores orais (teriflunomida), imunossupressores orais (dimetilfumarato, fingolimode, cladribina, siponimode) e imunossupressores específicos, os anticorpos monoclonais (natalizumabe, ocrelizumabe, alentuzumabe, ofatumumabe), e até mesmo transplante autólogo de células-tronco hematopoiéticas, em casos graves e refratários.

Com relação ao tratamento farmacológico da NT secundária à EM, ainda há poucas evidências sobre a sua eficácia. Em alguns estudos observacionais, o uso de carbamazepina, fenitoína, oxcarbazepina, gabapentina, pregabalina, lamotrigina, topiramato, misoprostol, baclofeno, ou uma terapia combinada de alguns desses medicamentos, demonstraram melhora da dor. Procedimentos cirúrgicos e estereotáxicos podem auxiliar no controle de formas resistentes ao tratamento farmacológico.

Analise esse paciente

Anamnese

- Paciente do sexo masculino, 35 anos, professor, atendido no pronto-socorro com queixa de cefaleia de forte intensidade e incapacitante. Afirma que a dor está localizada na região orbital e temporal direitos, sem irradiação ou mudança para o outro lado, associado com congestão conjuntival e nasal, lacrimejamento e ptose palpebral, todos estes ipsilaterais à dor, com duração de 30 minutos a 1 hora. Relata episódios semelhantes do quadro nos últimos 3 meses, sem fatores desencadeantes conhecidos.

Exame físico geral

- No exame, PA de 120 × 80 mHg/FC 70 bpm/FR 16 ipm/SatO_2 98% em ar ambiente/glicemia capilar de 90 mg/dL.
- BRNF em 2T, BNF, S/S.
- MV+ e sim, s/RA.
- Abdome globoso, ruídos hidroaéreos presentes, timpânico, flácido, indolor, sem massas ou visceromegalias.
- Extremidades: sem sinais de edema ou rigidez de panturrilha.

Exame físico neurológico

- Consciente, orientado, fala e linguagem preservadas. Presença de miose (redução do diâmetro pupilar) e ptose (queda da pálpebra) à direita, com hiperemia conjuntival do mesmo lado. MOE e campimetria preservadas. Face, língua e palato simétricos. Força Muscular grau V global. Tônus muscular preservado. Trofismo preservado. ROT 2+ global. Coordenação preservada. Sem rigidez de nuca.

Perguntas

8. Qual o sintoma-guia desse paciente?
9. Quais achados associados na história?
10. Quais achados associados no exame físico?
11. Qual o diagnóstico mais provável?

O principal sintoma referido pelo paciente é de **cefaleia.** Mais especificamente, damos a esse padrão de dor do paciente o nome de **cefaleia em salvas**. Essa dor é intensa, em região orbital ou temporal, geralmente unilateral, com duração de 30 minutos a 1 hora. A dor permanece por meses e pode desaparecer por meses a anos e retornar. É uma cefaleia incomum e afeta principalmente homens entre 20 e 40 anos de idade.

Ao avaliar uma queixa de cefaleia de um paciente, precisamos pensar em possíveis causas. Dentre as mais comuns, encontramos enxaqueca e cefaleia do tipo tensional. Menos comumente, temos cefaleia em salvas, geralmente idiopática, e causas secundárias de cefaleia. No Capítulo 9, discutimos mais sobre as principais causas de cefaleia e como diferenciá-las.

A cefaleia em salvas é uma condição classificada como uma das cefaleias trigêmeo-autonômicas. Sua fisiopatologia ainda não é entendida completamente. A teoria mais aceita atualmente é que envolve ativação hipotalâmica, com ativação secundária do reflexo autonômico do trigêmeo, um reflexo que envolve ativação parassimpática de uma conexão entre o nervo trigêmeo e o nervo facial. Acredita-se que a ativação do reflexo é responsável por causar a dor associada à inervação pelo nervo trigêmeo, também causando os sintomas autonômicos comuns da doença.

Na avaliação do paciente, temos que pensar nas características da cefaleia já descritas. Outro achado importante para o diagnóstico da cefaleia em salvas é a presença de sintomas autonômicos ipsilaterais (do mesmo lado) à cefaleia. O principal é a ptose, mas o paciente também pode apresentar miose (contração da pupila), lacrimejamento, coriza ou congestão nasal. Um possível achado no exame físico é o da Síndrome de Horner, caracterizada por miose e ptose ipsilaterais.

Finalização

Pontos-chave

- O nervo trigêmeo é formado por 3 ramos principais: o oftálmico (V1), o maxilar (V2) e o mandibular (V3) e é responsável pela inervação da face, tendo também algumas funções motoras.
- No exame físico neurológico, conseguimos topografar um quadro para o trajeto do nervo trigêmeo em caso de sintomas sensitivos que acometem o nervo trigêmeo ou seus ramos.
- Na neuralgia trigeminal, o paciente apresentará um quadro crônico de "ataques" de dor excruciante.
- As causas da neuralgia trigeminal são divididas em clássica, secundária e idiopática. O diagnóstico é clínico, mas podemos utilizar exames de neuroimagem, como RM, para investigar a etiología;

Objetivos de aprendizagem

1. Explique a anatomia do nervo trigêmeo, gânglio trigeminal e núcleos do tronco cerebral que recebem fibras do nervo trigêmeo.
2. Cite as funções sensitivas e motoras do nervo trigêmeo e de seus ramos.
3. Explique a fisiopatologia da neuralgia trigeminal.
4. Explique o padrão da dor e da perda de sensibilidade da neuralgia trigeminal.
5. Explique a associação entre esclerose múltipla e neuralgia trigeminal

Respostas

1. Dor facial à esquerda.
2. Hipoestesia em região mandibular à esquerda.
3. Nervo trigêmeo esquerdo.
4. 1. oftálmico; 2. maxilar; 3. mandibular
5. 1. espinal; 2. sensitivo principal; 3. mesencefálico
6. 1. inervação sensitiva; 2. inervação motora; 3. reflexo trigeminal
7. nervo facial
8. Cefaleia.
9. Congestão conjuntival e nasal, lacrimejamento e ptose palpebral.
10. Miose (redução do diâmetro pupilar) e ptose (queda da pálpebra) à direita, com hiperemia conjuntival do mesmo lado.
11. Cefaleia em salvas.

Bibliografia

Atlas of MS. 3rd edition [Internet]. Msif.org. 2020 [cited 10 January 2022]. Disponível em: https://www.msif.org/wp-content/uploads/2020/10/Atlas-3rd-Edition-Epidemiology-report-EN-updated-30-9-20.pdf.

Cruccu G, Di Stefano G, Truini A. Trigeminal neuralgia. New England Journal of Medicine. 2020;383(8):754-762.

Di Stefano G, Maarbjerg S, Truini A. Trigeminal neuralgia secondary to multiple sclerosis: from the clinical picture to the treatment options. The Journal of Headache and Pain. 2019;20(1).

Machado A, Haertel L. Neuroanatomia funcional. São Paulo, Atheneu, 2014.

Reich D, Lucchinetti C, Calabresi P. Multiple Sclerosis. New England Journal of Medicine. 2018;378(2):169-180.

Thompson A, Banwell B, Barkhof F, Carroll W, Coetzee T, Comi G et al. Diagnosis of multiple sclerosis: 2017 revisions of the McDonald criteria. The Lancet Neurology. 2018;17(2):162-173.

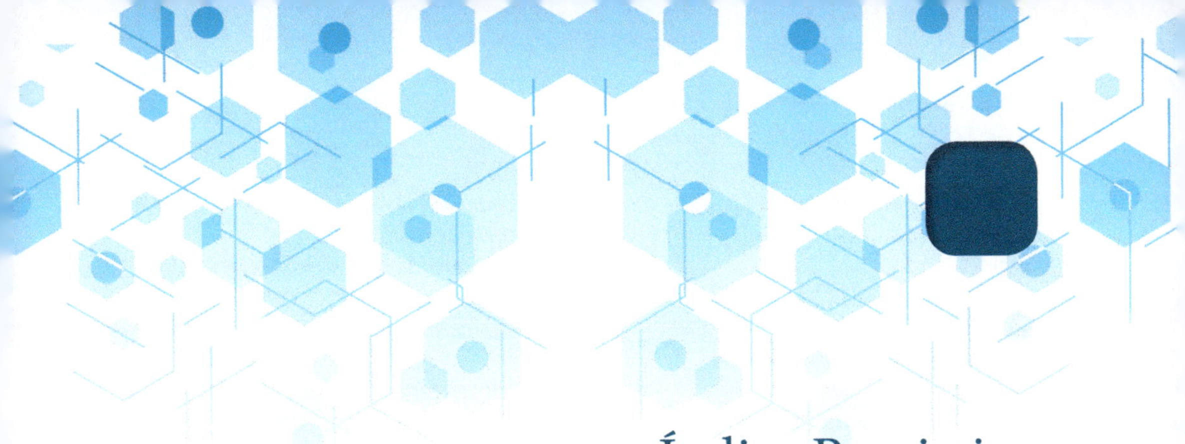

Índice Remissivo

A

D

E

M

N

T

U

V

Z